Jetzt helfe ich mir selbst

Wartungsplan

● Werkstatt

○ Tankstelle

● Selbermachen

Ständige Kontrollen

		Seite
●	Motorölstand prüfen	30
●	Stand der Kühlflüssigkeit prüfen	71
●	Stand der Bremsflüssigkeit prüfen	132
●	Reifendruck prüfen	154
●	Beleuchtung kontrollieren	216
●	Blink- und Warnblinkanlage prüfen	224
●	Bremsleuchten prüfen	225
●	Hupe prüfen	226
●	Scheibenwischer und -wascher prüfen	238
●	Scheibenwaschwasser auffüllen	238
●	Bremsen prüfen	132

Wartung alle 7500 km bzw. 10000 km oder halbjährlich

			Seite
● ○	1.	Batteriesäurestand kontrollieren	187
●	2.	Zündkerzen kontrollieren	213
● ○	3.	Motoröl wechseln	36
●	4.	Stärke der Scheibenbremsbeläge messen	134
●	5.	Reifenzustand kontrollieren	154
●	6.	Unterbodenschutz kontrollieren	258
●	7.	Kontrollinstrumente und -leuchten prüfen	227

Zusätzlich alle 15000 km bzw. 20000 km oder jährlich

			Seite
●	8.	Bremspedalweg prüfen	140
●	9.	Bremskraftverstärker prüfen	144
●	10.	Leerweg des Handbremshebels prüfen	145
●	11.	Kupplungspedalspiel messen	111
●	12.	Lenkungsspiel prüfen	123
● ○	13.	Sichtprüfung des Motors	48
● ○	14.	Frostschutz prüfen	73
● ○	15.	Luftfiltereinsatz ausblasen	93
●	16.	Keilriemenzustand kontrollieren	193
●	17.	Keilriemenspannung prüfen	78, 192
●	18.	Filtersieb der Kraftstoffpumpe reinigen	91
●	19.	Zündverteiler schmieren	39
● ●	20.	Kompressionsdruck messen	50
●	21.	Züge, Gelenke und Schlösser schmieren	39
● ○	22.	Motoröl und Ölfilter wechseln	36
●	23.	Manschetten des Lenkgetriebes kontrollieren	122

Wie neu oder alt der Wagen auch ist, ob er neu oder gebraucht gekauft wurde, in bestimmten Abständen muß man nach dem Rechten sehen: für seine ständige Verfügbarkeit, zur Pannen-Abwehr, für die Fahrsicherheit, für die Werterhaltung. Hier sind alle dafür erforderlichen Maßnahmen zusammengefaßt. Sie stützen sich im wesentlichen auf den Citroen-Wartungsplan, wie er den Werkstätten vorliegt. Noch mehr zu diesem Wartungsplan auf Seite 27.

		Seite
●	24. Bremsanlage auf Undichtigkeiten und Beschädigungen prüfen	133
●	25. Aufhängung und Zustand der Auspuffanlage kontrollieren	68
●	26. Staubkappen und Spiel der Spurstangenköpfe prüfen	122
●	27. Staubkappen der Achsgelenke kontrollieren	122
●	28. Manschetten der Antriebswellen prüfen	118
● ○	29. Getriebe auf Dichtheit prüfen	38
●	30. Wasserablauflöcher reinigen	259
● ●	31. Zustand der Bremsscheiben kontrollieren	135
● ●	32. Belagstärke der Trommelbremsen kontrollieren	140
●	33. Festen Sitz der Radschrauben kontrollieren	156
○ ●	34. Einstellung der Transistor-Zündanlage prüfen	212
● ●	35. Zündzeitpunkt prüfen	211
● ●	36. Leerlauf einstellen	103
○ ●	37. Abgastest	103
● ○ ●	38. Scheinwerfereinstellung kontrollieren	218
●	39. Unterbrecherkontakte prüfen (Spulenzündung)	208
●	40. Scheinwerferverstellung kontrollieren	219

Zusätzlich alle 30 000 km

●	41. Luftfiltereinsatz wechseln	94
● ●	42. Ventilspiel prüfen	52
●	43. Radlagerspiel prüfen	123

Zusätzlich alle 40 000 km

○ ●	44. Öl im Getriebe und Differential wechseln (Zweizylinder)	28

Zusätzlich alle 2 Jahre

● ●	45. Bremsflüssigkeit wechseln	148

Wenig Aufwand – viel erreicht!

Der Tankeinfüllstutzen aus Kunststoff und die Gummischläuche können sich zersetzen. Teile davon fallen dann in den Tank, gelangen in Kraftstoffpumpe und Vergaser und verstopfen Filtersiebe sowie Düsen. Der Visa-Motor erhält zu wenig oder keinen Kraftstoff und läuft schlecht oder gar nicht mehr. Finden Sie in den Filtersieben kleine schwarze Partikel, sollten Sie die erwähnten Teile kritisch kontrollieren und ggf. ersetzen. Ein zusätzlich eingebautes Kraftstoffilter kann vorerst bereits Abhilfe schaffen.

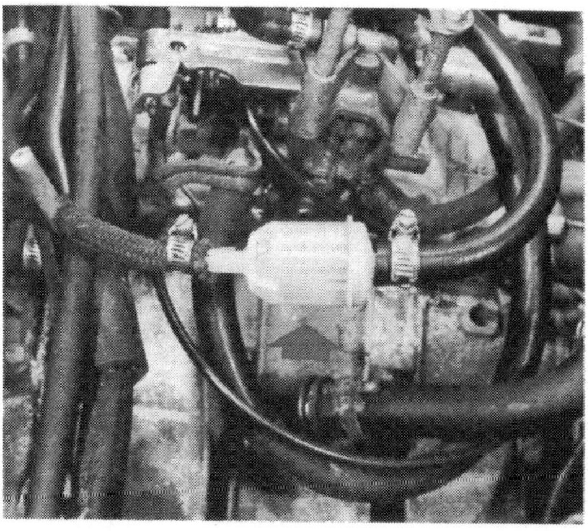

Umschlagentwurf und Buchgestaltung: Siegfried Horn.
Titelbild: Citroen

ISBN 3-87 943-934-6

Auflage Nr. 101 686

Manuskriptbearbeitung: Redaktion Dipl.-Ing. Dieter Korp, Zeisigweg 1, 7250 Leonberg 7.
Fotos: Axmann 3, Brunner 184, Citroen 15, Haeberle 2, Lautenschlager 5, Thaer 2.
Zeichnungen: Aral 1, Archiv Verfasser 1, Axmann 1, Bosch 1, Brunner 7, Citroen 52, Ford 2, Michelin 2,
Pirelli 1, Solex 5, VW 1.
Stromlaufpläne: Citroen 18.
Satz und Druck: Schwabenverlag AG, 7302 Ostfildern 1.
Buchbinderische Verarbeitung: Verlagsbuchbinderei Wilhelm Netting, 7315 Weilheim.
Printed in Germany.

Dieter Korp
Anton Brunner

Citroen Visa

alle Modelle
ohne GTI
und Diesel

Jetzt helfe ich mir selbst

Motorbuch Verlag Stuttgart

Inhaltsverzeichnis

Sie finden in diesem Buch

Vorwort

Gewußt wie und wo

Kürzlich zeigte uns jemand die Rechnung für eine Autoreparatur und meinte, daß es doch wohl unglaublich sei, was heute eine Reparatur koste. In der Tat – der Rechnungsbetrag rief jedem eindringlich in Erinnerung, daß Wartung und Pflege einen großen Teil der Haltungskosten ausmachen.
Dabei war die Rechnung in keiner Weise überzogen, sondern orientierte sich an den heute üblichen Stundensätzen. Gewiß, wenn man so tief in die Tasche greifen muß, ist das ärgerlich – doch Reparaturen kosten nun mal Geld! Und wer sein Fahrzeug in die Werkstatt bringt, sollte sich vorher möglichst über Umfang und Kosten informieren, um nicht von der Höhe der Rechnung überrascht zu werden.
Allerdings sollte niemand an der Fahrtüchtigkeit und Verkehrssicherheit seines Fahrzeugs sparen, aber auf der anderen Seite auch kritisch überlegen. Denn es gibt viele Wege, die zu einer Werkstattrechnung führen, die man akzeptieren kann. Und viele Arbeiten lassen sich selber ausführen, manches ist nicht schwerer, als einen Nagel in die Wand zu schlagen.
Mit diesem Buch wollen wir Ihnen bei solchen Fragen zur Seite stehen. Etwa mit dem farbigen Wartungsplan in der vorderen Buchklappe. Darin finden Sie alles aufgeführt, was man als verantwortungsbewußter Fahrer selbst erledigen kann und welche Arbeiten man besser der Werkstatt oder Tankstelle überläßt. Die entsprechenden Arbeitsbeschreibungen finden Sie an Hand der angegebenen Seitenzahlen hier im Buch.
Sie können z. B. einen kompletten Wartungs- oder Schnelldienst in eigener Regie durchführen. Oder Sie erwerben sich das nötige Grundwissen, um bei der Auftragsvergabe in der Werkstatt sachkundig mitreden zu können. Wenn Ihnen das nicht genügt, können Sie auch Ihren Visa selber reparieren – wir haben alle wichtigen Arbeiten beschrieben.
Viele eigene Erfahrungen aus unzähligen Schraub- und Bastelstunden, aus vielen gefahrenen Kilometern schlagen sich in diesem Buch nieder, aber es enthält auch die Erfahrungen und das Wissen von vielen hilfsbereiten Menschen, die wir in der Werkstatt, im Handel und bei der Vertriebsgesellschaft gefunden haben. Sie standen uns mit Rat und Tat zur Seite. Ihnen allen sagen wir: »Herzlichen Dank!«

Die Verfasser

Aufnahmeprüfung

Möchten Sie den Zustand Ihres Visa oder den eines anderen Fahrzeugs beurteilen, so sollten Sie mit Hilfe einer Checkliste vorgehen. Das konsequente Prüfen an Hand der folgenden Punkte zeigt klar und deutlich, wie es um das geprüfte Fahrzeug bestellt ist. Möglicherweise erspart es Ihnen eine herbe Enttäuschung beim Gebrauchtwagenkauf. Auch haben wir hier einige Schwachpunkte genannt, die Sie beim Kauf eines gebrauchten Visa unbedingt beachten sollten.

Vorbereitungen

Sie brauchen Papier und Schreibzeug, um festgestellte Mängel zu notieren! Für die Kontrollen in dunklen Ecken und am Wagenboden empfiehlt sich eine Taschen- oder Handlampe. Zum Ausfindigmachen von Karosserie-Durchrostungen dient ein Schraubenzieher, notfalls auch der Autoschlüssel. Wenn keine Aufbockmöglichkeit besteht, nützt eine alte Decke zum Draufliegen bei der Überprüfung der Visa-Unterseite.

Fingerzeig: *Wollen Sie einen Gebrauchtwagen kaufen, so bitten Sie einen Bekannten, der von Autos was versteht, Sie zu begleiten. Vier Augen sehen grundsätzlich mehr als zwei, und außerdem kann – falls es später zum Rechtsstreit kommen sollte – dessen Zeugen-Aussage sehr wertvoll sein.*

Rund um den Wagen

Beleuchtungseinrichtungen: Scheinwerferreflektoren trübe oder angerostet, Lampengläser gesprungen oder beschlagen, Rücklichtgläser gesprungen, Feuchtigkeit im Rücklicht? Funktionieren sämtliche Lampen am Wagen einschließlich der Bremsleuchten?
Türschlösser: Selten funktionieren sämtliche Schlösser bei den älteren Visa, vor allem das Schloß an der Fahrertür. Wird beim Schlüsseldreh ordnungsgemäß verriegelt oder geöffnet, oder sind die Schließzylinder festkorrodiert? Näheres zu den Schlössern finden Sie ab Seite 245.
Motor: Ölverlust, vor allem an der Unterseite? Auf Ölverluste sind wir auf Seite 33 eingegangen. Läßt sich der Keilriemen bei kräftigem Fingerdruck etwa 15 mm eindrücken? Riemen ausgefranst oder mit Bruchstellen? Da Sie gerade in den Motorraum schauen: Reicht der Säurestand der Batterie aus? Sind die Polklemmen richtig festgezogen und sauber?
Fahrwerk: Jedes Vorderrad an der Oberseite quer zum Fahrzeug hin- und herrütteln. Ist Spiel fühlbar? Wenn ja, liegt es an den Radlagern der Vorderachse, siehe Seite 123. Stoßdämpfer-Prüfung: Karosserie aufschaukeln; nach ca. zwei Schwingungen müssen die Bewegungen abgeklungen sein. Kontrollieren Sie durch die Felgenlöcher, ob die Bremsscheiben riefig und eingelaufen sind. Vorsicht: Mit dem Finger nur bei kalter Bremsscheibe prüfen!
Bereifung: Profiltiefe ausreichend? Kontrollieren Sie an den Vorderreifen speziell die Außenkante entsprechend die Innenkante an den Hinterreifen, denn dort sind die Reifen jeweils am stärksten belastet. Richtige Reifengröße aufgezogen? Reifen gleicher Bauart, aber von verschiedenen Herstellern auf einer Achse? Das gilt zwar nicht als unzulässige Mischbereifung, wird aber vom TÜV nicht gern gesehen. Wenn TRX-Reifen und Felgen montiert sind, müssen alle vier Räder damit bestückt sein! Reifenflanken beschädigt, Ventilkappen vorhanden? Felgenhörner verbo-

gen? Am eigenen Wagen zum Schluß noch den Luftdruck prüfen, Tabelle siehe Seite 154.

Unter dem Wagen

Motor: Auspufftopf oder Auspuffrohr durchgerostet, Gummiaufhängungen brüchig oder gar gerissen?
Fahrwerk: Bremsleitungen angerostet? Besonders gefährdet sind die Leitungen im Spritzbereich der Räder; Bremsschläuche verdreht? Staubmanschetten der Traggelenke und der Spurstangen beschädigt? Zeigt sich beim Rütteln an den Spurstangen Spiel?

Im Wagen

Lenkung: Drehen Sie am Lenkrad in Geradeausstellung und kontrollieren Sie, ob sich das linke Vorderrad ohne Verzögerung bewegt. Beobachten Sie hierbei die Felge, da der Reifen einen Teil des Einschlags »schluckt«. Knackgeräusche im Lenkgetriebe?
Bremsen: Bremsflüssigkeitsbehälter ausreichend voll? Siehe Bild Seite 131. Pedalweg: Spätestens bei halb durchgetretenem Bremspedal müssen Sie Druck spüren. Handbremse: Nach drei Rasten muß erste Handbremswirkung einsetzen; nach 8 Rasten darf sich der Hebel nicht mehr weiter ziehen lassen.
Sicherheitsgurte dürfen nicht ausgefranst sein, die Automatikgurte müssen einwandfrei aufrollen.

Die Probefahrt

Motor

Startwilligkeit: Der kalte Visa-Motor springt leider nicht immer spontan an. Der Starterzug muß vollkommen herausgezogen werden.
Kontrollampen: Verlöschen Lade- und Öldruckkontrolle nach dem Start?
Leerlauf: Nach dem Anspringen sollte der Motor nicht wieder absterben, die Leerlaufdrehzahl muß mit dem Starterzug einreguliert werden. Es ist dabei zu beachten, daß der Starterzug sehr weit herausgezogen werden kann.
Motorlauf: Dreht der Motor sauber und rund? Geräusche, die auf einen Fehler hinweisen, finden Sie im Motorkapitel ab Seite 52 beschrieben. Dröhnen im Innenraum läßt auf einen verspannt eingebauten Antriebsblock (Motor und Getriebe) schließen.

Fingerzeig: *Für eine weitergehende Überprüfung des nicht einwandfrei laufenden Motors empfiehlt sich die Reihenfolge: Kompressionsdruck messen (Seite 51), Verschleißteile der Zündanlage und Einstellung kontrollieren (ab Seite 209), Vergaser und Einstellung überprüfen (ab Seite 105).*

Kupplung

Betätigung: Das Pedal muß sich leicht und ruckfrei niedertreten lassen, sonst ist der Kupplungszug angerostet und reißt demnächst, oder die Pedallagerung ist festkorrodiert. Brumm- oder Pfeifgeräusche bei durchgetretenem Pedal deuten auf ein defektes Ausrücklager.

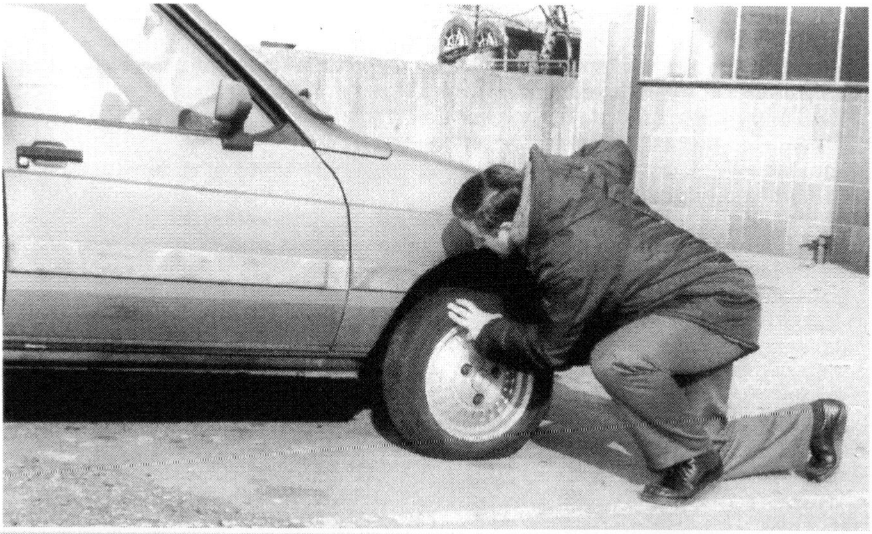

Nicht nur wegen der vielleicht schon erreichten gesetzlich zulässigen Mindestprofiltiefe von 1 mm (in der Bundesrepublik) sollte man seine Reifen regelmäßig überprüfen. Aus der Art des Reifenverschleißes kann man auch Schäden am Fahrwerk herauslesen. Näheres dazu finden Sie auf Seite 155.

Funktion: Bei völlig niedergedrücktem Pedal muß sich der Rückwärtsgang ohne Kratzen einlegen lassen, sonst trennt die Kupplung nicht einwandfrei. Verschleißprüfung: Handbremse fest anziehen, 3. Gang einlegen, etwas Gas geben und Kupplungspedal langsam kommen lassen. Wird der Motor jetzt abgewürgt, ist die Kupplung in Ordnung. Diese Gewaltprüfung sollten Sie am eigenen Fahrzeug nur gelegentlich vornehmen.

Getriebe

Schaltung: Bei korrekt eingestelltem Schalthebel müssen sich die Gänge einwandfrei durchschalten lassen. Der Rückwärtsgang macht beim Vierzylinder öfters Probleme. Das Gestänge muß nachgestellt werden.
Funktion: Bei einwandfreier Synchronisation lassen sich die Vorwärtsgänge während der Fahrt ohne Kratzgeräusche einlegen. Mahlende oder singende bis heulende Geräusche in den einzelnen Gängen lassen abgenutzte Zahnräder erkennen. Treten die Geräusche in allen Gangstufen auf, liegt evtl. Ölmangel vor, oder das Differential ist verschlissen. »Klack-Klack«-Geräusche beim Beschleunigen und im Schubbetrieb deuten auf defekte Gelenke der Antriebswellen.

Lenkung

Lenkeigenschaften: Läuft das Fahrzeug auf ebener Fahrbahn auch bei losgelassenem Lenkrad sauber geradeaus? Wenn die Vorderreifen nicht unterschiedlich abgenutzt sind, liegt der Fehler an der Vorderachseinstellung. Hier besteht der Verdacht auf einen vorausgegangenen Unfallschaden oder zumindest eine harte Bordsteinberührung. Geht die Lenkung nach Kurven wieder selbsttätig in Geradeausstellung zurück? Wenn sie hierbei klemmt, wurde das verschlissene Lenkgetriebe zu stark nachgestellt – dann muß ein neues her!
Vibrationen: Zittert das Lenkrad oder schlägt es deutlich aus? Evtl. ist eine Felge beschädigt. Ab etwa 80 km/h sind schlecht ausgewuchtete Reifen für die Lenkunruhe verantwortlich.

Bremsen

Bremsprobe: Zuerst eine Vollbremsung – jedoch lediglich aus **Schrittgeschwindigkeit!** Am Gummiabrieb auf der Straße sehen Sie bei gleich langen Spuren, daß die Bremsen gleichmäßig ziehen. Gleiche Prüfung mit der Handbremse. Für die Bremsenprüfung bei höherer Geschwindigkeit brauchen Sie eine ebene Strecke. Nun aus etwa 50 km/h bei losgelassenem Lenkrad, aber mit greifbereiten Händen **zuerst sanft** und **dann scharf** bis zum Stillstand abbremsen. Zieht der Wagen etwa nach links, ist eine der rechten Radbremsen nicht in Ordnung. Denn der Visa zieht in die Richtung des stärker gebremsten Rades. Bei den vorderen Scheibenbremsen kann die Ursache ein zu weit abgenutzter Belag sein (siehe Seite 134).
Gängigkeit: Lassen Sie den Wagen ein schwaches Gefälle im Leerlauf hinunterrollen, um festzustellen, ob die Räder freigängig sind. Nach der Probefahrt machen Sie die Handprobe: Ist eine Felge auf der einen Wagenseite wärmer als auf der anderen Seite? Ursachen können sein: Ein verklemmter Bremssattel, schwergängige hintere Trommelbremsen oder zu stramm eingestellte bzw. schadhafte Radlager.

Elektrik

Die nachfolgenden Kontrollen sind für den Gebrauchtwagenkauf interessant.
Instrumente: Funktionieren Tacho, Kontrolleuchten und die Zeituhr?
Scheibenwischer: Läuft der Wischer in beiden Geschwindigkeiten, funktioniert die Endabschaltung und die Intervall-Schaltung?
Hupe: Sie sitzt im Spritzbereich und ist daher oft verstimmt oder defekt, auch löst sich gerne das Kabel.
Schalter: Nochmals bewußt die Kontrolle, ob mit dem entsprechenden Schalter auch der betreffende Stromverbraucher in Funktion tritt. Funktioniert die Umschaltung von Abblend- auf Fernlicht und umgekehrt?

Heizung

Mit dem Verschieben des Heizungs-Schieberreglers auf volle Heizleistung muß nach einigen Minuten Fahrzeit Warmluft in den Fahrgastraum geblasen werden, sonst sind Heizventil defekt, die Heizklappe festgerostet, die Heizzüge gerissen oder die Wärmetauscher durchgerostet. Läßt sich die Heizung wieder abschalten? Läuft das Heizgebläse und zwar auf beiden Stufen?

Handgreiflich

Wenn Sie an Ihrem Visa selber arbeiten wollen, brauchen Sie auch gutes Werkzeug. Nicht irgendeines, sondern gutes sollten Sie kaufen! Auch macht's nicht die Vielfalt! Wir empfehlen Ihnen einige wenige Werkzeuge in robuster Ausführung. Denn mit mangelhaftem Werkzeug kommt man schnell mal an die Grenze, wo selbst der versierte Heimwerker nicht mehr weiter kommt.

Die Grundausstattung

Mit folgenden Werkzeugen können Sie alle Wartungarbeiten und die meisten Reparaturen durchführen:

- □ Doppel-Gabelschlüssel, 6 x 7, 8 x 9, 10 x 11, 12 x 13, 14 x 15, 17 x 19
- □ Gabel-/Ringschlüssel, SW 11 bzw. 13 beidseitig
- □ Ringschlüssel gekröpft, 10 x 11, 12 x 13, 17 x 19
- □ Steckschlüssel 8 x 10
- □ Satz Innensechskantschlüssel am Ring, SW 2 bis 8
- □ Radschraubenschlüssel, SW 19
- □ Schraubenzieher für Querschlitzschrauben, 3, 6 und 8 mm breit
- □ Schraubenzieher für Kreuzschlitzschrauben, verschiedene Größen
- □ Schraubenzieher für Querschlitzschrauben, kurz mit kräftigem Griff
- □ Winkelschraubenzieher für Kreuzschlitze und Querschlitze
- □ Kombizange
- □ Rohrzange, 240 mm lang
- □ Seitenschneider
- □ Schlosserhammer, 300 g schwer
- □ Satz Fühlerblattlehren, 0,05–0,7 mm
- □ Flachmeißel
- □ Durchschlag, 3 mm Durchmesser
- □ Elektrik-Prüflampe

Schraubenmaße und Schlüsselweiten

Werkzeuge und Maschinenteile werden in den meisten Ländern nach dem metrischen Maßsystem (in Millimeter oder Zentimeter) gemessen. Eine Schraube kann

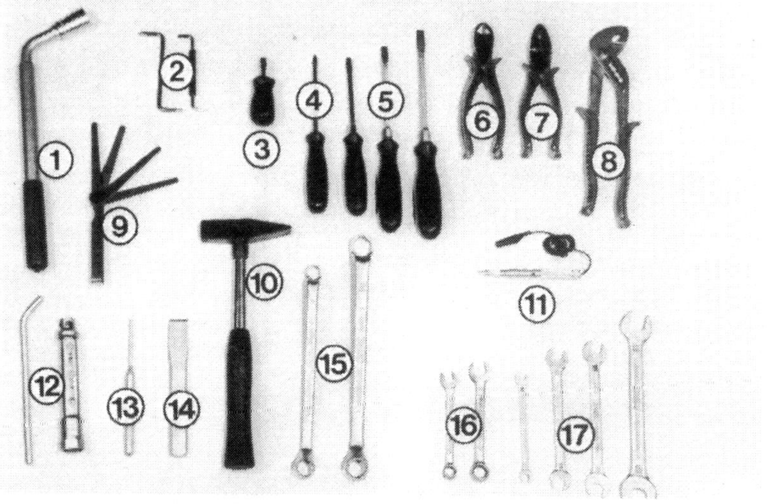

Werkzeuge der Grundausstattung: 1 – Radschraubenschlüssel; 2 – Winkelschraubenzieher; 3 – kurzer Querschlitzschraubenzieher; 4 – Kreuzschlitzschraubenzieher; 5 – Querschlitzschraubenzieher; 6 – Seitenschneider; 7 – Kombizange; 8 – Rohrzange; 9 – Fühlerblattlehren, 10 – Hammer; 11 – Elektrik-Prüflampe; 12 – Zündkerzenschlüssel; 13 – Durchschlag; 14 – Flachmeißel; 15 – Ringschlüssel, hoch gekröpft; 16 – Gabel–/Ringschlüssel; 17 – Gabelschlüssel

beispielsweise mit M 8 x 30 oder M 8 x 1 x 30 gekennzeichnet sein. Es bedeuten:
M: Kennzeichen für metrisches Gewinde;
8: Gewinde-Außendurchmesser in mm;
1: Gewindesteigung, die nur bei Fein- und Sondergewinden angegeben wird, nicht aber bei allgemein üblichen Normgewinden;
30: Schraubenlänge in mm.
Jedem Gewindedurchmesser ist eine bestimmte Schraubenkopfabmessung zugeordnet. Bei Sechskantschrauben sieht das folgendermaßen aus:

Gewindeabmessung	M 4	M 5	M 6	M 8	M 10	M 12
Schraubenkopf-Flankenabstand in mm	7	8	10	13	17	19

Bei Schrauben und Muttern mißt man den Abstand der einander gegenüberliegenden Flanken und schreibt auf den jeweils dafür passenden Schraubenschlüssel die entsprechende Schlüsselweite (Kurzbezeichnung: SW). Ein Doppelgabelschlüssel (man nennt den Gabelschlüssel vielfach auch Maulschlüssel) mit der Bezeichnung 10 x 13 hat also eine Gabel oder ein Maul für eine 13 mm breite und auf der anderen Seite für eine 10 mm breite Schraube.

Weitere Werkzeuge

Stecknüsse mit den dazugehörigen Verlängerungsstücken und Betätigungswerkzeugen wie Knarre (Rätsche) und Hebel, ermöglichen wesentlich schnelleres Arbeiten. Sie sollten aber Sechskantnüsse kaufen. Zwölfkantnüsse rutschen auf beschädigten oder verrosteten Schrauben schneller durch.
Zum Einstecken der Betätigungswerkzeuge haben die Steckeinsätze ein Vierkantloch mit 1/2" (Zoll) oder 3/8" Kantenlänge. Die 3/8"-Ausführung ist dabei weniger verbreitet, jedoch in vielen Fällen handlicher beim Autobasteln. Für Stecknüsse ab SW 24, die es nur mit 1/2"-Vierkant gibt, kann man ein Adapterstück kaufen, das den 3/8"-Vierkant auf 1/2" vergrößert. Auch Innensechskant- und Innenvielzahnschlüssel gibt es mit 1/2"- und 3/8"-Antrieb zu kaufen. Gerade diese Schrauben lassen sich mit dem Betätigungshebel und der Rätsche wesentlich leichter öffnen.
Kleiner Rätschenkasten mit 1/4"-Antrieb: ein praktisches Werkzeug, wenn mit kleinen Schrauben gearbeitet wird. Manche Kästen haben noch zusätzlich Einsätze für Schlitz- und Kreuzschlitzschrauben.
Drehmomentschlüssel gibt es heute schon sehr preiswert zu kaufen. Für den Heimwerker genügt dabei die Ausführung mit Skala durchaus.
Schlagschrauber: Er hilft, Quer- und Kreuzschlitz- sowie Innensechskantschrauben zu lösen, wenn alle anderen Mittel versagen.
Gripzange: Sie wird durch ihren besonderen Mechanismus erst auf der Schraube festgeklemmt, bevor an ihrem Griff gezogen werden kann.

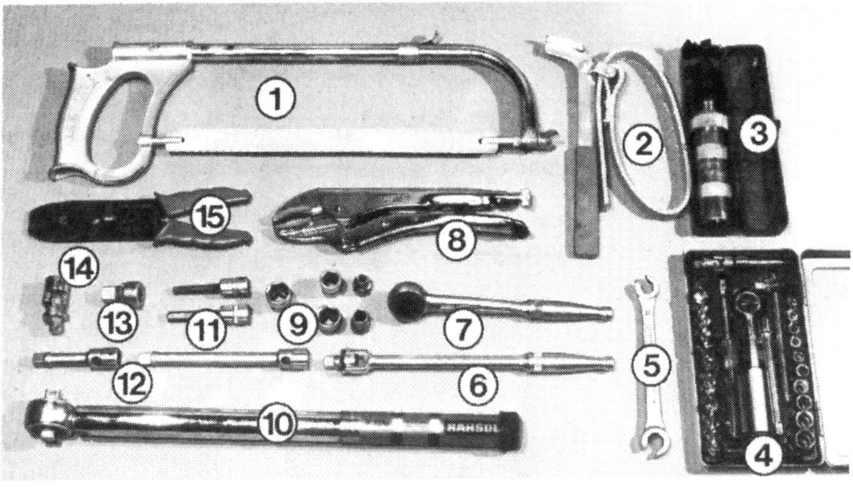

Einiges ergänzendes Werkzeug: 1 – Metallsäge; 2 – Spannbandschüssel; 3 – Schlagschrauber; 4 – kleiner Stecknußkasten; 5 – Bremsleitungsschlüssel; 6 – Gelenkstück; 7 – Rätsche; 8 – Gripzange; 9 – Stecknüsse; 10 – Drehmomentschlüssel; 11 – Innensechskant–Steckeinsätze; 12 – Verlängerung; 13 – Adapterstück von 3/8" auf 1/2"; 14 – Gelenk; 15 – Elektrikzange.

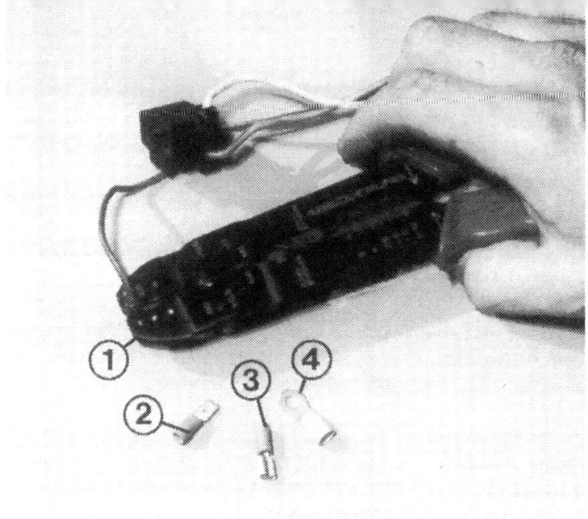

Anbringen von Kabel-Quetschverbindungen mit der Spezial-Quetschzange (1). An Quetschverbindern stehen zur Auswahl: Steckerzungen (2), Stecker (3) und Ösen (4). Diese Teile sind für unterschiedliche Kabelstärken erhältlich.

Spannbandschlüssel zum Lösen des Ölfilters. Die Anschaffung lohnt sich, wenn der Ölwechsel mit Filterwechsel öfters selbst gemacht wird.
Spezialquetschzange zum Anklemmen von Steckern an Elektrokabel. Für den Bastler reicht die einfachere und preisgünstigere Ausführung durchaus.
Kabelverbinder: Wenn Sie sich die oben genannte Quetschzange anschaffen, sollten Sie gleich ein Sortiment der gängigen Verbinder besorgen: Flachstecker, Doppelflachstecker, schmale Flachstecker und evtl. auch Rundstecker.
Kabelbinder: Wenn ein Kabel oder ein Bowdenzug an der Karosserie befestigt werden soll, ist ein Kunststoff-Kabelbinder die ideale Verbindung. Das eine Ende des Kabelbinders wird durch die Öse an seinem anderen Ende gezogen. Eine Sperrklinke verhindert das Herausrutschen, so daß die einmal gebildete Schlaufe erhalten bleibt. Kabelbinder sind Pfennigartikel im Elektronik-Laden.
Bremsleitungsschlüssel: Mit ihm lassen sich die SW-11-Muttern der Bremsleitungen leicht lösen, ohne daß die Flanken rundgedreht werden. Er sieht aus wie ein aufgesägter Ringschlüssel und ist beispielsweise bei der Fa. Hazet unter der Bestellnummer 05 202 erhältlich.
Splintensortiment: Sicherungssplinte sollen grundsätzlich nur einmal verwendet werden. Unnötige Wege erspart man sich durch ein Splintensortiment in den gänglichen Größen.
Karosserie-Dichtmasse: Sie wird gebraucht, um etwa ein Bohrloch in der Karosserie abzudichten oder um ein Kabel zu entklappern, und sie eignet sich für allerhand Improvisationslösungen.
Lüsterklemmen, wie sie der Elektriker verwendet, können genauso gut zum Flikken von Betätigungszügen verwendet werden.

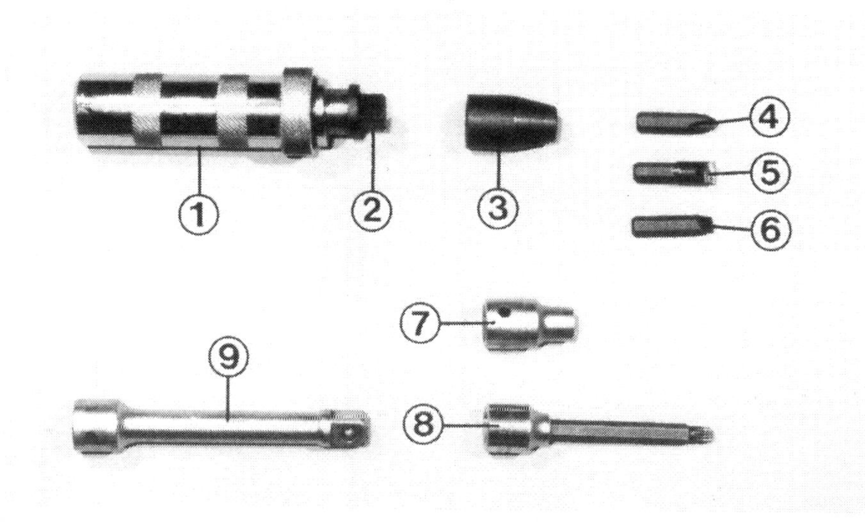

Einsatzmöglichkeiten des Schlagschraubers (1) mit Halbzollantrieb (2): Direkt aufgesteckt werden Verlängerungen (9), Stecknüsse (7) und Inbus/Innenvielzahnschraubenschlüssel für Halbzollantrieb (8). Mit Adapter (3) können eingesteckt werden: Kreuzschlitz- (4), Querschlitz- (5) und Inbussteckeinsätze (6).

Sinnvolle Hilfsmittel

Stab-Handlampe: Sie gibt helles Licht, blendet nicht auf der Rückseite und kann vor allem auch auf den Boden fallen, ohne Schaden zu nehmen.
Drahtbürste: Sie ist unentbehrlich zum Reinigen von verrosteten Schraubengewinden und Fahrwerksteilen. Ein sehr nützliches Allround-Hilfsmittel.
Metall-Bügelsäge: Sie wird zum Aufsägen verrosteter Muttern und zu allerlei anderen Bastelarbeiten gebraucht.
Waschpinsel: Er leistet gute Dienste bei der Motorwäsche und der Reinigung ölverschmierter Fahrzeugteile. Er sollte ohne Metallfassung sein.
Handwaschmittel: Für ölverschmierte Hände brauchen Sie Handwaschpaste. Achten Sie beim Kauf darauf, daß diese hautschonend ist, also ohne Sandzusatz. Gut geeignet sind auch Handwaschgelees, wie etwa »Terogel« von Teroson. Im Notfall können Sie ebenso unverdünntes Geschirrspülmittel nehmen.

Werkzeug-Aufbewahrung

Nur wenige Autobastler haben in der Garage den Platz, das Werkzeug an einer Steckwand säuberlich aufzureihen. Kaufen Sie einen fünfteiligen Blech-Werkzeugkasten mit Tragegriff, den es in Kaufhäusern usw. preiswert gibt. In einem solchen Kasten läßt sich das Werkzeug übersichtlich unterbringen.

Prüf- und Meßgeräte

Reifendruckprüfer ist unerläßlich zur Kontrolle des Luftdrucks bei kalten Reifen.
Batteriesäureprüfer gibt Aufschluß über den Ladezustand der Batterie, ist aber im Heimwerkergebrauch nur selten notwendig.
Frostschutzprüfer wird zur Prüfung der Frostfestigkeit des Kühlmittels beim Vierzylinder gebraucht, ist aber für den Bastler nicht unbedingt erforderlich.
Kompressionsdruckprüfer gibt es in einfacher, preiswerter Ausführung mit Skala, während die Werkstattgeräte mit Schreiber und Meßkärtchen für den Privatgebrauch zu teuer sind.
Stroboskoplampe oder Zündlichtpistole dient zur genauen Zündzeitpunkteinstellung bei laufendem Motor. Ein brauchbares Gerät muß mit einer hellen Xenon-Lampe ausgerüstet sein. Die Blitze der lichtschwachen Neon-Lampen sind bei Tageslicht nicht zu erkennen. Aufwendigere Geräte haben einen Implusgeber, der lediglich an das Zylinder-1-Zündkabel angeklammert wird, bei anderen muß die Steuerleitung zwischen Verteiler und Zündkerzenkabel geklemmt werden.
Einzelgeräte und Kombinationstester: Die nachfolgend beschriebenen Geräte gibt es meist in unterschiedlichen Kombinationen zusammengefaßt. Die Geräte sollten etwa folgende Meßbereiche besitzen: 0–20 Volt, 0–10 Ampere, 2 Ohmbereiche 0–50 Ohm, 0–50 Kilo-Ohm. Testgeräte mit einer Trockenbatterie als eigene Stromquelle (für Ohmmeter unerläßlich) zeigen genauer und stabiler an als solche, die von der Auto-Bordelektrik versorgt werden; dafür sind sie aber wesentlich teurer. Achten Sie beim Kauf unbedingt auf eine ausführliche Bedienungsanleitung.
Schließwinkeltester: Er wird nur für die herkömmliche Zündanlage der älteren Modelle gebraucht. Der Schließwinkeltester gibt Auskunft über die Einstellung der Unterbrecherkontakte.

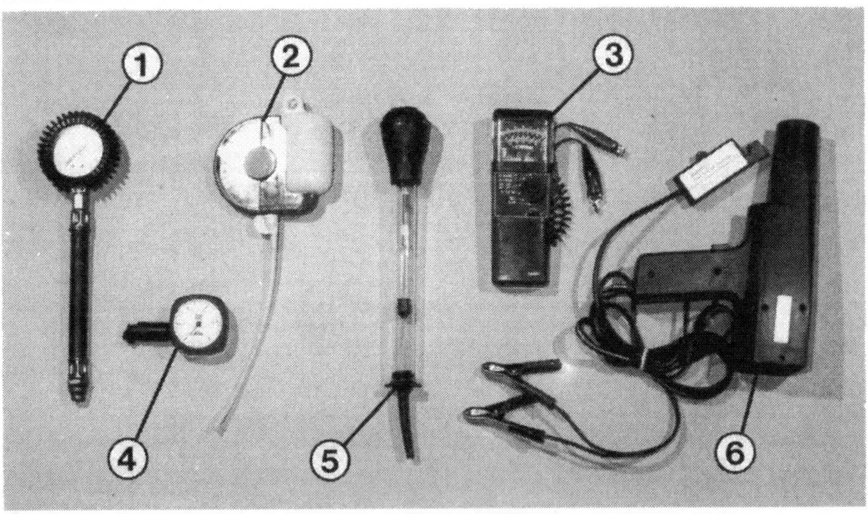

Für manche Arbeiten werden Prüf- und Meßgeräte gebraucht: 1 – Kompressionsdruckprüfer; 2 – Frostschutzprüfer; 3 – Kombitester; 4 – Reifendruckprüfer; 5 – Säureprüfer; 6 – Xenon-Stroboskoplampe.

Drehzahlmesser: Wird zur Leerlauf- und Zündeinstellung gebraucht.
Voltmeter: Gibt Auskunft, ob überhaupt Spannung anliegt, und dient zur Ladespannungsmessung sowie zur Messung der Batteriespannung.
Amperemeter: Dient zum Prüfen eines Stromkreises, wenn der Verdacht besteht, daß ein Stromverbraucher heimlich von der Batterie zehrt.
Ohmmeter: Wird nicht nur zur reinen Widerstandsmessung gebraucht, sondern kann auch ein unterbrochenes Kabel aufspüren.
Abgastester: Sie werden auch in Kaufhäusern angeboten, sind aber nicht ausreichend meßgenau. Wirklich gute sind für den Heimwerker viel zu teuer; sparen Sie sich das Geld.

Flüssige Hilfen

Rostlöser für festgerostete Verschraubungen gibt es genügend im Angebot. Besonders gut fanden wir den sofort wirkenden Schnellrostlöser »Caramba Rasant«. Herkömmliche Lösemittel brauchen eine gewisse Einwirkungszeit.
Isoliersprays unterwandern bei Feuchtigkeit in der Autoelektrik den feinen Wasserfilm und verhindern dadurch, daß Batteriestrom über den leitenden Wasserfilm als Kurzschluß oder »Kriechstrom« abgeleitet wird.
Kaltreiniger dient zum Säubern des ölverschmierten Motors und sonstiger fettiger Fahrzeugteile. Die Reinigungsflüssigkeit gibt es in Sprühdosen oder – billiger – in Kanistern oder Dosen. Ein Waschpinsel ist in jedem Fall unerläßlich, um die Schmutzkrusten zu lösen. Anschließend wird mit scharfem Wasserstrahl abgespritzt. Die Säuberungsaktion sollte aus Gründen des Gewässerschutzes nur über einem Benzin- oder Ölabscheider stattfinden.
Motorschutzwachs verhindert im Triebwerksabteil Korrosionserscheinungen nach der Motorwäsche und wirkt zusätzlich schmutzabstoßend.
Gummipflegespray verhindert, daß im Winter die Türdichtungen ankleben oder die Fenster an ihren Abdichtgummis festfrieren. Mit solchem Spray kann man sich auch den Fenstereinbau erleichtern, wenn man die Scheibendichtung vorher damit einsprüht.

Spezial-Schmierstoffe

Haushaltsöl in kleinen Spritzkännchen ist dünnflüssiges Universalöl, das man überall verwenden kann, wo keine besonderen Schmieransprüche gestellt werden. Aber es hält Motorwärme aus, ist also beispielsweise zur Schmierung des Motorhaubenschlosses geeignet.
Graphitöl enthält den »Festschmierstoff« Graphit, der die Schmierkraft des Öls erhöht. Besonders gut ist die Graphitöl-Sprühdose von BP, die einen meterweiten nadelfeinen Ölstrahl versprüht und dadurch vor allem für schwer erreichbare Schmierstellen sehr geeignet ist.
Kupferfett, auch Heißschrauben-Compound genannt, verhindert das Festrosten von Verschraubungen, die extrem hohen Temperaturen ausgesetzt sind. Am Auto sind dies die Auspuffschrauben und die Zündkerzengewinde. Aber auch andere Schrauben und Muttern, etwa an den Stoßdämpfern, bleiben immer gängig, wenn

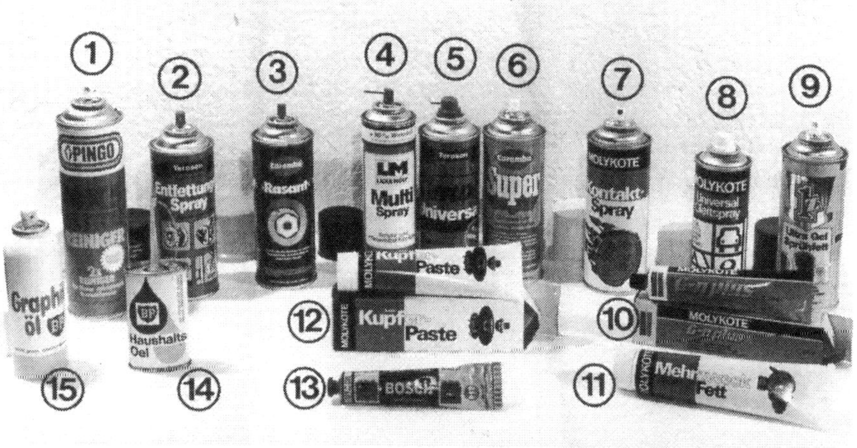

Flüssige und fettige Spezialisten für die Fahrzeugpflege: 1 – Motorreiniger (Kaltreiniger) zum Anlösen fettiger Schmutzkrusten; 2 – Intensiv–Entfettungsspray für wasserempfindliche Teile; 3 – Hochwirksamer Spezial–Rostlöser; 4,5,6 — Mehrzwecksprays zum Rostlösen, Schmieren und für weitere Anwendungsmöglichkeiten; 7 – Isolierspray, speziell feuchtigkeitsverdrängend; 8 – Vielseitiger Gleitlack mit trockener Gleitfläche; 9 – Sprühfett mit weichem Schmierfilm; 10 – Festschmierstoff-Montagepaste; 11 – Mehrzweckfett für Radlager und anderes; 12 – Kupferfett; 13 – Säureschutzfett Bosch Ft 40 v 1; 14 – Haushaltsöl; 15 – Graphitölspray.

sie mit diesem Schmierstoff behandelt wurden. Das Spezialfett gibt es u. a. von Liqui Moly als »ASC«-Paste und von Molykote als »HSC«-Paste.
Schmierstoff-Suspensionen liegen an der Grenze zwischen Öl und Fett und sind für seltener beanspruchte Gleitflächen (z. B. Sitzschienen, Heizungshebel) sehr vorteilhaft. Nach dem Auftragen bilden sie auf der behandelten Gleitfläche einen wachsähnlichen Schmierfilm, der auch gegen Rost schützt und erst bei Druckbeanspruchung flüssig wird. Einige Beispiele: »MO-Gleitspray« von Teroson, »Paste U-n« von Molykote oder »LM Schmierfix« von Liqui Moly.
Silikonpaste, z. B. »MS 4 silicone compound« von Dow Corning/Molykote, eignet sich für viele Schmierstellen. Sie schmutzt nicht, ist hitzefest und stößt Feuchtigkeit vollkommen ab. Außerdem eignet sich die Paste zum Abdichten.
Säureschutzfett, auch Polfett genannt, ist ein gegen elektrische Ströme, Säure und Feuchtigkeit isolierender Spezialschmierstoff, der vor allem die Batteriepole sauber hält. Konkurrenzlos ist das Säureschutzfett »Ft 40 v 1« von Bosch.

Arbeitskleider

Wird bei der Autobastelei ein teures Hemd unrettbar verschmutzt, hat sich die Eigenreparatur sicher nicht gelohnt. An Arbeitskleidung eignet sich:
Overall, in den man auch in voller Montur schnell hineingeschlüpft ist und der umfassend alle Kleidungsstücke darunter schützt. Wichtig ist ein zentraler Reißverschluß und dicht zuknöpfbare Ärmelbünde, damit die Hemdsärmel nicht vorrutschen können.
Latzhose und ein strapazierfähiges Baumwollhemd. Diese Kleidungsstücke müssen zwar etwas umständlicher angezogen werden, doch bieten sie mehr Bewegungsfreiheit als ein Overall.
Arbeitsmantel, besonders geeignet für unterwegs. Mit diesem Kleidungsstück sind Sie am schnellsten »einsatzbereit«.
Arbeitshandschuhe schützen vor den sonst so häufigen Hautaufschürfungen, z. B. beim Lösen schwergängiger Schrauben oder Muttern. Einfach, billige Textil/Leder-Handschuhe sind sehr gut geeignet für Arbeiten, die keine gelenkigen Finger erfordern. Kaufen Sie am besten gleich zwei Paar.
Arbeitsschuhe lohnen sich für den Hobby-Bastler kaum, sofern er nicht ohnehin ein Paar zu Hause stehen hat. Ziehen Sie zum Basteln möglichst altes Schuhwerk an, denn Benzin und Öl löst bisweilen die Schuhsohlen an.

Ausrüstung für unterwegs

Sie sind für eventuelle Pannen auf der Strecke gut gewappnet, wenn Sie die auf Seite 11 zusammengestellte Werkzeug-Grundausstattung und die nachstehend genannten Hilfsmittel dabei haben:

- ☐ Abschleppseil oder -stange
- ☐ Arbeitshandschuhe
- ☐ Autoelektrikkabel, 1,5 mm^2
- ☐ Draht
- ☐ Ersatzglühlampen (Seite 216)
- ☐ Feuerlöscher
- ☐ Keilriemen
- ☐ Klebeband
- ☐ Klebstoff (Sekundenkleber)
- ☐ Lappen, Handreinigungsmittel
- ☐ Reservekanister (gefüllt)
- ☐ Sicherungen
- ☐ Starthilfekabel (Seite 189)
- ☐ Taschenlampe
- ☐ Wasserkanister
- ☐ Zündkerzen (Seite 215)

Lösbarkeit

Bekanntlich zählen ja Verschraubungen zur Kategorie der »lösbaren Verbindungen«. Doch welcher Heimwerker wurde hier nicht schon vom Gegenteil überrascht beim Versuch, etwa eine festgerostete Schraube zu lösen. Dieses Vorhaben endet dann meist damit, daß man den Schraubenkopf abdreht, dabei möglicherweise noch mit dem Werkzeug abgleitet und sich die Hände verletzt. Die Lust am Selberschrauben ist dann, – begreiflicherweise – schlagartig dahin. Damit Ihre Arbeit – trotz Schwierigkeiten – zügig vorangeht, haben wir in diesem Kapitel einige Tips aus der Praxis zusammengetragen.

Muttern, Schrauben und Gewinde

Verrostete Verschraubungen lösen

Bevor der Schraubenschlüssel an einer auf ihrem Gewindebolzen festgerosteten Mutter angesetzt wird, sollten Sie die freiliegenden Gewindegänge säubern. Gewinde mit Drahtbürste von Schmutz und Rost befreien. Anschließend Rostlöser aufsprühen. Bei Schnellrostlöser die Mutter sofort losdrehen, sonst läßt die Lösewirkung nach; ggf. zwischendurch nachsprühen. Herkömmlicher Rostlöser braucht eine gewisse Einwirkungszeit.
Das gleiche gilt für Schrauben, die in ein eingeschnittenes Gewinde oder in der Karosserie festgeschweißte Muttern eingedreht sind. Hier ist dieselbe Vorbehandlung des freiliegenden Schraubengewindes erforderlich. Andernfalls wird der Schraubenkopf abgedreht.

Schlitz- und Kreuzschlitzschrauben lösen

Schon nach relativ kurzer Zeit können Schrauben so fest sitzen, daß sie sich nicht einfach mit einem Schraubenzieher herausdrehen lassen. Bei Kreuzschlitzschrauben kommt erschwerend hinzu, daß sich der Schraubenzieher auch bei starkem Druck auf den Schaft aus dem gekreuzten Schlitz herausdreht. Nach wenigen erfolglosen Versuchen ist der Kreuzschlitz »vermurkst«, und Sie stehen vor einer unlösbaren Verschraubung.
Wenn sich eine Schraube nicht gleich losdrehen läßt, sollten Sie einen passenden, stabilen Schraubenzieher ansetzen und dem Griffende einen trockenen Hammer-

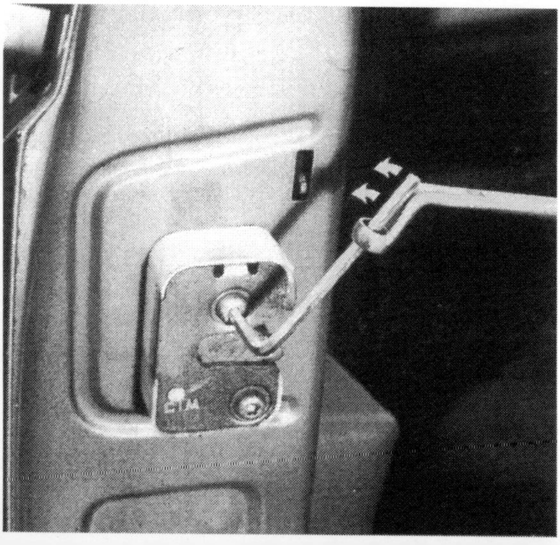

So kann eine schwergängige Innensechskantschraube gelöst werden: Am abgewinkelten Schlüssel wird ein kleiner Ringschlüssel als Hebel angesetzt. Vorsicht: Inbusschlüssel von schlechter Qualität können dabei abbrechen.

schlag versetzen. Das bricht normalerweise die mit ihrem Kopf leicht festkorrodierte Schraube los, sie läßt sich nun ganz normal herausdrehen.
Hilft das nichts, brauchen Sie einen Schlagschrauber. Bei jedem Hammerschlag auf das Griffende des Schlagschraubers dreht dieser den Schraubeneinsatz unter Druck ein klein wenig weiter. Das löst praktisch jede Schraube.

Blechschrauben ausbohren

Ist in einem Schraubenkopf kein Werkzeug mehr einzusetzen, hilft gewöhnlich nur noch Ausbohren. Erst wird mit einem entsprechend großen Bohrer der Schraubenkopf entfernt (notfalls mit einem kleineren Durchmesser vorbohren). Das Gewindeteil einer Blechschraube läßt sich manchmal nun durchstoßen oder mit einer Zange von der Rückseite her abnehmen. Andernfalls mit einem dünnen Bohrer das Gewindeteil ausbohren. Wenn Sie hierfür einen zu großen Bohrerdurchmesser wählen, wird entweder das Gegengewinde beschädigt oder das Loch für eine Blechschraube so vergrößert, daß später nur eine stärkere Schraube hält.

Innensechskant- und Innenvielzahnschrauben lösen

Bei beiden Schraubenarten muß das Schraubenloch peinlich genau gereinigt werden, ehe Sie das entsprechende Werkzeug ansetzen. Das beste Werkzeug zum Lösen solcher Schrauben sind Steckeinsätze für die Rätsche mit langem Sechskant bzw. Vielzahn.
Im Gegensatz zu den ebenfalls gebräuchlichen kleinen Winkelschlüsselchen (bei denen die Kraft übrigens immer schräg ansetzt) vertragen die Steckeinsätze auch einen trockenen Hammerschlag auf der Steckseite. Der Schlag mit dem Hammer auf das Werkzeug – oder im Notfall auch direkt auf den Schraubenkopf – lockert nämlich den Sitz der Schraube ein wenig und erleichtert das anschließende Losdrehen.
Wird dennoch mit den kleinen Winkelschlüsseln gearbeitet, empfiehlt sich – wo höherer Krafteinsatz nötig ist – der im Bild auf der Vorseite gezeigte Trick.

Schrauben an schlecht zugänglichen Stellen eindrehen

Wenn eine Schraube an versteckter Stelle eingedreht werden soll, können Sie sich folgendermaßen helfen, damit die Schraube nicht ständig vom Werkzeug abfällt: In den Schraubenschlitz etwas Karosseriedichtmasse ankleben oder die Schraube mit einem kleinen Klebebandstreifen am Werkzeug anheften.

Beschädigte Muttern lösen

Wenn ungeschickte Schrauber die Mutternkanten bereits rundgedreht haben oder wenn Rost die Anlageflächen für den Schraubenschlüssel entstellt hat, hilft nur noch Gewalt. Als erste Möglichkeit kommt die bereits erwähnte Gripzange in Betracht, mit der sich die Mutter äußerst fest greifen und oft auch losdrehen läßt. Hilft das nicht weiter, wird ein scharfer Meißel angesetzt und die Mutter aufgemeißelt. Eine gut zugängliche Mutter kann auch mit einer Metallsäge entlang des Gewindes aufgesägt werden.
Werkstätten benutzen zum Lösen solcher Muttern einen sogenannten Mutternsprenger, der aber für den Hausgebrauch zu aufwendig in der Anschaffung ist.

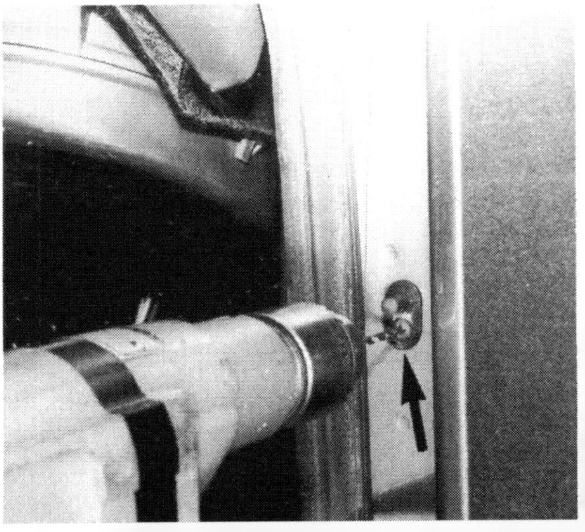

Ausbohren einer beschädigten Kreuzschlitzschraube (Pfeil).

Selbstsichernde Muttern

Selbstsichernde Muttern besitzen entweder eine Einlage aus Kunststoff oder ein enger geschnittenes Gewinde. Auf diese Weise klemmt die Mutter auf der Schraube und kann sich nicht durch Vibrationen lösen. Derartige Muttern dürfen allgemein nur ein Mal verwendet werden, sonst ist die sichernde Wirkung dahin.

Stehbolzen lösen und festdrehen

Da ein Stehbolzen (auch Gewindestange genannt) keine Anlagefläche für einen Schraubenschlüssel besitzt, muß diese geschaffen werden. Dazu auf dem freien Gewindeteil des Bolzens zwei Muttern fest gegeneinanderschrauben (kontern). An den so gesicherten Muttern den Schraubenschlüssel ansetzen und den Bolzen herausdrehen.

Schraubengrößen und Drehmoment

Schrauben, die keinen speziellen Belastungen ausgesetzt sind, werden mit Standard-Drehmomenten angezogen. Wird die Verschraubung mit aller Kraft »angeknallt«, reißt das Gewinde ab. Für die gebräuchlichsten Schrauben/Mutter-Verbindungen gelten folgende Drehmomente:

Gewindedurchmesser in mm	6	8	10	12	14
Drehmoment in Nm	10	25	49	85	135

Natürlich treffen die angegebenen Drehmomente nicht für Sonderschrauben (Drehmomente im Buch) zu, und für Schrauben, die beispielsweise in Leichtmetall gedreht werden.

Fingerzeig: *Erfahrungsgemäß werden einfache Verschraubungen nach Gefühl angezogen. Gelegentlich kann es aber nicht schaden, wenn Sie Ihr Gefühl mit einem Drehmomentschlüssel kontrollieren. Die Tabelle oben hilft Ihnen dabei.*

Abgerissene Gewindeschrauben ausbohren

Das Gegengewinde, in dem die abgerissene Schraube steckt, sollte möglichst wenig Schaden nehmen. Deshalb den Schraubenrest genau in der Mitte mit einem Körnerschlag versehen. Jetzt kann gebohrt werden: Bis zur Schraubengröße M 6 geht dies gleich mit dem sogenannten Kernlochbohrer. Das ist der Durchmesser einer »rasierten« Schraube, also ohne Gewindeflanken. Bei den am Auto vorkommenden Verschraubungen gilt die Faustregel: Gewindedurchmesser multipliziert mit 0,8. Beispiel: Verschraubung M 6 x 0,8 = Kernlochdurchmesser 4,8. Ab Schrauben der Größe M 8 sollten Sie mit einem dünneren Bohrer vorbohren.
Die in den Gewindegängen verbliebenen Metallreste lassen sich bisweilen mit einer Reißnadel »herausoperieren«. Meist muß jedoch das Gewinde nachgeschnitten werden.

Gewinde schneiden

Gewindeschneider unter ständigem Ölen in das vorgebohrte Kernloch (siehe vorangegangenen Abschnitt) hinein- und wieder herausdrehen. Um ein Abreißen des

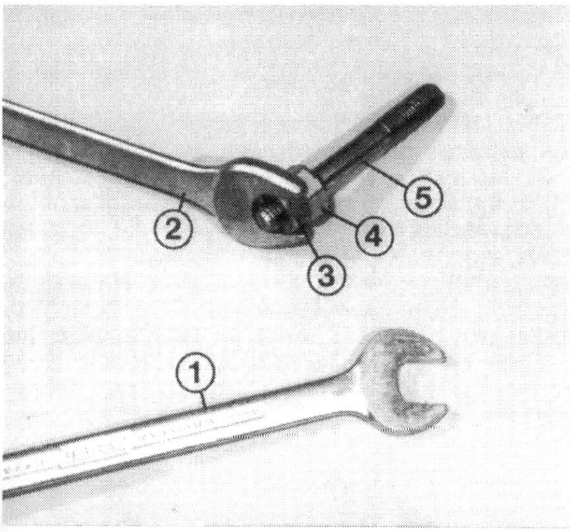

Lösen eines Stehbolzens (5): Mit zwei Schraubenschlüsseln (1 und 2) werden zwei gleich große Muttern (3 und 4) auf dem freien Stehbolzengewinde fest gegeneinander verdreht (gekontert). Die Muttern klemmen sich dadurch auf dem Gewinde fest, und der Bolzen kann an einer der Muttern gedreht werden.

Gewindeschneiders zu verhindern, muß beim Hineindrehen immer wieder abgesetzt und ein Stück zurückgedreht werden. Sonst werden die Metallspäne zu lang und klemmen.

Ausgerissene Gewinde

Die in Leichtmetall eingeschnittenen Gewinde im Zylinderkopf und Getriebe reißen besonders leicht aus, da das Material eine wesentlich geringere Festigkeit hat als etwa Stahl. Bei genügend »Fleisch« im Metall kann ein größeres Gewinde eingeschnitten werden, wie oben beschrieben. Andernfalls muß eine Gewindebuchse eingesetzt werden, z. B. ein Heli-Coil-Einsatz. Diese Methode wird auch bei ausgerissenen Zündkerzengewinden angewandt.

Autoelektrik

Kabel durchziehen

Ist ein Kabel in einen Karosserieholm zurückgerutscht oder soll eine neue Leitung in einem Holm verlegt werden, benötigen Sie einen stabilen, geraden Draht, der länger ist als der Holm. Draht durch den Holm schieben, Kabel am Drahtende befestigen und durchziehen – fertig.

Die Kabelstecker

Wie bei den meisten europäischen Fahrzeugen finden am Visa Flachstecker – auch AMP-Stecker genannt – Verwendung. Sie sind am Kabelende lediglich aufgequetscht und stellen eine stabile Verbindung zur zugehörigen Steckerzunge dar.

Kabelstecker nachbiegen

Ausgeleierte Kabelstecker werden – damit wieder fester Sitz gewährleistet ist – etwas nachgebogen. Dabei sollten Sie jedoch nicht an den halbrunden Klammern biegen, sondern die Blechzunge auf der Rückseite des Steckers mit einem feinen Schraubenzieher etwas nach innen drücken.

Kabelstecker selber anbringen

Der entsprechende Stecker wird auf das blanke Kabelende gesteckt und mit einer Zange festgequetscht. Dazu eignet sich eine normale Flach- oder Kombizange nur bedingt. Besser ist eine Spezialquetschzange (Zubehörhandel und Warenhäuser führen sie), mit der außerdem Kabel von ihrer Isolierung befreit und kleine Schrauben gekürzt werden können.

Mehrfachstecker trennen

Sind mehrere Flachstecker zu einem Mehrfachstecker zusammengefaßt, kann ein einzelner Stecker nur dann herausgezogen werden, wenn die Haltezunge des Kabelsteckers mit einem feinen Schraubenzieher zurückgebogen wird. Dazu von der Anschlußseite her (nicht von der Kabelseite aus) den Schraubenzieher zwischen die flache Seite des Steckers und das Kunststoffteil schieben und gleichzeitig den Stecker am Kabel nach hinten herausziehen.

Werkzeug instand halten

Schraubenzieher müssen eine gerade und am Ende der Spitze leicht abgestumpfte Klinge haben. Wurden sie zwischenzeitlich als Meißel mißbraucht oder sind Ecken ausgebrochen, können sie nachgeschliffen werden. Dabei die Klingenflächen parallel zueinander schleifen. Eine spitz zulaufende Klinge dreht sich aus dem Schraubenschlitz – hohe Verletzungsgefahr. Beim Schleifen den Schraubenzieher immer wieder in Wasser kühlen! Glüht die Schraubenzieherklinge beim Schleifen aus (erkennbar an der plötzlichen Blaufärbung), wird sie in ihrem Metallgefüge verändert und ist nicht mehr hart genug.
Hammer; sein Stiel muß absolut fest im Metall stecken, um Verletzungen durch einen unversehens losfliegenden Hammerkopf zu vermeiden. Bei Hämmern mit Holzstiel muß oben ein Sicherungskeil im Stiel sitzen; darauf sollten Sie achten.
Meißel; durch die Schläge mit dem Metallhammer bildet sich nach fortgeschrittener Benutzung oben am Schaft des Meißels eine Krone aus dicken Metallspänen. Die müssen abgeschliffen werden, sonst sind Verletzungen möglich.
Bohrer wollen von Zeit zu Zeit geschliffen werden, sonst drücken sie statt zu schneiden, werden dabei zu heiß und glühen aus. Damit sind sie unbrauchbar. Richtig geschliffene Bohrer weisen ganz bestimmte Winkel an den Schneiden auf (siehe Zeichnung rechts oben). Diese Winkel anzuschleifen ist Übungssache und erfordert viel Geschick. Wer es einfacher haben möchte, kauft sich einen Bohrerschleif-Vorsatz für die Bohrmaschine. Wichtig ist auch hier: Bohrer kühlen.

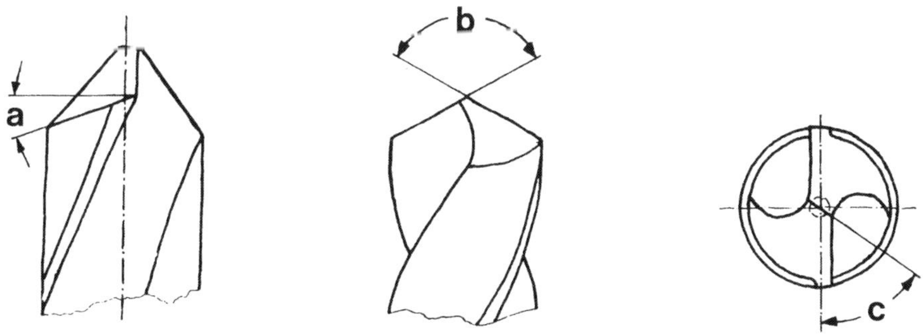

Ein richtig geschliffener Bohrer für Metall muß folgende Winkel aufweisen: Freiwinkel a = 6–9°, Spitzenwinkel b = 116–120°, Querschneidenwinkel c = 55°.

Arbeitsvorbereitung

Wenn Sie bei einer Reparatur Teile ausbauen und zur Seite legen, soll der Arbeitsplatz gründlich gesäubert sein.
Abgenommene Teile werden sinnvollerweise in der Ausbaureihenfolge abgelegt. Kleinteile packt man sicherheitshalber in kleine Schachteln oder Gläser oder man dreht nach dem Ausbau die passenden Schrauben gleich wieder in das zugehörige Gewinde, so werden keine Schrauben verwechselt.

Funktionskontrolle

Nach beendeter Reparatur prüft man zuerst, ob noch irgendwelche Teile herumliegen, die zum Auto gehören. Noch ein prüfender Blick auf die Reparaturstelle im Wagen: Ist dort alles am rechten Fleck? Dann die Funktion prüfen.
Stimmt mit der Reparatur scheinbar etwas nicht oder tritt gar ein neuer Defekt auf, kontrollieren Sie als erstes die gesamte Umgebung der Reparaturstelle am Fahrzeug. Möglicherweise wurde versehentlich ein Kabel abgerissen oder ein Unterdruckschlauch abgezogen. Der klassische Fall, wenn der Motor nicht anspringt: Man hat vergessen, den Verteilerfinger einzubauen!

Unfallverhütung

Wagen immer absichern, auch wenn nur kurz an der Unterseite gearbeitet wird.
Schutzbrille verwenden, wenn Metall geschliffen oder gemeißelt wird.
Schweißbrille aufsetzen, auch wenn Sie beim Schweißen nur zusehen wollen.
Augen sofort ausspülen, wenn sie mit ätzenden Flüssigkeiten (z. B. Bremsflüssigkeit) in Berührung gekommen sind. Zum Spülen eignen sich neben klarem Wasser alle »harmlosen« Flüssigkeiten, wie Sprudel, Limonade, Milch, Bier etc.
Brems- oder Kupplungsabrieb. Die Asbestanteile in neuen Belägen sind krebsfördernd, der Abrieb ist dagegen praktisch ungefährlich aufgrund der thermischen und mechanischen Umwandlung. Dennoch sollten Sie den Abriebstaub nicht unnötig einatmen.
Auspuffgase sind giftig! Beim Laufenlassen des Motors muß ausreichende Belüftung vorhanden sein. Die Montagegrube ist dabei besonders heimtückisch, denn das Auspuffgas sinkt nach unten.
Benzindämpfe sind leicht entzündlich. Deshalb nicht rauchen und kein offenes Feuer, wenn an der Kraftstoffanlage gearbeitet wird. Auch hier ist die Montagegrube wieder besonders gefährlich. Des weiteren sind auch Dämpfe von Lösungsmitteln, Kunstharz oder der Säurenebel der Batterie leicht entzündlich.
Batterie abklemmen, wenn an den Bauteilen der Benzinversorgung gearbeitet wird. Funkenbildung an einem Kabel oder einer Steckverbindung kann eine Explosion auslösen.
Feuerlöscher: Ist er in der Nähe des Arbeitsplatzes griffbereit?
Kleidung muß eng anliegen, damit sie nicht etwa vom Keilriemen des laufenden Motors mitgerissen werden kann. Lange Haare unter einer Mütze »bändigen«.
Kleine Verletzungen sofort desinfizieren und verpflastern, damit kein Schmutz in die Wunde gerät. Wann war Ihre letzte Wundstarrkrampf-Impfung?

Teil(e)-Ratschläge

Sie wissen doch: Nichts ist unangenehmer, als mitten in der Arbeit zu bemerken: Jetzt fehlt mir ein Ersatzteil! Besorgen kann man's jetzt meistens auch nicht mehr. Denn das Fahrzeug ist ja während der Arbeit oft nicht fahrbereit. Und wenn es das auch wäre, die Werkstätten sind längst geschlossen, denn die bevorzugte Zeit, am Fahrzeug zu arbeiten, ist ja bekanntlich das Wochenende.
Resultat: Ein teilzerlegter Visa, an dem man nicht mehr weiter kommt. Darum hier einige Ratschläge, damit Ihre Arbeit nicht schon, bevor Sie begonnen haben, zum Scheitern verurteilt ist.

Welche Teile brauchen Sie?

Stellen Sie zuallererst zusammen, was an Ersatzteilen gebraucht wird. Dabei ist besonders wichtig, daß Sie nicht nur an die direkt betroffenen Teile denken, sondern auch an Dichtungen, Sicherungsringe, selbstsichernde Muttern usw. Der Mann im Ersatzteillager ist gewöhnlich mit diesem Problem vertraut und sucht Ihnen die zusätzlich erforderlichen Teile mit heraus.
Reparaturen, deren tatsächlicher Umfang sich erst im Lauf der Zerlegung herausstellt, sollten Sie zeitlich so legen, daß Sie im Notfall die benötigten Teile noch im Ersatzteillager erhalten. Nur manche Werkstätten verkaufen auch samstags Teile, und dann nur am Morgen; entsprechend ist der Andrang der Autobastler. Beachten Sie aber, daß auch im Ersatzteillager der Werkstatt nicht alle Teile vorrätig sind. Weniger gängige Teile müssen erst bestellt werden, was einen oder zwei Tage in Anspruch nehmen kann.

Das richtige Ersatzteil

Im Laufe der Produktionszeit der Visa-Modelle haben sich viele Ersatzteile im Detail geändert und passen deshalb vielfach nicht für spätere Baujahre. Überzeugen Sie sich daher noch am Ersatzteilschalter, ob Ihnen das richtige Teil ausgehändigt wurde – auch wenn der Lagerist noch so kritisch dreinschaut. Den besten Vergleich haben Sie dann natürlich, wenn Sie das ausgebaute Altteil gleich mitgebracht haben.
In jedem Fall müssen Sie aber auch die Fahrzeugdaten, wie Fahrgestellnummer,

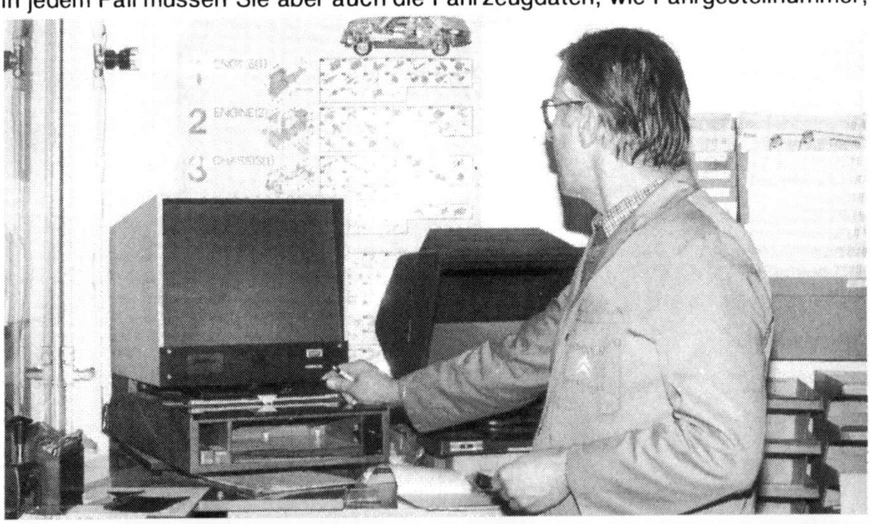

Er hat alle Ersatzteile für den Visa am Lager oder kann sie kurzfristig bestellen: Der Ersatzteil-Spezialist in der Citroen-Werkstatt.

Erstzulassung und Motornummer parat haben. Sonst kann Ihnen der Mann im Ersatzteillager kaum das passende Teil heraussuchen.

Original-Citroen- oder Fremdteile?

Sämtliche Ersatzteile, aus denen der Visa besteht, erhalten Sie im Citroen-Ersatzteillager. Aber Sie müssen nicht ausschließlich dort einkaufen. Manche Teile werden in gleicher Qualität oder zumindest in fast gleicher Qualität über den Zubehörhandel oder Warenhäuser vertrieben. Da gibt es manche Mark zu sparen, denn dort werden die Teile meistens billiger verkauft.

Welche Teile vom Zubehörhandel?

Über den Zubehörhandel können mehr Teile bezogen werden, als oft angenommen wird: Hier eine Aufstellung: Hauptbremszylinder, Radbremszylinder, Bremsleitungen, Bremsschläuche, Stoßdämpfer, Gelenkwellen, Kupplung komplett, Motordichtungen, Keilriemen, Filter, Wärmetauscher, Zündkerzen, Kerzenstecker, Zündkabel, Verteiler, Verteilerdeckel, Unterbrecherkontakte, Lichtmaschine, Anlasser, Scheinwerfer, Glühlampen, Reparaturbleche, Lack und vieles mehr.

Vorsicht bei Bremsbelägen und Auspuffanlagen

Bei allem Hang zum Sparen: Bei Bremsbelägen sollten Sie freigiebiger sein. Die Mischung der Bremsbeläge ist in der »Allgemeinen Betriebserlaubnis« festgehalten und darf, streng genommen, nicht verändert werden. In der Praxis wirkt sich aber ein anderes Belagmaterial kaum aus, höchstens durch unangenehme Quietschgeräusche.
Wird das Fahrzeug aber nach einem folgenschweren Unfall begutachtet und dabei eine nicht freigegebene Belagsorte festgestellt, kann sich dies möglicherweise zu Ihren Ungunsten auswirken.
Auch bei Auspuffanlagen ist Vorsicht geboten. Sie sind nämlich in Deutschland nur dann zugelassen, wenn sie eine »Allgemeine Betriebserlaubnis« besitzen. Diese steht auf dem Schalldämpfer gekennzeichnet mit den Buchstaben ABE – und einer entsprechenden Nummer.
Kontrollieren Sie das, denn gelegentlich werden noch Auspuffanlagen ohne Betriebserlaubnis verkauft. Freilich kann es auch bei einem Auspuff mit dem amtlichen Segen Enttäuschungen mit der Lebensdauer geben. Da sind die Original-Auspufftöpfe oft haltbarer.

Ersatzteile neu oder im Austausch?

Preiswerter als ein fabrikneues Teil ist ein gebrauchtes, aber neu aufbereitetes. Die Citroen-Austauschteile sind in der Qualität einem Neuteil gleichzusetzen, zumal sie mit der gleichen Garantie geliefert werden.
Es gibt: Anlasser, Bremsbacken für Trommelbremsen, Gelenkwellen, Getriebe, Kupplungsdruckplatte, Kupplungs-Mitnehmerscheibe, Kurbelwelle mit Lagern, Lichtmaschine, Motor komplett, Scheibenbremssättel, Scheibenwischermotor, Schwungrad, Teilmotor, Wasserpumpe, Zylinderblock mit Kolben, Zylinderkopf.
Auch der Zubehörhandel bietet eine Reihe von Austauschteilen an.

Gebrauchte Ersatzteile

Wer bei einem Autoverwerter gebrauchte Ersatzteile für seinen Visa kauft, spart möglicherweise einiges Geld. Vor dem Kauf sollten Sie in Erfahrung bringen, was das gesuchte Ersatzteil neu kostet, sonst geben Sie möglicherweise zu viel aus. Das gebrauchte Teil darf allenfalls halb so teuer wie das Neuteil sein. Ein Verschleißteil darf höchstens ein Viertel des Neupreises kosten. Gebrauchte Verschleißteile lohnen sich nach unserer Erfahrung ohnehin nur dann, wenn das Fahrzeug bald verkauft werden soll.
Falls das entsprechende Ersatzteil bei der Autoverwertung noch im Wagen eingebaut ist, sollten Sie vor dem Ausbau den Preis klären, sonst kann es hinterher eine böse Überraschung geben. Die Preisgestaltung manches Schrotthändlers ist nämlich undurchsichtig.
Kontrollieren Sie, ob das Gebrauchtteil wirklich besser ist als das bisher im Wagen eingebaute. Prüfen Sie außerdem, ob es tatsächlich für Ihren Visa paßt, denn im Lauf der Modellpflege wurden unzählige Änderungen durchgeführt.
Ganz selten erhält man auch in einer Citroen-Werkstatt gebrauchte Teile aus einem ausgeschlachteten Unfallwagen.

Wirkungsbereich

Der Name sagt es schon: An diesem Platz wird gearbeitet, und deshalb sollte man auch ganz bestimmte Ansprüche an ihn stellen! Denn nicht jeder Platz eignet sich, um an seinem Visa zu hantieren. Sei es, daß man das Fahrzeug gar nicht sicher anheben kann, weil der Untergrund zu weich ist. Sei es, weil herunterfallende Kleinteile im Gras unauffindbar bleiben oder gar den direkten Weg in den nächsten Wasserabfluß finden. Oder sei es einfach darum, daß Spuren zurückgeblieben sind, die noch lange (zu lange) daran erinnern: Dies war kein guter Arbeitsplatz. Wo also arbeiten?

Der Pflegeplatz

Am günstigsten ist natürlich eine Garage, die ausreichend breit und gut beleuchtet ist. Bei warmem, trockenen Wetter eignet sich genauso eine ebene Fläche mit festem Boden im Freien. Vor der Arbeit sollten Sie den Pflegeplatz natürlich sauberkehren, damit Sie sich weder im Schmutz herumwälzen müssen noch Schrauben sich unter Blättern verstecken können.
Vorsicht mit Benzin und Öl auf Asphalt; diese Flüssigkeiten greifen nämlich die Oberfläche an. Außerdem wird warmer Asphalt oft weich, was unschöne Löcher von Hebe- und Abstützwerkzeugen hinterläßt. Falls sich ein Wasserablauf in der Nähe befindet, sollten Sie ihn während der Arbeit abdecken, sonst verschwinden garantiert Kleinteile darin.

Fingerzeig: *Nicht selten bleiben nach der Arbeit Ölspuren auf dem Boden zurück. Dagegen hilft fürs erste ein scharfer Haushaltsreiniger oder Geschirrspülmittel. Besser sind spezielle Ölfleck-Entferner, wie sie z. B. von der Take GmbH, Trumppstraße 2, 8000 München 50 angeboten werden.*

Wagen immer abstützen!

Wagenheber sind – wie ihr Name sagt – nur dazu da, das Fahrzeug anzuheben. Das gilt für den Bordwagenheber, Scherenwagenheber, hydraulische Stempelwagenheber und Rangierwagenheber. Sie sind in keinem Fall eine ausreichende Abstützung für Arbeiten an der Wagenunterseite. Lassen Sie es auch in der größten

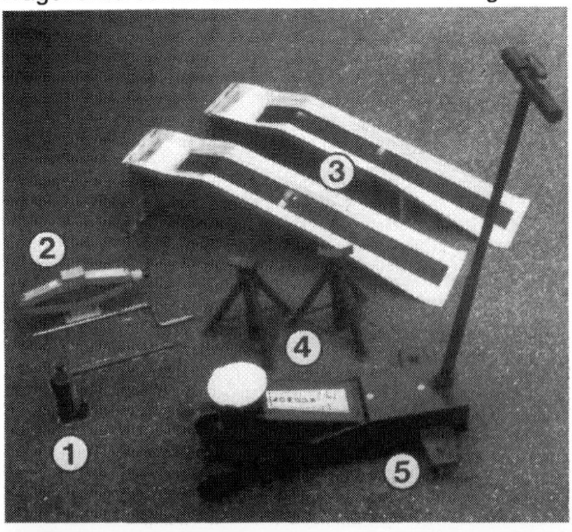

Verschiedene Möglichkeiten zum Aufbocken des Wagens: 1 – hydraulischer Stempelwagenheber; 2 – Scherenwagenheber; 3 – Auffahrrampen; 4 – Unterstellböcke; 5 – kleiner Rangierwagenheber.

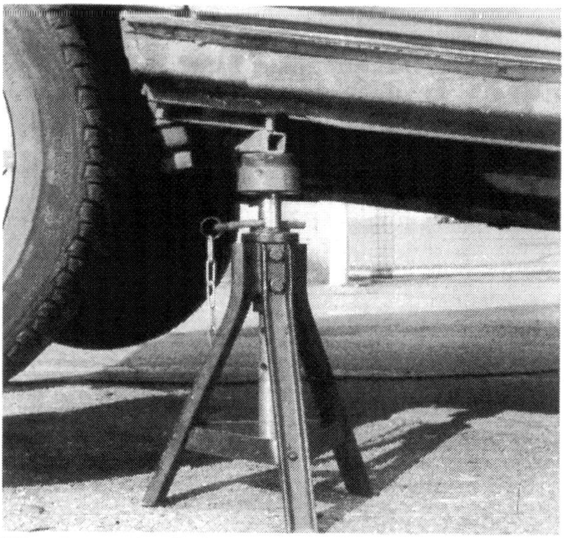

Bei Arbeiten unter dem Fahrzeug muß darauf geachtet werden, daß es sicher abgestützt ist. Hierzu eignen sich sehr gut Unterstellböcke, die man schon günstig im Zubehörhandel kaufen kann. Am sichersten zum Unterstellen eignen sich die Führungen des Bordwagenhebers.

Eile nie an der fachgerechten Abstützung des aufgebockten Fahrzeugs fehlen, sonst kann die eigenhändige Reparatur das Leben kosten.
Zum richtigen Absichern gehört natürlich auch das Unterlegen des Wagens mit Steinen oder Holzkeilen, damit er beim Anheben nicht wegrollen kann.

Womit abstützen?

Hohlblocksteine haben sich als preisgünstige Abstützmöglichkeit erwiesen. Sie dürfen allerdings nicht feucht oder rissig sein, sonst könnten sie in sich zusammenbrechen. Zwischen Stein und Karosserie muß ein Brett gelegt werden, damit sich die Last gleichmäßig über den ganzen Stein verteilt.
Der Stein selbst muß senkrecht auf ebenem und tragfähigem Grund (Beton oder Asphalt) aufliegen. Ungeeignet ist weicher Boden oder Rasen.
Zwei Hohlblocksteine übereinander sind ein zu hoher und wackeliger Stapel. Wenn mehr Höhe gebraucht wird, kann allenfalls eine Lage Backsteine, natürlich wieder mit lastverteilendem Zwischenbrett, aufgelegt werden.
Unterstellböcke stellen eine ideale Ergänzung zum Rangierwagenheber (siehe folgenden Absatz) dar. Bei allen anderen Hebern – aber auch bei seitlich angesetztem Rangierheber – besteht jedoch die Gefahr, daß der auf der gegenüberliegenden Wagenseite angesetzte Dreibock einfach zur Seite weggedrückt wird. Am günstigsten steht der Bock, wenn eines seiner Beine nach außen und zwei zur Wagenmitte hin zeigen. Beachten Sie beim Kauf, daß die Böcke keine zu kleine Standfläche haben.

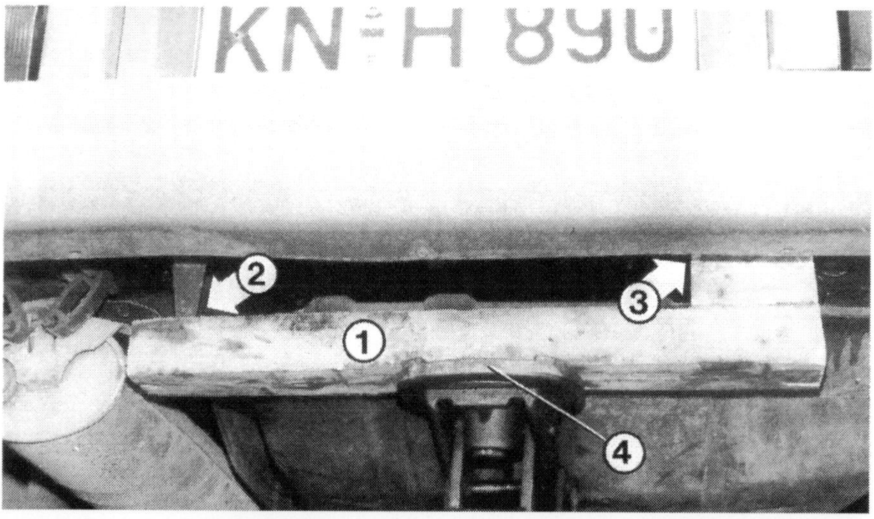

Wollen Sie den Visa hinten mit einem Rangierwagenheber anheben, so muß man sich zuvor eine kleine Vorrichtung aus einem Holzbalken machen oder aber sich eine Hebevorrichtung bei einer Citroen-Werkstatt ausleihen. Die Citroenbezeichnung lautet: Traverse zum Anheben der Hinterachse 8.1509-T.
Bei der Holzbalkenkonstruktion ist darauf zu achten, daß der Balken beim Hochheben nicht wegleitet. Es bedeuten: 1 – Holzbalken; 2 und 3 – Auflagepunkte; 4 – Rangierwagenheber.

Speziell bei den Unterstellböcken müssen Sie vor dem Abstützen kontrollieren, ob das Karosserieblech noch ausreichend tragfähig ist bzw. den Bock so unterschieben, damit nichts eingedrückt wird.
Auffahrrampen sind die schnellste Aufbockmöglichkeit, da hier kein Wagenheber gebraucht wird. Auch steht der Wagen dann absolut sicher.
Wichtig ist, daß die Rampen einerseits seitlich eine genügend hohe Absicherung und nach vorn einen Überfahrschutz haben, andererseits aber auch von einem Fahrzeug mit Frontspoiler befahren werden können. Als zusätzliche Sicherung des Wagens sollte eine Mulde für die Räder in der Standfläche vorhanden sein. Die billigen Ausführungen genügen diesen Anforderungen oft nicht.

Wagenheber

Wagenheber gibt es für jeden Geldbeutel und Einsatzzweck:
Bordwagenheber; er nützt nur dann, wenn die Aufnahmepunkte am Türschweller noch stabil und nicht vom Rost geschwächt sind. Damit sich der Wagenheberfuß nicht in den Untergrund drückt, sollten Sie ein kleines Brett unterlegen, das natürlich auch unterwegs immer dabei sein sollte.
Scherenwagenheber sollten Sie nur in stabiler Ausführung kaufen. Diese Heberart bewährt sich bei einem Wagen, der an der Karosserie schon etwas morsch ist und bei dem der Wagenheber etwas weiter zur Karosseriemitte hin angesetzt werden muß. Allerdings sollte dann die Kurbel lang genug und leicht einzuhängen sein.
Hydraulischer Stempelwagenheber; er ist schon preiswert zu haben. Entscheidender Vorteil: Der Wagen wird sehr schnell angehoben. Vor dem Kauf sollten Sie allerdings die Hubhöhe kontrollieren, denn bei einer zu kurzen Ausführung werden die Räder nicht weit genug vom Boden abgehoben.
Rangierwagenheber. Wenn Sie sich schon zu dieser Anschaffung durchringen, sollten Sie einen Heber mit zusätzlichem Fußpedal zum Hochpumpen kaufen. Für den Heimwerker gut geeignet sind die kurzen, kleinen Rangierheber, die sich leicht verstauen lassen. Beachten Sie aber, daß sich ein Heber mit zu kleinen Rädern unter Last nicht mehr bewegen läßt. Auch sollte die Deichsel so befestigt sein, daß sich der angehobene Visa wirklich rangieren läßt.

Die Mietwerkstatt

Steht Ihnen zu Hause oder im Bekanntenkreis kein geeigneter Platz zum Autobasteln zur Verfügung oder müßte im Winter bei Eiseskälte im Freien geschraubt werden, können Sie sich auch in einer Mietwerkstatt einquartieren. Dort ist die Halle winters beheizt und es gibt Hebebühnen, Gruben und teilweise auch Spezialwerkzeug. Mit freien Plätzen in der Mietwerkstatt ist unter der Woche eher zu rechnen als am Wochenende, wenn alle Autobastler zum Werkzeug greifen.
Die Rechnung muß auch in der Mietwerkstatt stimmen und deshalb müssen Sie Ihre Zeit scharf kalkulieren. Nur wenn die Arbeit flott von der Hand geht oder sogar ein Helfer mitarbeitet, lohnt sich die Eigenarbeit. Wenn Sie eine umfangreiche Reparatur erstmals selbst ausführen, kann das Experiment durch die Summe der angesammelten Stunden teurer werden als der Arbeitspreis in der Fachwerkstatt.

Arbeit nach Plan

Wer seinem Visa Zuverlässigkeit und Fahrsicherheit, abverlangt, kann ihn freilich nicht sich selber überlassen. Da muß man von Zeit zu Zeit nach dem Rechten sehen. Dabei sind's oft nur Kleinigkeiten, die man im Auge behalten und zur rechten Zeit austauschen muß, damit Ihr Visa Sie nicht im Stich läßt.

Der Wartungsplan

Für die Wartung Ihres Visa besitzt die Werkstatt eine genaue Liste der Service-Punkte. Diese entspricht dem aktuellsten Stand, während die Punkte im Wartungsheft Ihres Fahrzeugs oft schon überholt sind. Auf der genannten Liste der Werkstatt basiert der Wartungsplan hier im Buch, dessen Reihenfolge wir speziell für den Heimwerker zusammengestellt haben. Zusätzlich haben wir aus unserer Erfahrung noch wichtige Punkte hinzugefügt.
Damit Sie zu unserem **Wartungsplan** während der Arbeit nicht ständig zurückblättern müssen, haben wir ihn **in der vorderen Buchklappe** abgedruckt. So haben Sie ihn ständig vor Augen und können die Arbeiten Punkt für Punkt erledigen.
Ganz zu Anfang finden Sie eine Anzahl von Arbeiten unter der Überschrift »Ständige Kontrollen«. Diese Wartungspunkte lassen sich in kein Kilometerintervall pressen.

Wartungsintervalle

Seit dem Modelljahr 1985 sind die Wartungsintervalle von 7500 auf 10 000 und von 15 000 auf 20 000 km erweitert worden. Laut Citroen dürfen die erweiterten Wartungsintervalle nur bei den Fahrzeugen durchgeführt werden, die auch mit einem entsprechenden Wartungsheft versehen sind.
Für den von uns aufgestellten Wartungsplan ändert sich außer dem Ölwechselintervall nichts. Zumal man sich ja eigentlich eher nach den Zeitintervallen orientieren sollte als nach den gefahrenen Kilometern.

Wer soll was machen?

Fast alle Wartungsarbeiten am Visa können Sie selbst ausführen, das entsprechende Wissen hierzu liefert unser Handbuch. Wenn dennoch Werkstatt oder Tankstelle den einen oder anderen Wartungspunkt rationeller durchführen können, so haben wir das im Wartungsplan vermerkt. Die »Selbsthelfer-Ampel« weist Ihnen dabei vor jedem Wartungspunkt in den bekannten Farben grün – gelb – rot den richtigen Weg.
Grün: Freie Fahrt für den Selbsthelfer. Diese Arbeit können Sie mit den Kenntnissen aus diesem Buch fachgerecht ausführen und Geld sparen.
Gelb: Die Arbeit ist zwar nicht schwierig, doch es fehlen meist die nötigen Einrichtungen. An der Tankstelle sind Sie in diesem Fall am besten aufgehoben.
Rot: Halt, hier lassen Sie am besten die Werkstatt ran. Spezielle Werkzeuge oder Meßgeräte sind erforderlich, der Aufwand an Eigenarbeit lohnt sich nicht, weil die Werkstatt wesentlich schneller arbeitet, oder weitergehende Kenntnisse erforderlich sind.

Einschränkungen innerhalb der Garantiezeit

Solange Ihr Wagen noch jünger als ein Jahr ist oder wenn ein Austauschmotor eingebaut wurde, verlangt das Werk, daß die entsprechenden Wartungsarbeiten termingerecht in einer Citroen-Werkstatt erledigt werden. Andernfalls können auch berechtigte Garantieansprüche abgelehnt werden.

Motorraumbild Zweizylinder

Zwei vis-a-vis

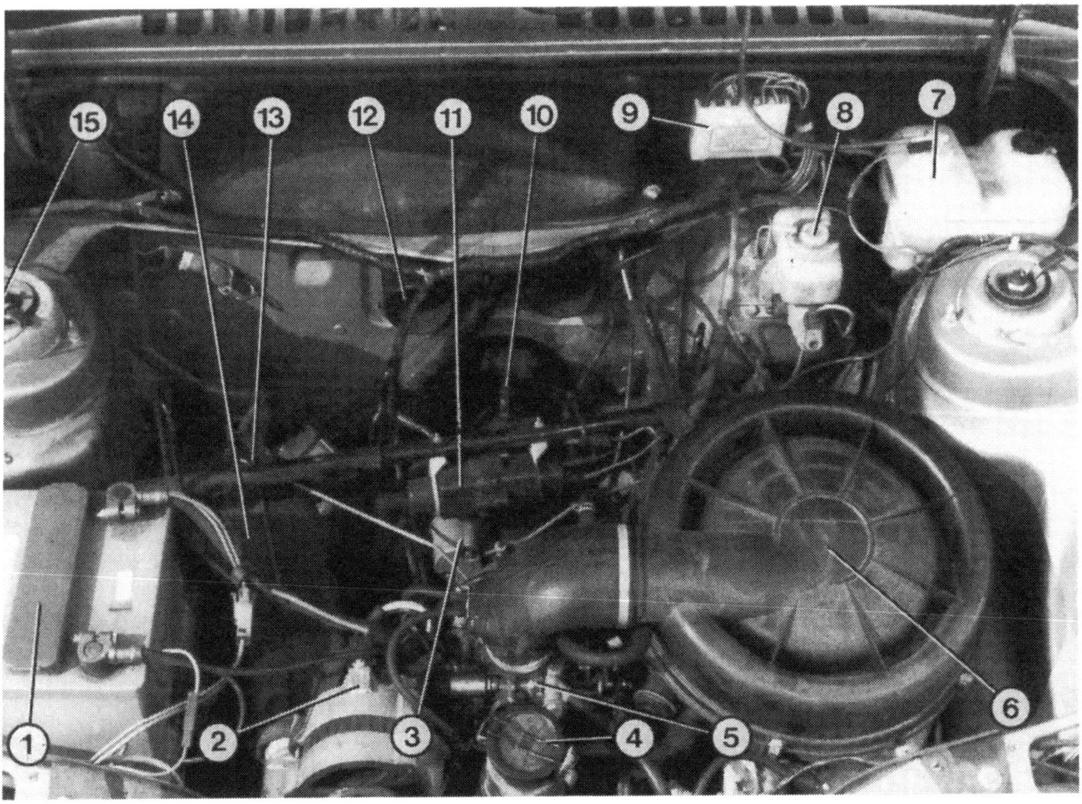

Hier werfen wir einen Blick in den Motorraum des Boxermotors. Dabei haben wir zur besseren Übersicht die beiden Warmluftschläuche sowie das Reserverad entfernt. Es bedeuten: 1 – Batterie; 2 – Lichtmaschine; 3 – Anlasser; 4 – Öleinfüllstutzen; 5 – Vergaser; 6 – Luftfilter; 7 – Scheibenwaschwasserbehälter; 8 – Bremsflüssigkeitsbehälter; 9 – Sicherungskasten; 10 – Schaltgestänge am Getriebe; 11 – Zündspule; 12 – Anschluß für Warmluftschläuche; 13 – Warmluftklappe der Heizung; 14 – Wärmetauscher; 15 – Federbein.

Motorraumbild Vierzylinder

Vier in Reihe

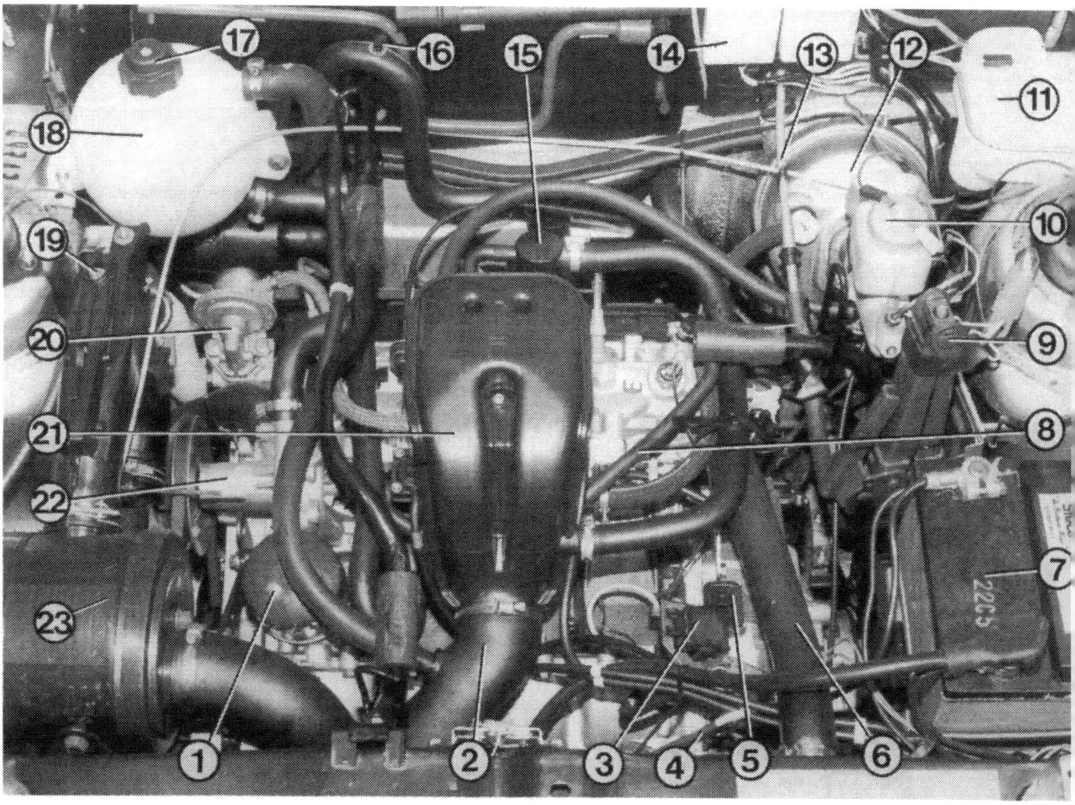

Bei einem Blick unter die Motorhaube der Vierzylindermotoren erkennt man nach Herausnehmen des Reserverades die folgenden Teile: 1 – Ölfilterpatrone; 2 – Ansaugluftschlauch; 3 – Diagnosestecker; 4 – Ölmeßstab; 5 – Schauloch mit Zündzeitpunktmarkierung; 6 – Kühlmittelschlauch; 7 – Batterie; 8 – Warmwasserschlauch für Vergaser–Vorwärmung; 9 – Bordwagenheber; 10 – Bremsflüssigkeitsbehälter; 11 – Scheibenwaschwasserbehälter; 12 – Bremskraftverstärker; 13 – Tachowelle; 14 – Sicherungskasten; 15 – Öleinfüllstutzen; 16 – Kühlsystem–Entlüftungsschraube; 17 – Verschlußdeckel des Kühlmittel–Ausgleichsbehälters (18); 19 – Ansaugluft–Vorwärmung; 20 – Benzinpumpe; 21 – Ansaugluftstutzen mit Vergaser; 22 – Wasserpumpe; 23 – Luftfilter.

Schmieren aller Teile

Wie geschmiert

Motoröl hat's ganz besonders schwer! Es muß gleichzeitig mehrere Eigenschaften haben und soll selbst noch bei extremen und extremsten Bedingungen seine Schmierfähigkeit nicht verlieren. Auch soll es möglichst nicht altern, damit man die Ölwechselintervalle immer weiter hinausschieben kann.
Was das Öl nun wirklich kann und viel Wissenswertes mehr darüber lesen Sie in diesem Kapitel.

Aufgaben des Motoröls

□ Öl vermindert die Reibung, damit Kolben und Zylinder nebst sämtlichen Lagerungen und dem Ventiltrieb möglichst wenig Verschleiß ausgesetzt sind.
□ Zur Feinabdichtung zwischen Kolben, Kolbenringen und Zylinderwand wird das Öl gebraucht, denn zwischen diesen Teilen verbleibt andernfalls ein gewisser, wenn auch nur tausendstel Millimeter breiter Spalt. Durch die zusätzliche Dichtwirkung des Öls kann der durch die Verbrennung entstehende hohe Druck weitestgehend ohne Verluste auf die Kolbenböden übertragen und in Bewegungsenergie umgesetzt werden, der Motor also auf optimale Leistung kommen.
□ Weiter wird das Öl zur Kühlung herangezogen. Bei der Verbrennung des Kraftstoffs kann nur ein Viertel der anfallenden Energie für die Fortbewegung nutzbar gemacht werden, ein Teil verläßt den Motor als Wärme durch den Auspuff, und ein weiteres Teil Wärmeenergie muß über das Kühlwasser und Öl abgeführt werden. So kann z. B. ein Kolben nur durch das Motoröl gekühlt werden. Zum einen wird die Wärme vom Kolben durch die Kolbenringe und das abdichtende Öl an die Zylinderlaufflächen und weiter an das Kühlmittel geleitet, und zum andern kühlt das im Kurbelgehäuse umherspritzende Öl den Kolben direkt. Aber auch jedes einzelne Lager von Kurbelwelle, Nockenwelle usw. wird durch das Öl gekühlt. Die vom Motoröl aufgenommene Wärme wird über die Ölwanne und zusätzlich beim Boxermotor noch durch den Ölkühler an den Fahrtwind abgeleitet.
□ Die Motorenbauer haben noch spezielle Wünsche an das Öl: Es soll bei den hohen Temperaturen, wie sie an den Zylinderlaufbahnen auftreten, nicht verdampfen. Es darf bei diesen ungünstigen Bedingungen den Schmierfilm nicht abreißen lassen. Wenn es verbrennt, soll dies ohne Rückstände geschehen – Ölverbrauch bedeutet im Grund genommen, daß das Öl verbrannt wird. Das Öl soll Ruß und Schmutz binden, damit sie sich nicht im Motor ablagern. Es soll alterungsbeständig sein und noch einiges mehr.

Motorölstand prüfen

Ständige Kontrolle

Der Ölmeßstab beim Reihenmotor befindet sich in Fahrtrichtung links, beim Boxermotor in der Mitte neben dem Öleinfüllstutzen. Zu ihm sollten Sie nach jeder zweiten Tankung greifen. In der Einfahrzeit oder bei älteren Motoren mit erhöhtem Ölverbrauch erfolgt die Kontrolle schon bei jeder Volltankung.

- Wagen auf waagrechtem Untergrund abstellen.
- Nach dem Abstellen des vorher warmgefahrenen Motors mindestens fünf Minuten warten, damit alles Öl in die Ölwanne abtropfen kann. Besser ist die Kontrolle vor dem ersten Start bei noch kaltem Motor.
- Peilstab ziehen, mit sauberem, fusselfreien Lappen oder Papiertuch abwischen, bis zum Anschlag wieder hineinschieben, kurz warten und erneut herausziehen.
- An der Peilstabspitze können Sie

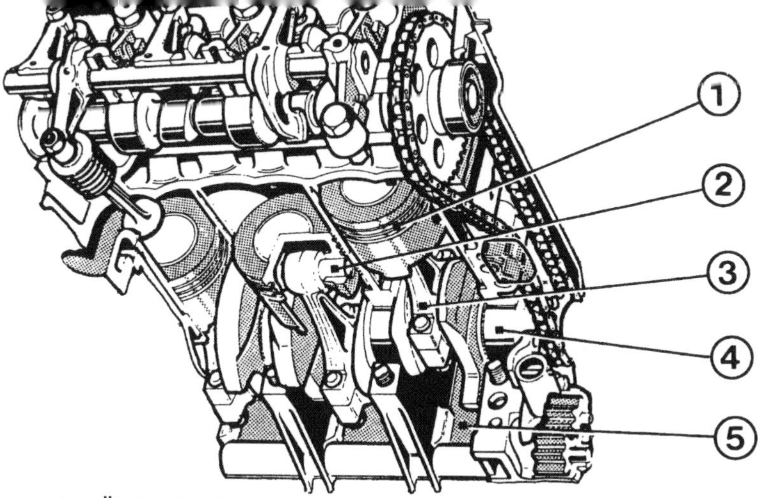

Die einzelnen Teile des Motors müssen nicht nur geschmiert, sondern auch mit Hilfe des Ölstromes gekühlt werden. Dabei treten an den entsprechenden Stellen in etwa die folgenden Temperaturen auf: 1 – Kolbenringe 180–300°C; 2 – Kolbenbolzen 140–220°C; 3 – Pleuellager 115–185°C; 4 – Kurbelwellenlager 140–170°C; 5 – Ölwanne 80–150°C.

nun den Ölstand ablesen.

■ Reicht die Schmiermittelmenge nur noch bis zur unteren Markierung, muß Motoröl nachgefüllt werden.

Fingerzeige: *Wenn Sie über den Ölverbrauch Ihres Visa ganz genau Buch führen wollen, sollten Sie immer an derselben Stelle messen; am besten vor dem ersten Start. Sie brauchen dann nicht einmal den Peilstab abzuwischen, da über Nacht alles Öl in die Ölwanne zurückgetropft ist.*
Lassen Sie sich nicht verunsichern. Hochwertiges Motorenöl wird schon nach kurzer Laufzeit dunkel. Das beweist nur, daß es richtig »arbeitet« und den anfallenden Schmutz in der Schwebe hält. Es ist jedoch kein Zeichen dafür, daß das Öl gewechselt werden müßte.

Öl nachfüllen

Die Ölmenge zwischen der oberen und unteren Peilstabmarke beträgt:

□ **Vierzylinder 1 Liter**

□ **Zweizylinder 0,5 Liter**

Unter die untere Marke sollte der Ölstand nicht fallen. Aber auch wenn das Schmiermittelniveau einmal bis 0,25 Liter unter die Minimum-Marke gefallen ist, droht dem Motor noch kein Unheil. Fehlt mehr Öl und pflegt der Fahrer einen flotten Fahrstil mit Kavalierstarts und Kurvenumrundung in den höchstmöglichen Geschwindigkeiten, kann es zu Lagerschäden kommen, weil der Schnorchel der Ölpumpe Luft ansaugt und der Öldruck stark abfällt.
Unsinnig ist aber auch zu viel Öl im Motor. Es gelangt bei hohen Drehzahlen über die Kurbelgehäuse-Entlüftung ins Luftfilter und verschmutzt und verstopft den Kunststoff- oder Papierfiltereinsatz.
Bei welchem Ölstand Sie nachfüllen sollten, hängt von Ihrer Fahrweise ab:

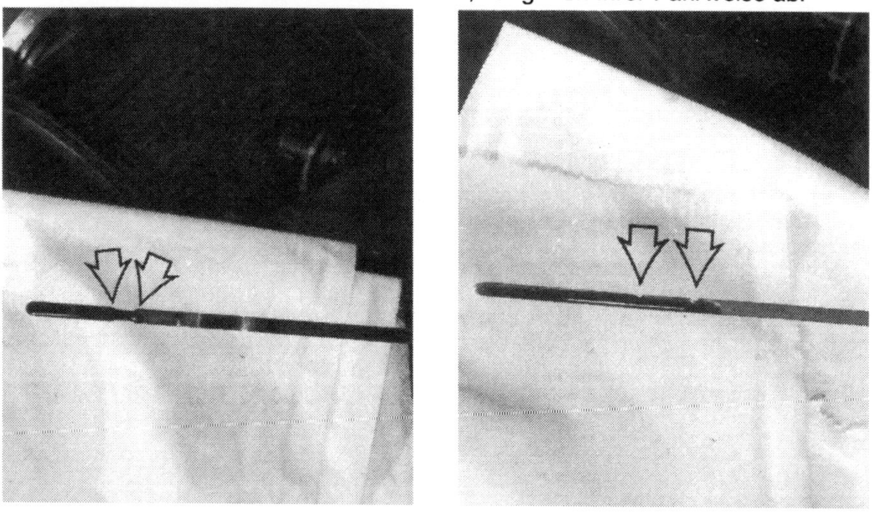

Die Pfeile zeigen die obere und untere Markierung der Ölmeßstäbe. Rechts beim Reihenmotor beträgt die Ölmenge innerhalb der Markierung 1 Liter, beim Boxermotor (links) hingegen nur 0,5 Liter. Innerhalb dieses Bereiches muß sich der Ölstand abzeichnen.

□ Bei gemäßigtem Fahrstil genügt Nachfüllen, wenn das Niveau an der unteren Peilstabmarke angelangt ist.
□ Für scharfe Fahrweise empfiehlt sich Nachfüllen, wenn der Ölstand zwischen 1/3 und 1/4 voll steht. Die etwas größere Ölmenge kann die Kühlungsaufgaben besser erfüllen.

Fingerzeig: *Öl wird an Tankstellen selten in Halbliter-Dosen verkauft, sondern in Liter-Dosen, die sich nicht wieder verschließen lassen. Dahinter steckt Verkaufspolitik, denn ein Liter Öl bringt denselben Verdienst in die Kasse wie eine komplette Tankfüllung. Wenn Sie Öl in größeren Gebinden kaufen, sollten Sie einen kleinen mineralölbeständigen Kanister abfüllen und in den Kofferraum stellen. Den Rest einer angebrochenen Liter-Dose gießen Sie ebenfalls in einen solchen Behälter als Reserve für unterwegs. So können Sie fein dosiert nachfüllen und verhindern für Motor und Geldbeutel schädliche Ölüberfüllung.*

Darf man Öl mischen?

Wenn Sie Motoröl nachfüllen müssen, nehmen Sie am besten das Öl jener Marke, die Sie zum Ölwechsel gewählt haben. Sie haben dann das beruhigende Gefühl, bei einem überraschenden Motorschaden bei der treu beanspruchten Ölfirma anklopfen zu können, um feststellen zu lassen, ob vielleicht mit der Motorschmierung oder gar dem Öl irgend etwas nicht stimmte (Quittung aufheben!). Das ist allerdings nur wirklich sehr selten der Fall, und in diesen seltenen Fällen zeigen die Mineralölfirmen auch zweifellos Kulanz. Diese Vorsorge für den Ausnahmefall ist der einzige Grund, weshalb man eine Mischung verschiedener Ölsorten vermeiden sollte.
Die Ölsorten aller Hersteller lassen sich ohne Gefahr mischen, auch Einbereichs- mit Mehrbereichsölen (siehe Seite 34). Diese Mischbarkeit ohne schädliche chemische oder sonstige Folgen ist eine Grundforderung der internationalen Öl-Normen. Spezifische Eigenschaften eines bestimmten Öls werden bei Mischung mit anderem Motoröl möglicherweise leicht beeinträchtigt, da jede Ölmarke ihre eigene Additivkombination besitzt. Die Schmierwirkung ist jedoch nie gefährdet. Ausgenommen hiervon sind synthetische Öle (siehe Seite 35) und speziell legierte Rennöle: Hier kann es tatsächlich zu einem Motorschaden kommen, wenn solche Öle mit herkömmlichem Motorschmiersaft vermischt werden.

Ölverbrauch

Ein Teil des Motoröls verbrennt bei dessen Schmiertätigkeit. Ölverbrauch ist daher völlig natürlich. Gut eingefahrene Motoren kommen mit **0,2–0,3 Liter je 1000 km** aus. Wobei jedoch zu sagen ist, daß der Zweizylinder-Motor mehr Öl verbraucht als der Vierzylinder-Motor.
Wieviel Öl Ihr Fahrzeug wirklich braucht, hängt auch von folgenden Umständen ab:
□ Wer zu viel Öl nachfüllt, hat mehr Ölverbrauch, denn die Kurbelgehäuse-Entlüftung bläst die Überfüllung wieder zum Motor hinaus.
□ Dünnflüssiges Öl verbrennt schneller als dickflüssiges. Wenn das Einbereichsöl sehr heiß wird, fließt es »dünn wie Wasser«. Mehrbereichsöl bleibt dagegen dickflüssiger und kann so vor allem bei Langstreckenfahrern den Verbrauch senken.
□ Motoröl (vor allem Mehrbereichsöl), das zu lange im Motor bleibt, hat einen höheren Nachfüllbedarf.
□ Scharfe Fahrweise treibt nicht nur den Kraftstoffkonsum in die Höhe. Nach unseren Erfahrungen hängt der Ölverbrauch bei unserem Visa stark von der Fahrweise ab. Wer die Motorleistung gleich auf den ersten Kilometern voll ausgenutzt hat, sollte sich später nicht über sein öldurstiges Auto wundern; darauf reagiert der Motor recht empfindlich.
□ Einlaufvorgang noch nicht abgeschlossen (mindestens 5000 km).
□ Ventilschaftabdichtungen defekt.
□ Motorundichtigkeiten. Kontrollieren Sie die folgenden Stellen: Zylinderkopfdekkel, Ölfilterflansch, Ölfiltergehäuse, Öldruckschalter, Ölwannendichtung, Zwischengetriebeabdeckung (Fahrtrichtung rechts), Achsantrieb, Schaltgetriebegehäuse, alle diese Punkte nur beim Vierzylinder. Verschlußstopfen der Öleinfüllstutzen. Ölkühler mit seinen Leitungen (Zweizylindermotor).
Alle Teile gründlich mit Kaltreiniger säubern und dann erst nach einer Probefahrt

den Motor auf Spuren von Ölaustritt gründlich kontrollieren.
- □ Spiel zwischen Ventilschaft und Ventilführung zu groß.
- □ Kolbenringe falsch eingebaut, verschlissen oder gebrochen.
- □ Beschädigte Zylinderwand durch Kolbenfresser.

Fingerzeig: *Verbraucht der Visa-Motor zunehmend mehr Öl, so sollten Sie den Kompressionsdruck der Zylinder messen lassen (siehe Seite 51). Ist der Druck auf allen Zylindern annähernd gleich, kann man sich Motor-Reparatur oder -Tausch noch sparen – bekanntlich ist Ölnachfüllen billiger.*

Ihr Motor verbraucht kein Öl?

Im winterlichen Kurzstreckenbetrieb kann es vorkommen, daß der Ölstand zwischen den Messungen überhaupt nicht abnimmt oder gar ansteigt. Das ist kein Grund zur Freude, denn dann ist das Motoröl durch Kraftstoff und Kondenswasser verdünnt. Diese in ihrer Schmiereigenschaft wesentlich beeinträchtigte Ölfüllung sollte durch eine regelmäßige, längere Fahrt »aufgekocht« werden, damit die Kondensate verdunsten. Dazu muß die Öltemperatur mindestens 15 Minuten lang bei 100° C liegen.
Sofort anschließend den Ölstand kontrollieren, da der Pegel durch die verdunsteten Benzin-Wasser-Anteile erheblich absinkt! Bei extremem Stadtbetrieb ohne zwischenzeitliche Langstreckenfahrt sollten Sie das Öl vor den üblichen Intervallen wechseln; evtl. schon nach 3000 km oder vier Monaten.
Bei unseren Vergasermotoren rechnet man mit einem Kraftstoffanteil im Öl von 2–5 %. Einspritzmotoren haben es da besser, durch die besser dosierte Kaltstartanreicherung haben sie auch weniger Kraftstoff in Öl.

Die richtige Ölsorte

Für die Visa-Motoren schreibt Citroen ein Marken-HD-Öl vor, das nach dem API-System mit »SE« oder »SF« bezeichnet wird. Damit Ihnen diese Bezeichnungen überhaupt etwas sagen, wollen wir zunächst erst etwas ausholen und auf die Öl-spezifikationen eingehen.
Ende der 40er-Jahre wurden vom Amerikanischen Petroleum-Institut (API) Motoröle erstmals nach ihren Eigenschaften eingeteilt. Heute noch bekannt sind die Bezeichnungen »Regular« für unlegiertes Öl, das aber höchstens noch für die Schmierölkanne taugt, und »Heavy Duty« (HD) für legiertes Öl. Unter Legierung versteht man den Zusatz chemischer Wirkstoffe – sogenannte Additive. Sie bewirken reduzierte Alterung des Öls; dienen als Träger von Fremdstoffen, wie Abrieb, Ruß usw., die sie in der Schwebe halten, damit sie sich nicht als Schlamm absetzen können; lösen Verbrennungsrückstände ab; sorgen für gute Haftung der Ölmoleküle an den Metalloberflächen; halten das Öl auch bei tiefen Temperaturen ausreichend dünnflüssig; wirken der Schaumbildung entgegen; verhindern Korrosion an den zu schmierenden Teilen.
Die vermehrten Aufgaben in einem modernen Motor schafft ein einfaches HD-Öl nicht mehr, es muß weitergehende Anforderungen erfüllen.

Die richtige Ölspezifikation

Die heute gültigen Spezifikationen, welche die verschärften Anforderungen an das Motoröl berücksichtigen, stammen vom Amerikanischen Petroleum-Institut (API), der Vereinigung der Automobilhersteller der Europäischen Gemeinschaft (CCMC), von Ford, General Motors (GM) und dem US-Militär (MIL). Motoröl für unsere Visa-Modelle sollte eine der nachfolgenden Angaben tragen:
- □ API SF (derzeit höchste Qualität) oder SE;
- □ API CC (an sich für Dieselmotoren bestimmt, kann aber problemlos auch in Benzinmotoren verwendet werden);
- □ CCMC;
- □ Ford SSM-2C-9001-AA;
- □ GM-6136 M;
- □ MIL-L-46 152;
- □ MIL-L-2104 B (entspricht API CC).

Bei solcherart gekennzeichnetem Öl können Sie unbesorgt zugreifen, auch wenn es wesentlich billiger ist als ein gleichartiges bekanntes Markenöl. Dagegen sind

Hinweise wie »Erfüllt alle Anforderungen der Motorenhersteller« oder »Von allen großen Autowerken anerkannt« für sich allein kein Qualitätsbeweis. Auch Öle mit den geringerwertigen API-Spezifikationen »SA, SB SC, SD, CA« oder »CB« genügen nicht für Visa-Motoren.
Die speziellen Öle für Dieselmotoren mit den Spezifikationen »API CC« oder »MIL-L-2104 B« können unbesorgt im Visa-Motor verwendet werden, während von den schärfer legierten Ölen mit den Spezifikationen »API CD« oder »MIL-L-2104 C« nur wenige sich auch für Benzinmotoren eignen (sie sind in einer speziellen Liste von Daimler-Benz zusammengestellt, aber als Citroen-Fahrer wird man diese Liste kaum in einer Daimler-Werkstatt einsehen können). Die Mehrzahl der letztgenannten Öle haben eine besonders starke Reinigungswirkung, wie sie etwa für Baumaschinen gefragt ist, und können in Benzinmotoren die Kolbenringnuten so auswaschen, daß der Kompressionsdruck nachläßt. Unproblematisch sind dagegen Öle mit Doppelbezeichnung, wie »API SE/CC« oder »API SF/CD«.

Die Zähflüssigkeit des Öls

Das Fließverhalten des Öls – also die Dick- bzw. Dünnflüssigkeit – bestimmt, ob
- □ der Anlasser den kalten Motor durchdrehen kann;
- □ alle Schmierstellen nach dem Kaltstart sofort versorgt werden;
- □ bei hohen Temperaturen und Drehzahlen der Schmierfilm nicht abreißt.

Die amerikanische Society of Automotive Engineers hat die Öle entsprechend ihrer Zähflüssigkeit in Klassen eingeteilt. Die reichen vom dünnflüssigen Winteröl SAE 5 W, 10 W, 15 W über die Zwischenstufe SAE 20 W/20 zu den dickflüssigen Sommerölen SAE 30, 40 und 50.

□ Am billigsten ist Einbereichsöl. Für einwandfreie Motorschmierung muß es entsprechend der Jahreszeit dick- oder dünnflüssiger sein. Das bedeutet, daß im Herbst Winteröl und im Frühjahr Sommeröl in den Motor gefüllt werden muß.

□ Erweitertes Einbereichsöl überspannt zwei Viskositätsklassen: SAE 20 W und 30. Es kann in mitteleuropäischen Breitengraden in unseren Motoren sowohl sommers wie winters gefahren werden.

□ Wesentlich aufwendiger in der Herstellung und deshalb auch viel teurer ist Mehrbereichsöl. Es besitzt Viskositätsindex-(VI-)Verbesserer – lange Molekülketten, die beim Erhitzen quellen und beim Abkühlen wieder schrumpfen. Das Öl kann sich damit den Temperaturen elastisch anpassen und mehrere Viskositätsklassen überspannen. Ein Öl SAE 15 W-50 entspricht bei einer Temperatur von −15° C der Zähflüssigkeitsklasse 15 W und bei 100° C der Klasse 50.

Problematisch ist bei manchen Mehrbereichsölen, daß die Molekülketten ihrer Viskositäts-Verbesserer mit der Zeit regelrecht kleingehackt (abgeschert) werden können. Dann ist die obere Zähflüssigkeitsklasse nicht mehr voll erhalten, das Öl also nicht mehr so temperaturbeständig.

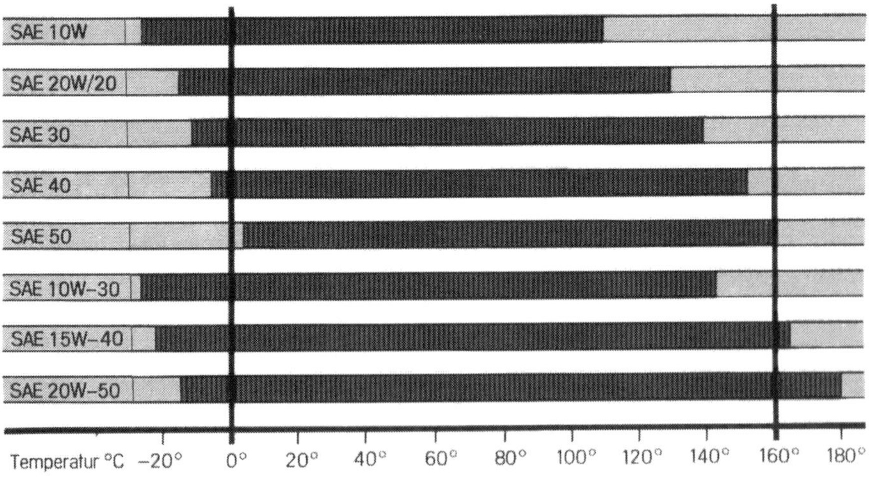

Die Tabelle zeigt die Einsatztemperatur-Bereiche für Motoröl verschiedener SAE-Klassen. Die hierbei genannten Temperaturen verstehen sich als Dauertemperaturen. Somit spielen kurzfristige Temperaturschwankungen keine Rolle.

Welches Öl kaufen?

Citroen empfiehlt die Öle von Total. Doch sollten diese Erzeugnisse nicht beschafft werden können, dürfen gleichwertige Produkte anderer Markenfirmen verwendet werden. In beide Motoren sollten laut Citroen »Total GTS 15 W 40« oder Öle anderer Hersteller mit gleicher Spezifikation eingefüllt werden.

Die Frage nach Einbereichs- oder Mehrbereichsölen läßt sich dahingehend beantworten, daß für beide Motoren Mehrbereichsöl verwendet werden sollte. Beim einen schmiert ja das Öl nicht nur den Motor, sondern gleichzeitig auch Getriebe und Ausgleichsgetriebe. Beim anderen ist die thermische Belastung sehr hoch – er dreht sehr hoch und für die Wärmeabfuhr sorgt lediglich die Kühlluft. Einbereichsöle können ja bekanntlich nur geringe Temperaturspannen überbrücken (siehe dazu Abb. linke Seite unten).

Motoröl gibt es ab 2,50 DM je Liter im Supermarkt bis zu einem Literpreis von knapp 20 DM für synthetische Öle. Auch das billigste verfügbare Öl kann für die Visa-Motoren voll ausreichen. Viele Motoröle mit unbekannten Namen stammen von demselben Hersteller wie die aufwendiger verpackten Markenöle der großen Mineralölfirmen. Lassen Sie sich nicht vom Preis irreleiten, sondern achten Sie auf die richtige Ölspezifikation.

Leichtlauföle

Leichtlauf- oder Benzinsparöle sind teurer als herkömmliche Mehrbereichsöle. Die in kaltem Zustand sehr dünnflüssigen Leichtlauf-Schmierstoffe verringern vor allem in der Warmlaufphase und im Kurzstreckenverkehr die innere Reibung im Motor, setzen ihm also weniger Widerstand entgegen. Man kann realistisch mit einer Benzinverbrauchs-Einsparung von rund 3% rechnen. Diese Ersparnis macht sich nur bei einem Motor bezahlt, der einen geringen Ölverbrauch hat.

Synthetische Öle

Derartige Schmierstoffe zählen zu den teuersten überhaupt. Sie sind besonders alterungsbeständig und hoch belastbar. Im Alltagsbetrieb sind sie nach unserer Auffassung allerdings nicht erforderlich.

Fingerzeig: *Nicht alle synthetischen Öle sind mit Mineralöl gefahrlos mischbar. Auch Synthetiköl verschiedener Hersteller kann unter ungünstigen Umständen eine schmieruntaugliche Ölwannenfüllung ergeben. Wer synthetisches Öl beim Ölwechsel gewählt hat, sollte der betreffenden Marke treu bleiben.*

Zusätze zum Motoröl

»Das Verwenden von Zusatzmitteln – gleich welcher Art – in Schmierölen verstößt gegen unsere Betriebsanleitung und kann im Garantie- bzw. Kulanzfall zu Auseinandersetzungen führen«. Das ist die Meinung von Citroen zu Ölzusatzmitteln. Solche Zusätze zum Motoröl gibt es in zwei grundsätzlich unterschiedlichen Varianten: Öllöslich, d. h. chemisch in das ursprünglich verwendete Öl eingreifend, und ölunlöslich – diese Zusätze benutzen das eigentliche Motoröl lediglich als Träger- und Transportflüssigkeit.

Öllösliche Produkte gibt es zum einen als Viskositätsverbesserer (meist sehr dickflüssig) zur Verdickung des Grundöls. So kann man evtl. ein Einbereichsöl für den Hochtemperaturbereich verbessern. Sogenannte HD-Additive (ölartig) bewirken verbesserte Reinigungswirkung, Schmutzabführung und Hochdruckbelastbarkeit – Eigenschaften, die ein gutes Motoröl in gleicher Form aufweist. Die in manchen Versuchen der Zusatzmittel-Hersteller genannten Verbesserungen treffen zwar zu, gehen aber meist von einem minderwertigen Grundöl aus. Wir würden solchen Zusätzen ein Motoröl mit den auf Seite 33 genannten Spezifikationen vorziehen.

Ölunlöslich sind Festschmierstoffe, meist Molybdändisulfid (MoS_2), die als dünnflüssige, grau-schwarze Flüssigkeit verkauft werden. Sie besitzen sogenannte Notlaufeigenschaften, wenn z. B. beim Kaltstart oder bei hohen Temperaturen die Ölfilmstärke nicht ausreicht.

Ob die Mehrkosten für Ölzusätze eine entsprechende Lebensverlängerung des Motors bewirken, hat allerdings bisher noch niemand eindeutig nachgewiesen. Völlig abzulehnen sind Ölzusätze, die eine reibungsvermindernde Beschichtung im Motor bewirken sollen. Das funktioniert leider nicht so, wie von den Herstellern versprochen.

Wie oft Öl wechseln?

Das Werk schreibt den Ölwechsel alle 7500 bzw. 10 000 km, mindestens einmal im Jahr vor, und zwar für beide Motorenvarianten. Wie genau soll man sich nun an diese Anweisungen halten?
Wir meinen, daß ein Langstreckenfahrer durchaus mehr Kilometer zwischen den Ölwechseln verstreichen lassen kann. Schließlich wird ja immer wieder neues Öl nachgefüllt und somit das Motoröl aufgefrischt. Fährt man den Visa hauptsächlich im Kurzstreckenverkehr, so sollte man wesentlich früher das Öl wechseln. In der kalten Jahreszeit spätestens nach 6 Monaten, unabhängig von der vielleicht geringeren Kilometerleistung. Fahren Sie nur im Stadtverkehr, so ist es gar nicht übertrieben, wenn man alle 4 Monate wechselt.

Ölwechsel, wo und wie?

□ Das Motoröl soll bei betriebswarmem Motor gewechselt werden, damit es allen Schmutz beim Auslaufen herausschwemmt.
□ Das beim Ölwechsel anfallende Altöl muß ordnungsgemäß beseitigt werden. Wer es einfach im Erdreich versickern läßt, vergräbt oder in die Kanalisation schüttet verunreinigt das Grundwasser, gefährdet die Trinkwasserversorgung und muß mit hohen Geldstrafen rechnen. Altöl kann man entweder kostenlos dort abgeben, wo man Motoröl kauft, oder bei einer nahegelegenen Altölsammelstelle. Deren Adresse erfahren Sie von der Gemeindeverwaltung, der örtlichen Polizei oder einer Autoclub-Geschäftsstelle.
□ In Werkstätten kostet der Ölwechsel nach unseren Erfahrungen das meiste Geld, weil nur sehr teure Ölsorten vorrätig sind. Außerdem ist der Motor oft schon wieder kalt, bis das alte Öl abgelassen wird; und manche Werkstätten berechnen die Arbeit für den Ölwechsel zusätzlich.
□ An Tankstellen kommt der Wagen dagegen meist sofort dran. Sie können auch ein billigeres Öl aus dem Tankstellenverkaufsprogramm auswählen, und im Ölpreis ist die Arbeit des Tankwarts inbegriffen.
□ Gegen den SB-Ölwechsel mit Absauggerät an der Tankstelle bestehen keine Bedenken, vorausgesetzt das Ölfilter wird bei jedem 2. Ölwechsel ebenfalls ausgetauscht. Das ist im Motorraum von oben her möglich.
□ Ölwechsel zu Hause lohnt sich nur, wenn Sie das Öl preiswert im Zubehörhandel, Großmarkt, Warenhaus oder durch gute Beziehungen billiger kaufen können. An der Tankstelle müssen Sie nach den etwas günstigeren SB- oder Mitnahme-Ölen fragen.

Motoröl und Ölfilter wechseln
Wartung Nr. 3 und Nr. 22

Für einen Ölwechsel brauchen Sie
□ Motoröl in folgender Menge

	Vierzylinder	Boxermotor
Viergang-Getriebe mit Filterwechsel	4,5 l 5,0 l	3,0 l 3,3 l
Fünfgang-Getriebe mit Filterwechsel	5,0 l 5,5 l	— —

□ Ein Ölfilter für den alle 15 000 km bzw. 20 000 km fälligen Filtertausch. Einige Beispiele:

Vierzylinder	Boxermotor
Purflux LS 176 Mann W 914/15 Lockheed DBA FC 151 Purolator FC 114/1	Purflux LS 131 Mann W 712/9 Lockheed Purolator FC 601

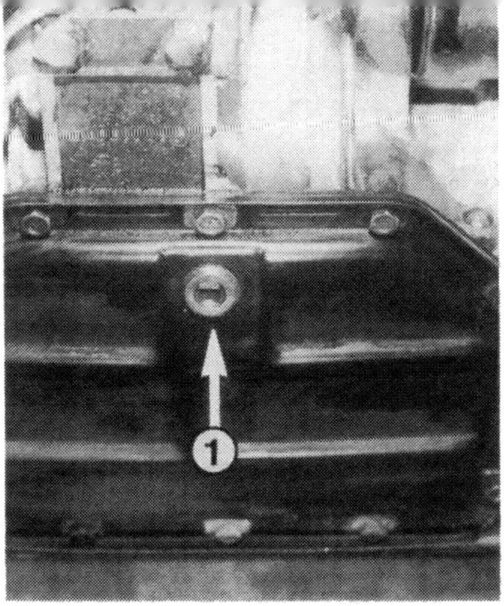

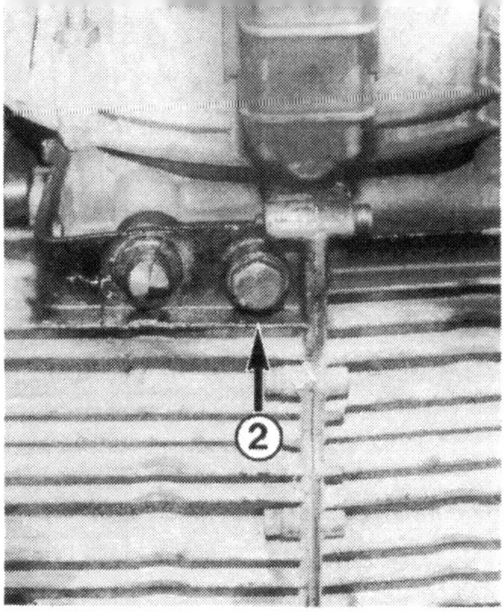

Zum Lösen der Ölablaßschraube brauchen Sie je nach Motor verschiedenes Werkzeug: Beim Reihenmotor (links) einen Vierkantschlüssel (1) SW 8 mm. Diesen kann man sich auch selber aus einem entsprechenden Stangenmaterial zurechtbiegen. Beim Boxermotor (rechts) benötigt man einen Ringschlüssel SW 21 (2).

- Fahrzeug warmfahren.
- Visa waagrecht und rüttelsicher aufbocken.
- Kleine Wanne oder einen aufgeschnittenen Plastik-Ölkanister unterstellen.
- Ablaßschraube (Vierzylinder: Vierkantschlüssel SW 8; Boxermotor: Ringschlüssel SW 21) öffnen, Öl auslaufen lassen. Vorsicht! Das Öl ist heiß.
- Haben Sie den Visa nur vorne aufgebockt, sollten Sie ihn nach dem Öffnen der Ablaßschraube wieder ablassen. Erst jetzt kann das Altöl restlos auslaufen. Seien Sie vorsichtig, daß Sie beim Ablassen den Auffangbehälter nicht beschädigen oder gar umkippen.
- Ölfilter mit Bandschlüssel oder Filterzange lösen. Notbehelf: Alten Keilriemen um das Filtergehäuse schlingen, mit einer Rohrzange die Riemenenden nahe am Filter zusammenpressen, und mit der Zange das Filter lösen. Löst es sich auf diese Art nicht, spitzen Schraubenzieher durch den Blechmantel treiben (Vorsicht, heißes Öl läuft aus) und mit dem Schraubenzieher Filter losdrehen. Das Ölfilter befindet sich beim Vierzylinder auf der rechten oberen Motorenseite (Fahrtrichtung) vor der Wasserpumpe; beim Boxermotor unter dem rechten Zylinder (Fahrtrichtung).
- Dichtung am neuen Filter mit etwas Fett einreiben. Kein Öl nehmen, das bei der Sichtkontrolle zum Schluß oft fälschlicherweise für austretendes Öl gehalten wird.
- Ölfilter nur von Hand festdrehen.
- Ölablaßschraube reinigen. Mit neuer Dichtung festdrehen; nicht anknallen, sonst wird das Gewinde in der Ölwanne beschädigt.
- Öl einfüllen.
- Motor kurz laufen lassen. Patrone und Ablaßschraube auf Dichtheit kontrollieren.
- Das Ölfilter läßt sich anschließend von Hand noch weiter festdrehen.

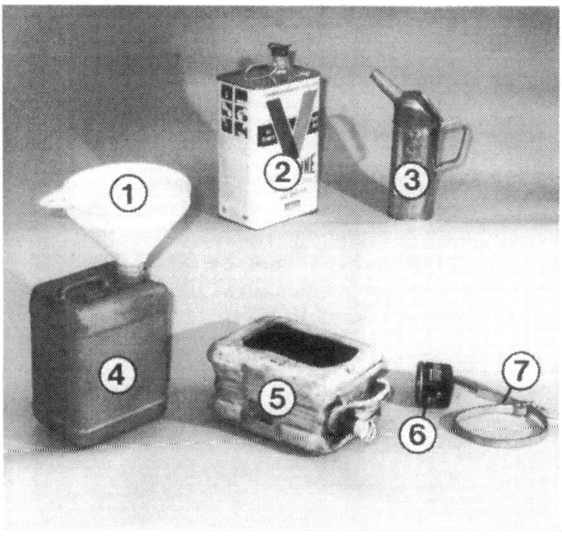

Hilfsmittel, die den Selbst-Ölwechsel erleichtern: 1 – Trichter zum Umfüllen des Altöls; 2 – neues Motoröl in ausreichender Menge; 3 – Öleinfüllkanne; 4 – Altölkanister; 5 – Ölkanister mit herausgeschnittener Seitenwand zum Auffangen des Ablaßöls; 6 – Ölfilter; 7 – Spannbandschlüssel zum Lösen des Ölfilters.

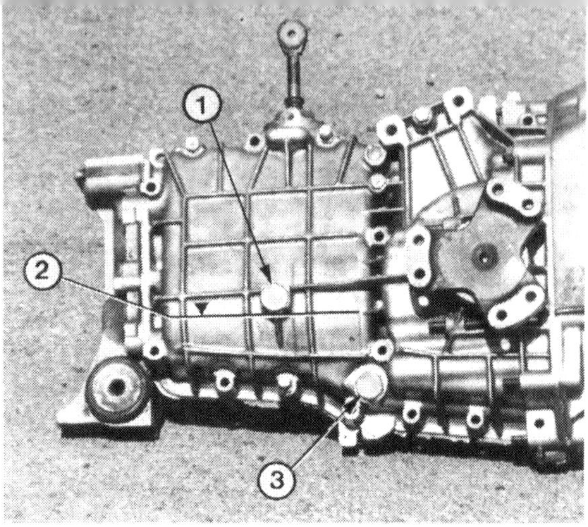

Damit man die einzelnen Teile besser erkennen kann, haben wir das Getriebe vom Boxermotor ausgebaut. Sie erkennen: 1 – Getriebeöl-Einfüllöffnung; 2 – Getriebeöl-Niveau; 3 – Getriebeölablaßschraube.

Getriebe auf Dichtheit prüfen
Boxermotor
Wartung Nr. 29

Vorweg sei nochmals erwähnt: Nur der Boxermotor hat ein angeflanschtes Getriebe, beim Vierzylinder bilden Getriebe und Motor eine Einheit.
Aus dem völlig geschlossenen Gehäuse, in dem Schaltgetriebe und Achsantrieb gemeinsam sitzen, kann das Schmiermittel nur an undichten Stellen ins Freie gelangen. Sie sollten daher nachsehen, ob das Getriebegehäuse keine öldurchtränkte Schmutzkruste zeigt. Wenn nicht, ist dieser Wartungspunkt schon erledigt. Andernfalls muß jedoch der Ölstand geprüft werden. Wo die Kontroll- und Öleinfüllschraube am Getriebe sitzt, zeigt das Bild oben.

- Fahrzeug waagrecht aufbocken.
- Kontroll- und Einfüllschraube mit einem Ring- oder Gabelschlüssel SW 21 herausdrehen.
- Läuft nun bereits etwas Getriebeöl heraus, stimmt der Ölstand.
- Andernfalls Finger in das Schraubgewinde stecken und fühlen, ob die Flüssigkeit bis kurz unterhalb an die Öffnung heranreicht.
- Bei größerem Schmiermittelmangel an der Tankstelle oder in der Werkstatt die vorgeschriebene Getriebeölsorte einfüllen lassen.

Die richtige Getriebeölsorte

Für das Schaltgetriebe und den Achsantrieb, die beim Zweizylinder in einem Gehäuse sitzen, schreibt Citroen das Getriebeöl Total EP SAE 80 vor. Innerhalb der Garantiezeit sollten Sie sich daran halten. Nachher können Sie ein Getriebeöl verwenden, das die Viskosität SAE 80 aufweist und der amerikanischen Militär-Spezifikation MIL-L-2105 entspricht – manche Mineralölfirmen setzen noch ein »A« dahinter, also MIL-L-2105 A. Die entsprechende API-Spezifikation lautet GL 4. Im Verkaufsprogramm der Tankstellen und Werkstätten findet man allerdings die Spezifikationen seltener, sondern die Bezeichnung »Hypoid-Getriebeöl«, »Mehrzweck-Getriebeöl« oder »Getriebeöl EP« (EP = Extreme Pressure = Höchstdruck). Deshalb hier einige Sortenbeispiele:

- □ Agip F Rotra Hypoid SAE 80
- □ Aral Getriebeöl EP 80
- □ Shell Hypoid-Getriebeöl Spirax EP 80
- □ Texaco Universal Gear Lubricant EP 80

Öl im Getriebe und Differential wechseln
Wartung Nr. 44

Für den Getriebeölwechsel gilt dasselbe wie für den Motorölwechsel und die Ölstandskontrolle im Getriebe: Am bequemsten geht es an der Tankstelle. Denn zum Einfüllen des Getriebeöls braucht man ein gekrümmtes Rohr, welches in das Einfülloch paßt und noch Platz für die ausströmende Luft läßt. Da jede Tankstelle so etwas besitzt, lohnt sich das Selbstbasteln einer geeigneten Vorrichtung (eventuell Plastikflasche mit längerem Schlauch) nicht. Wer es trotzdem selbst machen will, braucht:

- □ 1,4 Liter Hypoid-Getriebeöl SAE 80.
- □ Ring- oder Gabelschlüssel zum Öffnen der Ablaß- und Einfüllschraube SW 21.
- □ Gefäß zum Auffangen des Altöls.

□ Einfüllvorrichtung (z. B. erwähnte Plastikspritzflasche mit dünnem Schlauch).

■ Wagen waagrecht aufbocken, Gefäß für Altöl unterschieben.

■ Einfüll- und Ablaßschraube herausdrehen. Warten, bis alles Altöl abgelaufen ist.

■ Magnet der Ablaßschraube von Metallabrieb reinigen.

■ Ablaßschraube mit neuer Kupferdichtung wieder eindrehen, aber nicht zu fest »anknallen«.

■ Getriebeöl behutsam einfüllen.

Zündverteiler schmieren Reihenmotor bis Modelljahr 80

Wartung Nr. 19

Die Visa-Modelle sind seit Modelljahr 81 mit einer wartungsfreien Zündanlage ausgerüstet. Die älteren Modelle hingegen haben noch die herkömmlichen Zündanlagen, und diese müssen geschmiert werden. Dies geschieht gleichzeitig auch beim Tauschen des Unterbrecherkontaktes, siehe Seite 209. Die Schmierstellen sehen Sie im Bild unten.

■ Zwei Tropfen Haushalts- oder Motoröl in den Schmierfilz der hohlgebohrten Verteilerwelle träufeln.

■ Einen Tropfen Öl in die Lagerwelle des Unterbrecherhammers.

■ Damit das Gleitstück des Unterbrecherhammers nicht vorzeitig auf der Zündverteilerwelle abgeschliffen wird, erhält die vierkantige Nockenbahn der Welle eine dünne Schicht des Bosch-Fettes Ft 1 v 4. Am Gleitstück wird eine stecknadelkopfgroße Menge desselben Fettes an der Seite aufgetragen, die zur Lagerwelle des Unterbrecherhammers hin zeigt.

■ Wer im Zündverteiler mit Öl oder Fett zu ausgiebig hantiert, kann Zündprobleme verursachen, wenn das Schmiermittel zwischen die Unterbrecherkontakte gelangt.

Züge, Gelenke und Schlösser schmieren

Wartung Nr. 21

Der Serviceplan von Citroen sieht an sich nur einige wenige Schmierarbeiten an unseren Modellen vor. Es hat sich aber gezeigt, daß eine gelegentliche Schmierration manches auf Dauer leichtgängig hält, was sonst quietscht oder klemmt, reißt oder rostet. Dabei soll Ihnen folgende Faustregel helfen: An Scharnieren und Gelenken mit engen Durchgängen, in die kein Fett eindringen kann, ist Öl besser. Gegeneinander reibende Flächen werden besser gefettet, da Fett länger haftet. In beiden Fällen hilft ein Graphitölspray.

Türen und Heckklappe

■ An die Türscharniere hin und wieder etwas Öl sprühen, abtropfendes Schmiermittel abwischen.

■ Den Schloßmechanismus von Türen und Heckklappe schmiert man am besten mit Silikonpaste, z. B. »MS 4 silicone compound« von Dow Corning/Molykote. Diese weiße Paste schmiert ohne zu schmutzen – wichtig, wenn man mit einem Kleidungsstück daran gerät –, ist hitzefest und stößt Feuchtigkeit vollkommen ab.

■ Für die Türfeststeller oder Türhaltebänder, die zu weites Aufschlagen der Türen verhindern, nehmen Sie entweder Mehrzweckfett oder ebenfalls Silikonpaste.

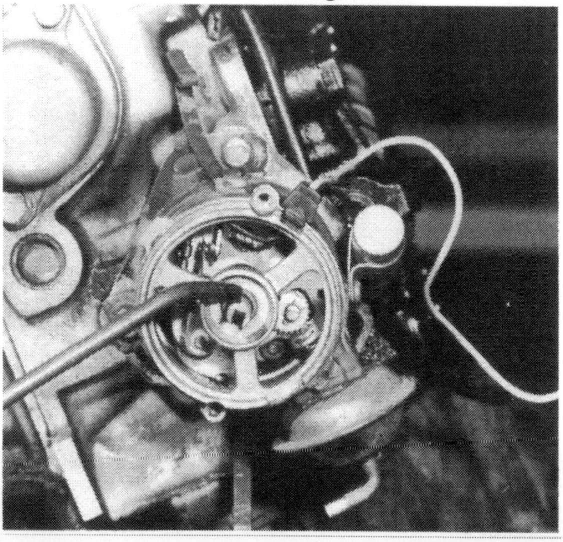

Die beweglichen Teile des Zündverteilers der herkömmlichen Zündanlage müssen von Zeit zu Zeit geschmiert werden. Vor allem das Lager der Verteilerwelle sollte ausreichend mit Öl versorgt sein.

Soll das Haubenschloß immer leichtgängig sein, muß es auch gepflegt werden. Man bestreicht das Schloß (1) mit nicht schmutzender Silikonpaste, und den Haubenzug (2) beträufelt man mit etwas Öl.

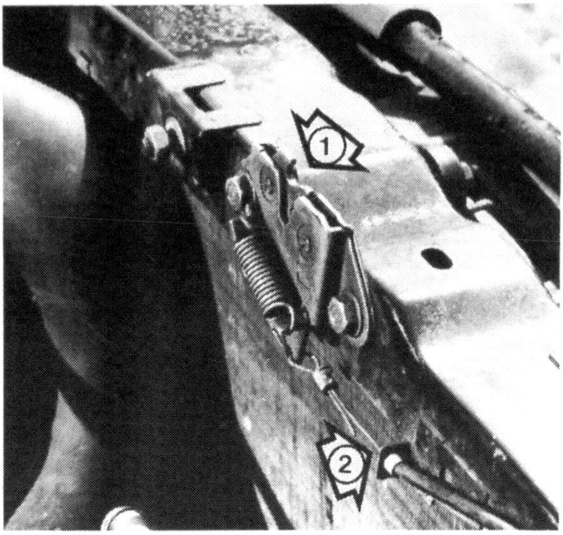

Schließzylinder

■ Zum Schmieren der Schließzylinder, als Rostschutz zur Feuchtigkeitsverdrängung und als Schutz gegen Einfrieren im Winter etwas Rostlöser-Isolierspray in den Schlüsselschlitz einsprühen.

Motorhaube

■ Entriegelungszug der Motorhaube von einem Helfer im Wageninnern ziehen lassen. An der Stelle, wo der Seilzug aus der Umhüllung kommt, etwas Fett anstreichen und durch Hebelbewegung in die Zugumhüllung ziehen.
■ Motorhauben-Halteschloß mit Fett oder Öl schmieren.
■ Die versteckt liegenden Motorhaubenscharniere behandeln Sie mit einer Ölsprühdose.
■ Die beiden Scharniere an der Motorhaubenstütze ölen.

Kupplungszug

■ Kupplungshebel beim Reihenmotor im Motorraum, beim Boxermotor von unten her etwas anziehen, so daß das Endstück locker an der Hebelnase hängt.
■ In den Zwischenraum etwas Fett eindrücken oder Öl tropfen.
■ Um den Seilzug direkt unter der Seilzugumhüllung etwas Fett streichen und durch mehrmaliges Kupplungspedaltreten in die Zugumhüllung ziehen.

Gasbetätigung

■ Bei ausgeschaltetem Motor das Gaspedal durchtreten lassen.
■ An allen sich hierbei bewegenden Stellen Öl ansprühen.

Links: Zum Schmieren der beweglichen Teile des Hecktürschlosses eignet sich am besten eine nicht schmutzende Silikonpaste. Hingegen reicht es, wenn Sie die Halterung des Gasdrucköffners (rechts) mit Öl schmieren.

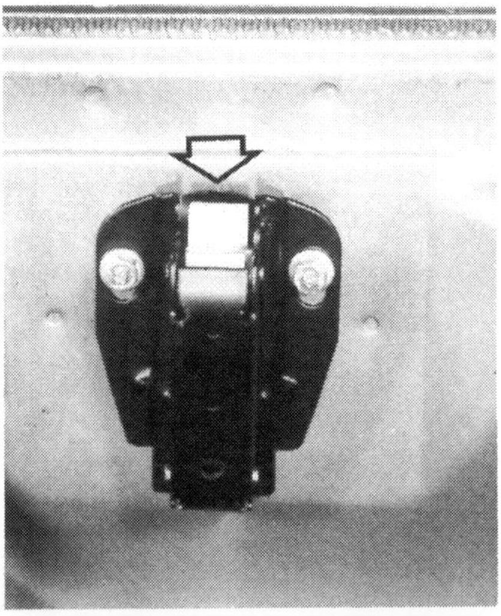

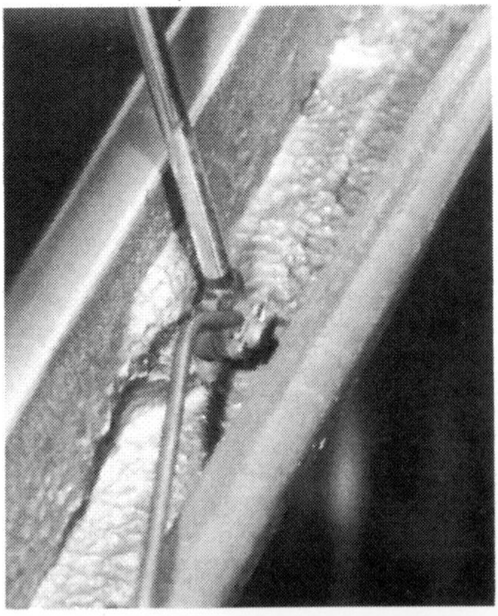

Zwei vis-a-vis oder vier in Reihe

Gemeint sind hier die Anzahl und Anordnung der Zylinder bei den Visa-Motoren. Somit ist auch schon angedeutet, wie sich die Motoren grundsätzlich unterscheiden: Beim einen liegen die zwei Zylinder einander gegenüber, beim andern stehen sie, präziser gesagt, liegen sie um 70° nach hinten geneigt, in Reihe. Nicht nur alleine die Zylinderbauart unterscheidet sie, sondern auch, wie die Zylinder gekühlt werden. Beim Zweizylinder-Boxermotor sorgen Fahrtwind und ein Kühlgebläse für die richtige Betriebstemperatur. Hingegen werden die Vierzylinder von Wasser umspült und geben die überschüssige Wärme über einen Kühler an die Umgebung ab.

Zwei Zylinder vis-a-vis

In der schon legendären Ente, dem »Döschewo«, begann im Oktober 1948, seit dem Pariser Automobil Salon, die Karriere des Visa-Motors. Man kann gewiß von einer Karriere sprechen, denn der grundsätzliche Aufbau des Motors ist bis heute gleich geblieben. Zwei Zylinder gegenüber in Boxerausführung angebracht und gekühlt von Fahrtwind und Ventilator.

Damals hatte zwar der Motor magere 375 cm³ Hubraum und leistete demzufolge

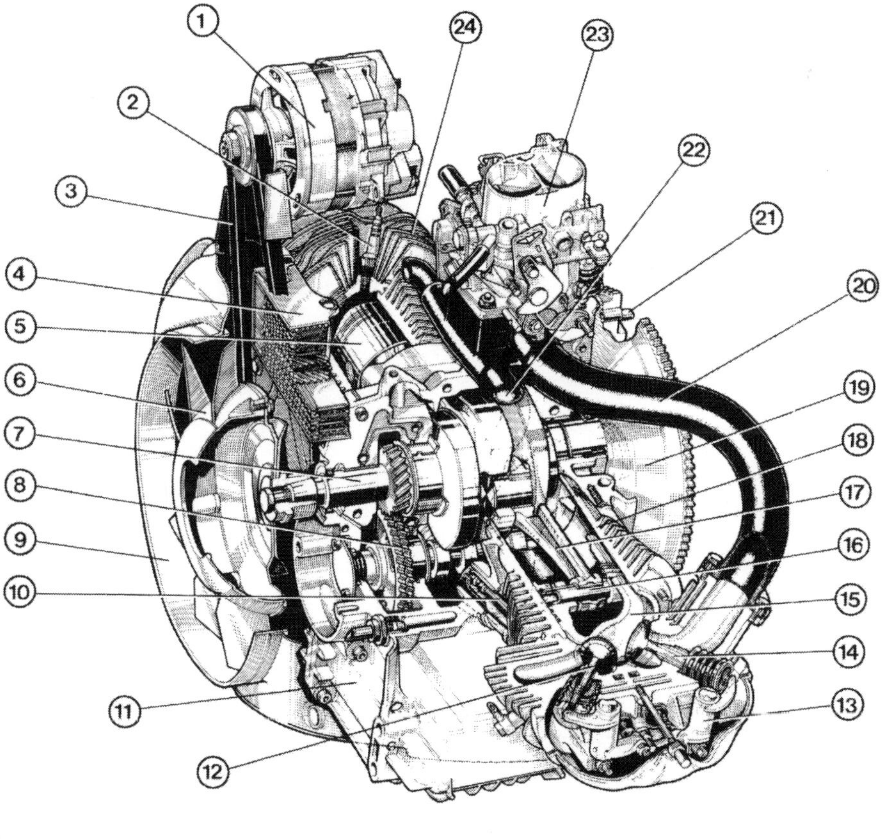

Diese Zeichnung zeigt die wesentlichen Teile des Zweizylindermotors. Die Zahlen bedeuten: 1 – Lichtmaschine; 2 – Zündkerze; 3 – Keilriemen; 4 – Ölkühler; 5 – Kolben; 6 – Kühlventilator; 7 – Kurbelwelle; 8 – Nockenwellenantrieb; 9 – Führungsblech; 10 – Stößelstange; 11 – Motorblock; 12 – Auslaßventil; 13 – Kipphebel; 14 – Einlaßventil; 15 – Kolbenboden; 16 – Kolbenbolzen; 17 – Pleuelstange; 18 – Zylinderkopf; 19 – Schwungscheibe mit Anlaßritzel; 20 – Ansaugkrümmer; 21 – Zündkontaktstift; 22 – Vergaser–Vorwärmung; 23 – Vergaser; 24 – rechter Zylinderkopf.

auch nur 6,6 kW (9 PS). In den folgenden Jahren wurde der Motor stetig verbessert und dem Stand der Technik angepaßt. Das Resultat: Hubraum und Leistung wurden beträchtlich angehoben – der Veteran wurde auf Schwung gebracht! So leistet er heute in den Visa-Modellen 26,5 kW (36 PS) bei einem effektiven Hubraum von 652 cm^3.
Maßgeblich zur Leistungssteigerung für den Einbau in die Visamodelle beigetragen haben: Das zusätzliche Kurbelwellenlager, die verschleißfestere Nikasil-Beschichtung der Zylinder sowie die völlig wartungsfreie elektronische Zündanlage.

Vier in Reihe

Auch der Vierzylinder-Motor hat die Jahre der Bewährung längst hinter sich. Im Peugeot 104 wurde er 1972 zum ersten Mal eingebaut und überraschte damals durch seine moderne Konzeption. Auch er wurde stetig verbessert, geändert und dem Stand der Technik angepaßt. Für die moderne Konzeption spricht seine Leichtmetallbauweise, die obenliegende Nockenwelle und bei den neueren Modellen die Transistorspulenzündung mit Impulsgeber. Übrigens: Von einem Motor kann man hier eigentlich nicht sprechen, vielmehr von einem Triebwerksblock. Motor, Schaltgetriebe und Differential bilden zusammen eine Einheit, wobei alle Teile von ein und demselben Motoröl geschmiert werden (siehe Seite 35).

Die Einzelteile der Motoren

Wie schon erwähnt, haben wir es beim Visa mit zwei verschiedenartigen Motoren zu tun. Sie sind teilweise so unterschiedlich, daß wir sie – zwar im gleichen Kapitel – aber in getrennten Abschnitten erklären wollen. Bevor Sie sich an die eigentliche Reparatur wagen, sollten Sie zuerst die einzelnen Teile kennenlernen.

Kolben

Die Kolben sind aus Leichtmetall gegossen. Da sich solche Kolben beim Erwärmen jedoch stärker ausdehnen würden als der Zylinderblock, erhielten sie eine Stahleinlage, welche die Wärmeausdehnung weitgehend verhindert. Im oberen Drittel jedes Kolbens sind drei Kolbenringe elastisch in entsprechende Nuten im Kolben eingebettet. Sie drücken federnd gegen die Zylinderwand, wobei die beiden oberen dem Gasgemisch den Weg aus dem Verbrennungsraum nach unten ins Kurbelgehäuse verwehren. Der unterste Ring ist ein sogenannter Ölabstreifring. Er verhindert, daß allzuviel Schmiermittel vom Kurbelgehäuse in den Brennraum gelangt.

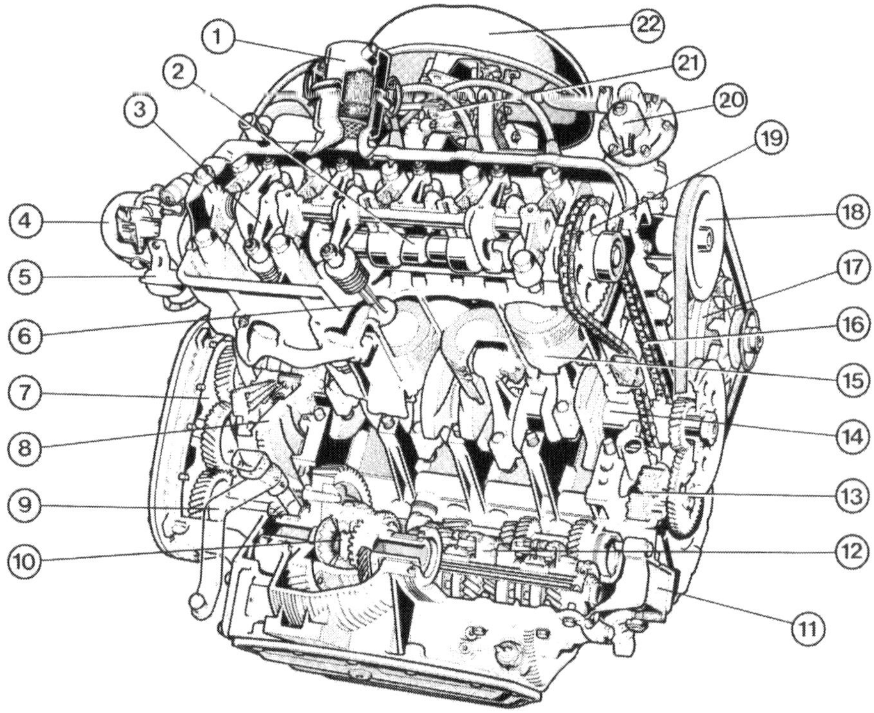

Diese Zeichnung ermöglicht einen tiefen Einblick in den Vierzylinder-Motor: 1 – Öleinfüllstutzen, 2 – Nockenwelle; 3 – Kipphebel; 4 – Zündverteiler; 5 – Unterdruckdose; 6 – Auslaßventil; 7 – Zwischengetriebe; 8 – Schwungscheibe mit Kupplung; 9 – Getriebe-Schalthebel; 10 – Ausgleichsgetriebe; 11 – Motorlagerung; 12 – Getriebe; 13 – Ölpumpe; 14 – Kurbelwelle; 15 – Kolben; 16 – Steuerkette der Nockenwelle; 17 – Lichtmaschine; 18 – Wasserpumpe; 19 – Kettenrad Nockenwelle; 20 – Kraftstoffpumpe; 21 – Vergaser; 22 – Ansauggeräuschdämpfer.

Die Kolbenform ist oben abgerundet und mit einer Mulde versehen. In Verbindung mit dem halbrunden Verbrennungsraum spricht man von einem halbkugelförmigen Verbrennungsraum. Die Kolben alleine kann man nicht kaufen, sondern sie werden ausschließlich mit dem entsprechenden Zylinder, Kolbenbolzen und Kolbenringen geliefert.

Boxermotor

Er ist mit einer kleinen Erhebung versehen und bildet mit dem Verbrennungsraum eine ganz bestimmte Form, die man bisphärisch nennt – also ein bisphärischer Verbrennungsraum. Die Kolben sind in drei Kategorien eingeteilt, und zwar kann man auf dem Kolbenboden lesen, A, B oder C. Die Kolben und Zylinderlaufbuchsen müssen nämlich derselben Kategorie angehören.

Reihenmotor

Zusammengehörigkeit Kolben – Laufbuchse

Markierung auf dem Kolben	Markierung auf der Zylinderlaufbuchse
A	1 Feilenstrich
B	2 Feilenstriche
C	3 Feilenstriche

Zylinder Reihenmotor

Seine Besonderheit sind »nasse« Zylinderlaufbuchsen. Sie werden darum so bezeichnet, weil sie vom Kühlwasser umspült werden und entsprechend im Zylinderblock eingepreßt sind. Dabei müssen die Dichtungen der Laufbuchsen im Motor so gewählt werden, daß alle vier zwischen 0,11 bis 0,18 mm überstehen – und zwar bezogen auf die Auflagefläche der Zylinderkopfdichtung. Bei den Modellen ab 9/84 wurden die Papierdichtungen durch einen O-Ring ersetzt. Die Laufbuchsen sind also auswechselbar und bei Reparaturen zu ersetzen, wobei sie aber der entsprechenden Kolbenkategorie angehören müssen.

Boxermotor

Sprachen wir vorher von nassen Laufbuchsen beim Reihen-Motor, so haben wir es hier genau mit dem Gegenteil zu tun – mit trockenen Leichtmetall-Zylinderlaufbuchsen. Gekühlt werden die Zylinder ja bekanntlich von Luft und nicht von Wasser. Die Nikasil-Beschichtung an den Laufbuchsen – eine sehr harte und verschleißarme Oberflächenvergütung – entstammt aus der Zeit, als Citroën noch Wankelmotoren entwickelte. Nach oben hin zum Zylinderkopf werden die am äußeren Rand befindlichen Kühlrippen immer größer – je größer die Fläche der Kühlrippen, desto mehr Wärme kann abgeführt werden.

Die Kurbelwelle

Die Kolben bewegen sich beim Boxer-Motor beiderseits, beim Reihen-Motor nur oberhalb der Kurbelwelle auf und ab. Damit der Motor jedoch Leistung abgeben kann, muß er sich bekanntlich drehen. Darum sind die Kolben durch je eine Pleuelstange mit der Kurbelwelle verbunden. Die Hin- und Herbewegung der Kolben – auch oszillierende Bewegung genannt – wird an der Kurbelwelle in eine Drehbewegung umgewandelt.

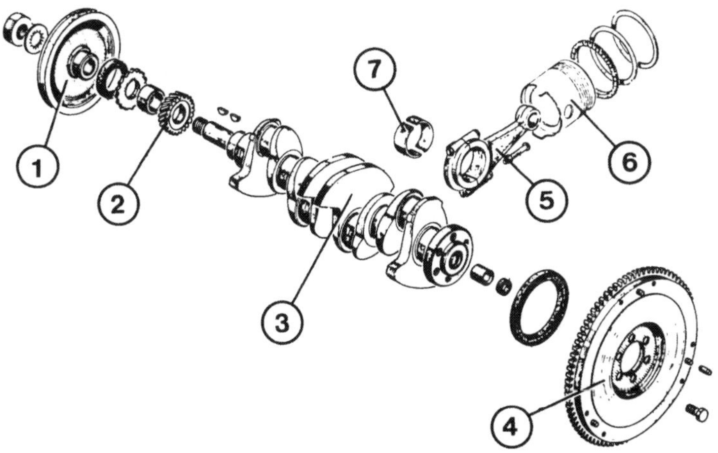

Die Kurbelwelle des Reihenmotors. In der Zeichnung kann man die folgenden Teile erkennen: 1 – Riemenscheibe; 2 – Zahnrad Ölpumpenantrieb; 3 – Kurbelwelle; 4 – Schwungscheibe; 5 – Pleuel; 6 – Kolben; 7 – Gleitlager.

Da der Boxermotor nur zwei Zylinder hat, ist auch entsprechend der Kurbeltrieb kleiner. Er besteht aus: 1 – Dichtring; 2 – Kolben; 3 – Kurbelwelle; 4 – Schwungscheibe; 5 – Gleitlager; 6 – Pleuel.

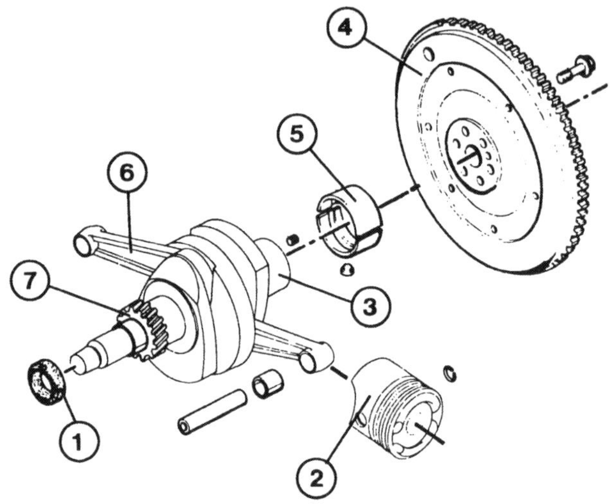

Bei dieser Hin- und Herbewegung belasten die Kolben – vor allem bei hohen Drehzahlen – die Kurbelwelle und Kurbelwellenlager recht kräftig. Doch beim Boxer-Motor bei weitem nicht so stark wie etwa beim Reihen-Motor. Bei den Vierzylindermotoren liegen alle vier Kolben in einer Reihe und belasten die Kurbelwelle nur von einer Seite her – im Gegensatz zum Boxer-Motor. Hier befinden sich ja die Zylinder versetzt einander gegenüber, was sich besonders günstig auf den Massenausgleich der drehenden Teile auswirkt: Die Bewegung des einen Kolbens wird durch die des gegenüberliegenden ausgeglichen.

Reihenmotor

Die Kurbelwelle ist aus legiertem Stahl geformt und fünffach gelagert. Jedes Pleuel stützt sich also zu beiden Seiten auf ein Lager ab.
Auf der Kurbelwelle vorne (in Fahrtrichtung rechts) sitzt ein Kettenrad zum Antrieb der Rollenkette für den Ventiltrieb. Neben diesem Antrieb werden auf dieser Seite noch die Ölpumpe über ein Zahnrad, Lichtmaschine und Wasserpumpe über einen Keilriemen angetrieben. Am anderen Kurbelwellenende ist das Schwungrad mit Anlasserzahnkranz angebracht.

Boxermotor

Für einen möglichst schwingungsfreien Lauf des Motors reichen die gegenüberliegenden Kolben als Ausgleichsgewicht nicht aus. Zwei zusätzliche Gegengewichte an der Kurbelwelle sowie das dritte Kurbelwellenlager tragen zu dem – für einen Zweizylindermotor – ausgesprochenen ruhigen Lauf bei. Ein Kuriosum, welches man nur bei dieser Motorart findet, ist der direkt vorne auf der Kurbelwelle angeflanschte Kühlluftventilator. Entsprechend der Motordrehzahl sorgt er für die nötige Kühlluft. Am Ventilatorflügel befestigt ist das Keilriemenrad, welches als Antrieb für die Lichtmaschine dient. Ebenfalls vorne, innerhalb des Motorengehäuses, treibt die Kurbelwelle mittels eines Zahnrades noch die darunterliegende Nockenwelle an. Schwungscheibe mit Anlasserzahnritzel stellen das andere Ende der Kurbelwelle dar.

Die Pleuel

Die aus Stahl geschmiedeten Pleuel sind mit auswechselbaren Lagerschalen auf den Kurbelwellenzapfen gelagert. Auf der anderen Seite am Kolbenbolzen sorgen ebenfalls zwei Lagerschalen für möglichst reibungslosen Lauf.

Der Hubraum

Das Arbeitsvolumen des Motors – Hubraum genannt – ergibt sich aus den Abmessungen von Kolbendurchmesser und Kolbenweg. Man multipliziert also die Zylindergrundfläche mit dem Hub des Kolbens und der Anzahl der Zylinder; denn man will ja das Gesamthubvolumen haben. Kolbenhub oder Kolbenweg ist der Weg des

Kolbens von seinem tiefsten (unterer Totpunkt) zu seinem höchsten Punkt (oberer Totpunkt).

	Boxermotor	Reihenmotor	Reihenmotor
Bohrung	77 mm	72 mm	75 mm
Hub/Kolbenweg	70 mm	69 mm	77 mm
Zylinder	2	4	4
Zylindergrundfläche	46,56 cm^2	40,71 cm^2	44,17 cm^2
Hubvolumen je Zylinder	325 cm^3	280,89 cm^3	340,17 cm^3
Gesamthubvolumen	652 (651,92 cm^3)	1124 (1123,73 cm^3)	1360 (1360,07 cm^3)

Der nach der deutschen Steuerformel errechnete Wert liegt noch etwas darunter: Boxermotor 647 cm^3, Reihenmotor 1116 cm^3/1351 cm^3.

Zylinderkopf und Nockenwelle

Die Zylinderköpfe beider Motorvarianten sind aus Leichtmetall gegossen. Zum einen wegen der besseren Wärmeleitfähigkeit, zum anderen, um Gewicht einzusparen. Die aufgenommene Verbrennungswärme kann somit schneller an die Luft bzw. das Kühlwasser abstrahlen. Allerdings ist zu beachten, daß das Leichtmetall ein weiches Material ist und somit bei unsachgemäßen Reparaturen, z. B. falschem Anziehen des Zylinderkopfes, sich sofort verzieht. Auch ist Vorsicht geboten beim Zündkerzenwechsel – falsch eingesetzte Kerzen, mit Gewalt festgedreht, beschädigen das Gewinde.

Reihenmotor

Oben im Zylinderkopf sitzt die Nockenwelle. Durch die eiförmige Nockenerhebung werden über Kipphebel die einzelnen Ventile exakt geöffnet und geschlossen – und zwar bei ganz bestimmten Kolbenstellungen. Man spricht hier von den Ventilsteuerzeiten. Durch diese Einbaulage der Nockenwelle werden die schräg angeordneten Ventile auf sehr kurzem Übertragungswege gesteuert. Je kürzer die Übertragung ist, desto präziser und schwingungsfreier werden die Ventile gesteuert – selbst bei hohen Drehzahlen.
Angetrieben wird die Nockenwelle über eine einfache Rollenkette, die an zwei Stellen weiß markiert ist. Diese Markierungen müssen mit entsprechenden Markierungen am An- und Abtrieb der Kettenräder übereinstimmen. Die Nockenwelle treibt am anderen Ende noch den Zündverteiler an.

Boxermotor

Bei dieser Ventilsteuerung läßt sich die doch nun schon betagte Grundkonzeption nicht verleugnen. Das Öffnen und Schließen der Ventile steuert eine unter der Kurbelwelle liegende zentrale Nockenwelle. Das bedeutet: Die Kipphebel werden nicht direkt angesteuert, sondern über eine Stößelstange. Die langen Übertragungswege entsprechen nicht dem neuesten Stand der Technik. Die obenliegende Nokkenwelle wird auch OHC-Steuerung (over head camshaft) genannt. In der Zeichnung auf Seite 42 sieht man deutlich, daß der moderne Reihenmotor auf diese drehzahlempfindlichen Teile verzichten kann.

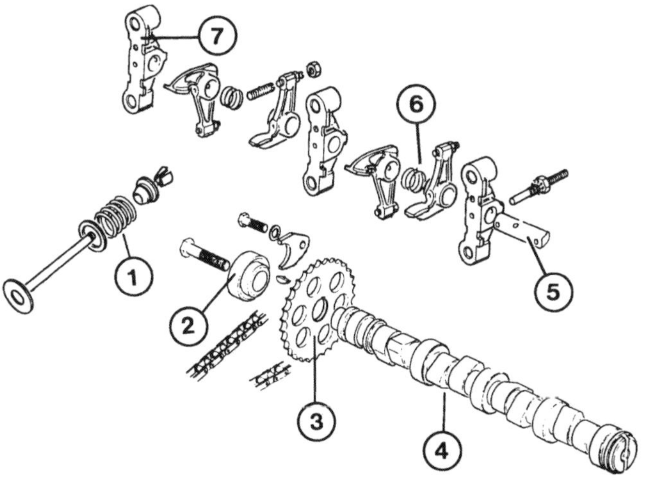

In dieser Zeichnung erkennt man die Nokkenwelle und den Ventilantrieb des Reihenmotors. Es bedeuten: 1 – Ventil mit Ventilfeder und Haltekeilen; 2 – Exzenter (Antrieb Benzinpumpe); 3 – Kettenrad; 4 – Nockenwelle; 5 – Kipphebelwelle; 6 – Kipphebel mit Anpreßfeder; 7 – Kipphebelwellen-Lager.

Die Nockenerhebung steuert über Stößelstange und Kipphebel die je zwei im Winkel von 70° angeordneten Ein- und Auslaßventile. Die Nockenwelle wird durch ein Zahnrad von der Kurbelwelle angetrieben. Das mit doppelt so vielen Zähnen gefertigte Antriebsrad der Nockenwelle ist am Zahnkranz mit einer automatischen Spielnachstellung versehen. Am hinteren Ende der Nockenwelle befindet sich die Rotorölpumpe.

Die Ventilsteuerung

Bekanntlich haben wir es bei unseren Motoren mit Viertaktern zu tun. Der Arbeitsprozeß ist somit in vier Takte aufgeteilt: Ansaugen, Verdichten, Zünden und Ausstoßen. Das ganze geschieht während zwei Umdrehungen der Kurbelwelle. Zum exakten Öffnen und Schließen der Ventile bleibt nur sehr wenig Zeit. Bedenkt man, daß die Motoren weit über 5000/min drehen, so wird einem klar, wie schnell sich die Ventile öffnen und schließen müssen. Etwa das Einlaßventil des Reihenmotors. Aus der unteren Tabelle kann man entnehmen, daß das Einlaßventil beim 1124-cm³-Motor 4° nach dem oberen Totpunkt öffnet. Jetzt bleibt es auf, bis sich der Kolben 29° nach dem unteren Totpunkt befindet. Das Ventil ist also gesamt gesehen rund 206° offen. Bei 5400/min oder anders ausgedrückt 90 Umdrehungen pro Sekunde beträgt die Öffnungszeit rund 1/150 Sekunde.

Steuerzeiten

Motor	623 cm³	1124 cm³	1360 cm³	1360 cm³ (GT)
Einlaß öffnet	7° n. OT	4° n. OT	4° n. OT	9°30′ v. OT
Einlaß schließt	42° n. UT	29° n. UT	23° n. UT	44°10′ n. UT
Auslaß öffnet	35° v. UT	30° v. UT	36° v. UT	40°50′ v. UT
Auslaß schließt	6° v. OT	5° v. OT	11° v. OT	11° n. OT

Die Steuerkette

Beim Reihenmotor treibt sie bekanntlich die Nockenwelle an. Hier läßt sich erkennen, daß diese Motorkonstruktion nicht ganz dem neuesten Stand entspricht, denn heute treiben Zahnriemen die Nockenwelle an. Vorteil: Der Antrieb ist verschleißfreier und kann einfacher ersetzt werden. Gespannt wird die Kette über einen hydraulischen Kettenspanner. Springt die Kette mal über – was sehr selten vorkommt –, so droht dem Motor höchste Gefahr. Zwischen Kolben und Ventilen bleibt vor allem im oberen Totpunkt nur wenig Platz. Durch das Überspringen der Steuerkette werden die Steuerzeiten verändert, und der nach oben gehende Kolben trifft auf ein geöffnetes Ventil. Ventil und Kolben können dabei erheblichen Schaden nehmen. Einstellen der Steuerkette siehe Seite 61.

Die Zylinderkopfdichtung

Diese Dichtung zwischen Motorblock bzw. Zylinderlaufbuchse und Zylinderkopf hat einen äußerst schweren Stand. Denn sie hat dafür zu sorgen, daß die Verbrennungsräume und die Kanäle für Kühlmittel und Öl voneinander getrennt bleiben und daß der Verbrennungsdruck nicht entweichen kann.

Das Schmiersystem

Ab Seite 30 haben wir Sie bereits schon mit der Ölversorgung der Motoren vertraut gemacht, jedoch nicht über den Schmierstoffkreislauf im Motor selber; das wollen wir jetzt nachholen.
Vor allem die Lager der drehenden Teile, wie Kurbelwellenlager, Pleuellager und Nockenwellenlager, müssen gut geschmiert sein, damit dort die Reibung so gering wie möglich ist. An diese Stelle fördert die Ölpumpe reichlich Schmierstoff. Das Öl wird übrigens nicht nur zur Schmierung gebraucht, sondern es führt auch einen Teil der ungenutzten Verbrennungswärme ab – hier beim luftgekühlten Motor im besonderen Maße; der eingebaute Ölkühler verdeutlicht dies.

Boxermotor

Eine Rotorpumpe, die vom hinteren Ende der Nockenwelle angetrieben wird, fördert den für die Schmierung notwendigen Ölstrom. Wie im einzelnen die Ölpumpe arbeitet, sehen Sie in der Abbildung rechts oben. Von der Pumpe gelangt das Öl in das Ölfilter. Sollte dieses so stark verschmutzt sein, daß es das Öl nicht mehr durchläßt, öffnet bei einem entsprechenden Druck ein Bypassventil in der Ölfilterpatrone, und der Ölstrom umgeht diesen Engpaß – freilich in ungereinigtem Zu-

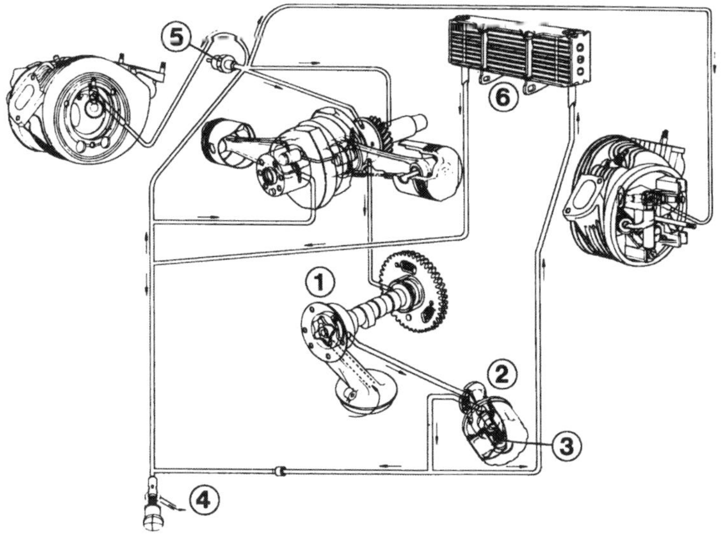

Der schematische Aufbau des Ölkreislaufes beim Boxermotor. Man erkennt: 1 – Ölpumpe; 2 – Ölfilter; 3 – Bypassventil in der Ölfilterpatrone; 4 – Überdruckventil; 5 – Öldruckschalter; 6 – Ölkühler.

stand. Wäre dieses Ventil nicht vorhanden, so könnte eine stark verschmutzte Filterpatrone den Ölkreislauf unterbrechen, und es ist dann nur noch eine Frage von Sekunden, bis die Lager fressen.
Aus dem Filter heraus fließt der Schmierstoff an dem Überdruckventil und Öldruckschalter vorbei zu Kurbelwelle, Nockenwelle und Ventilsteuerung.

Reihenmotor

Beim Reihenmotor, der, wie schon erwähnt, eine Einheit mit Getriebe und Ausgleichsgetriebe bildet, muß nicht nur der Motor geschmiert werden. Die Ölpumpe befindet sich im Steuergehäusedeckel und wird von einem schrägverzahnten Rad am Ende der Kurbelwelle angetrieben. Sie verteilt das Öl nicht nur im Motor, sondern auch zu den Lagerstellen von Getriebe und Ausgleichsgetriebe.
Prinzipiell ist der Ölkreislauf gleich wie beim Boxermotor aufgebaut, außer, daß der Ölkühler fehlt.

Der Ölkühler

Bei den Reihenmotoren genügt der an der Ölwanne vorbeistreichende Fahrtwind, um das Öl ausreichend zu kühlen. Beim luftgekühlten Boxermotor hingegen nicht, denn das Öl muß hier in vermehrtem Maße auch überschüssige Verbrennungswärme abführen.
Der Ölkühler sitzt vorne über dem Motor hinter dem Ventilator. Somit wird er ständig auch vom Ventilator gekühlt.

Ölkühler ausbauen Boxermotor

Wenn Verdacht besteht, daß er undicht ist, sollte er ausgebaut und geprüft werden. Dabei ist unbedingt zu beachten, daß der Motor nie ohne angeschlossenen Ölkühler gestartet wird.

- Ventilator ausbauen (Seite 81).
- Gummiabdichtplatte vom Luftleitblech abnehmen.
- Die drei Schrauben des Schutzbleches abschrauben.
- Befestigungsschraube des Ölkühlers am Motorengehäuse lösen und entfernen.
- Die beiden Überwurfmuttern, mit denen die Ölleitung am Motor festgeschraubt ist, lösen.
- Vorsicht! Es läuft Öl aus, darum eine Wanne bereitstellen.
- Ölkühler abnehmen.
- Beim Wiedereinbau neue Dichtungen auf das Ende der beiden Ölkühlerrohre setzen.
- Rohre einführen und Überwurfmutter mit 16 bis 18 Nm anziehen.
- Distanzstück zwischen Kühler und Motor anbringen und Befestigungsschraube festdrehen.
- Gummiabdichtungen Luftleitblech einbauen.
- Lüfter einbauen.

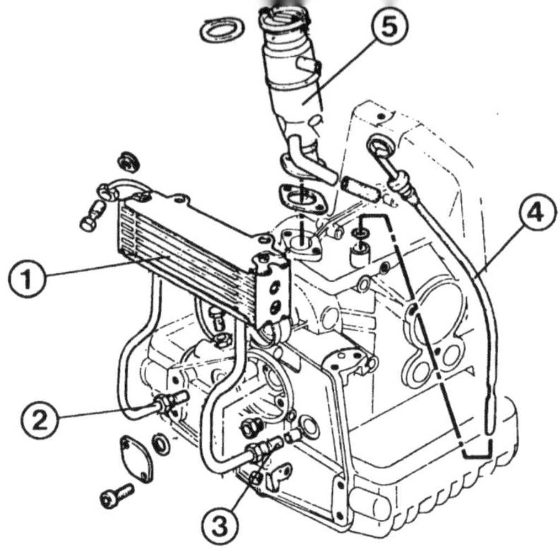

In dieser Zeichnung erkennt man gut, wie der Ölkühler (1) mit Hilfe der beiden Schrauben (2) und (3) am Motor befestigt ist. Die weiteren Teile sind: 5 – Öleinfüllstutzen; 4 – Ölmeßstab.

■ Keilriemenspannung überprüfen (Seite 192) und darauf achten, daß der Keilriemen den Ölkühler nicht berührt.

■ Verkleidungsblech und Schutzschild Stoßstange montieren.

Ölkühler reinigen
Boxermotor

Nicht nur anläßlich einer Reparatur sollte der Ölkühler gereinigt werden, sondern von Zeit zu Zeit. Denn verschmutzte oder verölte Lamellen erfüllen den Wärmeaustausch nicht mehr so gut. Mit einem rauhen Pinsel oder Bürste reinigt man die Frontseite. Die Lamellen bläst man mit Preßluft von der Motorseite her durch.

Öltemperaturen

Für das Wohlbefinden der Motoren ist die Öltemperatur ausschlaggebend. Die Visa-Modelle besitzen serienmäßig jedoch kein Ölthermometer, an dem man ablesen könnte, wie es um den Wärmehaushalt des Schmierkreislaufes bestellt ist. Doch kann man im Zubehörhandel Fühler und Anzeigegerät kaufen und mit Hilfe der beigelegten Anleitung anbauen.

Der Öldruck

Außer bei den Sondermodellen sind die Visa-Motoren mit keinem serienmäßigen Öldruckmesser ausgerüstet – man müßte sich einen nachträglich einbauen. Damit man den Öldruck trotzdem messen kann, ersetzt man die Öldruckkontrolle durch einen Manometer. Bei betriebswarmem Zustand müßten die einzelnen Motoren folgenden Minimaldruck erreichen:

□ Reihenmotor: 3 bar bei 4000/min
□ Boxermotor: 5,5–6,5 bar bei 6000/min

Die Öldruckkontrolleuchte brennt, wenn der Öldruck unter 0,6 bar sinkt. Mehr und Näheres zur Öldruckkontrolle finden Sie auf der Seite 233.

Die Kurbelgehäuse-Entlüftung

Auch ein gesunder Motor bläst in der Minute bis zu 70 Liter Verbrennungsgase an den Kolbenringen vorbei ins Kurbelgehäuse. Dieser Druck muß aus dem Motor entweichen können, damit die Dichtungen nicht zu stark beansprucht werden. Das geschieht über die Kurbelgehäuse-Entlüftung. Die giftigen Gase aus diesem Teil des Motors dürfen jedoch nach gesetzlicher Vorschrift nicht einfach ins Freie strömen. Deshalb führt, über einen Schlauch, das Gas-Ölgemisch der Kurbelgehäuse-Entlüftung zurück in das Luftfiltergehäuse und zum Ansaugstutzen. Von dort aus werden die Gase zur vollständigen Verbrennung wieder in die Brennräume geleitet. Gelegentlich sollten Sie kontrollieren, ob sich Ölrückstände im Schlauch der Kurbelgehäuse-Entlüftung gebildet haben. Sie lassen sich mit Benzin auswaschen.

Sichtprüfung des Motors
Wartung Nr. 13

Zu diesem Wartungspunkt sollten Sie den Motor von allen Seiten betrachten und kontrollieren, ob an irgendeiner Stelle Öl austritt. Zu kritisch darf man dabei allerdings auch nicht sein, denn es ist normal, daß Motoren kleine Mengen Öl »ausschwitzen«. Richtiggehende Öltränen, sichtbar durch hell glänzende Stellen oder durch schwarze Schmutzkrusten, geben eher Anlaß zu Besorgnis.

Wo der Motor seinen Schmiersaft verliert, können Sie leicht herausfinden: Verdächtige Stellen mit Motorreiniger abwaschen und nach einigen Kilometern Fahrt nachsehen, ob sich erneut Ölverlust zeigt. Auf welche Teile Sie dabei Ihr Augenmerk besonders richten sollten, haben wir unter »Ölverbrauch« auf Seite 32 beschrieben.
Bei Undichtigkeiten am Ventildeckel hilft oft schon gleichmäßiges Nachziehen der Schrauben. Dabei hat es jedoch keinen Sinn, die Schrauben einfach »anzuknallen«, sonst könnte sich der Deckel verziehen und so erst recht undicht werden. Vorgeschriebenes Drehmoment:

	Reihenmotor	Boxermotor
Schraube	5– 5,7 Nm	5–7 Nm
Mutter	10–12,5 Nm	—

Den neuen Motor einfahren?

Eigentlich müßte ein neuer Motor oder ein Tauschmotor gar nicht mehr eingefahren werden, denn die Gleit- und Wälzlager, Kolbenbolzen, Nocken und Ventilschäfte lassen sich mit solch hochwertigen Oberflächen herstellen, daß eine zusätzliche Glättung kaum mehr möglich ist.
Anders ist es jedoch mit den Zylinderwänden, Kolben und den dazugehörigen Kolbenringen. Deren Oberflächen weisen immer noch eine mikroskopische Rauhigkeit auf. Erst der Einlaufprozeß kann diese kleinen Unebenheiten beseitigen, so daß die Teile gut gegeneinander abdichten können (ein ganz neuer Motor braucht deshalb mehr Öl als ein eingelaufener). Zu flotte Gangart in der Einlaufzeit kann zu winzigen Freßstellen führen, die unter Umständen in einen fatalen Kolbenfresser ausarten. Wir tun also im Hinblick auf die Motorlebensdauer gut daran, die Einfahrempfehlung von Citroen ernst zu nehmen. Während der ersten 1000 km sollten Sie darauf achten, daß Sie die Motoren – Reihen und Boxer – möglichst selten über 4000/min drehen.
Dies entspricht den folgenden Geschwindigkeiten (km/h) in den einzelnen Gängen.

Gang	Club	11E - 11RE	11RE	14TRS		GT
1.	20	25	25	30	30	25
2.	40	50	40	50	40	45
3.	60	80	65	85	80	65
4.	85	120	85	120	110	90
5.	-	-	110	-	130	110

Auf Landstraßen fühlt sich der Motor während der Einfahrzeit am wohlsten. Da muß fleißig geschaltet werden, man fährt mit wechselnden Geschwindigkeiten und wird selbst bei strikter Beachtung der anfänglichen Höchstgeschwindigkeit nicht zum Verkehrshindernis. Im Lauf der folgenden 500 km können Sie die Drehzahlen langsam steigern. Ab 1500 km darf der Motor ruhig auch einmal hochgedreht werden. Routinierte Einfahrer benutzen dazu vor allem Autobahngefälle: Bergab mit relativ hohen Motordrehzahlen, ohne den Motor gleichzeitig stark zu belasten. Die Maschine muß dazu allerdings restlos durchgewärmt sein.
Etwa 3000 km muß der Motor schon auf dem Buckel haben, ehe er richtig eingefahren ist. Bei überwiegendem Stadtverkehr dauert es sogar noch viel länger.

Fingerzeig: *Was hier für den neuen Motor gesagt wurde, gilt erst recht für ein überholtes Triebwerk, das erfahrungsgemäß noch empfindlicher auf falsche Einfahrweise reagiert.*

Die Motor-Lebensdauer

Die genannten Kilometerleistungen stellen nur einen Anhaltspunkt dar. Denn je nach Pflege und Fahrweise werden Sie den unteren oder oberen Wert erreichen, und bekanntlich bestätigt die Ausnahme die Regel.
□ Reihenmotor 100 000–150 000 km
□ Boxermotor 100 000–120 000 km
Der Fahrer entscheidet durch seinen Umgang mit der Maschine, ob der Exitus

schon früh erfolgt oder 150 000 km oder mehr auf den ersten Motor kommen. Von entscheidender Bedeutung ist hierbei die Motoröltemperatur. Während die Kühlmittel-Temperaturanzeige schon relativ früh Betriebstemperatur signalisiert, ist das Motoröl frühestens nach etwa zehn Minuten Fahrt völlig einwandfrei schmierfähig.
Nach wochenlangem Kurzstreckenverkehr ist es ebenfalls nicht ratsam, gleich voll aufs Gaspedal zu treten. Bei den langen Leerlaufminuten in der Stadt bilden sich in den Brennräumen und an den Ventilen Ablagerungen, die bei voller Betriebstemperatur und zügiger, aber nicht scharfer Fahrt langsam abgebrannt werden sollen. Für Fahrzeuge mit Drehzahlmesser: Das entspricht 4000–5000/min. Ideal ist auch hier wieder die Fahrt auf der Landstraße.

Nenn- und Höchstdrehzahl

Ein Verbrennungsmotor gibt seine höchste Leistung bei einer ganz bestimmten Drehzahl ab: der Nenndrehzahl. Den Motor über diese Drehzahl hinaus zu drehen, bringt keine höhere Leistung mehr und somit auch keine höhere Geschwindigkeit. Vorteilhaft kann das Drehen des Motors über die Nenndrehzahl nur dann sein, wenn man in den nächsten Gang schalten will.
Beim Boxermotor ist bei höheren Drehzahlen Vorsicht geboten. Denn bekanntlich werden die Ventile über – nicht so drehzahlstabile – Stößelstangen und Kipphebel gesteuert. Der moderne Reihenmotor reagiert auf höhere Drehzahlen nicht sehr empfindlich.
Als höchstzulässige Drehzahl gelten etwa 6400/min (Beginn roter Bereich Drehzahlmesser). Hierbei handelt es sich um die sogenannte Betriebsdrehzahl, die für den Motor noch nicht gefährlich ist. Was darüber liegt, bezeichnet man als Überdrehzahlen. Der Motor brummt dann unüberhörbar, verursacht durch Schwingungen der Kurbelwelle in ihren Lagern.
Damit Sie über die jeweiligen Motordrehzahlen informiert sind, sind die verschiedenen Modelle serienmäßig oder auf Wunsch mit einem Drehzahlmesser ausgerüstet. Ein solches Instrument hat allerdings eine gewisse Voreilung – im oberen Anzeigebereich bis zu 5%. 6000/min auf dem Tourenzähler sind oft lediglich echte 5700/min.

Kompressionsdruck messen

Wartung Nr. 20

Die Messung des Kompressionsdrucks im Verbrennungsraum gibt Aufschluß darüber, ob die Ventile noch gut schließen und die Kolbenringe einwandfrei abdichten. Leistung, Kaltstartverhalten, Öl- und Kraftstoffverbrauch unserer Motoren hängen davon in hohem Maße ab.

- Motor warmfahren. Kolbenringe dichten bei warmem Öl besser ab.
- Transistorzündung »lahmlegen«, siehe Seite 203.
- Alle Zündkerzen herausschrauben.
- Gummikonus des Druckprüfers in das Kerzenloch des zu prüfenden Zylinders pressen.
- Handbremse anziehen. Schalthebel Leerlauf.

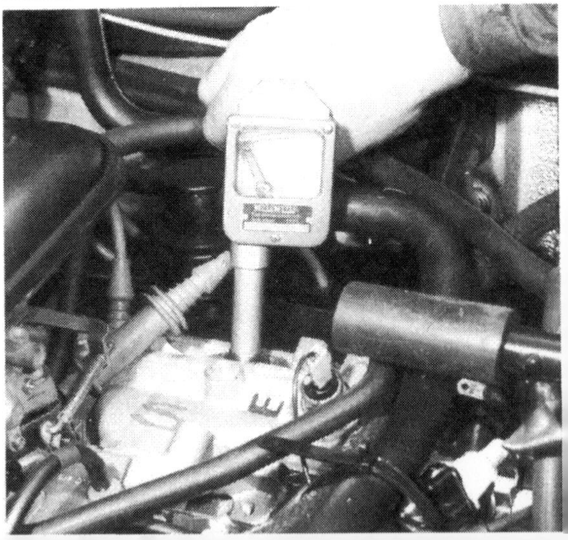

Beim Messen des Kompressionsdrucks muß das Prüfgerät absolut dicht mit dem Zündkerzenloch abschließen.

■ Von einem Helfer Gaspedal voll durchtreten lassen. Der Zylinder erhält dadurch seine größtmögliche Füllung.
■ Motor mit Anlasser ca. 5 Sekunden durchdrehen lassen.
■ Meßwert notieren. Bei einem Druckschreiber mit Meßkärtchen weiterschalten für den nächsten Zylinder.

Was sagen die Druckwerte?

Motortyp	guter Motorzustand	Motor überholungsbedürftig	Zulässige Abweichung zwischen den Zylindern
Reihenmotor	11 bar	unter 7,5 bar	3 bar
Boxermotor	8 bar	unter 5 bar	2 bar

Zu niedrige Druckwerte

Gleichmäßig niederer Druck muß kein Alarmzeichen sein. Die Ursache kann in der Meßtoleranz der verschiedenen Prüfgeräte liegen. Jedoch bedenklich wird es, wenn die Meßwerte der einzelnen Zylinder mehr als 3 bar voneinander abweichen. Das kann bedeuten:
□ Kolben- und Kolbenringverschleiß
□ Festsitzende Kolbenringe durch Rückstandsbildung
□ Unrunde Zylinder als Folgeerscheinung von Kolbenklemmern
□ Ablagerungen an den Ventilschäften oder -sitzen durch Verbrennungs- bzw. Schmierölrückstände
□ Eingeschlagene Ventile
□ Verbrannte Ventile durch zu knappes Ventilspiel

Fingerzeig: *In den meisten Fällen sind undichte Ventile die Ursache für mangelhaften Kompressionsdruck und damit geringere Motorleistung. Abhilfe bringt entweder Einschleifen der Ventile oder die Überholung des Zylinderkopfes.*

Fehlersuche

Um bei zu niedrigem Kompressionsdruck den Fehler lokalisieren zu können, wendet man folgenden Trick an: Ins Zündkerzenloch mit einer Spritzkanne etwas zähflüssiges Öl träufeln und Kompressionsdruck nochmals messen.
□ Sind die Werte weiterhin schlecht, liegt es an den Ventilen.
□ Erhalten Sie höhere Druckwerte, liegt es an den Kolbenringen und vielleicht auch an den Zylindern. Das eingefüllte Öl hat kurzfristig zwischen Kolben und Zylinderwänden besser abgedichtet, so daß das komprimierte Gas kaum noch entweichen konnte.

Fingerzeig: *Der Kompressionsdruck ist nicht dem Verdichtungsverhältnis gleichzusetzen, das etwa beim Boxermotor 9,5:1 beträgt. Bei einwandfreiem Motorzustand sollen dagegen 10 bar Kompressionsdruck erreicht werden. Das Verdichtungsverhältnis ist bei der Konstruktion festgelegt durch den Kolbenhub, die Aus-*

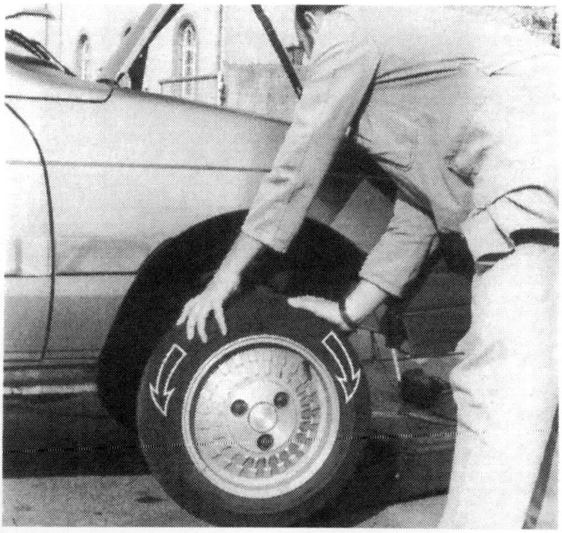

Bei vielen Arbeiten muß der Motor in eine bestimmte Stellung gebracht werden. Am einfachsten geht es, wenn man den Visa vorne aufbockt, den 2. Gang einlegt und am Rad hin und her dreht, bis man die gewünschte Stellung gefunden hat.

formung des Kolbenbodens und das Volumen des Verbrennungsraums, während der Kompressions- oder Verdichtungsdruck je nach Motorzustand variiert.

Motor durchdrehen

Bei manchen Arbeiten muß man den Motor entweder in eine bestimmte Stellung bringen oder ihn durchdrehen, etwa beim Einstellen der Ventile. Damit wir uns im Buch nicht mehrfach wiederholen, hier die Beschreibung:

■ Den Visa wie zu einem Radwechsel einseitig vorn aufbocken, 2. Gang einlegen und das freihängende Vorderrad drehen, wodurch der Motor bewegt wird. Oder

■ falls genügend ebene Fläche zur Verfügung steht, bei eingelegtem 2. Gang den Wagen jeweils weiter vorschieben.

Zylinder 1 auf Zündzeitpunkt stellen

Beim Viertaktmotor kommt der Kolben während der vier Arbeitstakte zweimal in den Oberen Totpunkt (OT): Einmal beim Zünden des angesaugten Gemisches und zum zweiten Mal nach dem Ausstoßen der verbrannten Gase mit anschließendem Wiederansaugen des Kraftstoff/Luft-Gemisches. Sehr oft wird bei verschiedenen Einstellarbeiten die Stellung während des Zündzeitpunkts gebraucht:

Reihenmotor

■ Motor so weit drehen, bis im Schlauchloch der Getriebeglocke die Kerbe auf der Schwungscheibe der Markierung »O« auf dem Einstellblech gegenübersteht, siehe Bild unten.

■ Der Verteilerfinger muß in Zündstellung Zylinder 1 auf die Markierung am Verteilergehäuserand zeigen (siehe Bild Seite 207 oben).

Ventilspiel – was ist das?

Die einzelnen Teile des Ventiltriebs, vor allem aber die Ventilschäfte, dehnen und längen sich bei Erwärmung des Motors. Deshalb muß – damit auch bei warmem Motor die Ventile trotz ihrer länger gewordenen Schäfte richtig abdichten können – etwas »Luft« oder »Spiel« zwischen Nockenwelle und Kipphebel vorhanden sein. Damit Sie dieser Wartung die richtige Bedeutung beimessen, nennen wir hier die Folgen von falscher Einstellung:

□ Bei **zu kleinem Ventilspiel** liegen die Ventilteller nicht satt auf ihren Sitzflächen auf. Die sehr heiß werdenden Auslaßventile können dadurch ihre Wärme nicht mehr an die Sitze abgeben. Die Ränder der Ventilteller verformen sich und reißen ein. Der Kompressionsdruck entweicht, der Motor verliert Leistung, springt schlechter an und verbraucht mehr Kraftstoff.

□ Ist das **Ventilspiel zu groß,** öffnen die Ventile später als normal, die Zylinder werden schlechter gefüllt, und der Motor kommt nicht auf volle Leistung. Der Verschleiß an der Nockenwelle und an den Kipphebeln wird größer. Das wird durch ein lauteres Ventiltriebsgeräusch hörbar.

Ventilspiel prüfen
Wartung Nr. 42

Lediglich alle 30 000 km sollten Sie das Ventilspiel kontrollieren. Das ist beim Reihenmotor insofern günstig, als das Einstellen des Ventilspiels auf sehr engem Raum erfolgen muß und an sich das Citroen-8.0130-Spezialwerkzeug aus dem

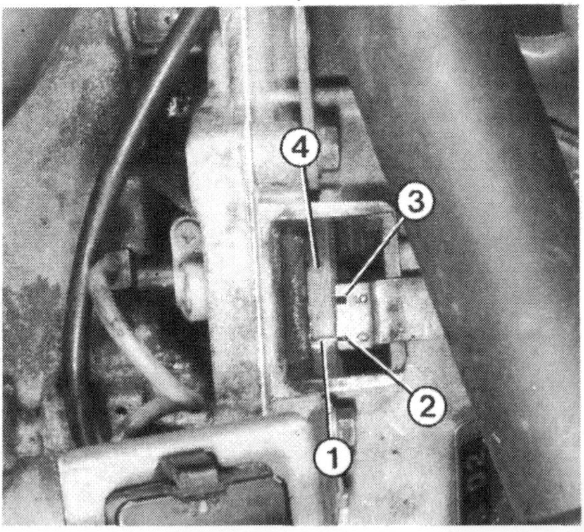

Will man den Zylinder 1 auf OT einstellen, so muß man zuerst den Kunststoffdeckel des Schaulochs in der Getriebeglocke abnehmen. Darunter erkennt man: 1 – Kerbe auf der Schwungscheibe (4); 2 – O-Markierung auf dem Einstellblech; 3 – Zündzeitpunktmarkierung 6° vor OT.

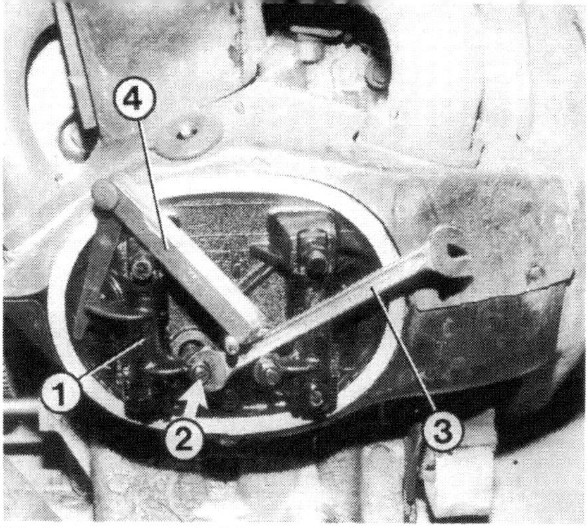

Ventilspieleinstellen beim Boxermotor: Zylinderkopfdeckel abnehmen, Motor durchdrehen, bis das zu prüfende Ventil entlastet ist (Abbildung Auslaßventil). Mit der Fühlerlehre (4) das Spiel kontrollieren. Ggf. nachstellen, indem man mit dem Schraubenschlüssel (3) die Mutter löst und das Spiel mit der Schraube (2) nachstellt.

Werkzeugsatz 8.0132-T erforderlich ist. Doch kann man sich auch mit einem kleinen Schraubenzieher behelfen. Beim Boxermotor ist der Zugang und das Einstellen der Ventile leichter.

Vorbereitungen

- Sicherheitshalber kaufen Sie neue Dichtungen für den Zylinderkopfdeckel. Reihenmotor eine, Boxermotor zwei.
- Ölauffangbehälter (Boxermotor) bereitstellen.
- Kurzen Schraubenzieher mit Klingenbreite von etwa 8 mm bereitlegen (Reihenmotor).
- Unter Umständen Citroen-Werkzeug 8.0130 ausleihen (Reihenmotor).
- Das Ventilspiel wird bei **beiden Motorentypen im kalten Zustand eingestellt.**

Ventilspiel einstellen
Boxermotor

- Luftfilter ausbauen.
- Auffangbehälter unter die Zylinderkopfdeckel stellen und Zylinderkopfdeckel abnehmen. Vorsicht, es läuft Öl heraus!
- **Aus- und Einlaßventil haben das gleiche Ventilspiel von 0,20 mm.**
- Motor drehen, bis das Einlaßventil an einem Zylinder voll geöffnet ist. Jetzt kann das Einlaßventil am gegenüberliegenden Zylinder gemessen werden.
- Mit Gabelschlüssel SW 10 Kontermutter am Kipphebel lösen und mit einem Schraubenzieher Ventilspiel einstellen. Die 0,20-mm-Blattlehre muß satt zwischen Kipphebel und Ventilschaftende hindurchgleiten. Kontermutter festdrehen.
- An diesem Zylinder nun das Einlaßventil auf volle Öffnung bringen, und auf der gegenüberliegenden Seite das Spiel einstellen. Die Auslaßventile werden in gleicher Weise eingestellt.
- Zylinderkopfdeckeldichtung prüfen, gegebenenfalls auswechseln und mit Bostik 1400 oder Minnesota F 19 auf den Deckel ankleben.
- Zylinderkopfdeckel montieren. Anzugsmoment: 5–7 Nm.
- Luftfilter einbauen.
- Motor laufen lassen und auf Dichtigkeit prüfen.
- Motoröl nachfüllen.

Reihenmotor

- Reserverad ausbauen.
- Kühlwasserbehälter und Ausdehnungsgefäß ausbauen und auf den Motor legen.
- Unteren Kühlwasserschlauch zur Heizung lösen. Vorsicht, es läuft Kühlmittel aus, je nach Motortemperatur heiß!
- Um den Zugang zum Zylinderkopfdeckel zu verbessern, hinteren Reserveradträger ausbauen und Ansaugluftdämpfer entfernen.
- Zylinderkopfdeckel lösen (eine Mutter und eine Schraube) und Haube abnehmen. Falls er auf der Anlagefläche klebt, durch Schläge mit der Hand oder Hammerstiel lockern.
- **Ventilspiel Einlaß: 0,10–0,15 mm; Auslaß: 0,25 mm.**
- Die Reihenfolge der Ventileinstellung:

Da für die Einlaßventile (E) und Auslaßventile (A) unterschiedliche Einstellwerte gelten, hier die entsprechende Reihenfolge. Der Zylinder 1 befindet sich auf dieser Abbildung ganz links.

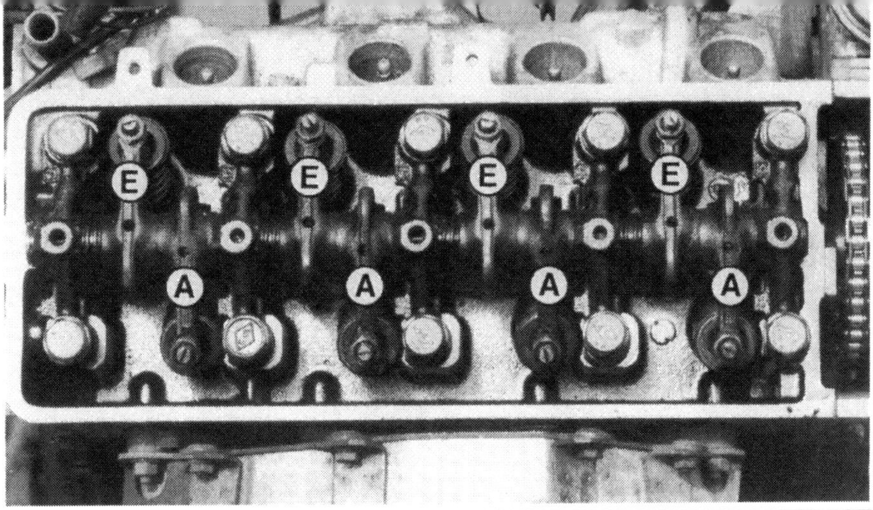

Ventil auf volle Öffnung	Ventil einstellen Einlaß	Auslaß
Auslaß Zylinder 1	Zylinder 3	Zylinder 4
Auslaß Zylinder 2	Zylinder 4	Zylinder 2
Auslaß Zylinder 3	Zylinder 2	Zylinder 1
Auslaß Zylinder 4	Zylinder 1	Zylinder 3

■ Kontermutter SW 13 lösen und mit einem kurzen Schraubenzieher Ventil einstellen. Lösen der Schraube: Größeres Ventilspiel; Zudrehen: kleineres Ventilspiel.

■ Hat man das Sonderwerkzeug: Mit dem Hebel Kontermutter lösen und mit dem T-förmigen Griff des Schraubenziehers Ventilspiel einstellen.

■ Die entsprechende Fühlerblattlehre muß satt zwischen Kipphebel und Ventilschaftende hindurchgleiten.

■ Kontermutter mit 20 Nm festziehen.

■ Zylinderkopfdeckeldichtung prüfen und je nach Zustand ersetzen. Deckel aufsetzen. Anzugmomente: Mutter 10–12,5 Nm; Schraube 5–7,5 Nm.

Motorschaden

Ein Schaden am Motor muß die Haushaltskasse nicht gleich plündern. Unsere Liste soll Ihnen helfen, die wirtschaftlichste Methode herauszufinden, wie Sie Ihrem Visa wieder auf die Sprünge helfen können:

□ Der Motor wird selbst teilweise zerlegt und dann zu einem Motor-Reparateur gebracht, der den eigentlichen Schaden behebt. Wichtig ist hier allerdings ein Kostenvergleich.

□ Komplett- oder Teilüberholung des Motors durch eine Motorinstandsetzungsfirma. Viele Werkstätten dieser Branche haben sich zu einer Gütegemeinschaft zusammengeschlossen: Verband der Motorinstandsetzungsbetriebe e. V., Goldene Pforte 1, 5800 Hagen. Sie garantieren Motorrepaturen nach bestimmten Qualitätsrichtlinien.

□ Kauf eines kompletten Austauschmotors bei der Citroen-Werkstatt. In diesem Fall wird nur der Motor ohne jegliche Zusatzaggregate, Schwungscheibe und Kupplung ausgetauscht. Das lohnt sich bei einem älteren oder schlecht erhaltenen Fahrzeug nicht mehr.

□ Ein gebrauchter Motor von der Autoverwertung. Achten Sie in diesem Fall unbedingt auf die Motorkennzeichnung (Seite 262), damit Sie kein falsches Triebwerk einbauen. Angegebene Kilometerlaufleistungen sind mit einer gewissen Skepsis zu betrachten. Günstig ist es, wenn Sie den Motor noch im eingebauten Zustand laufen hören können. Seriöse Firmen geben eine Garantie auf die Motoren oder legen ein (hoffentlich echtes) Kompressionsdiagramm vor.

Motor mit Getriebeeinheit aus- und einbauen

Bedingt durch die Einbauanlage der beiden Motorentypen, vor allem bei dem sehr stark nach hinten geneigten Vierzylinder, müssen die Motoren ausgebaut werden, wenn man sie weiter zerlegen will. Selbst Arbeiten am Zylinderkopf bzw. an den einzelnen Zylindern können nur im ausgebauten Zustand ausgeführt werden.

Boxermotor

- Reserverad ausbauen.
- Batteriekabel (+Pol) und Massekabel vom rechten Scheinwerferträger abziehen.
- Beide Scheinwerfer ausbauen (Seite 217).
- Schutzschild bzw. Kühlergrill und Stoßstange sowie das untere Verkleidungsblech abbauen (Seite 251).
- An der Luftblechtraverse Stecker zu Hupe, Öldruckschalter und zur Unterdruckdose trennen.
- Weiter an dieser Traverse den Motorhaubenöffnungszug ausbauen (Seite 250) und die Unterdruckleitung von der Unterdruckdose lösen.
- Traverse ausbauen (Abb. Seite 80).
- Luftfilter abnehmen.
- Halterung des Reserverades und der Zündspule ausbauen.
- Heizleitungen und Luftaustrittschächte abnehmen.
- Auspuffhalteschellen lösen und abnehmen.
- Lichtmaschinenkabel und Kabel zum Leerlaufabschaltventil abziehen.
- Anlasserkabel, Rückfahrscheinwerferkabel und die beiden Stecker der Impulsgeber abziehen.
- Tachowelle trennen und Starterzug lösen (siehe dazu Seite 107).
- Gaspedalzug aushängen und Heizungszug lösen.
- Schaltgestänge lösen.
- Kraftstoffzulaufleitung zur Kraftstoffpumpe an der Leitung auf dem Längsträger abziehen und Leitung verschließen.
- Kupplungszug von der Ausrückgabel lösen (Seite 112).
- Einstellzug des rechten Scheinwerfers abnehmen.
- Gelenkwellen vom Getriebe abflanschen.
- Muttern der seitlichen Getriebebefestigung abschrauben.
- Befestigungsschrauben der vorderen Silentblöcke der Motorhalterung entfernen.
- Hebevorrichtung mit den Hebeschlingen an der Antriebseinheit anbringen.
- Motor und Getriebe vorsichtig herausheben und ständig kontrollieren, ob keine Teile hängenbleiben.

Einbau

- Motor mit Getriebeeinheit in den Motorraum hineinheben.
- Vorsichtig auf den Getriebe-Silentblock sowie in die Schrauben der vorderen Motor-Silentblöcke – ohne Gewaltanwendung – einsetzen.
- Mutter am Getriebe mit 60–65 Nm festdrehen. Die Schrauben an den Motor-Silentblöcken mit 50–55 Nm anziehen. Unterlegscheiben nicht vergessen.
- Gelenkwellen am Getriebe anflanschen und Schrauben mit 28 Nm anziehen.
- Schaltgestänge montieren.
- Am Vergaser: Starterzug, Gaspedalzug und Kraftstoffzuleitung montieren.
- Tachowelle zusammenfügen und verschrauben.
- Heizungszug montieren. Anschließend prüfen, ob die Klappen sich einwandfrei bewegen; gegebenenfalls einstellen.
- Folgende Kabel anschließen: Lichtmaschine, Leerlaufabschaltventil; Rückfahrlicht, Anlasser (+), beide Impulsgeber.
- Kupplungszug befestigen und Kupplungsspiel einstellen (Seite 111). Kunststoffabdeckung befestigen.
- Einstellzug des rechten Scheinwerfers anschließen (Seite 219).
- Auspuff anschließen. Heizungsleitungen und die Luftaustrittsschächte montieren.
- Halterung von Reserverad und Zündspule montieren. Zündung anschließen.
- Luftfilter einbauen.
- Traverse und Lüfterblech einbauen.
- Anschließend folgende Kabel anschließen: Hupe, Öldruckschalter, Unterdruckdose.
- Motorhaubenöffnungszug montieren. Unterdruckleitung an Unterdruckdose anschließen.
- Der Reihe nach das untere Verkleidungsblech, die Stoßstange und den

Kunststoffüberzug der Stoßstange montieren (Seite 251).

■ Scheinwerfer montieren (Seite 217).

■ Batteriekabel befestigen und Massekabel am rechten Scheinwerferträger anschließen.

■ Reserverad einbauen.

■ Scheinwerfer einstellen (Seite 218).

Reihenmotor

■ Visa vorne hochbocken und gegen Abrollen gut sichern.

■ Minus- und Pluskabel von der Batterie abklemmen.

■ Motorhaubenaufsteller lösen und die Motorhaube senkrecht befestigen.

■ Reserverad, Wagenheber und Kurbel herausheben.

■ Kühlwasser ablassen und auffangen (Seite 75).

■ Motor- und Getriebeöl ablassen (Seite 37).

■ Batterie mit Batteriehalterung ausbauen.

■ Luftfilter mit Thermostatgehäuse abbauen.

■ Ansaugdämpfer über dem Vergaser abnehmen.

■ Reserveradträger (zwei Muttern) entfernen.

■ Die Kühlerfläche zum Motor hin durch eine Holz-, Kunststoff- oder Metallplatte schützen, damit die Kühlerlamellen nicht beschädigt werden.

■ Kabelverbindungen lösen: Kabelbündel Lichtmaschine, Öldruckschalter, Kühlwasserthermokontakt und Rückfahrleuchte.

■ Zündverteilerkappe abnehmen. Hochspannungskabel abziehen und Zündverteilerkappe auf den Motor legen. Verteilerfinger und Kunststoffschutz entfernen.

■ Hauptbremszylinder abnehmen, dazu lediglich den Zylinder lösen, **nicht** die Bremsleitungen. Hauptbremszylinder am Radkasten ablegen.

■ Tachowelle trennen (Seite 234).

■ Mutter der Befestigungsschelle des Ausdehnungsgefäßes lösen.

■ Kühlwasserbehälter lösen.

■ Am Vergaser: Gaspedalzug und Starterzug lösen.

■ Kupplungszug lösen (Seite 111).

■ Kraftstoffleitung an der Kraftstoffpumpe lösen.

■ Folgende Schlauchverbindungen müssen getrennt werden: die beiden Leitungen (Zu- und Ablauf) für den Wärmetauscher der Heizung. Verbindung Wasserpumpe–Kühler; Verbindung Zylinderkopf–Kühler (Bild Seite 74 oben).

■ Kühlwasserbehälter und Ausdehnungsgefäß auf dem Motorblock abnehmen.

■ Massekabel vom Motor-/Getriebegehäuse lösen.

■ Auspuffflansch vom Motor lösen.

■ Beide Schaltstangen am Getriebe lösen. Sollten sich die Schaltstangen nur schwer lösen lassen, die Kugelgelenke ölen und drehen.

■ Drei Muttern der Motor- und Getriebe-Silentblöcke abschrauben.

■ Hebeschlingen an den beiden Vorrichtungen anbringen und Motor nur ganz leicht anheben. Dabei darauf achten, ob der Motor frei ist und kein Teil gedrückt oder beschädigt wird.

■ Motor weiter vorsichtig anheben, bis sich die Zündverteilerwelle auf der Höhe der unteren Befestigung des

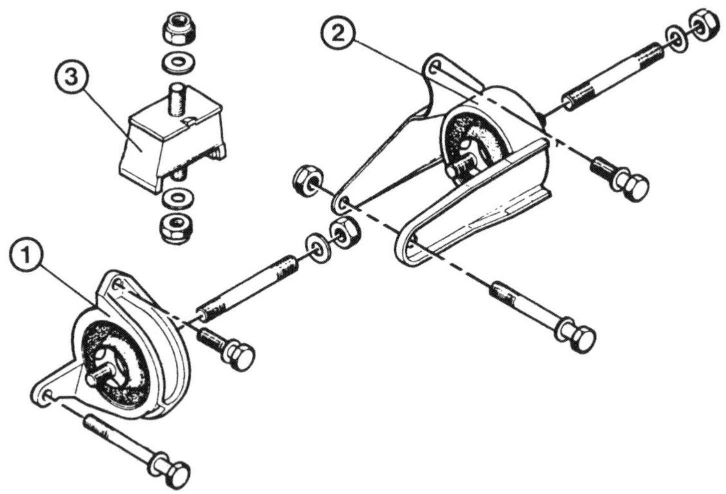

In diesen drei Gummielementen ist der Reihenmotor gelagert. Beim Einbau des Motors muß darauf geachtet werden, daß die Gewinde der Schrauben nicht beschädigt werden. Die Zahlen bezeichnen die Silentblöcke: 1 – vorn; 2 – hinten; 3 – rechts.

Hauptbremszylinders befindet.

■ Motor so weit wie möglich zum rechten Radkasten hin schieben und linke Gelenkwelle ausbauen (Seite 118).

■ Motor auf die linke Seite drücken und die rechte Gelenkwelle ausbauen.

■ Motor- und Getriebeeinheit nun ganz aus dem Motorraum heben und auf eine geeignete Unterlage stellen.

Einbau

■ Den Motorraum so vorbereiten, damit das Triebwerk leicht eingeführt werden kann. Darum alle losen Teile, Leitungen, Schläuche etc. an die äußeren Wände binden oder mit Klebeband festkleben. Anschlußbereiche gründlich reinigen und auf Roststellen überprüfen.

■ Guten Sitz der Schutzplatte am Kühler prüfen.

■ Schraube und Schelle an der Ablaßleitung des Wasserkühlers anbringen.

■ Simmerring der Gelenkwelle erneuern.

■ Ölablaßschraube eindrehen.

■ Hebevorrichtung an der Motor-/Getriebeeinheit anbringen und Motor in den Motorraum vorsichtig absenken, bis sich die Zündverteilerwelle auf der Höhe der unteren Befestigung des Hauptbremszylinders befindet.

■ Motor- und Getriebeeinheit so weit wie möglich in die entgegengesetzte Richtung der einzubauenden Gelenkwelle schieben. Gelenkwelle ganz einführen. Dabei darauf achten, daß die Simmerringe nicht beschädigt werden.

■ Antriebseinheit auf die Silentblöcke setzen. Prüfen, ob die Unterlegscheiben richtig angebracht sind.

■ Hebezug entspannen.

■ Mutter auf der hinteren Seite am Motorblock mit 20–25 Nm sowie die beiden am Getriebe von unten her mit 45–50 Nm festdrehen, anschließend die Schraube neben dem Zwischengetriebe ebenfalls mit 45–50 Nm anziehen.

■ Hebezug abnehmen.

■ Auspuffrohr anschließen und die Muttern des Auspuffflansches mit 12–18 Nm anziehen.

■ Schaltstangen anschließen und schmieren. Halteklammern befestigen. Prüfen, ob die Gänge richtig geschaltet werden können. Andernfalls einstellen (Seite 117).

■ Kabel des Rückfahrscheinwerferschalters anschließen.

■ Kupplungszug montieren (S. 111).

■ Kupplungsspiel einstellen.

■ Tachowelle anschließen.

■ Massekabel an das Kupplungsgehäuse montieren.

■ Folgende Kabel anschließen: Kühlwasser-Thermokontaktschalter, Öldruckschalter, Magnetschalter Anlasser, Kabelbündel Lichtmaschine.

■ Schutzplatte vom Kühler abnehmen.

■ Kraftstoffleitung an die Kraftstoffpumpe anschließen.

■ Kühlflüssigkeitsbehälter montieren (Kunststoffscheiben nicht vergessen) und Ausdehnungsgefäß justieren.

■ Schlauchverbindungen herstellen: Heizung, Vor- und Rücklauf, Wasserpumpe–Kühler, Zylinderkopf–Kühler; Kühlerentlüftung.

■ Am Vergaser: Gas- und Starterzug montieren.

■ Kühlflüssigkeitsablaßschraube mit

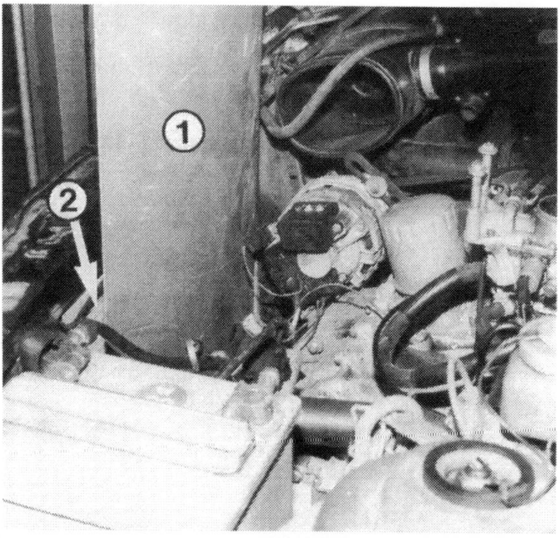

Beim Aus- und Einbau des Reihenmotors muß der Kühler (2) vor Beschädigungen geschützt werden, wie hier im Bild mit einer Blechtafel (1) gezeigt. Noch besser ist es freilich, den Kühler auszubauen.

neuer Dichtung im Zylinderblock einschrauben. Anzugsmoment: 30–45 Nm.
- Kühlsystem auffüllen.
- Ölablaßschraube mit neuer Dichtung mit 25–30 Nm festdrehen.
- Motor/Getriebeöl einfüllen.
- Luftfilter mit Thermostatgehäuse montieren.
- Hauptbremszylinder montieren.
- Reserveradaufnahme anbringen und Entlüftungsleitung daran befestigen.
- Ansaugdämpfer montieren.
- Batteriehalterung montieren, Batterie einsetzen und festschrauben. Plus- und Minuskabel anbringen.
- Reserverad, Wagenheber und Handkurbel anbringen.
- Motorhaubenaufsteller anschließen.
- Fahrzeug auf dem Boden abstellen und Kühlsystem entlüften (Seite 75).

Störungsbeistand

Zylinderkopfdichtung Vierzylinder

Ein Schaden an der Zylinderkopfdichtung tritt meist als Folge von Überhitzung auf, also Fahren mit zu wenig Kühlmittel oder gerissenem Keilriemen.

Erkennungsmerkmal	Ursache/Besonderheiten
A Kühlflüssigkeitsstand nimmt laufend ab	Kühlmittel gelangt in sehr geringer Menge in die Brennräume. Die Erscheinung kann sich ohne weitere Merkmale über längere Zeit hinziehen
B Beträchtlicher Kühlmittelverlust. Der Wagen zieht bei warmgefahrenem Motor einen weißen Abgasschleier hinter sich her	Kühlmittel dringt in erheblicher Menge in einen Verbrennungsraum, verdampft dort und entweicht als weiße Schwaden zum Auspuff hinaus
C Aus dem geöffneten Ausgleichsbehälter steigen Luftblasen auf oder beim Öffnen des Verschlußdeckels sprudelt eine größere Menge Kühlmittel heraus	Verbrennungsgase werden ins Kühlsystem gedrückt. Aus der Einfüllöffnung riecht es nach Abgasen
D Buntschillernde Verfärbung an der Oberfläche des Kühlmittels	Öl aus dem Schmierkreislauf gelangt ins Kühlsystem
E Gräulich aussehende Emulsion am herausgezogenen Ölpeilstab oder Öl von Wasserbläschen durchsetzt	Kühlflüssigkeit ist ins Schmieröl geraten. Achtung: Wasser im Motoröl kann einen Lagerschaden verursachen. Zylinderkopfdichtung sofort wechseln (lassen). Wagen zur Reparatur abschleppen.

Fingerzeig: *Wenn Sie am Außenrand der Zylinderkopfdichtung verdächtige Spuren entdecken, sollten Sie das Triebwerk mit Kaltreiniger abwaschen. Dann nach einer Probefahrt kontrollieren, ob die Flüssigkeit wirklich an der Zylinderkopfdichtung oder (im Reparaturfall billiger) am Ventildeckel, der Kurbelgehäuse-Entlüftung bzw. einem Kühlmittelschlauch austritt.*

Arbeiten am Zylinderkopf

Zylinderkopf ausbauen

Vierzylinder

Zu allen nachfolgend beschriebenen Montagearbeiten ist ein Drehmomentschlüssel unerläßlich.
- Motor ausbauen, siehe Seite 56.
- Motor- und Getriebeeinheit so lagern, daß der Motor weiter zerlegt werden kann.
- Keilriemen abnehmen, siehe Seite 78.
- Je nach vorgesehener Arbeit Auspuffkrümmer und Vergaser demontieren.
- Kurbelwellenriemenscheibe demontieren. Sicherungsblech aufbiegen, Schraube lösen, Riemenscheibe abziehen und Nutenkeil herausnehmen.
- Zylinderkopfdeckel entfernen, dabei auf die Dichtung achten.
- Steuergehäuse abnehmen, Sechskantschrauben und -muttern lösen, Dichtung entfernen. Die Dichtung kann nicht wieder verwendet werden.
- Am Steuergehäuse ist die Benzinpumpe angeschraubt. Stößel der Benzinpumpe herausziehen und beiseite legen.
- An der Nockenwelle Halteschraube lösen und Exzenter der Kraftstoffpumpe abnehmen.
- Zahnrad des Ölpumpenantriebs an der Kurbelwelle ausbauen, Nutenkeil entfernen.
- Zahnrad der Ölpumpe abbauen. Sicherungsblech lösen und Schrauben entfernen.
- Kettenspanner verriegeln und Spanner abnehmen. Ebenfalls das Filtersieb ausbauen, siehe Abb. Seite 56 unten.
- Kette abnehmen, indem man beide Kettenräder abzieht.
- Die zehn Zylinderkopfschrauben

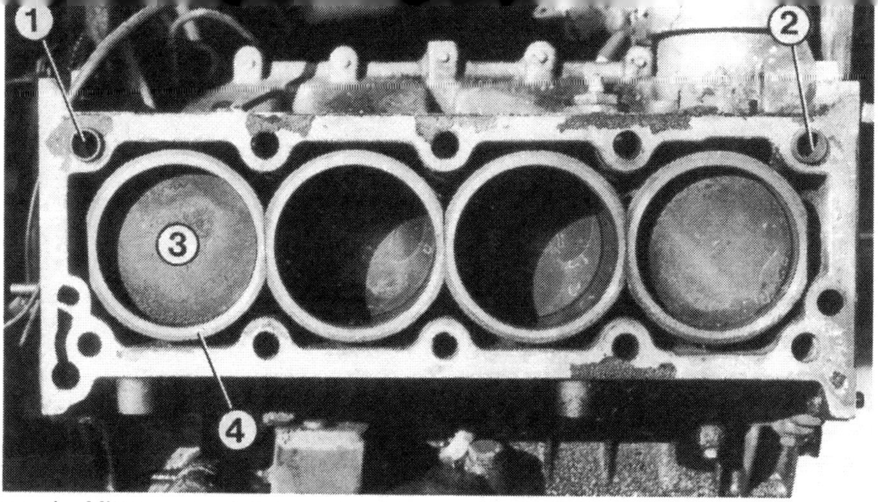

Hat man den Zylinderkopf abgenommen, werden folgende Teile sichtbar: 1 und 2 – Zentrierhülsen, diese müssen überstehen und dürfen nicht in die Bohrung gedrückt sein; 3 – Kolbenboden; 4 – Zylinderlaufbuchsen.

von der Mitte aus nach links und rechts gehend lösen und abnehmen, dabei die Zylinderkopfmutter festhalten.

■ Kipphebelwelle ausbauen.

■ Beide Zentrierringe am Zylinderkopf ganz nach unten in das Gehäuse drükken, siehe Abb. oben.

■ Zylinderkopf durch leichtes Klopfen mit einem **Gummihammer** lösen und abnehmen.

■ Zylinderkopfdichtung abnehmen, sie kann nicht wieder verwendet werden.

■ Die Dichtflächen am Motorblock und Zylinderkopf müssen absolut sauber und frei von Dichtungsresten sein. Nicht mit hartem Werkzeug auf der weichen Zylinderkopf-Dichtfläche kratzen. Riefen können den nächsten Kopfdichtungsschaden verursachen.

■ Kontrollieren Sie, ob der Zylinderkopf Risse zwischen den Ventilsitzen bzw. zwischen einem Ventilsitzring und dem Zündkerzengewinde aufweist.

■ Zylinderkopf auf Verzug prüfen, besonders dann, wenn der Kopfdichtungsschaden durch Überhitzung entstanden ist.

■ Langes Metallineal oder garantiert geraden Metallwinkel längs über die gereinigte Dichtfläche des Zylinderkopfes legen.

■ Mit einer Fühlerlehre prüfen, ob der Durchhang an irgendeiner Stelle größer als 0,1 mm ist. Dann muß der Zylinderkopf vor der Montage bearbeitet werden.

Vor dem Einbau beachten

□ Zylinderkopfschrauben aus Material der Qualität 10.9 (Markierung 10.9 auf dem Schraubenkopf). Sollte dies nicht der Fall sein, müßten die Schrauben ersetzt werden.

□ Die Laufbuchsen müssen im Verhältnis zur Oberfläche des Motorblocks überstehen (mindestens 0,07 mm). Sonst sind die Zylinderfußdichtungen auszuwech-

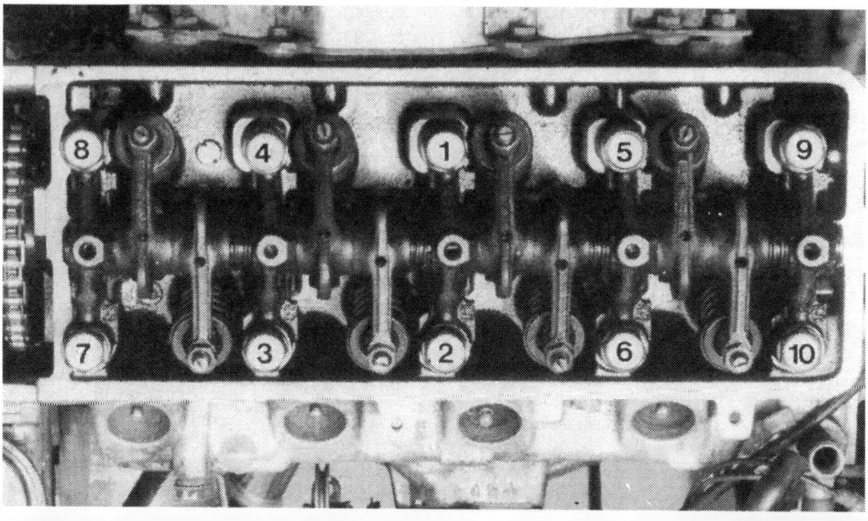

Die Zylinderkopfschrauben müssen in der Reihenfolge der Zahlen angezogen werden. Beachten Sie, daß der Nokkenwellenantrieb auf der linken Seite ist.

Alte (A) und neue (B) Zylinderkopfdichtung. Die Zylinderkopfdichtung vom Typ »Reparatur« hat eine Bezugszunge ohne Nut (unterer Pfeil).

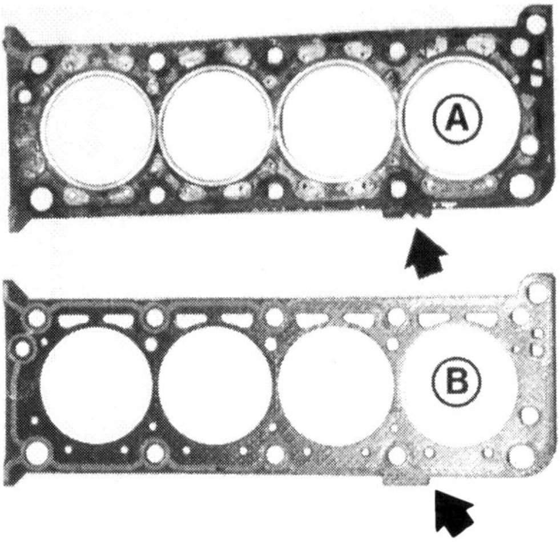

seln. Nach dem Austausch muß der Überstand ohne Spannung 0,13–0,18 mm betragen. Darauf achten, daß sich die Dichtungszungen zweier benachbarter Laufbuchsen nicht überschneiden.

□ Bei den Visa-Super-Modellen eine Zylinderkopfdichtung vom Typ »Reparatur« einbauen, die sich von der Originaldichtung durch den Durchmesser der Zylinderbohrungen unterscheidet. Diese Dichtung ist durch eine rechteckige Bezugszunge ohne Nut (siehe Abb. oben) gekennzeichnet. Citroen empfiehlt, daß nach dem Einbau der neuen Kopfdichtung auch ein neuer Thermoschalter für den Kühlerventilator eingebaut wird, und zwar mit den Ein- und Ausschalttemperaturen von 86° C/81° C anstelle von 89° C/84° C, sofern dieser nicht schon vorhanden ist. Die Schalttemperaturen sind auf der Stirnseite des Gebers eingeschlagen.

Zylinderkopf montieren

■ Keilnute in der Kurbelwelle so ausrichten, daß sie senkrecht zu den Zylindern auf der Seite der Ölfilterhalterung steht, siehe Abb. unten.

■ Prüfen, ob die beiden Zentrierringe vorhanden sind und ca. 7 mm überstehen.

■ Kontrollieren, ob die Zylinderlaufbuchsen 0,11–0,18 mm überstehen, ggf. neue Fußdichtungen einlegen.

■ Neue Zylinderkopfdichtung auflegen (trocken).

■ Zylinderkopf aufsetzen, dabei beachten daß die Zentrierringe nicht in das Motorgehäuse gedrückt werden.

■ Keilnute in der Nockenwelle gemäß Abb. unten ausrichten.

■ Kipphebelauflagen mit einer dünnen Schicht »Molykote 321 R« versehen.

■ Kipphebelwelle aufsetzen (Zentrierstifte).

■ Zylinderkopfschrauben mit Unterlagscheiben einsetzen und von Hand in die Muttern eindrehen.

■ Zylinderkopfschrauben in der angegebenen Reihenfolge gemäß Abb. Seite

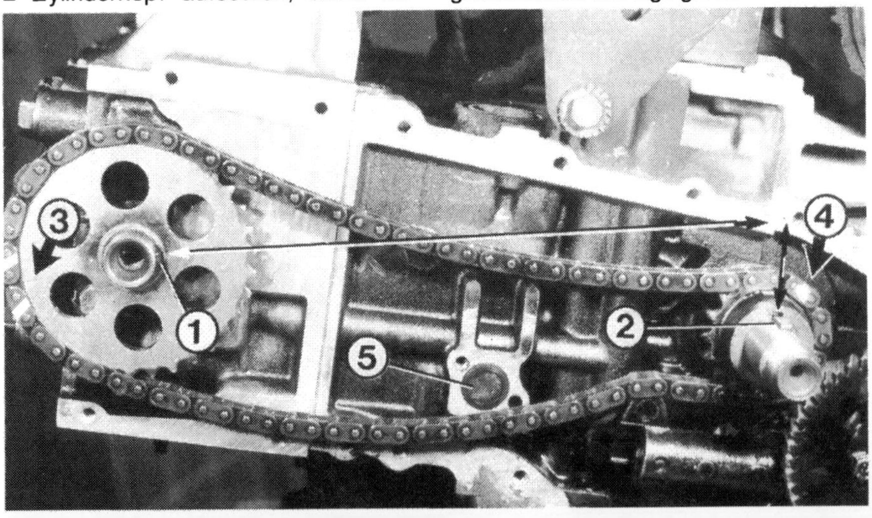

Nach dem Anbau des Zylinderkopfes muß die Ventilsteuerung richtig eingestellt werden. Eine Arbeit, die sehr sorgfältig durchgeführt werden muß. Auf diesem Bild sieht man folgende Teile: 1 – Keil der Nockenwelle; 2 – Keil der Kurbelwelle; 3 – Markierung auf dem Kettenrad (siehe auch Abbildung rechts); 4 – Kettenmarkierung für die Markierung der Kurbelwelle; 5 – Filtersieb Kettenspanner.

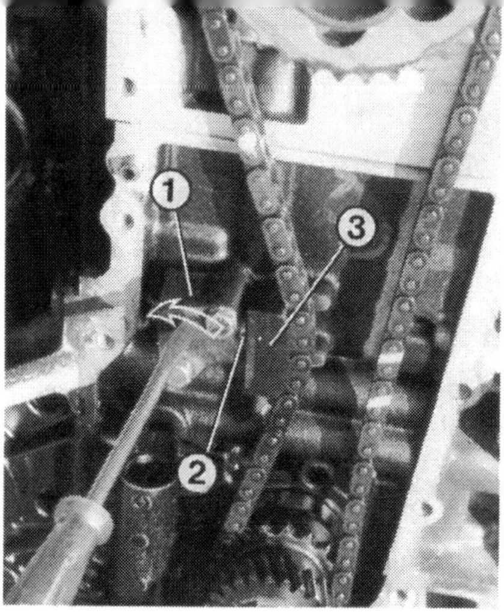

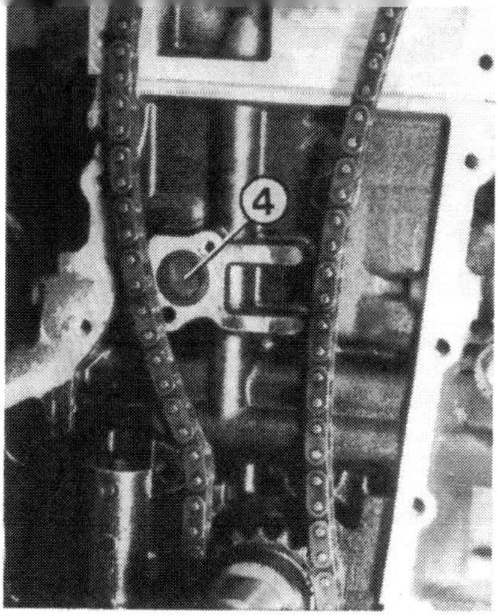

Der Kettenspanner sorgt dafür, daß die Kette immer gespannt bleibt und somit nicht überspringen kann. Die Teile sind: 1 – Kettenspanner; 2 – Spannstift; 3 – Gleitschiene. Bevor der Kettenspanner montiert wird, sollte das Filtersieb (4) gereinigt werden.

59 unten anziehen. Zunächst alle mit **40 Nm,** dann endgültig mit **65–70 Nm.**

- Ventile einstellen (siehe Seite 53).
- Motor einbauen.
- Motor bis zum Einschalten des Kühlventilators laufen lassen und anschließend zwei Stunden abkühlen lassen.
- Nach dem Abkühlen Zylinderkopf nachziehen: In der angegebenen Reihenfolge jede Schraube nochmals lösen und wieder mit 65–70 Nm festziehen.

Einstellen der Steuerung

- Gereinigtes Filtersieb beim Kettenspanner einsetzen und richtige Lage der beiden Keilnuten überprüfen.
- Den Gleitschutz des Kettenspanners vorspannen und verriegeln.
- Unter Bezug auf die Abb. links unten die Kette und die beiden Kettenräder aufsetzen. Darauf achten, das die Keile richtig sitzen.
- Kettenspanner einbauen und die beiden Schrauben mit 6 Nm festdrehen.
- Kettenspanner entriegeln, indem die Verriegelungsschraube im Uhrzeigersinn bis zum Anschlag gedreht wird. Jetzt löst sich die Gleitschiene.
- Zahnrad der Ölpumpe montieren.
- Zahnrad für den Antrieb der Ölpumpe einbauen. Darauf achten, daß der Keil vorhanden ist und richtig sitzt.
- An der Nockenwelle Exzenter der Kraftstoffpumpe montieren, dabei muß die Keilnute ganz auf dem Keil sitzen. Schraube mit 70–80 Nm anziehen.

Steuergehäuse montieren

- Dichtflächen reinigen.
- Neue Dichtung aufsetzen.
- Druckstange für Benzinpumpe einölen und einführen.
- Steuergehäuse aufsetzen und zentrieren. Die Schrauben mit 6 Nm festdrehen.
- Überstehende Dichtung abschneiden.
- Je nach Zustand eine neue Keilwel-

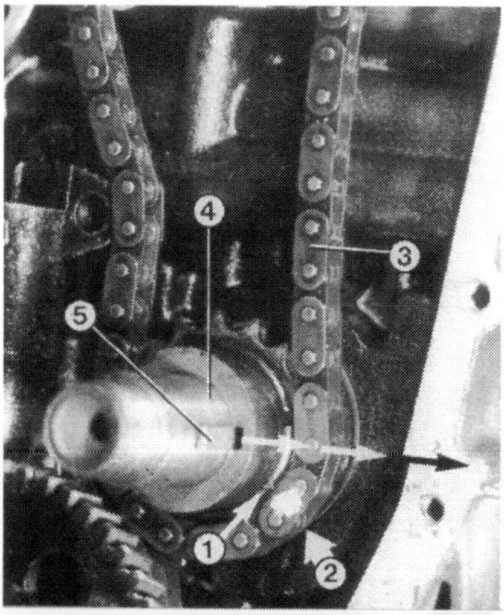

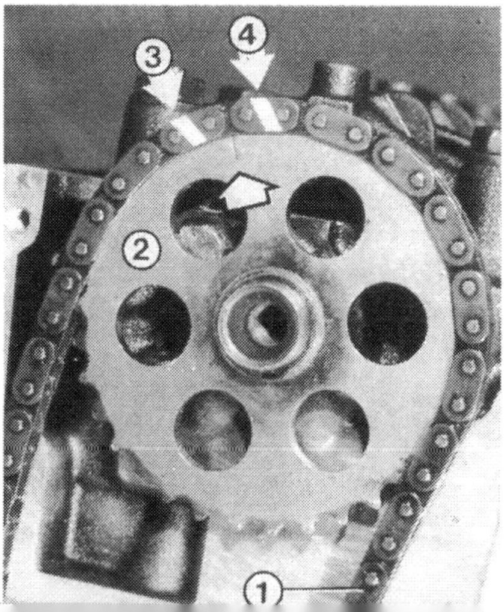

Die Markierung an Kurbelwelle und Kettenrad zum Einstellen der Steuerung. Die Zahlen bedeuten links bei der Kurbelwelle: 1 – Markierungspfeil auf der Kurbelwelle; 2 – weißer Markierungspunkt auf der Kette; 3 – Kette; 4 – Kurbelwellenzapfen; 5 – Keil, der zum Ölfilter hin zeigen muß; 3 und 4 – weiße Markierungslinien auf der Kette, die zwischen der Markierung am Kettenrad (Pfeil) stehen müssen.

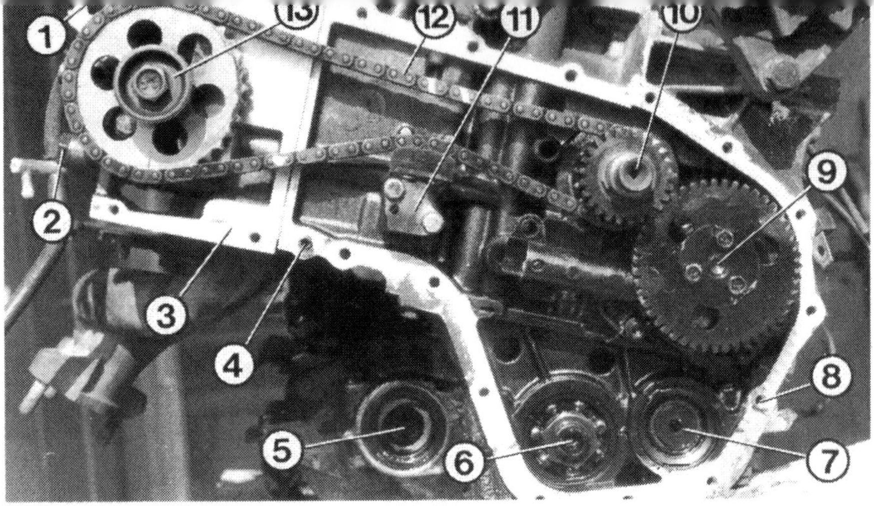

Die Stirnseite des Reihenmotors auf einen Blick: 1 und 2 – Zylinderkopfschrauben; 3 – Zylinderkopf; 4 und 8 – Zentrierstifte; 5 – Flansch für die Antriebswelle; 6 und 7 – Getriebewellen mit Lager; 9 – Ölpumpenantrieb; 10 – Kurbelwellenzapfen; 11 – Kettenspanner; 12 – Kette; 13 – Exzenter für den Benzinpumpenantrieb.

lenscheibendichtung einbauen.

- Keilwellenscheibe einbauen.
- Zylinderkopfdeckel montieren.

Zylinderkopf ausbauen
Zweizylinder

- Motor ausbauen, siehe Seite 55.
- Motor und Getriebeeinheit so lagern, damit der Motor weiter zerlegt werden kann.
- Lüfterrad und Keilriemen entfernen, siehe Seite 81 und 192.
- Luftfilter mit Träger demontieren.
- Lichtmaschine abbauen.
- Ansaug- und Auspuffkrümmer komplett demontieren.
- Luftleitblech und Kühlbleche entfernen.
- Schmierölleitungen zu den Zylinderköpfen abbauen.
- Zylinderkopfdeckel abnehmen. Es läuft Öl heraus!
- Zylinderkopfschrauben lösen.
- Kipphebelwellen ausbauen, Zylinderkopf und Stößelstangen abnehmen (siehe Abb. unten).

Zylinderkopf einbauen

- Kipphebelwellen montieren.
- Kipphebelwellenschraube mit 28 Nm festziehen. Messingscheibe nicht vergessen! Haben Sie keinen geeigneten Schlüssel dazu, so leihen Sie sich in einer Citroen-Werkstatt den Schlüssel 1677 T aus.
- Neue Dichtung anbringen.
- Stößelstangen so in den Zylinder einsetzen, daß der Kugelansatz zum Kipphebel zeigt.
- Zylinderkopf aufsetzen. Darauf achten, daß die Dichtung richtig angebracht ist.
- Unterlegscheiben für die Zylinderkopfschrauben anbringen. Messingscheiben bei den Schrauben an der Kipphebelwelle; Stahlscheibe bei der Mutter zwischen den Kipphebeln.
- Zylinderkopfschrauben mit 10 Nm festziehen.
- Schmierölleitung am Zylinderkopf

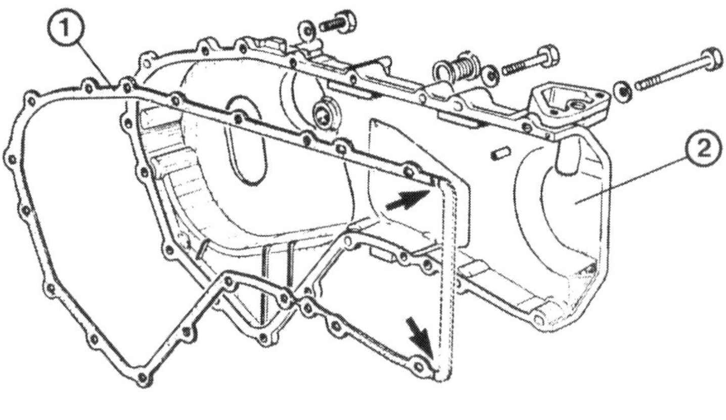

Wenn Zylinderkopf und Nockenwellenantrieb zusammengebaut sind, muß der Abschlußdeckel (2) montiert werden. Dazwischen gehört die Dichtung (1), die nach dem Festschrauben des Deckels an den beiden mit Pfeilen bezeichneten Stellen mit einem scharfen Messer abgeschnitten werden muß.

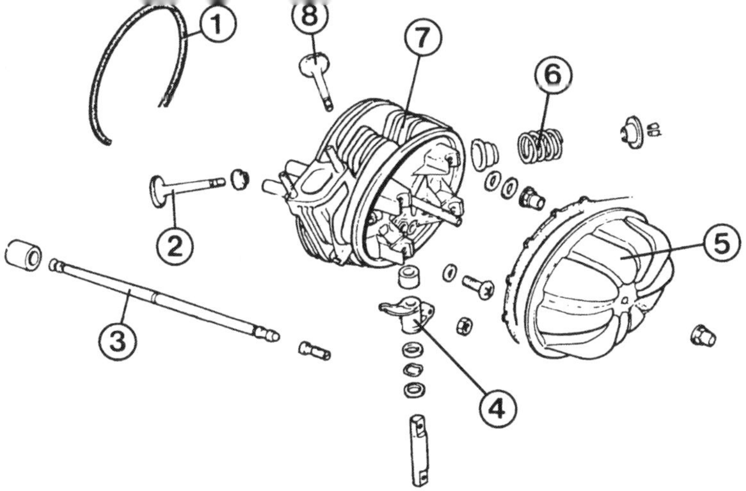

Teile des Zylinderkopfes beim Boxermotor: 1 – Dichtung; 2 – Einlaßventil; 3 – Stößelstange mit Ventilstößel und Einstellschraube; 4 – Kipphebel mit Kipphebelwelle und Distanzhülsen; 5 – Ventildeckel mit Dichtung; 6 – Ventilfeder mit Federteller; 7 – Zylinderkopf; 8 – Auslaßventil.

anschrauben, Schraube mit 10–13 Nm festdrehen. Die beiden Kupferscheiben nicht vergessen.

- Ansaug- und Auspuffkrümmer montieren. Schrauben mit 15 Nm festziehen. Je nach Zustand Dichtungen erneuern.
- Luftleitblech und Kühlbleche anbringen.
- Zylinderkopfschrauben gemäß Abb. oben mit 19 Nm festziehen.
- Ventile einstellen (siehe Seite 53).
- Zylinderkopfdeckel mit neuer Dichtung montieren.
- Lichtmaschine, Keilriemen und Lüfterrad einbauen.
- Luftfilter mit Träger montieren.
- Motor in das Fahrzeug einbauen (siehe Seite 55).

Ventile ausbauen

Zum Aus- und Einbau der Ventile müssen deren Federn niedergedrückt werden. Das machte man früher mit zwei Schraubenziehern. Bei den unter hoher Spannung stehenden Ventilfedern unserer Motoren ist dies kaum mehr möglich, auch ist die Verletzungsgefahr bei dieser Methode ziemlich groß. Wir empfehlen, daß Sie sich entweder den entsprechenden Federspanner bei einer Citroen-Werkstatt ausleihen oder die im Text unten beschriebene Methode anwenden: Haben Sie kein derartiges Handwerkszeug zur Verfügung, sollten Sie den Ventileinbau einer Werkstatt überlassen.

Für den eigenhändigen Einbau brauchen Sie einen Bohrständer von der Heimwerker-Bohrmaschine. Mit diesem und einem passend zurechtgesägten Rohrstück von etwas geringerem Durchmesser als jenem der Ventilfederteller können Sie die Federn gefahrlos zusammenpressen. Aus diesem Rohr muß am unteren Ende ein genügend großes Stück herausgesägt werden, durch das Sie die Haltekeile der Ventile einsetzen können.

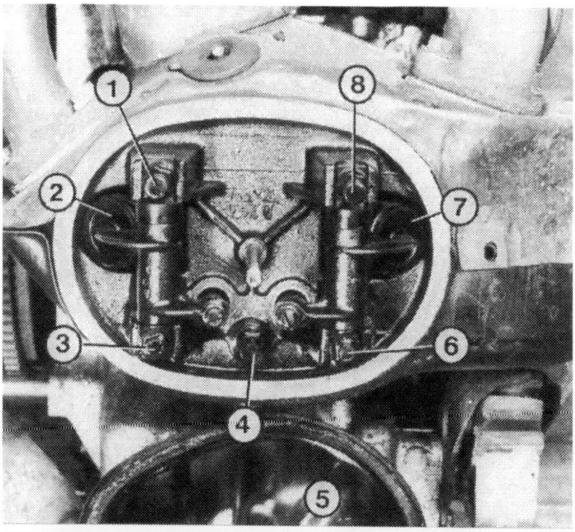

Der Zylinderkopf des Boxermotors. 1, 4 und 8 – Zylinderkopfschraube; 2 – Auslaßventil; 3 – Kipphebelwellenschraube; 5 – Zylinderkopfdeckel; 6 – Kipphebelwellenschraube, 7 – Einlaßventil.

■ Zylinderkopf demontieren und auf ebene, saubere Arbeitsplatte legen.
■ In den muldenförmigen Brennraum, dessen Ventile ausgebaut werden sollen, einen festen Lappenballen packen. Liegt der Zylinderkopf auf der Arbeitsfläche auf, kann das Ventil durch den Lappen beim Druck von oben nicht mehr ausweichen.
■ Am oberen Ventilfederteller eine große Stecknuß (SW 22) ansetzen und dieser einen kräftigen Hammerschlag versetzen. Dadurch lösen sich die Haltekeile der Ventile, können aber nicht wild durch die Gegend fliegen. Achten Sie dabei darauf, daß die Auflageflächen der Kipphebelwellenlagerböcke beim Vierzylinder nicht beschädigt werden.
■ Ventilfeder abnehmen.
■ Ventil aus seiner Führung herausziehen.
■ Ventilteller von abgelagerten Rückständen reinigen.
■ Weist der Ventilteller Risse, Einbrandstellen (Verformungen am Rand) oder Schlagspuren auf?
■ Ist die Randdicke des Ventiltellers (siehe Zeichnung rechts) noch ausreichend?
■ Defekte Ventile ersetzen.
■ Ventilfeder mit Bohrständer und Rohrstück zusammendrücken. Dabei den Zylinderkopf so lagern, daß die Ventile senkrecht stehen und die Dichtfläche nicht beschädigt wird.
■ Von Helfer Haltekeile in die Nuten im Ventilschaft »einfädeln« lassen.
■ Nach dem Zusammenbau Ventilspiel kontrollieren.

Ventile einschleifen

Wenn die kegelige Ventilsitzfläche keine zu großen Verschleiß- oder Verbrennungsspuren aufweist, kann man die Ventile einschleifen und so wieder für ausreichenden Kompressionsdruck sorgen. Sie brauchen zu dieser Arbeit Ventilschleifpaste und einen sogenannten Ventilsauger – beides vom Autozubehörhandel.
■ Ventile ausbauen.
■ Der Ventilsitz im Zylinderkopf soll jetzt eigentlich mit einem Fräser nachgearbeitet werden. In den meisten Fällen genügt Nachschleifen allein vollkommen, wenn der Sitz keinen größeren Schaden genommen hat.
■ Dichtfläche am Ventil mit Schleifpaste bestreichen.
■ Ventil wieder in den Zylinderkopf einsetzen, dabei darf an die Ventilführung keine Paste geraten.
■ Ventilsauger auf den Ventilteller ansetzen und so lange hin und her drehen, bis sich die Dichtfläche hell glänzend vom umgebenden Metall abhebt.
■ Die geschliffene, hell glänzende Fläche soll beim Einlaßventil ca. 2,0 mm und beim Auslaßventil ca. 2,4 mm breit sein (Abbildung rechts).
■ Fertig geschliffenes Ventil gründlich von sämtlichen Resten der Schleifpaste säubern und wieder in seine Führung einsetzen. Ventilführung leicht einölen.
■ Neue Ventilschaftabdichtung montieren (Vierzylinder nur Einlaßventil).
■ Ventile montieren.

Lagerschäden

Klopfgeräusche aus dem Motorraum, die mit wärmer werdendem Öl lauter werden, sind Anzeichen für einen Lagerschaden.

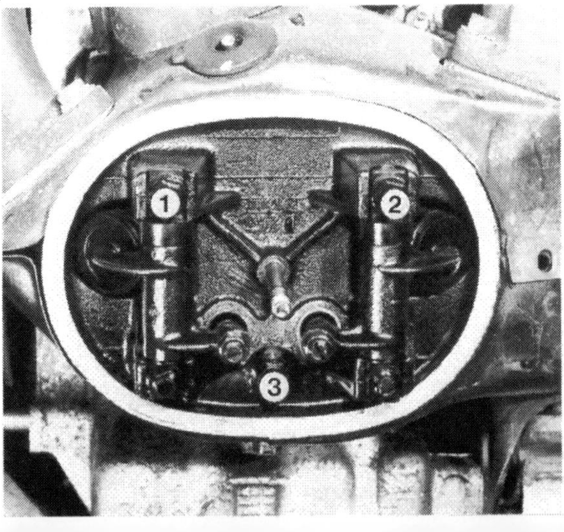

Auch beim Zweizylindermotor müssen die Zylinderkopfschrauben in einer bestimmten Reihenfolge angezogen werden. Man geht dazu in der Reihenfolge der Zahlen vor.

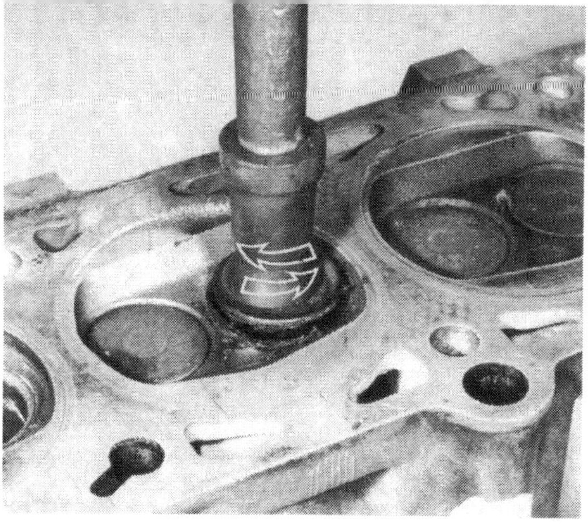

Einschleifen der Ventile: Ventilsitz mit Schleifpaste bestreichen und den Ventilteller mit einem Ventilsauger hin- und herdrehen (Pfeile).

Ursachen

- ☐ Wasser im Motoröl als Folge einer defekten Zylinderkopfdichtung (Vierzylinder).
- ☐ Mangelnde Schmierung durch zu niedrigen Ölstand.
- ☐ Zu hohe Drehzahlen bei kaltem Motor und daher zähflüssigem Öl.
- ☐ Abgerissener Schmierfilm bei hohen Öltemperaturen, evtl. durch falsche Ölviskosität.

Pleuel- oder Hauptlager defekt?

Fast immer sind die Gleitlager der Pleuel defekt. Ganz selten liegt der Schaden an den Hauptlagern der Kurbelwelle. Normalerweise bedeutet ein Lagerschaden eine umfangreiche Motorreparatur. Wenn Sie ein defektes Pleuellager aber bereits im Frühstadium erkennen, kann der Austausch der Lagerschalen genügen. Voraussetzung ist, daß die Zapfen der Kurbelwelle noch keine Beschädigung ihrer Oberfläche aufweisen. So läßt sich der Lagerschaden erkennen:

- ■ Motor im Stand auf mittlere Drehzahlen bringen, Gas zurücknehmen. Mit abfallender Drehzahl taucht ein leichtes Klopfgeräusch auf, etwa »nack-nack-nack-nack«.
- ■ Dieses leichte Klopfen kann nach dem Hochschalten beim Beschleunigen hörbar werden.
- ■ Dann möglichst nicht mehr weiterfahren. Der Schaden kann sich verschlimmern und ist dann mit Eigenmitteln nicht mehr zu reparieren.
- ■ Hartes »klack-klack-klack-klack« beim Hochdrehen des Motors, das bei zurückgenommenem Gaspedal leiser oder sogar unhörbar wird, ist das Merkmal eines kapitalen Lagerschadens, wobei eher ein Hauptlager defekt sein wird.

Defektes Lager lokalisieren Vierzylinder

- ■ **Herkömmliche Zündanlage:** Alle Kerzenstecker abziehen und nur leicht wieder aufstecken.
- ■ Einen Kerzenstecker abziehen.
- ■ Motor von einem Helfer starten und hochdrehen lassen.
- ■ Läßt das Klopfgeräusch bei einem abgezogenen Stecker nach, ist an diesem Zylinder das Lager defekt.
- ■ Kerzenstecker aufdrücken und nächsten Zylinder prüfen.
- ■ Bei einem **Modell mit Transistorzündanlage** (Seite 200) dürfen bei der nachfolgenden Prüfung die Zündkabel und -kerzenstecker nur bei abgeschalteter Zündung angefaßt werden. Die Zündspannung ist bei der TSZ lebensgefährlich hoch. Außerdem darf der Motor nie laufen, solange ein Zündkerzenstecker von der Kerze abgezogen ist, sonst kann das TSZ-Schaltgerät Schaden nehmen.
- ■ Einen Kerzenstecker abziehen. Statt der Zündkerze einen Nagel, Schraubenzieher oder eine Reservekerze in den losen Stecker drücken. Diese Hilfskonstruktion fest an Masse legen – am besten mit einem Starthilfekabel festklemmen.
- ■ Jetzt den Motor starten, wie bei der herkömmlichen Zündung beschrieben.
- ■ Zündung abschalten, Kerzenstecker aufdrücken und nächsten Zylinder auf dieselbe Weise prüfen.

Zweizylinder

Da der Zweizylinder-Motor mit nur einem Zylinder überhaupt nicht oder nur sehr unrund läuft, kann hier ein defektes Lager nach der beschriebenen Methode nicht lokalisiert werden.

Fahren mit defektem Lager

Besteht keine Möglichkeit zum Abschleppen, können Sie beim Vierzylinder auch mit einem defekten Lager bei ausgesprochen niedertouriger Fahrweise noch in die Werkstatt oder nach Hause kommen. Den Zweizylinder hingegen müssen Sie abschleppen lassen, da man ihn mit nur einem Zylinder nicht fahren kann.

- Dazu legen Sie den Zylinder mit dem defekten Lager lahm: Zündkerze herausdrehen; dadurch entfällt die Belastung des Lagers durch den verdichtenden Kolben.
- Um bei einem Fahrzeug mit Transistorzündung (Seite 200) Schäden am Schaltgerät zu vermeiden, muß das Zündkabel des defekten Zylinders an Masse gelegt werden:
- Kerzenstecker abschrauben. Wenn die »Metallseele« nicht schon blank freiliegt, ein Stück Isolierung entfernen.
- Blankes Kabelende unter eine Schraube am Motor klemmen, z. B. am Ventildeckel. Frei in der Luft darf das Zündkabel bei laufendem Motor nicht hängen.
- Mit den verbliebenen Zylindern können Sie allerdings nicht mehr das gewohnte Tempo anschlagen. Der Motor soll höchstens bis in mittlere Drehzahlen hochgedreht werden.

Fingerzeige: *Bei laufendem Motor und ausgebauter Zündkerze verursacht die durch das Zündkerzenloch vom Kolben angesaugte und wieder herausgedrückte Luft ein pfeifend-knallendes Geräusch. Das darf Sie nicht irritieren.*

Bei einem ursprünglich noch guten Motor kann die unbesorgte Weiterfahrt einen größeren Schaden verursachen: Durch Abrieb von Gleitlagermaterial kann das defekte Lager fressen und im schlimmsten Fall das Pleuel brechen.

Abgeblasen

Es ist nicht damit getan, daß die Abgase so schnell wie möglich durch den Auspuff ins Freie gelangen, damit neues Frischgas verbrannt werden kann. Nein, die Abgase müssen vor allem gedämpft werden. Denn das rauhe Ausatmen der Motoren würde sonst unsere ohnehin schon stark strapazierte Umwelt noch mehr belasten.

Die Teile der Auspuffanlage

Reihenmotor

□ Die Abgase werden vom Auspuffkrümmer weg – je nach Modelljahr – mit einem oder zwei Rohren (Hosenrohr) zum Vorschalldämpfer geführt. Verbunden sind Vorschalldämpfer und Abgasrohr bzw. Hosenrohr mit einer Klemmschelle oder einer Flanschverschraubung. Die letztere – die Verschraubung wird durch eine Feder vorgespannt – Verbindung ist jedoch nicht starr, damit die Bewegungen des quergestellten Motors nicht direkt auf die Auspuffanlage übertragen werden.
□ Der Vorschalldämpfer ist mit dem Hauptschalldämpfer über eine Steckklemmvorrichtung verbunden, die gleichzeitig auch die Auspuffanlage über ein Gummielement an der Karosserie festhält.
□ An seinem hinteren Ende ist dieser im Umfang größere Dämpfer mit Gummiringen am Kofferraumboden angehängt.

Boxermotor

Der grundsätzliche Aufbau ist der gleiche.
□ Bedingt durch die Anordnung der Zylinder (Boxer) führen je ein Rohr von den Zylindern bzw. Wärmetauschern von der Heizung in den Vorschalldämpfer.
□ Über ein Rohr, welches mit Gummiringen am Wagenboden befestigt ist, werden die Abgase in den Hauptschalldämpfer geführt.
□ Der Hauptschalldämpfer hat nahezu die gleiche Größe wie beim Vierzylindermotor und ist genau gleich wie dieser aufgehängt.

Auspuff-Lebensdauer

Bei der Verbrennung von Benzin, das im wesentlichen aus den Elementen Kohlenstoff und Wasserstoff besteht, verbindet sich der Kohlenstoff mit dem Luftsauerstoff zu Kohlendioxid (CO_2), und der Wasserstoff vereinigt sich mit Sauerstoff zu Wasser (H_2O). Aus einem Liter Benzin entstehen rund 0,9 Liter Wasser, das Sie aber gewöhnlich nicht sehen, da es durch die Verbrennungswärme unsichtbar-dampfförmig dem Auspuff entweicht. Nur in der kalten Jahreszeit und vor allem gleich nach dem Kaltstart sehen Sie weiße Auspuffwölkchen von kondensierendem Wasser.

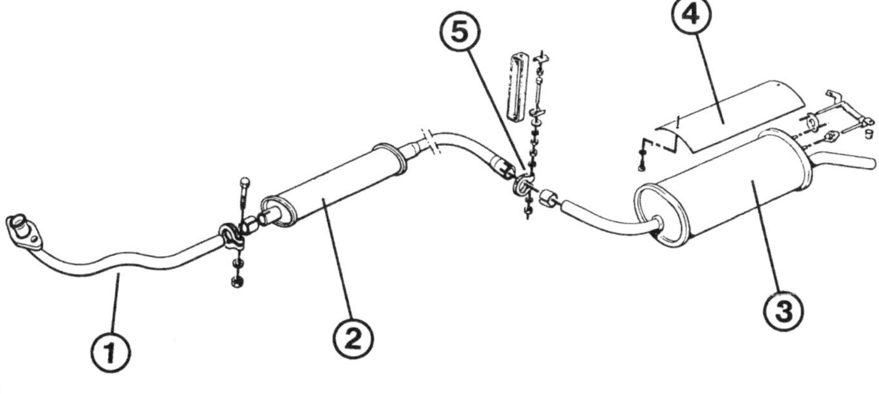

Die Auspuffanlage des Reihenmotors: 1 – vorderes Auspuffrohr; 2 – Vorschalldämpfer; 3 – Hauptschalldämpfer; 4 – Wärmeschutzschild; 5 – Rohrklemme mit Gummiaufhängung.

Die Auspuffkorrosion nimmt mit sinkender Abgastemperatur zu. Langstreckenbetrieb mit betriebswarmem Motor und heiße Abgase setzen der Auspuffanlage kaum zu. Anders dagegen andauernde Stadtfahrten mit meist unterkühltem Triebwerk. Am geringsten betroffen sind die Rohre vorne, wo die Verbrennungsgase noch zwischen 600° und 800° C heiß einströmen. Im Vor- und Hauptschalldämpfer kühlen sie zunehmend ab und sind am Auspuffendrohr noch 150–300° C warm. Das bewirkt, daß im letzten Dämpfer das meiste Kondenswasser auftritt. Es vermischt sich mit Verbrennungsrückständen zu aggressiven Säuren und läßt das Auspuffblech von innen nach außen durchrosten.
Die vorderen Teile der Auspuffanlage sind bei Langstreckenfahrten durch Temperaturspannungen gefährdet, wenn bei Regen das heiße Blech ständig kalten Duschen ausgesetzt ist. Dann kann das Material reißen oder brechen. Unabhängig von der Fahrweise fördern Spritz- und Salzwasser den Rostfraß von außen. Mechanische Belastung durch Steinschlag oder Aufsetzen auf hartem Untergrund setzt dem Blech zu. Nicht zuletzt wirken Schwingungen lebensverkürzend. Ursachen sind defekte oder fehlende Aufhängungsgummis oder eine schadhafte Motorlagerung.

Aufhängung und Zustand der Auspuffanlage kontrollieren

Wartung Nr. 25

Die Auspuffanlage ist durchweg schwingend in Gummischlaufen am Fahrzeugboden aufgehängt. Die einzige starre Verbindung besteht am Auspuffkrümmer.

- Haltegummis auf Brüchigkeit, Einrisse oder sonstige Schäden überprüfen, gegebenenfalls ersetzen.
- Mit einem Lappen in der Hand bei laufendem Motor das Auspuffendrohr zuhalten.
- Der Motor muß nach kurzer Zeit stehenbleiben.
- Hören Sie zischende Geräusche und läuft der Motor ungestört weiter, ist die Anlage an der Geräuschstelle undicht.
- Ein dumpferer Auspuffton als gewöhnlich und Knallen im Schiebebetrieb weist auf einen durchgerosteten Auspuff hin.
- Erfahrungsgemäß ist der Hauptschalldämpfer zuerst defekt. Er rostet mit Vorliebe an seiner Ober- oder Unterseite hin durch.

Auspuffanlage erneuern

Reparaturen an einer durchgerosteten Auspuffanlage sind meist nur kurzer Erfolg beschieden. Auf rostgeschwächtem Auspuffblech kann nicht mehr geschweißt werden. Auspuffkitt und -bandagen sind zwar recht dauerhaft, aber das Blech bricht dann bald neben der Reparaturstelle aus.
Ganz selten sind Vor- und Hauptschalldämpfer gleichzeitig austauschreif.
Wir haben die Erfahrung gemacht, daß der Vorschalldämpfer viel länger hält als der Hauptschalldämpfer.
Wollen Sie den Hauptschalldämpfer von einer Werkstatt auswechseln lassen, achten Sie darauf, daß nicht die komplette Anlage erneuert wird. Werkstätten wechseln sehr gerne die ganze Anlage aus, denn sie argumentieren, daß eh gleich auch die anderen Teile den Geist aufgeben. Dem ist aber beim Visa nicht so.

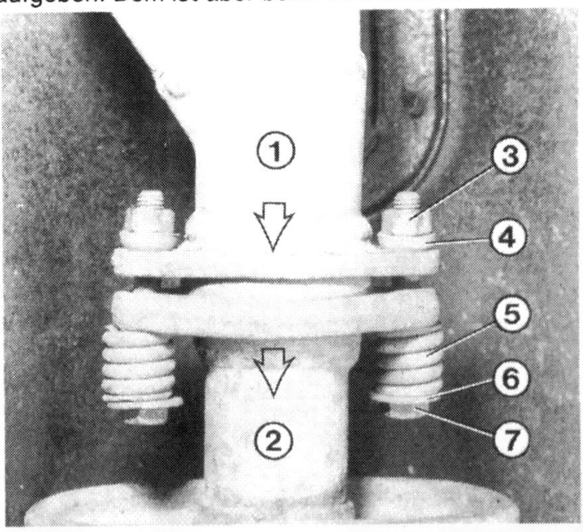

Die Verbindung zwischen dem vorderen Teil des Auspuffs und dem Vorschalldämpfer ist durch zwei Schrauben (7) gesichert.Diese befinden sich unter Vorspannung durch die Feder (5). Somit sind die beiden Teile (1 und 2) nicht starr miteinander verbunden. Deshalb die Mutter (3) nie zu stark anziehen. Die weiteren Teile sind: 4 – halbkugelförmige Unterlegscheibe; 6 – Unterlegscheibe.

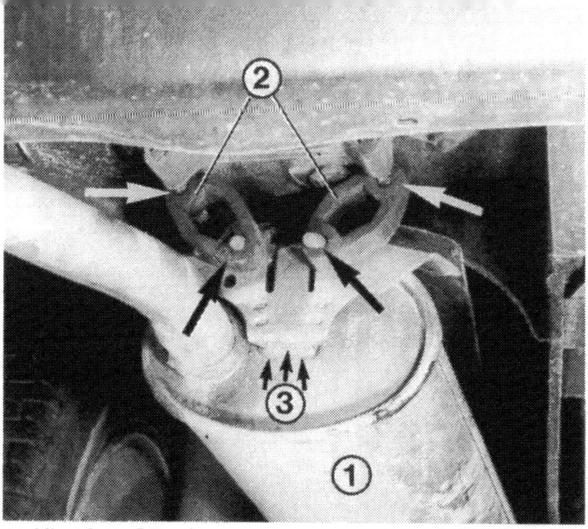

Der Schalldämpfer (1) sollte immer richtig in den Gummielementen (2) eingehängt sein (Pfeile), sonst fängt er an zu dröhnen oder die Gummiaufhängungen reißen. An der Stelle (3) reißt die Halterung gerne am Dämpfer ab.

■ Klopfen Sie darum den ausgebauten, noch intakten Schalldämpfer mit einem Hammer gründlich rundum, auch an den Stirnseiten, ab; dabei nicht zu zaghaft hämmern.
■ Klingt es bei jedem Schlag hell, ist das Blech noch gesund.
■ Wird das Klopfgeräusch an manchen Stellen dumpfer, ist die Außenhaut bereits geschwächt und wird bald durchbrechen, besonders dann, wenn die salzhaltige kalte Jahreszeit herrscht.

Auspuffanlage ausbauen

■ Bei allen Arbeiten an der Auspuffanlage muß der Visa absolut rüttelsicher aufgebockt sein, daß er auch bei heftigem Drehen oder Zerren an den Rohren nicht kippen kann.
■ Wenn beim Demontieren eine Schraube abreißt, ist das kein Beinbruch, da man beim Einbauen von neuen Teilen ohnehin neue Schrauben und Muttern verwenden sollte.
■ Die Halteschlaufen sollten möglichst erneuert werden.
■ Die Steckverbindungen der Rohrstutzen lassen sich am besten durch Erhitzen mit dem Schweißbrenner trennen. Kalt geht es allenfalls unter Zuhilfenahme von Rostlösemittel (siehe Seite 15).
■ Die Rohre werden durch kräftige Drehbewegungen getrennt.
■ Hilft das nicht weiter, wird die Rohrverbindung des defekten Schalldämpfers knapp 10 cm hinter der Verbindungsstelle abgesägt.
■ Den verbliebenen Rohrrest mit der Eisensäge in Längsrichtung aufsägen und mit einem Schraubenzieher aufhebeln.
■ Die Verschraubungen der Auspuffanlage lassen sich beim nächsten Mal leichter lösen, wenn die Gewinde beim Einbau mit Kupferfett (siehe Seite 15) bestrichen wurden.
■ Auch zwischen die Rohrverbindungen können Sie solches hitzebeständige Fett streichen, damit sie sich wieder leichter trennen lassen.

Fingerzeig: *Wollen Sie bei den Visa-Modellen mit Reihenmotor lediglich den Hauptschalldämpfer wechseln, so empfiehlt es sich, die gesamte Auspuffanlage – also bis zu der beweglichen Flanschverschraubung hin – zu demontieren. Lösen Sie die drei Schraubverbindungen und hängen Sie die Anlage aus. Jetzt können Sie ohne große Verrenkungen die Steck-Klemmverbindungen lösen. Müssen Sie gar noch die Verbindung mit einem Schweißbrenner trennen, so ist das im ausgebauten Zustand viel ungefährlicher.*

Hauptschalldämpfer ausbauen Reihenmotor

■ Klemmschelle, die gleichzeitig auch die Gummiaufhängung zum Wagenboden ist, lösen.
■ Schraubverbindung am Flansch lösen.
■ Halteschlaufen beim Hauptschalldämpfer aushängen.
■ Hauptschalldämpfer wie oben beschrieben lösen.

Die mittlere Aufhängung der Auspuffanlage: 1 – Gummischlaufe, welche an der Karosserie befestigt ist; 2 – Klemmmutter; 3 – Klemmschelle; 4 – Halteschraube.

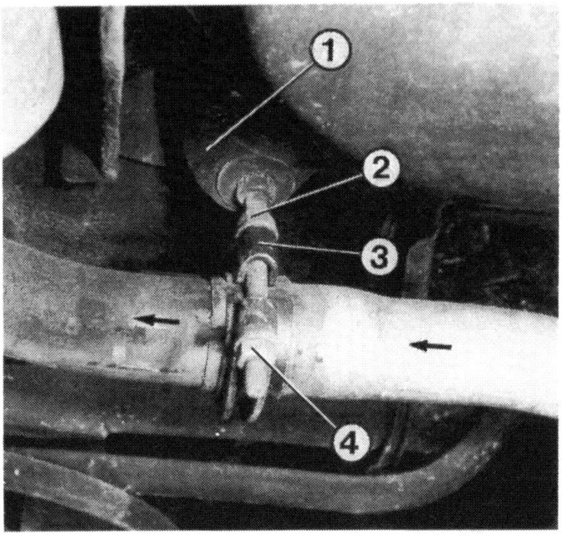

Boxermotor

■ Klemmschelle lösen.
■ Halteschlaufe Vorschalldämpfer aushängen, damit man mehr Bewegungsfreiheit hat.
■ Halteschlaufen Hauptschalldämpfer aushängen.
■ Endtopf vom Vorschalldämpfer trennen.

Vorschalldämpfer Reihenmotor

■ Wird gleich ausgebaut wie der Hauptschalldämpfer, das steht auf der Vorseite beschrieben.
■ Einbau siehe Boxermotor.

Boxermotor

■ Hauptschalldämpfer demontieren.
■ Klemmschellen lösen.
■ Halteschlaufen aushängen.
■ Beide Steckverbindungen zwischen Vorschalldämpfer und Abgasleitungen zu den Zylindern trennen.
■ Beim Einbau der einzelnen Teile die Anlage erst provisorisch zusammenstecken.
■ Gesamte Anlage in die Halteschlaufen einhängen.
■ Die Gummiringe müssen unter gleichmäßigem Zug stehen.
■ Andernfalls die Befestigungshaken vorsichtig nachbiegen.
■ Klemmschellen anziehen (25 Nm).

Fingerzeig: *Verspannt eingebaute Auspuffanlagen machen sich durch Brumm- oder Dröhngeräusche bemerkbar. Dröhnt die Anlage trotz vorschriftsmäßigem Einbau, so löst man sämtliche Befestigungsschrauben der Anlage und zieht sie – bei laufendem Motor – von vorne nach hinten wieder an. Beachten Sie dabei, daß Sie beim Reihenmotor die Flanschschrauben nicht zu stark anziehen.*

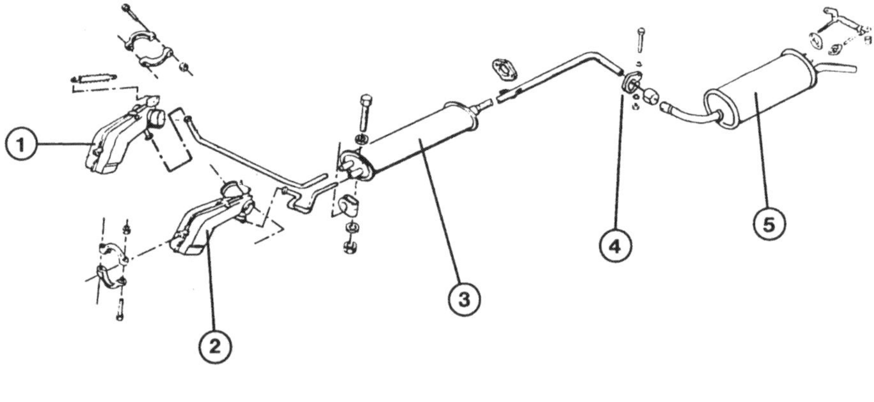

Die Auspuffanlage des Boxermotors: 1 und 2 – Wärmetauscher für die Heizung; 3 – Vorschalldämpfer; 4 – Rohrschellen; 5 – Hauptschalldämpfer.

Wind und Wasser

Ob Sie's glauben oder nicht, auch ein Motor muß sich bei seiner Arbeit wohl fühlen – ein entsprechendes Arbeitsklima vorfinden! Bei unseren Motoren bedeutet dies: Kühlung. Denn bei der Verbrennung des Kraftstoff/Luft-Gemisches entstehen so hohe Temperaturen, daß ohne Kühlung der Motor nach kurzer Zeit zerstört würde.

So wird gekühlt

□ **Luftkühlung: Der Boxermotor** wird ausschließlich mit Luft gekühlt. Ein Ventilator erzeugt einen kräftigen Luftstrom, der durch einen Kanal zu den Zylinderköpfen geführt wird.
□ **Wasserkühlung: Beim Reihenmotor** nimmt die Kühlflüssigkeit, welche im Motor zirkuliert, die Wärme auf und gibt sie am Kühler an die Luft wieder ab.

Wasserkühlung Reihenmotor

Durch den Motor wird ständig eine Kühlmittelmenge von ca. 7 Liter gepumpt. Dies besorgt die Wasserpumpe, die ihrerseits über einen Keilriemen vom Motor angetrieben wird. Das Kühlmittel fließt aber nun nicht kreuz und quer durch den Motor, sondern auch durch den Kühler. Dort wirkt die Luft als abkühlendes Element, entweder als Fahrtwind oder durch den Kühlerventilator beschleunigt.
Ein weiterer Wasserweg führt zum Heizungskühler, wo das aufgeheizte Kühlmittel während der kalten Jahreszeit für angenehme Temperatur im Innenraum sorgt. Überdies hat der »Kühlwassermantel« des Motors eine lärmisolierende Wirkung, weshalb die Reihenmotoren mit Wasserkühlung auch etwas leiser sind als die luftgekühlten Boxermotoren im Zweizylinder-Visa. Doch zuviel Kühlung ist auch schädlich. Der Motor würde zu lange brauchen, um auf Betriebstemperatur zu kommen; und in der kalten Jahreszeit würde er wohl überhaupt nicht richtig warm werden. Deshalb regelt der Thermostat den Kühlwasserstrom und sorgt dafür, daß der Motor schnell auf Betriebstemperatur kommt, aber unter Last nicht überhitzt.

Überdruck-Kühlsystem

Das Kühlsystem faßt je nach Motor **6,5 bis 7,5 Liter** Flüssigkeit. Das ist nur ein kleines Eimerchen Wasser, das unablässig von der Kühlwasserpumpe durch den Motor geschaufelt wird und dabei die Hitze wegschafft. Diese Menge würde bei einer scharfen Autobahnfahrt oder einem Paßaufstieg im Hochgebirge nicht ausreichen, wäre das ganze System nicht unter Druck gesetzt.
Im Kühlsystem herrscht bei Betriebstemperatur ein Überdruck von ca. 1 bar, was die Siedetemperatur des Wassers von 100° C auf etwa 115° C erhöht. So kann die für den Motor betriebsgünstige Kühlmitteltemperatur von etwa 105° C ohne »Kochgefahr« eingehalten werden, und das unter Druck gesetzte Wasser nimmt auch mehr Wärme auf. Verantwortlich für ein gutes »Arbeitsklima« des Motors sind zum einen der Verschlußdeckel auf dem Ausgleichsbehälter, der den Druck reguliert, und zum anderen der Thermostat, der nach dem Kaltstart die Flüssigkeit nicht gleich durch den Kühler strömen läßt, sondern erst mit steigender Temperatur.

Stand der Kühlflüssigkeit prüfen
Ständige Kontrolle

Der Stand der Kühlflüssigkeit läßt sich im durchsichtigen Ausgleichsbehälter im Motorraum hinten links leicht kontrollieren.
□ Bei kaltem Motor muß der Kühlmittelpegel innerhalb der roten Markierung liegen.
□ Bei heißem Motor jedoch muß der Kühlflüssigkeitsstand unterhalb der Ober-

kante des Einfüllstutzens liegen und darf auf keinen Fall bei der roten Markierung stehen. Bekanntlich dehnt sich ja heißes Wasser aus.
Nach einigen Jahren kann sich der durchsichtige Ausgleichsbehälter so stark eintrüben, daß man den Flüssigkeitsstand von außen nicht mehr ablesen kann. Zur Füllstand-Kontrolle muß man jetzt den Deckel abschrauben und mit einer Taschenlampe in das Gefäß leuchten. Beachten Sie unbedingt den folgenden Fingerzeig.

Fingerzeig: *Nach Möglichkeit sollten Sie Kühlmittel nur bei kaltem Motor nachfüllen, dann ist nämlich das Kühlsystem drucklos. Der Überdruck baut sie ja erst beim Erwärmen der Flüssigkeit auf. Je heißer sie ist, um so vorsichtiger muß der Deckel geöffnet werden. Bester Schutz gegen Verbrühen: Einen dicken Lappen über den Deckel legen und diesen ganz langsam öffnen, bis der Druck entwichen ist. Jetzt kann kein heißes Wasser mehr aus dem Behälter sprudeln.*

Kühlmittel auffüllen

Kühlmittelverlust ist immer ein Zeichen für eine Störung oder einen Defekt. Die Kühlflüssigkeit wird weder verbraucht noch kann sie im geschlossenen Kühlsystem verdampfen oder verdunsten. Was Sie tun sollten, wenn der Motor Kühlmittel verliert, steht auf der rechten Seite.

- Wird nur Wasser nachgefüllt, verdünnen Sie den Frostschutz allmählich, daher evtl. gleich etwas Frostschutz mit einfüllen.
- Nicht über die rote Markierung nachfüllen, das Kühlmittel dehnt sich bei Erwärmung aus und die Mehrmenge entweicht aus dem System.
- Kleinere Flüssigkeitsmengen können Sie sowohl bei warmem wie kaltem Motor eingießen.
- Bei erheblichem Wasserverlust und heißer Maschine kein kaltes Wasser nachfüllen. Durch den »Kälteschock« kann sich der Zylinderkopf verziehen oder der Motorblock reißen.

Das Gefrierschutzmittel

Im Kühlsystem sorgt nicht allein klares Wasser für die notwendige Abkühlung des Motors, sondern eine Mischung von Frost- und Korrosionsschutz sowie Wasser. Man spricht daher auch besser von Kühlflüssigkeit oder Kühlmittel. Das Mischungsverhältnis beträgt für mitteleuropäische Verhältnisse etwa 2:3, in nordischen Ländern meistens 1:1.

Gefrierschutz bis	Wasser	Frostschutz
– 15° C*	5,4 l	2,1 l
– 25° C	4,3 l	3,2 l
– 32° C	3,5 l	4,0 l

*Vom Werk eingefüllte Dauerfüllung

Als Frostschutz dient gewöhnlich Äthylenglykol, eine Flüssigkeit auf Alkoholbasis, die, wie schon erwähnt, weder verdampft noch verdunstet. Genauso wichtig wie der Frostschutz im Kühlmittel ist auch der Korrosionsschutz, der verhindert, daß sich im Kühlsystem Kesselstein, Rost und andere Korrosionsprodukte bilden, die als schlechte Wärmeleiter die Kühlung vermindern. Folge: Motorüberhitzung. Das werksseitig eingefüllte Kühlmittel mit Korrosionsschutz soll deshalb auch nicht im Frühjahr abgelassen und durch klares Wasser ersetzt werden. Zwar verschlechtert der Frostschutz die Wärmeabführung, aber andererseits erhöht er den Siedepunkt um etwa 5° C.
Jede Firma lobt ihre eigenen Produkte. Darum empfiehlt Citroen das Frostschutzmittel von »Total«, und diese Firma ist ja sehr stark mit Citroen verbunden. Wir sind in diesem Punkt nicht so markengläubig und würden jedes Gefrierschutzmittel nehmen, das auch eine Korrosionsschutz-Beimischung enthält. Andere Frostschutzfabrikate – meist in 1,5-Liter-Dosen oder (billiger) an der Tankstalle aus dem Faß – ergeben meist eine ähnliche Kältebeständigkeit wie das von Citroen empfohlene. Lesen Sie aber sicherheitshalber vorher noch die Mischtabelle durch. Die Produkte verschiedener Hersteller lassen sich übrigens gefahrlos untereinander mischen.

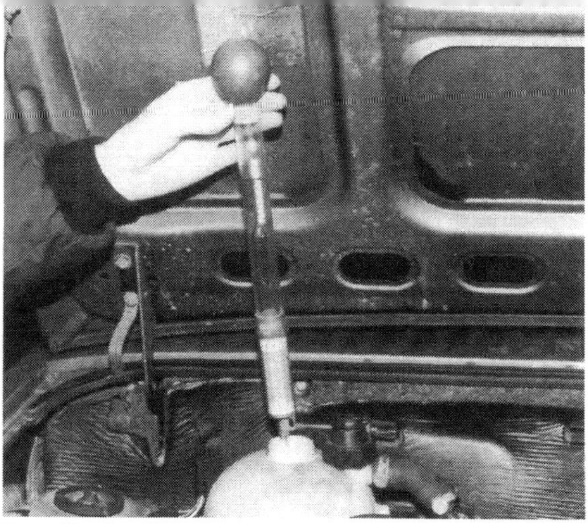

Zum Nachprüfen der Kühlmittel-Frostfestigkeit braucht man einen Hebe-Messer, mit dem das spezifische Gewicht der Flüssigkeit gemessen wird. Die hierfür benötigte Prüfspindel hat eigentlich jede Tankstelle und natürlich auch die Werkstatt. Man saugt etwas Flüssigkeit aus dem Kühler ab. Die Spindel taucht je nach dem spezifischen Gewicht der Kühlflüssigkeit mehr oder minder tief ein und man kann an einer Skala die Frostfestigkeit direkt ablesen.

Frostschutz prüfen

Wartung Nr. 14

Zum Nachprüfen der Kühlmittel-Frostfestigkeit brauchen Sie einen Hebe-Messer (Spindel, Aräometer; siehe Seite 14), mit dem das spezifische Gewicht der Flüssigkeit gemessen wird. Durch unterschiedliche Zugabe von Korrosionsschutzmitteln sind die spezifischen Gewichte der einzelnen Frostschutzprodukte nicht gleich. Für eine absolut genaue Messung brauchen Sie eine auf das eingefüllte Frostschutzmittel abgestimmte Spindel. Im Zweifelsfall rechnen Sie mit einer Meßtoleranz von 2–3 Grad nach oben und unten.

- Etwas Kühlmittel aus dem Ausgleichsbehälter ansaugen, die Spindel muß frei schwimmen können.
- Je nach spezifischem Gewicht der Flüssigkeit taucht die Spindel mehr oder minder tief ein.
- An der Skala ablesen, wie weit der Gefrierschutz reicht.
- Manche Frostschutzprüfer haben Zeiger, an denen die Frostfestigkeit abgelesen werden kann.

Frostschutzkonzentration mischen

Oft stellt sich heraus, daß die Konzentration des Gefrierschutzmittels nicht mehr ausreicht. Dann muß etwas Frostschutz nachgefüllt werden: Über den Daumen gepeilt 0,5 Liter für einen um 10° C erweiterten Gefrierschutz.

- Wanne unter den Kühler stellen.
- Wasserschlauch unten am Kühler abnehmen, 1 bis 2 Liter Kühlmittel ablassen.
- Schlauch wieder montieren.
- Entprechende Menge reinen Frostschutz eingießen und mit der aufgefangenen Kühlflüssigkeit nachfüllen.

Fingerzeig: *Angebrochenes Gefrierschutzmittel altert, wenn es offen herumsteht. Deshalb in ein verschließbares Gefäß umfüllen, dieses beschriften und vor Kinderhänden gesichert aufbewahren. Frostschutzmittel ist giftig!*
Falls Sie bei jeder Kontrolle einen gesunkenen Kühlmittelstand feststellen, sollten Sie baldigst nach der Ursache forschen.
Das Äthylenglykol im Frostschutz ist enorm kriechfähig. Das kann zur Folge haben, daß nach der Neubefüllung mit Gefrierschutzmittel undichte Stellen zutage treten, die bislang noch von Kalk- und Korrosionsansatz abgedichtet waren.

Kühlsystem auf Dichtheit prüfen

- Schläuche am Kühler und Motor dicht, auch die dünneren zur Heizanlage?
- Schläuche rissig? Durch leichtes Kneten feststellen, ob die Wasserschläuche hart und spröde geworden sind; dann alsbald austauschen.
- Sitzen die Schlauchenden nicht zu knapp auf ihren Stutzen?
- Sind die Spannschrauben der Schlauchbinder festgezogen?
- Verrostete Schlauchbinder können unvermutet während der Fahrt und vollem Betriebsdruck im Kühlsystem nachgeben. Deshalb umgehend auswechseln.
- Die Werkstatt kontrolliert die Dichtheit des Kühlsystems mit einer speziellen Handluftpumpe mit Druckmesser. Dieses Gerät wird auf die Ausgleichs-

Eine Vielzahl von Wasserschläuchen finden wir beim Visa. 1 – Thermoschalter Kühlventilator; 2 – Kühler; 3 – Thermostatgehäuse; 4 – Thermostat; 5 – Ausdehnungsbehälter; 6 – Ausgleichsbehälter; 7 – Verschlußdeckel.

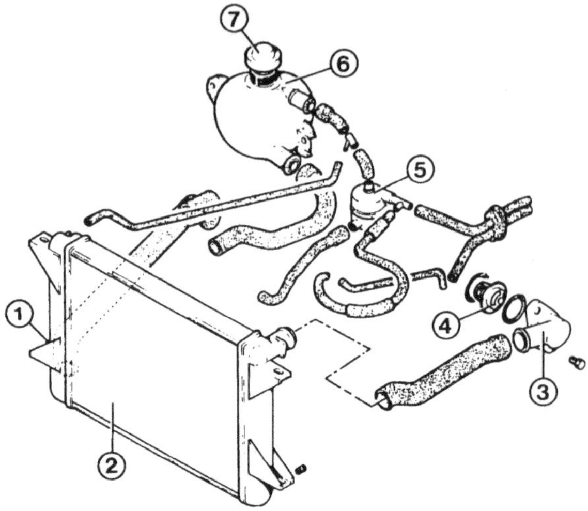

behälteröffnung gesetzt und ein Druck von 1 bar aufgepumpt.

■ Fällt der Skalenzeiger nicht innerhalb von ein bis zwei Minuten, ist das Kühlsystem dicht.

Kühlmittelschläuche ausbauen

Besorgen Sie sich zuerst die Originalschläuche in der richtigen Bogenform und grundsätzlich neue Schlauchschellen. Nehmen Sie auf jeden Fall anstelle der möglicherweise verwendeten Spannschellen die besser festzuziehenden Schraubschellen.

■ Kühlmittel ablassen und auffangen (siehe rechte Seite).

■ Schlauchschellen lösen, Schläuche abziehen.

■ Festsitzende Schlauchenden mit Gefühl und einem Schraubenzieher lokkern, den man zwischen Schlauch und Stutzen schiebt und vorsichtig hebelt.

■ Neue Schläuche weit genug auf die Stutzen schieben, daß sie nicht abrutschen können.

■ Schraubschellen nicht mit Gewalt anziehen, sonst überdrehen Sie das Gewinde.

Fingerzeig: *Unterwegs kann man kaum einen gerissenen Wasserschlauch ersetzen. Hier hilft das »Pannenband« von Weyer, Düsseldorf oder Holts »Hoseweld Bandage«; beide kleben auf den gesäuberten und trockenen Gummischläuchen recht gut. Sicherheitshalber den Kühlerverschlußdeckel einige Umdrehungen lösen, damit sich nicht der volle Betriebsdruck aufbaut und die Bandage platzen läßt.*

Der Kühler

Die Kühler sind je nach Modelljahr und Fahrzeugtyp verschieden, und zwar in Form und Material. Doch im grundsätzlichen Aufbau sind sie alle gleich. Der rechte und linke Wasserkasten ist durch eine Vielzahl dünnwandiger Röhrchen verbunden. Zur Vergrößerung der Kühlfläche sind diese Röhrchen, in denen das Wasser zirkuliert, durch ganz feine Lamellen aus Leichtmetall oder Kupfer verbunden. Die Kühler der Visa-Modelle sind nicht nur vom Aufbau her verschieden, sondern auch von der Kühlfläche. Sie variiert zwischen 1200 und 1600 cm^2.

Kühler reinigen

Von Zeit zu Zeit sollte man die Kühlerlamellen von den dort festgesetzten Insektenleichen säubern, sonst verschlechtert sich die Kühlwirkung.

■ Kühlergrill ausbauen (Seite 250).

■ Elektroventilator mit Luftführungsring abnehmen (Seite 80).

■ Angetrocknete Insektenreste mit einem eiweißlösenden Mittel einsprühen – z. B. »Summer Screen« von Holt.

■ Nach einer gewissen Einwirkzeit mit parallel zu den Kühlerlamellen gerichtetem Wasserstrahl abspülen und mit nicht zu hohem Druck von der Kühlerrückseite her. Hartes Bürsten oder scharfe Werkzeuge können die Kühlerlamellen beschädigen.

■ Spezielle Reinigungsmittel für das Kühlerinnere sind bei ausschließlicher Verwendung von Frostschutz mit Korrosionsschutzmitteln nicht erforderlich.

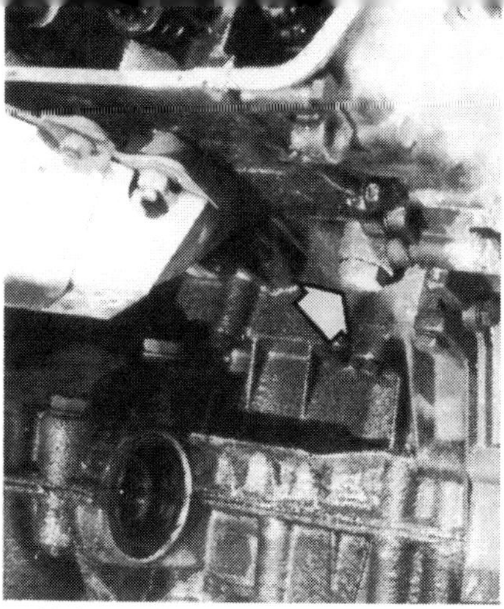

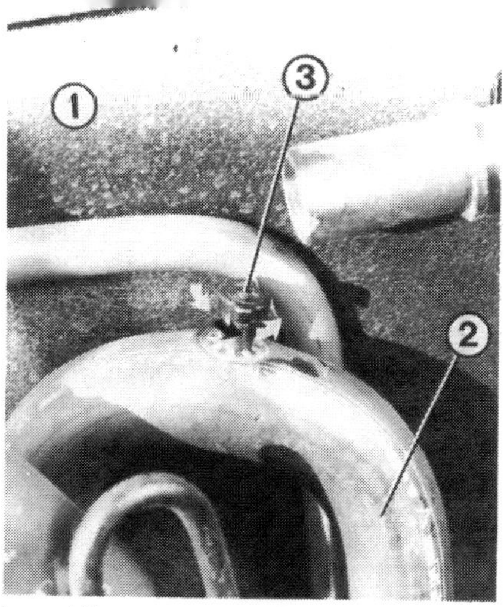

Zum Ablassen des gesamten Kühlmittels muß die Schraube (Pfeil) am Motorblock herausgedreht werden. Beim Wiederbefüllen muß mit der Schraube (3) das ganze Kühlsystem entlüftet werden. 1 – Rückwand Motorraum; 2 – Kühlmittelschlauch.

Kühlflüssigkeit ablassen

- Heizregulierhebel ganz nach links (Stellung »Warm«) schieben.
- Verschlußdeckel des Ausgleichsbehälters abschrauben.
- Wasserschlauch unten am Kühler abnehmen. Soll die Kühlflüssigkeit wieder verwendet werden, zuvor eine saubere Wanne unterstellen.
- Wenn auch das Kühlmittel aus dem Motorblock auslaufen soll, Ablaßschraube am Zylinderblock herausdrehen (siehe Bild oben). Sie kann übrigens durch Kalkansatz manchmal festgebacken sein.

Kühlsystem neu befüllen

- Ablaßschraube am Motorblock eindrehen.
- Wasserschläuche aufstecken, Schlauchbinder festziehen.
- Heizregulierhebel in Stellung »Warm« schieben.
- Zuerst Gefrierschutzmittel (Mischungstabelle siehe Seite 72), darauf möglichst kalkarmes Wasser aufffüllen.
- Der Flüssigkeitsspiegel soll nur wenig über der roten Markierung im Ausgleichsbehälter stehen.
- Verschlußdeckel aufsetzen und festdrehen.
- Ab 9/84 Entlüftungsschraube (siehe Bild oben) öffnen, Motor starten und Schraube verschließen, sobald Flüssigkeit austritt.
- Motor warmfahren, bis der Thermostat geöffnet hat. Dieser ist ganz sicher offen, wenn bei im Leerlauf drehendem Motor der elektrische Kühlerventilator anläuft.
- Beim Laufenlassen des Motors wird das Kühlsystem automatisch entlüftet.
- Motor abkühlen lassen, Kühlmittelstand kontrollieren, ggf. etwas Wasser nachfüllen.

Kühler ausbauen

- Kühlmittel ablassen (siehe oben).
- Traverse über dem Kühler ausbauen: vier Schrauben Traverse, zwei Befestigungsschrauben des Kühlers an der Traverse, eine Schraube Reserveradträger, eine Befestigungsmutter Kühlerventilatorträger.
- Kühlerventilator nach vorn abnehmen.
- Einstellzug des rechten Scheinwerfers lösen.
- Traverse abnehmen.
- Wasserschläuche abziehen.
- Thermokontaktkabel abziehen.
- Kühler herausheben.
- Wird der Kühler ersetzt, Thermoschalter abschrauben.

Überdruckventil im Kühlsystem-Verschlußdeckel prüfen

Im Überdruck-Kreislauf (einschließlich durckfester Schläuche und Schlauchanschlüsse) spielt vor allem der Kühlsystem-Verschlußdeckel eine ganz entscheidende Rolle. Seine untere Dichtplatte wird durch Federkraft auf den Rand der Einfüllöffnung gedrückt. Diese Feder gibt erst nach, wenn bei steigender Erwärmung der Druck im Kühlsystem einen bestimmten Wert übersteigt. Dann kann zum Druckausgleich etwas Wasserdampf durch das Überdruckventil im Deckel entweichen. Bei den Visa-Modellen wurden Verschlußdeckel mit einem **Öffnungsdruck von 0,8 bar** verwendet. Beim Abkühlen zieht sich die Kühlflüssigkeit wieder zusammen, und es entsteht ein Unterdruck im Kühlsystem. Für diesen Unterdruckausgleich hat der Verschlußdeckel noch ein zweites, kleineres Ventil, das bei einem Unterdruck von 0,06–0,1 bar öffnet und Außenluft in den Ausgleichsbehälter strömen läßt.

■ Das Überdruckventil im Verschlußdeckel wird mit dem beschriebenen Druckprüfgerät und einem Verbindungsstück auf richtige Funktion kontrolliert.
■ Druck aufpumpen.
■ Bei ca. 0,8 bar muß das Ventil öffnen.
■ Ob das Unterdruckventil richtig arbeitet, läßt sich nur behelfsmäßig feststellen:
■ Bei abgenommenem Verschlußdeckel einen dicken Wasserschlauch fest zusammendrücken.
■ Deckel aufsetzen und festdrehen, Schlauch loslassen.
■ Rundet sich der zusammengepreßte Schlauch wieder, dürfte das Ventil intakt sein.
■ Sind die Kühlwasserschläuche morgens vor dem ersten Start plattgedrückt, streikt sicher das Unterdruckventil.
■ Außerdem am Verschlußdeckel kontrollieren:
■ Haben sich Rückstände innen abgesetzt?
■ Ist das Dichtgummi beschädigt?

Der Thermostat

Bis jetzt wurde nur davon gesprochen, wie man das Kühlwasser am besten und schnellsten kühlt. Dabei darf jedoch nicht übersehen werden, daß es auf die richtig dosierte Abkühlung ankommt. Der Motor soll möglichst früh auf seine richtige Betriebstemperatur kommen, damit der Kraftstoff auch optimal ausgenutzt wird. Um den Motor nun schnell seine Betriebstemperatur erreichen zu lassen, wurde das Kühlsystem in einen »Kleinen« und einen »Großen Kreislauf« aufgeteilt. Nach dem Kaltstart zirkuliert das Kühlmittel im »Kleinen Kreislauf« von der Wasserpumpe zum Motorblock in den Zylinderkopf und wieder zur Wasserpumpe. Vom »Kleinen Kreislauf« wird auch der Wärmetauscher der Heizung mitversorgt. Erst wenn die Kühlflüssigkeit auf etwa 79° bis 82° C (Thermostat-Öffnungstemperatur) aufgeheizt ist, wird der Kühler zum Abkühlen des Heißwassers gebraucht.
Das Zuschalten des Kühlers besorgt der Thermostat oder Kühlwasserregler. Er öffnet aber nicht einfach einen Verbindungsschlauch zwischen Motor und Kühler, sondern kaltes Wasser aus dem Kühler wird vorgemischt mit bereits erwärmtem aus dem »Kleinen Kreislauf«. Durch diese allmähliche Kaltwasserbeigabe wird der sogenannte Kälteschock für den Motor vermieden. Das unten abfließende kalte Wasser zieht heißes Kühlmittel oben in den Kühler nach, wo es beim Zug durch die Kühlerlamellen abgekühlt wird. Gleichzeitig mit dem Hinzuschalten des Kühlers wird der »Kurzschluß-Kreislauf« geschlossen.
Das »Umschalten« im Thermostatgehäuse bewirkt eine mit Spezialwachs gefüllte Büchse und der daran befestigte Ventilteller. Bei Erwärmung des Kühlmittels verflüssigt sich das Wachs, es dehnt sich aus und öffnet zwangsläufig durch sein größeres Volumen den Ventilteller. Solange die Wassertemperatur steigt, wird vom Thermostat der Kaltwasserzufluß aus dem Kühler zunehmend geöffnet (und gleichzeitig der »Kurzschluß-Kreislauf« allmählich geschlossen), bis bei 93° C der volle Öffnungshub des Thermostats (voller Zufluß aus dem Kühler) erreicht ist.
Sinkt während der Fahrt die Motortemperatur wieder unter die gewünschte Betriebstemperatur, drückt eine Feder am Thermostat den Ventilteller in Richtung »Zu« und sperrt den Kühlerdurchfluß so lange, bis wieder Betriebstemperatur herrscht.
Der Thermostat sitzt rechts oben auf dem Motorblock beim Anschluß des oberen Kühlmittelschlauches.

Störungen am Thermostat

In der Regel halten Thermostate ein ganzes Motorleben klaglos durch. An Defekten können auftreten:
□ Ablagerungen aus dem Kühlsystem setzen sich zwischen dem Ventilteller und seinem Sitz fest. Der Thermostat kann dann bei niedrigen Wassertemperaturen nicht mehr völlig schließen, aufgeheiztes Kühlmittel strömt sofort durch den Kühler.
□ Erkennungsmerkmale: Die Heizwirkung setzt später als üblich ein.
□ Es entsteht zunächst kein meßbarer Schaden, wenn Sie so weiterfahren, aber

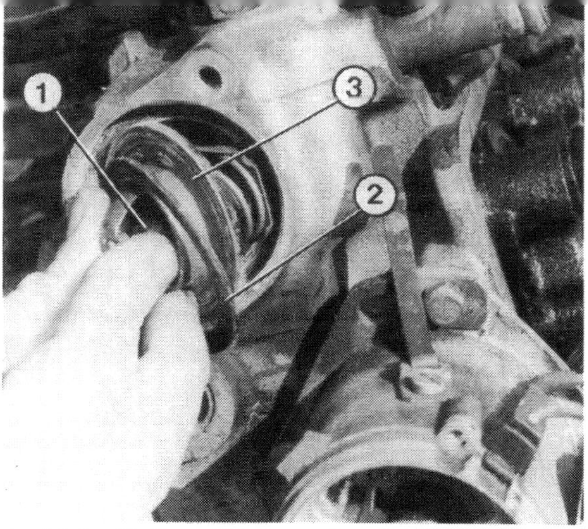

Wenn Sie das Thermostatgehäuse abnehmen, kann der Thermostat (3) herausgenommen werden. Beim Einbau darauf achten, daß der Dichtring (2) nicht beschädigt ist und sauber anliegt. Weiter bedeutet: 1 – Ventiltellerstift.

der Motor läuft unnötig lange im unterkühlten Bereich.

□ Gefährlich für den Motor ist, wenn Wachs aus der Thermostatbüchse austritt und der verbliebene Rest die Büchse nicht mehr aufdrücken kann. Dann bleibt das Ventil geschlossen.

□ Erkennungsmerkmal: Das rote Kühlmittelwarnlicht brennt.

□ Wer so weiterfährt, erhält die Quittung in Form einer durchgebrannten Zylinderkopfdichtung und eines verzogenen Zylinderkopfes.

□ Hier hilft nur der Ausbau des Thermostats oder Abschleppen.

Thermostat ausbauen

Einen klemmenden Thermostat unterwegs auszutauschen ist beim Visa nicht problematisch. Jedoch zwei Dinge müssen dabei beachtet werden: Man braucht das richtige Werkzeug: Eine Stecknuß SW 11 mit einer kleinen Verlängerung, und man darf den Thermostat nicht bei heißem Motor wechseln. Die dabei ausfließende heiße Kühlflüssigkeit könnte nämlich die Hände verbrühen.

- Visa vorne aufbocken.
- Auffanggefäß unterhalb des Thermostat aufstellen.
- Mit einem Steckschlüssel SW 11 die beiden Thermostatgehäuseschrauben lösen.
- Gehäuse abnehmen. Vorsicht! Kühlflüssigkeit läuft aus.
- Mit einem Schraubenzieher Gummidichtring vorsichtig herausheben und gleich auf Beschädigung kontrollieren.
- Thermostat herausheben. Oft klemmt er ein wenig. Abhilfe: Vorsichtiges Freiklopfen mit einem Schraubenziehergriff.
- Beim Einbau darauf achten, daß zuerst der Thermostat, dann der Dichtring eingebaut wird, Dichtring ggf. ersetzen.
- Schrauben mit 10 Nm anziehen.
- Kühlmittel wieder auffüllen.

Thermostat prüfen

Mit einem entsprechenden Thermometer (Einmachthermometer) können Sie kontrollieren, ob der Thermostat bei der vorgeschriebenen Temperatur öffnet. **Öffnungsbeginn: 79–82° C; Mindestöffnung: 7,5 mm bei 93° C.**

- Thermostat ausbauen.
- Thermostat in einen Topf mit heißem Wasser hängen und Wasser langsam erhitzen.
- Kontrollieren, ob das Ventil bei der genannten Temperatur von seinem Sitz abhebt und bei der vorgeschriebenen Temperatur die Mindestöffnung erreicht wird.

Die Wasserpumpe

Sie sorgt dafür, daß die Kühlflüssigkeit ständig durch den Motor zirkuliert.

Die Pumpe sitzt vorn oben am Motor und wird über den Keilriemen angetrieben. Stellen sich bei der Wasserpumpe Störungen ein, wird sie meistens undicht. Doch Vorsicht, Undichtigkeiten liegen nicht nur an der Pumpe selbst, sondern oft auch an den benachbarten Schlauchanschlüssen oder an der Dichtung der Pumpe.

Am mahlenden oder heulenden Geräusch erkennt man, daß die Lager schadhaft sind. Dann muß sie repariert oder ausgewechselt werden. Kontrolle: Keilriemen ab-

Die Wasserpumpe sorgt beim Reihenmotor dafür, daß das Kühlmittel stetig im Kreislauf gehalten wird. 1 – Wasserpumpe; 2 – Dichtung; 3 – Wasserpumpenträger, welcher auf den Motorblock geschraubt wird.

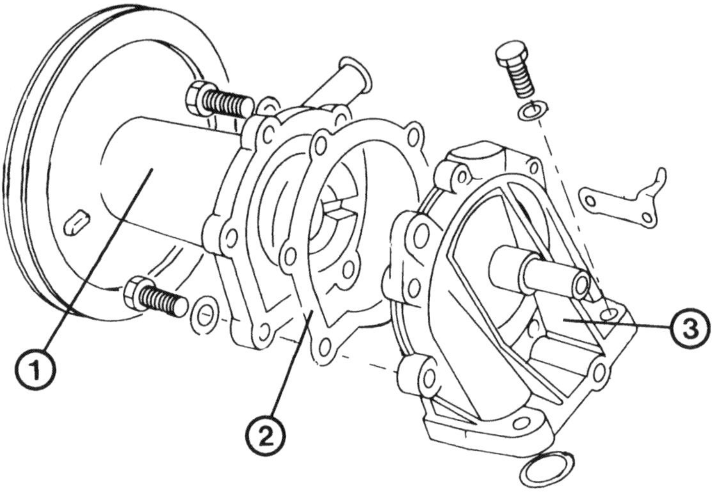

nehmen und Motor laufen lassen. Ist das Geräusch verschwunden, kommen als Störenfriede nur die Wasserpumpe oder die Lichtmaschine in Frage.

Wasserpumpe abbauen

- Kühlmittel ablassen (Seite 75).
- Lichtmaschinenhalterung lockern, damit der Keilriemen abgenommen werden kann.
- Die drei Schlauchanschlüsse entfernen.
- Befestigungsschrauben SW 11 der Wasserpumpe am Motor lösen und Pumpe abheben.
- Vor dem Einbau Dichtflächen reinigen und Dichtung erneuern.
- Halteschrauben mit 10–12,5 Nm festdrehen.
- Schläuche anschließen und Kühlmittel nachfüllen.
- Keilriemen spannen.

Keilriemenspannung prüfen
Wartung Nr. 17

Die Wasserpumpe wird, wie schon erwähnt, vom Keilriemen angetrieben. Zur Wartung der Kühlanlage gehört somit auch die Kontrolle der Keilriemenspannung. Ein rutschender Keilriemen (erkennbar an Quietschgeräuschen, wenn man aus dem Leerlauf kurz kräftig Gas gibt) kann die Kühlung erheblich beeinträchtigen.

- Den Riemen mit kräftigem Fingerdruck zwischen Keilriemenscheibe und Drehstrom-Lichtmaschine eindrücken.
- Bei richtiger Spannung muß er sich **10–15 mm** eindrücken lassen.
- Das Keilriemenspannen ist auf Seite 192 beschrieben.

Gerissener Keilriemen

Wenn Sie ohne Keilriemen und damit ohne Antrieb der Wasserpumpe weiterfahren, riskieren Sie einen Schaden an der Zylinderkopfdichtung. Zwar ist kaltes Wasser schwerer als warmes und zirkuliert daher noch langsam durch den Motor, doch die Selbstumlauf-Kühlung reicht für den Visa-Motor nicht aus – vor allem bei langsamer Fahrt. Wie Sie sich im äußersten Notfall ohne Ersatzkeilriemen behelfen können, steht auf Seite 194.

Der Kühlerventilator

Unsere Motoren erhielten einen elektrisch angetriebenen Kühlerventilator, der nur bei Bedarf zu- oder abgeschaltet wird. Das spart rund 3 kW Motorleistung. An der in Fahrtrichtung rechten Seite sitzt am Kühler ein Thermoschalter. Wenn er »spürt«, daß die an ihm vorbeifließende Flüssigkeit nach dem Durchgang durch den Kühler zu heiß ist, schaltet er den Ventilator ein. Ebenso schaltet er den Elektromotor wieder aus, wenn die Temperatur im Kühler wieder abgesunken ist. Die Schalttemperaturen lauten:

Modell	schaltet ein bei	schaltet aus bei
bis Modelljahr 1978	84–89° C	84–79° C
ab Modelljahr 1979	81–86° C	81–76° C

Bei der entsprechenden Einschalttemperatur schließt der Kontakt im Schalter den Stromkreis des Kühlerventilators, und er läuft an. Der Elektrolüfter erhält seinen Strom über das Zündschloß und eine Sicherung (siehe ab Seite 172) und kann somit nur bei eingeschalteter Zündung laufen.

Störungen am Kühlerventilator

Nach klemmendem Thermostat und gerissenem Keilriemen kann nun auch ein ausgefallener Kühlerventilator zu hohe Kühlmitteltemperatur verursachen. Dies jedoch nur bei längerem Leerlauf, etwa im stockenden Feierabendverkehr oder in einer Autobahnstauung.
Ein ausgefallener Ventilator muß nicht das Ende der Reise bedeuten, denn nach Abkühlen des Kühlsystems kann man mit mittleren Drehzahlen und einigermaßen zügigem Tempo die nächste Werkstatt anlaufen (dabei die Temperatur-Kontrollleuchte im Auge behalten). Leerlauf und Schleichfahrt sind für den Motor dagegen gefährlich, dann strömt nämlich kaum ein kühlender Luftstrom durch die Kühlerlamellen.
So kommen Sie der Störung auf die Spur:

- Ziehen Sie am Thermoschalter die beiden aufgesteckten Kabel ab.
- Halten Sie die blanken Kabelstecker zusammen oder überbrücken Sie die Kontaktzungen im Stecker mit einem Stück Draht (Zündung muß eingeschaltet sein).
- Bei intakter Stromversorgung muß jetzt der Ventilator losbrausen – der aus dem Stromkreislauf herausgenommene Thermoschalter ist defekt.
- Zur Weiterfahrt die losen Kabelstekker durch einen sogenannten Verteilerstecker, in den beide Kabelschuhe eingesteckt werden können, verbinden bzw. die Kabelbrücke im Doppelstecker gut festklemmen.
- Damit die locker hängenden Kabel keinen Unfug stiften können, umklebt man sie kurzschlußsicher mit Klebeband oder Heftpflaster.
- Half diese Überbrückungsmethode nicht weiter, kontrollieren Sie, ob die Sicherung durchgebrannt ist oder keinen Kontakt in ihren Haltezungen hat. (Tönt die Hupe – ist die Sicherung intakt).
- Ist die Sicherung in Ordnung, letzte Kontrolle am Ventilatormotor:
- Kabelstecker abziehen und stattdessen vom Kontakt der blauen Leitung Hilfskabel an Batterie-Plus legen, Steckverbindung des anderen Kabels direkt mit dem Minuspol verbinden.
- Regt sich immer noch nichts, ist der Ventilatormotor defekt – austauschen.
- Läuft der Kühlerventilator jedoch, müssen die Kabelstecker (mangelhafter Kontakt?) sowie sämtliche Kabelverbindungen zwischen Thermoschalter und Elektrolüfter überprüft werden.
- Auch mit direkt von der Batterie gespeistem Kühlerventilaor können Sie unbesorgt weiterfahren.

Fingerzeig: *Bei allen Notschaltungen am Ende der Fahrt eine der Kabelverbindungen trennen, denn je nach Schaltung kann es sonst sein, daß der Ventilatormotor so lange läuft, bis die Batterie leer ist.*

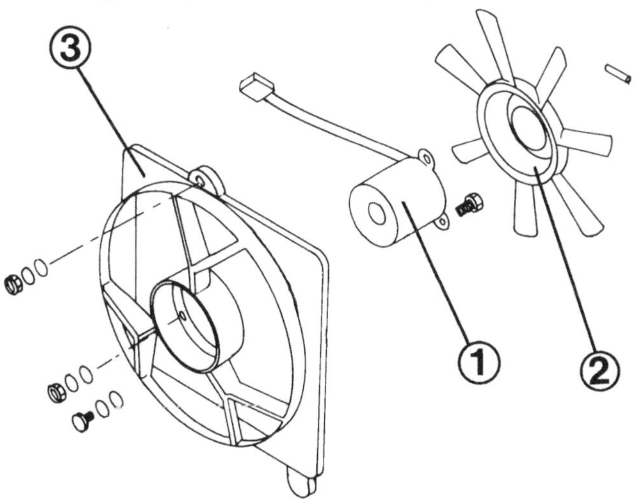

Beim Reihenmotor wird der Kühlventilator nur bei Bedarf zugeschaltet. Die Teile: 1 – Elektromotor; 2 – Ventilatorflügel; 3 – Luftführung.

Ventilatormotor ausbauen

■ Kühlergrill ausbauen (Seite 250).
■ Halteblech an der Quertraverse entfernen.
■ Kabelsteckverbindung zum Kühlerventilator trennen.
■ Muttern des Luftführungsrings lösen und diesen samt Lüfter abnehmen.
■ Drei Muttern an der Luftführung lösen, Ventilatormotor abnehmen.
■ Der Propeller des Ventilators ist mit einem Spannstift auf der Welle befestigt.

Störungsbeistand Kühlsystem

Die Störung	– ihre Ursache	– ihre Abhilfe
A Rote Warnleuchte brennt	1 Keilriemen zu schwach gespannt oder gerissen	Keilriemenspannung kontrollieren oder Riemen ersetzen
	2 Zu wenig Flüssigkeit im Kühlsystem	Auffüllen, notfalls aus der Scheibenwaschanlage
	3 Kabel zur Temperaturanzeige hat Massekontakt	Kabel am Temparaturfühler abziehen. Rote Lampe muß verlöschen, sonst Masseschluß: Kabelverlauf kontrollieren
	4 Thermostat öffnet den Kaltwasserzufluß aus dem Kühler nicht (Kühler kalt)	Thermostat ausbauen und ohne ihn weiterfahren oder Wagen abschleppen lassen
	5 Kühlventilator schaltet nicht ein	Siehe vorangegangene Seite
	6 Überdruckventil im Verschlußdeckel defekt	Deckel prüfen (lassen) ggf. austauschen
	7 Kühlerlamellen zugesetzt	Kühler reinigen
B Schwache Heizleistung	Thermostat schließt nicht völlig, aufgeheiztes Kühlwasser strömt zu früh durch den Kühler	Thermostat säubern, ggf. ersetzen

Luftkühlung des Boxermotors

Bei diesen Motoren sitzt ein Kühlventilator direkt auf dem vorderen Ende der Kurbelwelle. Das bedeutet: Der Ventilator dreht mit der gleichen Drehzahl wie der Motor. Dies ist unüblich, denn normalerweise sind die Motor-Kühlventilatoren untersetzt, und drehen entsprechend mit geringerer Drehzahl. Doch die hohe Drehzahl des Lüfters beim Visa-Motor bedeutet auch, daß sehr viel Luft angesaugt und an den Zylinderköpfen vorbeigeführt wird.
Die Citroen-Boxer leben also recht kühl, angesichts ungünstiger Stadtbetriebsverhältnisse sogar fast zu kühl. So gesehen ist das Abdecken des Kühlergrills – oder besser gesagt Kühlluft-Eintritts – keinesfalls eine überflüssige Vorsichtsmaß-

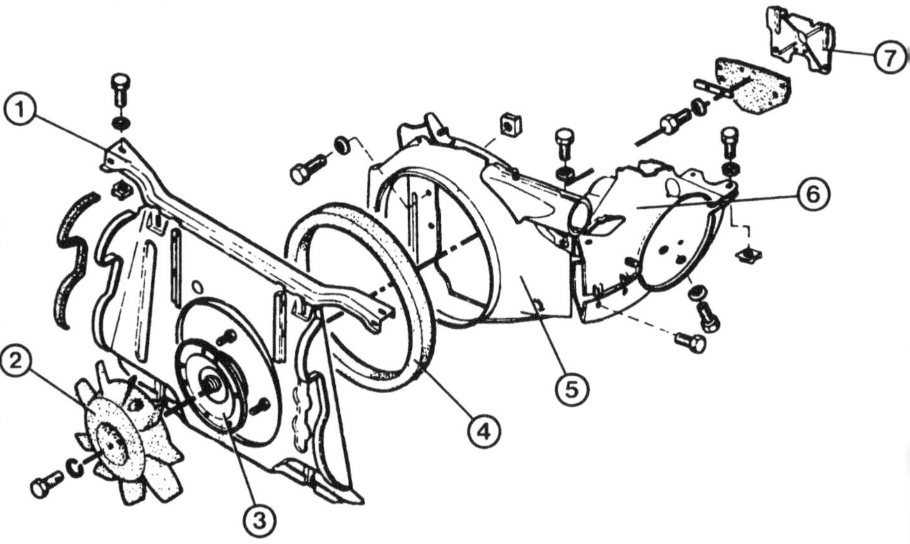

Auf einen Blick die wesentlichen Teile der Luftkühlung beim Boxermotor: 1 – Traverse; 2 – Lüfterrad; 3 – Keilriemenscheibe; 4 – Kunststoffdichtung; 5 – Luftführungsblech mit Ansaugstutzen für den Vergaser; 6 – Zylinderkopfverkleidung; 7 – Abschlußblech.

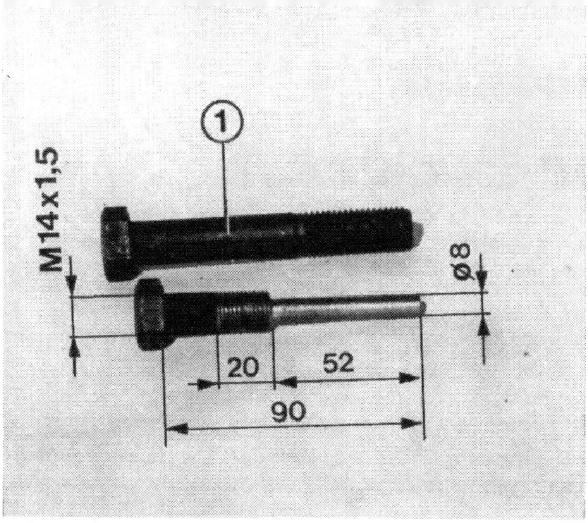

Mit ganz einfachen Mitteln kann man sich selbst eine Abziehvorrichtung für den Kühlventilator herstellen. Man kauft eine Schraube – M 14 × 1,5 100 mm lang (1) und bearbeitet sie entsprechend der Abbildung.

nahme. Schließlich arbeitet ein Motor am besten und lebt am längsten bei der vorgeschriebenen Betriebstemperatur.
Es empfiehlt sich sogar eher, nicht nur im Winter, sondern auch in den kühlen Übergangsmonaten die Abdeckung, die serienmäßig mitgeliefert wird, zwischen Kühlergrill und Ventilator einzuführen und dem Ventilator allein die Kühlluftzufuhr zu überlassen. Zu warm wird es dem Motor dadurch nicht. Aber die Heizleistung wird etwas verstärkt: Wenn der direkte Luftstrom nachläßt, strömt die Luft nicht mehr so schnell an den Zylinderrippen vorüber und hat mehr Zeit sich aufzuheizen. Das kommt der Betriebstemperatur des Motors wie auch der Heizleistung zugute. Denn die Heizluft ist nichts anderes als erwärmte Kühlluft, die über die Heizkanäle ins Wageninnere strömt.

Kühlerventilator ausbauen

Hat der Kühlerventilator Risse oder ist er beschädigt, muß er ausgebaut werden. Dies ist auch notwendig, wenn man den Keilriemen der Lichtmaschine wechselt.

- Kühlergrill abbauen (Seite 250).
- Stoßfänger abbauen (Seite 251).
- Halteschraube Lüfter lösen, dazu Motor blockieren. 1. Gang einlegen und Handbremse anziehen.
- Mit Abziehvorrichtung Citroen 4038 T oder einem Abzieher, welchen man nach der Abb. oben selber herstellt, Lüfter vom Konus lösen.
- Keilriemen von der Riemenscheibe lösen und Lüfter abnehmen.
- Beim Einbauen Halteschraube des Lüfters mit 50–60 Nm anziehen. Unterlegscheibe nicht vergessen.
- Keilriemenspannung überprüfen. Dabei darauf achten, daß der Keilriemen nicht den Ölkühler berührt.

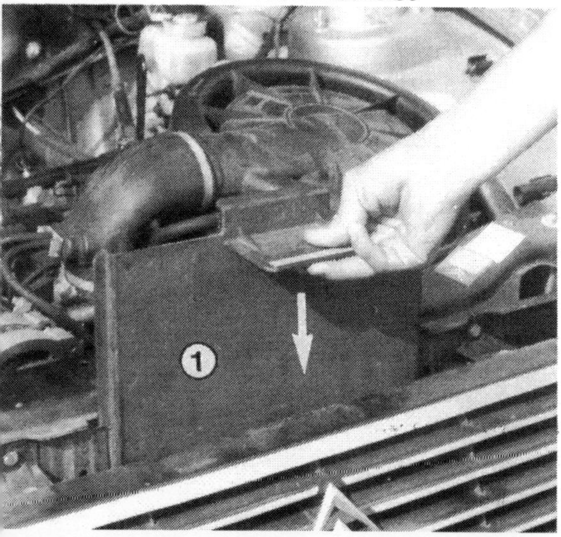

Man sollte nicht erst die kalte Jahreszeit abwarten, bis man die Abdeckung (1) des Kühlergrills montiert. Das empfiehlt sich schon in den Übergangsmonaten, denn bekanntlich lebt der Boxermotor, bedingt durch den Direktantrieb des Ventilators, recht kühl.

Super oder Bleifrei?

Das könnte die Frage an einen Tankwart sein, ob er den gefragten Kraftstoff bereits verkauft. Wenn er Ihnen bleifreies Benzin anbieten kann, wissen Sie dann auch, ob Ihr Visa-Motor damit betrieben werden kann? In diesem Abschnitt erfahren Sie es!

Normal- oder Superbenzin?

Die Bezeichnungen »Normal« und »Super« stimmen eigentlich nicht, denn beide Kraftstoffarten sind von durchaus gleicher Qualität. Weder im Reinheitsgrad noch im Verdampfungsverhalten (das für die Entzündbarkeit wichtig ist) noch in der Energieentfaltung (Heizwert bezogen je Kilogramm Kraftstoff) zeigen sich Differenzen. Das wesentliche Unterscheidungsmerkmal ist die Klopffestigkeit. Sie wird durch die Oktanzahl gekennzeichnet und liegt bei Super etwa 6 Punkte höher als bei Normalbenzin. Superkraftstoff kann höhere Kompressionsdrücke aushalten, ohne sich selbst zu entzünden, was sonst zu Motorklopfen führt.
Zur Selbstentzündung des Kraftstoff/Luft-Gemisches kommt es durch die Hitze, die jedes Gas erzeugt, wenn es komprimiert (zusammengedrückt) wird. Sie kennen das vielleicht von der Fahrrad-Luftpumpe beim Aufpumpen eines Reifens. Je höher das Kompressionsverhältnis ist, desto stärker erwärmt sich das Gemisch. Es kann also um so leichter zu Selbstzündungen im Verbrennungsraum kommen, wenn der Kraftstoff nicht klopffest genug ist.
Bei unseren Visa-Modellen kann lediglich ein Modell, und das auch nur mit der Fahrgestell-Nr. Serie VDVK mit Normalbenzin betrieben werden. Alle anderen Modelle verlangen Super. Auf einen Blick die einzelnen Modelle und ihr Oktanzahlbedarf:

Fahrzeug	Motor/Leistung	Verdichtung	Oktanzahl	Qualität
Visa Special Club	647 cm³ / 25 kW	9,5:1	98	S
Visa Super/Super E	1116 cm³ / 42 kW	9,2:1	98	S
Visa 11 E/11 RE	1116 cm³ / 36 kW	9,7:1	98	S
Visa 11 E/11 RE Fahrgestell Nr. Serie VDVK	1116 cm³ / 36 kW	9,7:1	91	N
Visa II Super X	1210 cm³ / 47 kW	9,3:1	98	S
Visa 14 TRS	1351 cm³ / 44 kW	9,3:1	98	S
Visa GT	1351 cm³ / 57 kW	9,3:1	98	S

Die Kraftstoffqualität

Die Klopffestigkeit eines Kraftstoffes – und damit seine Qualität – hängt zum einen von der Güte und der Verarbeitung des verwendeten Rohöls ab. Zum anderen wird die Klopffestigkeit durch sogenannte Klopfbremsen gesteigert, zumeist das hochgiftige Blei-Tetraäthyl. Zur Kennzeichnung der Klopffestigkeit dient die Oktanzahl. Das ist eine Vergleichsgröße, die in einem speziellen Prüfmotor mit bestimmten Meßkraftstoffen ermittelt wird.

Häufig genannt ist die »Research-Oktanzahl«, kurz ROZ. Seltener findet man dagegen die eigentlich aussagekräftigere »Motor Oktanzahl« oder MOZ. Die hierzulande geforderten Mindest-Oktanwerte für Kraftstoff sind vom Deutschen Institut für Normung in der DIN-Norm 51 600 bzw. 51 607 festgehalten:

Verbleiter Kraftstoff				Unverbleiter Kraftstoff			
Normal		Super		Normal		Super	
ROZ	MOZ	ROZ	MOZ	ROZ	MOZ	ROZ	MOZ
91	82,7	98	88	91	82,5	95	85

Klingeln und Klopfen

Bei hierzulande verkauften Kraftstoffen ohne DIN-Kennzeichnung oder im Ausland kann sich Motorklingeln oder -klopfen bemerkbar machen. Normalerweise verbrennt das Kraftstoff/Luft-Gemisch im Zylinder auf »Befehl« des Zündkerzenfunkens. Ein »klingelfreudiger« Kraftstoff kann es aber nicht erwarten, bis ihn der Zündfunke restlos entflammt hat. Er detoniert von selbst durch den hohen Druck und die große Hitze zum Teil schon in einer Ecke des Verbrennungsraums. Dabei knallt er der von der Zündkerze auf ihn zueilenden Flammenfront entgegen. Das gibt einen gewaltigen Druckanstieg im Zylinder. Der Kolben erhält einen Schlag auf den Boden und leitet ihn über sein Pleuel an die Lager der Kurbelwelle weiter.
Tritt dieser Effekt bei hohen Motordrehzahlen auf, werden die harten Verbrennungsgeräusche von den Fahrgeräuschen übertönt. Das ist für den Motor ausgesprochen gefährlich. Dieses Hochdrehzahlklopfen bewirkt eine erhebliche Motorüberhitzung. Bis aber die Kühlmittel-Warnleuchte anspricht, ist es meist zu spät, und ein oder mehrere Kolbenböden sind bereits geschmolzen.
Bekannter, weil besser zu hören, ist das Beschleunigungsklingeln. Es macht sich bemerkbar, wenn Sie mit nicht genügend klopffestem Kraftstoff aus niedrigen Drehzahlen heraus voll beschleunigen. Diese Klingelerscheinungen schaden dem Motor kaum.

Bleifreies Benzin

Das »Blei« im Kraftstoff dient nicht nur als Klopfbremse. An den Ventilsitzringen der Auslaßventile wirkt es außerdem wie ein Schmiermittel – es federt den Aufschlag des Ventils beim Schließen ab. Mit bleifreiem Benzin ist dieser Dämpfeffekt nicht gegeben.
Das Visa-Modell mit der Fahrgestell-Nr. Serie VDVK ist als einziges Modell für bleifreies Normalbenzin zugelassen. Ob die anderen Modelle grundsätzlich bleifreies Benzin vertragen und in welcher Qualität entnehmen Sie der folgenden Tabelle.

Fahrzeug	Motor-Leistung	Verdichtung	Bleifrei Normal	Bleifrei Super
Visa Special Club	647 cm³ / 25 kW	9,5:1	nein	ja
Visa Super/Super E	1116 cm³ / 42 kW	9,2:1	nein	nein
Visa 11 E/11 RE	1116 cm³ / 36 kW	9,7:1	nein	ab Motor-Nr. 162 801
Visa 11 E/11 RE Fahrgestell Nr. Serie VDVK	1116 cm³ / 36 kW	9,7:1	ja	ja
Visa II Super X	1210 cm³ / 47 kW	9,3:1	nein	nein
Visa 14 TRS	1351 cm³ / 44 kW	9,3:1	nein	ab Motor-Nr. 387 195
Visa GT	1351 cm³ / 57 kW	9,3:1	nein	ab Motor-Nr. 387 195

Benzinqualität im Ausland

In vielen europäischen Ländern sind die Kraftstoffe durch höheren Bleigehalt genauso oder zumindest fast so klopffest wie in der Bundesrepublik. Schwierigkeiten können auftreten in Frankreich, der DDR sowie den übrigen Ostblockländern und in der Türkei. Da sich die Kraftstoffqualitäten jedoch laufend ändern, sollten Sie vor

einem Auslandsaufenthalt bei einer Autoclub-Geschäftsstelle die aktuellen Werte erfragen.
Sind Oktanzahlprobleme zu erwarten, müssen Sie Ihre Fahrweise darauf einstellen. Fahren Sie zurückhaltend und beschleunigen Sie nur mäßig. Die Motordrehzahlen sollten zwischen 2500/min und 4800/min bleiben.

Fehlgriff beim Tanken

Diesel- statt Ottokraftstoff

Wenn der bis zur Reservemenge leergefahrene Tank mit Diesel befüllt wurde, springt der Motor noch sauber an und läuft kurze Zeit normal, da sich ja noch reines Benzin in den Kraftstoffleitungen befindet. Während der Fahrt vermischen sich die Benzinreste mit dem Diesel, nach kurzer Strecke beginnt die sogenannte Blaurauchphase als deutliches Zeichen für motorische Verdauungsschwierigkeiten. Der Motor beginnt zu stottern, hat Zündaussetzer und bleibt schließlich stehen.
Selbst die geringe Menge von 1 Liter Diesel zum anschließend benzingefüllten Tank kann Störungen im Motorlauf bewirken. Bei etwas höherer Dieselzumischung kann folgendes passieren: Der Motor läuft mit zunehmend bläulichweißem oder grauem Auspuffqualm. Nach längerem Abstellen springt er aber nicht mehr an. Das spezifisch schwerere Diesel setzt sich unten am Tank ab, wird zuerst angesaugt und kann nicht entzündet werden.
Bleibt der Wagen kurz nach dem Tanken stehen, sollten Sie ihn zur Zapfstation zurückschleppen lassen. Ist das Malheur an einer Autobahntankstelle passiert, ist die Abschleppfahrt zur nächsten Werkstatt anzuraten. Der Tank muß völlig entleert werden, siehe Seite 88. Noch in den Leitungen befindliche Dieselreste können Sie bei drehendem Anlasser herauspumpen. Evtl. müssen noch die Zündkerzen gereinigt werden.

Normal- statt Superbenzin

Der Irrtum ist, falls er unbemerkt bleibt, gefährlich für den Motor, denn er startet wie normal und stößt auch keine besorgniserregenden Qualmwolken aus. Bei scharfem Beschleunigen und allgemein bei hohen Drehzahlen treten jedoch Störungen auf: Das weniger klopffeste Normalbenzin (siehe Seite 82) verbrennt allzu schnell und damit hart, schlagartig, klopfend. Der Motor kann zu Schrott gefahren werden, wie unter »Klingeln und Klopfen« beschrieben.
Wenn Sie dagegen schaltfaule Fahrweise vermeiden und andererseits den Motor lediglich bis in mittlere Drehzahlbereiche hochdrehen, können Sie den Tank leerfahren. Zwischendurch sollten Sie immer wieder mit Super auffüllen, daß sich zunehmend eine klopffestere Mischung wieder im Tank befindet.

Der Kraftstoffverbrauch

Der Verbrauch ist leider ein wesentlicher Faktor der Unterhaltskosten für den Wagen. Wir wollen uns an dieser Stelle mit dem Kraftstoffverbrauch befassen und vor allem, wie Benzin gespart werden kann. Denn jeder unnötige Tropfen Benzin höhlt den Geldbeutel zusätzlich aus.

Normverbrauch

Wenn die Rede auf den Kraftstoffverbrauch kommt, fällt vielfach die Bezeichnung »Normverbrauch«. Dieser wird nach den Prüfbedingungen 70 030 des DIN (= Deutsches Institut für Normung) ermittelt:
Die Verbrauchswerte werden unter drei unterschiedlichen Fahrbedingungen gemessen. Im Stadtverkehr ist ein sogenannter Fahrzyklus vorgeschrieben, der aus 25 Einzelvorgängen besteht – u. a. Leerlauf, Beschleunigen, Schalten, Bremsen und verschiedene Geschwindigkeiten von 10, 15, 32, 35 und 50 km/h. Dann kommt eine Fahrt mit konstant 90 Stundenkilometern und eine weitere mit konstant 120 km/h.
Bis 1979 galt eine andere Meßmethode: Bei ebener Fahrbahn und absoluter Windstille mit höchstens 110 km/h (bei unseren Modellen). Dazu addiert wurde ein Toleranzwert von 10%. Dieser Normverbrauch hatte mit der Wirklichkeit praktisch nichts zu tun.

Verbrauchsmessung mit dem Fahrtenbuch

Für die laufende Verbrauchsbeobachtung eignet sich am besten ein ordentlich geführtes Fahrtenbuch (kostenlos bei der Tankstelle erhältlich). Die Verbrauchsmessung geht dann so:

- Jeweils getankte Benzinmenge eintragen, alle paar tausend Kilometer zusätzlich nach dem Volltanken den genauen Kilometerstand eintragen.
- Alle Nachfüllmengen zwischen zwei km-Eintragungen addieren.
- Gesamtverbrauch durch die gefahrenen km (mindestens 1000 km) teilen und mit 100 mulitiplizieren – das ergibt den Liter-Verbrauch auf 100 km.

Wovon hängt der Verbrauch ab?

Will man das Geld nicht gerade auf die Straße werfen, so muß man lernen, den Gasfuß zu zügeln. Das wirtschaftliche Fahren beginnt damit. Doch davon später! Zuerst wollen wir uns den »äußeren« Einflüssen zuwenden.

Unbeeinflußbare Bedingungen

□ Witterung; Luftfeuchtigkeit, Luftdruck und Temperatur beeinflussen die Bildung des Kraftstoff/Luft-Gemisches. Gegenwind hemmt das Fortkommen, Rückenwind kann dagegen helfen, ein klein wenig Benzin zu sparen. Kälte läßt die Schmierstoffe zähflüssiger werden, die dann allen drehenden Teilen einen höheren Widerstand entgegensetzen. Der Kraftstoff vergast schneller, die Starterklappe wird länger gebraucht, um dem Motor kraftstoffreicheres Gemisch zu liefern. Und nicht zuletzt erhöhen Schnee und Matsch auf der Straße den Rollwiderstand.
□ Fahrbahnart und Straßenzustand; die Räder rollen auf glattem Beton oder Asphalt leichter als auf rauhem Fahrbahnbelag, Schotter-, Feld- oder gar Schlammwegen. Außerdem muß man auf schlechten Straßen oft in einem kleineren Gang fahren, was zusätzlich Benzin kostet.
□ Gebirge; nicht nur das Bergauffahren kostet Kraftstoff, in höheren Regionen ist zusätzlich der Luftdruck geringer, und der im Flachland einregulierte Vergaser liefert dem Motor nun fetteres Kraftstoff/Luft-Gemisch. Selbst bergab läßt sich im Gebirge kaum Sprit sparen. Die Bremsen würden zu stark beansprucht, wenn man nicht auch mit dem Motor bremst.
□ Stop-and-go-Verkehr; ständiges Anfahren und Bremsen, lange Leerlaufzeiten, wobei das Triebwerk mit Kraftstoffüberschuß arbeitet und nicht richtig warm wird, steigern den Kraftstoffkonsum um 30% und mehr.

Fahrzeugursachen

□ Rollwiderstand; hierfür sind die Reifen und Radlager zuständig, unter Umständen auch die Bremsen. Der Reifen drückt sich an dem Punkt, an dem er die Fahrbahn berührt, etwas platt, was Widerstand erzeugt. Dabei spielt der Reifendruck eine entscheidende Rolle. Ein hart gepumptes Rad läuft leichter, denn höherer Druck verringert die Aufstandsfläche. 0,5 bar Luftdruck zu wenig steigern den Verbrauch um 10–15%.
Schmale Sommergürtelreifen haben den geringsten Rollwiderstand, bei breiteren Reifen ist der Rollwiderstand manchmal höher, auf jeden Fall aber der Luftwiderstand durch die breitere Reifenlauffläche. Grobstollige Winterreifen rollen schlechter, mit aufgelegten Schneeketten ist der Rollwiderstand am höchsten. Zu stramm eingestellte oder defekte Radlager hemmen die Fortbewegung, ebenso schleifende Bremsen (leichtes Gefälle: rollt der Wagen selbsttätig?).
□ Gewicht; hohe Belastung steigert durch größere Abplattung der Reifen den Rollwiderstand, außerdem muß der Motor beim Beschleunigen und Bergauffahren mehr Kraft aufbringen, den Wagen vorwärts zu bewegen. Je 100 kg Zuladung kosten zwischen 0,2 und 0,5 Liter Kraftstoff mehr. Deshalb alle nicht benötigten Gegenstände aus dem Wagen nehmen.
□ Höherer Luftwiderstand durch Dachtäger, besonders mit sperrigem Gepäck, aber auch mit aufgeschnallten Skiern, verursacht einen Mehrverbrauch bis zu 1/2 Liter bei schneller Fahrt. Im Stadtverkehr und auf Landstraßen ist der Einfluß geringer. Träger möglichst bald wieder abnehmen. Bei Geschwindigkeiten ab 80 km/h erhöht sogar ein geöffnetes Seitenfenster oder Schiebedach den Luftwiderstand.

Motorursachen

□ Die in den Fahrzeugpapieren angegebenen kW (früher PS) kommen leider nicht vollzählig an den Antriebsrädern an; ein Teil bleibt im Getriebe hängen. Je höher die Antriebsverluste sind, desto mehr Kraft muß der Motor aufbringen, um sie zu überwinden und damit den Wagen in Gang zu bringen – und das kostet Kraftstoff.
□ Im fabrikneuen Auto sind die Verluste höher als im eingefahrenen, bei dem sämt-

liche Lager, Wellen usw. schon leichter laufen. Der »Neue« ist daher auf den ersten paar 1000 km durstiger als später.

□ Der mechanische Zustand des Motors spielt eine wesentliche Rolle. Zu geringe Kompression durch schadhafte Ventile bzw. Kolben und Zylinder kostet Kraftstoff.

□ Zusammengedrückte Auspuffrohre (etwa durch harte Bodenberührung) hemmen durch den kleineren Rohrdurchmesser den Abgasfluß, die Motorleistung sinkt, der Verbrauch steigt.

□ Ein durchgerosteter Auspuff hat einen geringeren »Staudruck«. Das ergibt schlechtere Motorleistung und höheren Verbrauch.

□ Zu hohe Leerlaufdrehzahl steigert den Benzinkonsum nicht nur des im Stand laufenden Motors, sondern wirkt bis in mittlere Drehzahlbereiche verbrauchssteigernd. Außerdem ist die Motorbremswirkung im Gefälle geringer.

□ Störungen am Vergaser durch falsche Einstellung des Leerlaufs, der Beschleunigungspumpen-Einspritzmenge oder des Schwimmerstandes, undichte Schwimmernadelventile, verstellte oder verklemmte Starterklappe, verschmutzte oder verstopfte Düsen steigern den Verbrauch.

□ Verschmutztes Luftfilter; der mit der Verbrennungsluft angesaugte Staub setzt sich in den Papierfilterporen ab, die Löcher setzen sich zu und werden weniger luftdurchlässig. Der Motor leidet unter Luftmangel und verbrennt zu fettes Gemisch.

□ Mängel an der Zündanlage; falsche Zündeinstellung (bei der herkömmlichen Zündanlage durch abgenutzte Unterbrecherkontakte), fehlerhaft arbeitende automatische Zündverstellung (siehe Seite 210). 1° zu viel Spätzündung kostet etwa 1% mehr Kraftstoff. Zu weit abgebrannte oder verschmutzte Zündkerzenelektroden bewirken bis zu 10% Mehrverbrauch.

□ Zu dickes Motoröl erhöht den Reibungswiderstand im Triebwerk, vor allem in der Warmlaufphase nach dem Kaltstart. Wer statt der normalerweise vorgeschriebenen Ölviskosität (siehe Seite 34) ein sogenanntes Leichtlauföl verwendet, spart damit etwas Kraftstoff.

Fahrerursachen

□ Die Fahrgeschwindigkeit ist der wesentlichste Verbrauchsfaktor: Mit zunehmendem Tempo wächst der Rollwiderstand der Reifen durch vermehrte Walkarbeit. Noch größer ist der Einfluß des Luftwiderstands. Er ist bei 100 km/h nicht etwa doppelt so hoch wie bei 50 km/h, sondern er vervierfacht sich (er nimmt im Quadrat zu).

□ Bleifußfahren kostet unnötig Benzin. Selbst bei zügiger Autobahnfahrt braucht das Gaspedal nicht bis zum Bodenblech durchgetreten zu werden. Gewiß, man neigt bei den Zweizylinder-Visa sehr schnell dazu, auf langen Fahrten das Gaspedal durchgetreten zu halten. Leichtes Anheben des Gasfußes bewirkt keine oder nur eine geringe Geschwindigkeitsverminderung, aber der Verbrauch sinkt um einiges. Probieren Sie selbst aus, ab welcher Gaspedalstellung das Tempo nachläßt. Auch an Steigungen ist nicht immer Vollgas nötig.

□ »Sportliches« Fahren; Anfahren mit viel Gas, Beschleunigen bis in hohe Drehzahlen (Ausdrehen der Gänge) und notgedrungen oft auch hartes Bremsen ist verschwenderisch!

□ Zwischengas ist nicht nur überflüssig beim vollsynchronisierten Getriebe (siehe Seite 117), sondern kostet auch unnötig Kraftstoff.

□ Warmlaufenlassen frißt das Benzin ohne Nutzen. Der unbelastete Motor wird nur sehr langsam warm, das bedeutet zusätzlichen Verschleiß und unnötige Lärmbelästigung.

So fahren Sie sparsam

Zum Thema Spritsparen hört man bisweilen Widersprüchliches. Was den Fahrstil angeht, haben neuere Erkenntnisse frühere Auffassungen widerlegt.

□ Verbrauchsgünstig fahren Sie nach der einfachen Formel: Je niedriger die Drehzahl, desto niedriger der Verbrauch. Da aber ein Motor seinen geringsten spezifischen Verbrauch nicht nur bei relativ geringer Drehzahl, sondern auch bei hoher Last erreicht, sollten Sie kräftig beschleunigen, nicht etwa zaghaft aufs Gaspedal treten und möglichst früh hochschalten.

Eine derartige Fahrweise war lange als »Motorquälerei« verpönt. Doch alle namhaften Automobilhersteller vertreten heutzutage die Ansicht, daß ihre Motoren selbst dann noch optimal geschmiert werden, wenn unsinnigerweise aus Leerlaufdrehzahl im höchsten Gang herausbeschleunigt wird.

□ Wer einen Visa mit Verbrauchsanzeige besitzt, wird feststellen, daß die eben genannte Fahrweise vom Instrument als besonders kraftstoffverzehrend angesehen wird. Darüber mehr unten auf dieser Seite.

□ Ist die gewünschte Geschwindigkeit erreicht, schalten Sie in den höchstmöglichen Gang und lassen den Visa mit wenig Gas rollen.

□ Flott drehen soll der Motor eigentlich nur, wenn es die Verkehrssituation erfordert, also beim Überholen oder beim Einspuren in den fließenden Verkehr.

□ Unsere Motoren sind bei 2000/min hinreichend durchzugskräftig. Lassen Sie deshalb den Motor möglichst nur so weit drehen, daß Sie im nächsthöheren Gang aus ca. 2000/min weiterbeschleunigen können.

□ Bei jedem längeren Halt den Motor abstellen, z. B. vor einer Eisenbahnschranke, Baustellenampel oder im Verkehrsstau. Bereits ab 5–7 Sekunden Wartezeit haben Sie Benzin gespart.

□ Sparen können Sie durch Rollenlassen des Wagens. An mäßigen Gefällstrecken den Gang herausnehmen, aber nie bei einer Paßabfahrt, sonst werden die Bremsen überlastet. Nie bei eingelegtem Gang die Kupplung lediglich durchtreten, sondern den Gang herausnehmen, sonst besteht in niedrigen Gängen und höheren Geschwindigkeiten Gefahr für die Kupplung. Auf keinen Fall dürfen Sie beim Rollenlassen den Motor abschalten! Die Bremskraftunterstützung fällt nach wenigen Bremsungen aus und unter ungünstigen Umständen könnte das Lenkschloß einrasten. In der Schweiz ist dieses Rollenlassen verboten.

Noch einige zusätzliche Spartips

□ Eine Extrafahrt zu einer weiter entfernten, billigen Tankstelle lohnt sich nur bedingt. Tanken Sie an der billigsten Zapfstation, an der Sie ohnehin vorbeifahren. Außerdem grundsätzlich volltanken, wenn der Preis günstig ist.

□ Im Sommer den Tank nicht kragenvoll füllen, wenn der Wagen anschließend gleich in der prallen Sonne abgestellt wird. Der in den Erdtanks kühl gelagerte Treibstoff dehnt sich bei Erwärmung aus und kann bis zu 2 Liter Mehrvolumen einnehmen. Die so entstandene Mehrmenge an Benzin geht durch die Tankentlüftung verloren.

□ Elektrizität kostet auch im Auto Geld. Eine unbelastete Lichtmaschine ist leichter durchzudrehen, als wenn sie Leistung abgeben muß.

□ Noch ein letzter Tip: Suchen Sie sich, wenn möglich, einen Weg und eine Zeit aus, bei der Sie nicht in den Hauptverkehr geraten. Eine etwas weitere Strecke ist oftmals wirtschaftlicher als eine kürzere, aber überfüllte.

Die Verbrauchsanzeige

Je nach der Intensität des gelben Lichtes im Armaturenbrett wird der Fahrer informiert, ob er wirtschaftlich oder unwirtschaftlich fährt und nun hochschalten sollte. Die Information über den Kraftstoffverbrauch liefert der Unterdruck im Ansaugrohr. Dabei wird davon ausgegangen, daß großer Unterdruck (bei nahezu geschlossener Drosselklappe) niedrigem, geringer Unterdruck (bei geöffneter Drosselklappe) dagegen hohem Verbrauch entspricht.
In den unteren Gängen suggeriert das Gerät leider Falsches, nämlich sparsame Fahrweise mit »gestreicheltem« Gaspedal und mittleren bis höheren Drehzahlen. Schon ein leichter Tritt aufs Gaspedal läßt das gelbe Licht stärker leuchten. Tatsächlich sind aber niedrige Drehzahlen mit weit durchgetretenem Pedal (hohe Motorbelastung) benzinsparender; siehe unter »So fahren Sie sparsam«.
Beim Ausdrehen der Gänge leuchtet eine rote Kontrolleuchte auf und signalisiert sehr hohen Verbrauch. Es sollte nun dringend geschaltet werden, wenn man dies nicht mehr kann, muß der Fuß vom Gaspedal angehoben werden.
Das Econoscop, wie es bei Citroen heißt, kann mit dem Schalter neben den Kontrolleuchten abgeschaltet werden. Vor allem nachts kann diese Anzeige störend wirken, durch das abwechselnde Aufleuchten von Gelb und Rot.
Beim Einschalten der Zündung leuchtet die Anzeige und verlöscht erst, wenn der Motor läuft.

Vom Tank zur Kraftstoffpumpe

Energie-Versorgung

Wie bei allen Teilen unseres Visa werden auch an den Benzintank hohe Sicherheitsanforderungen gestellt. Entzündet sich der Kraftstoff durch äußere Einwirkungen selbst, so ist das lebensgefährlich. Darum war das Werk auch ganz besonders darauf bedacht, den Benzintank so zu formen, daß er bei einem Aufprall nicht reißt oder platzt. Möglichst viele Rundungen, wenig oder besser keine rißempfindlichen Ecken und Kanten am Tank sowie eine besonders geschützte Einbaulage sorgen für ein Optimum an Sicherheit.

Der Tank

Untersuchungen ergaben, daß zwischen den Hinterrädern der sicherste Platz für den Kraftstoff-Tank ist. Und dort sitzt auch der aus Blech gefertigte 40 Liter fassende Tank beim Visa. Ausnahme: Visa C15E Nutzfahrzeug. Bei diesem Fahrzeug ist der Kraftstofftank aus Polyäthylen und hat ein Fassungsvermögen von 48 Liter. Diese Bauweise hat den Vorteil, daß der Tank leichter ist und nicht rosten kann, weder innen noch außen. Im Gegensatz dazu bewirkt im Blechtank bei längeren Standzeiten das entstehende Kondenswasser Rost im Innern. Die Rostkrümel können dann anschließend Kraftstoffleitungen und Filter zusetzen. Daher gilt es zur Vermeidung von Kondenswasser, den Tank vor langen Standzeiten kragenvoll zu füllen. Die heutzutage üblichen Alkoholzusätze im Benzin können die korrosionsfördernde Feuchtigkeit nur bis zu einem gewissen Maß »aufsaugen«.

Fingerzeig: *Bevor Sie irgendwelche Arbeiten an der Kraftstoffanlage in Angriff nehmen, sollten Sie unbedingt das Batterie-Massekabel abklemmen. Unbeabsichtigte elektrische Verbindungen können zu gefährlicher Funkenbildung führen.*

Kraftstoff ablassen

Der Tank besitzt keine Ablaßschraube. Wollen Sie den Tank ausbauen, sollten Sie ihn entweder so weit wie möglich leer fahren oder den Kraftstoff ablassen.

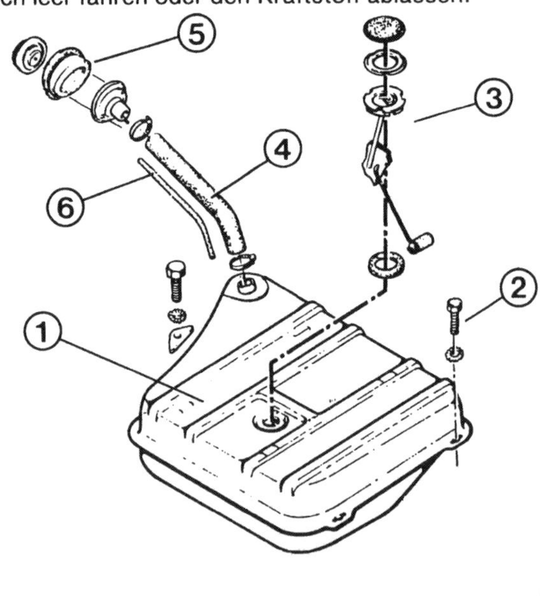

Der Tank auf einen Blick: 1 – Blechtank; 2 – Halteschrauben 3 – Geber für die Tankanzeige; 4 – Einfüllgummischlauch; 5 – Einfüllstutzen; 6 – Entlüftung.

■ Durch den Einfüllstutzen einen Schlauch so tief wie möglich in den Tank schieben.
■ Obere Schlauchöffnung mit dem Finger dicht verschließen. Schlauch wieder ein Stück herausziehen und so tief wie möglich in ein Gefäß halten.
■ Wenn der Schlauch weit genug ins Benzin reichte, fließt das Benzin jetzt durch das Gefälle heraus.
■ Ansaugen des Benzins mit dem Mund ist gesundheitsgefährdend!

Tank ausbauen

Sicherheitshalber empfiehlt es sich, den Tank auf der Wagenunterseite vorher möglichst gründlich zu reinigen, damit bei der Demontage kein Schmutz in die Kraftstoffleitungen gelangen kann.
■ Kraftstoff ablassen.
■ Fahrzeug hinten hochbocken und absichern.
■ Vom hinteren rechten Radkasten her Schlauchschellen von Tankeinfüllstutzen und Entlüftung lösen und beide Schläuche von den Stutzen ziehen.
■ Vordere Leitung zur Kraftstoffpumpe abziehen und mit Stutzen verschließen.
■ Auf der linken Seite die beiden Schrauben SW 10 entfernen.
■ Tank abstützen.
■ Die rechte Schraube SW 13 losdrehen und Kraftstoffbehälter absenken.
■ Kabel am Tankgeber abziehen und Tank entfernen.
■ Beim Einbau darauf achten, daß der Tankgeber angeschlossen ist und daß die Schläuche auf den Stutzen dicht sitzen, ggf. neue Schlauchschellen nehmen.

Geber für die Tankanzeige

Der Tankgeber ist oben in den Kraftstoffbehälter eingesetzt. Wie er funktioniert, ist auf Seite 231 besprochen. Siehe auch Abb. nächste Seite oben. Die Tankanzeige wird nur selten ganz exakt den Kraftstoffstand angeben. Einen falsch anzeigenden Tankgeber kann man durch Nachbiegen des Schwimmerarms korrigieren.

Fingerzeige: *Ein Reservekanister ist in jedem Fall nützlich, denn einerseits kann die Tankanzeige einmal ausfallen und zum anderen verkauft eine zielstrebig angesteuerte Zapfstation vielleicht sehr teures Benzin oder hat gerade geschlossen, wenn im Kraftstoffbehälter nur noch ein kümmerlicher Rest plätschert, der nicht mehr bis zur nächsten Tankstelle reicht.*
Länger als ein Jahr sollte der Kraftstoff nicht im Reservekanister lagern, da im Benzin leichtflüchtige Bestandteile mit der Zeit entweichen und die Oktanzahl absinkt.

Tankgeber ausbauen

■ Kofferraumbodenabdeckung hochheben und Kunststoffstopfen herausziehen.
■ Geberkabel abziehen.
■ Mit einem Schraubenzieher die Spannvorrichtung des Tankgebers losdrehen, siehe Abb. unten.
■ Tankgeber vorsichtig herausheben. Auch wenn es beim ersten Versuch so aussieht, als würde es ohne Kraftanstrengung nicht gehen – es geht! Tankgeber entsprechend verdrehen.
■ Beim Einbauen darauf achten, daß die Dichtung sauber sitzt und die Aus-

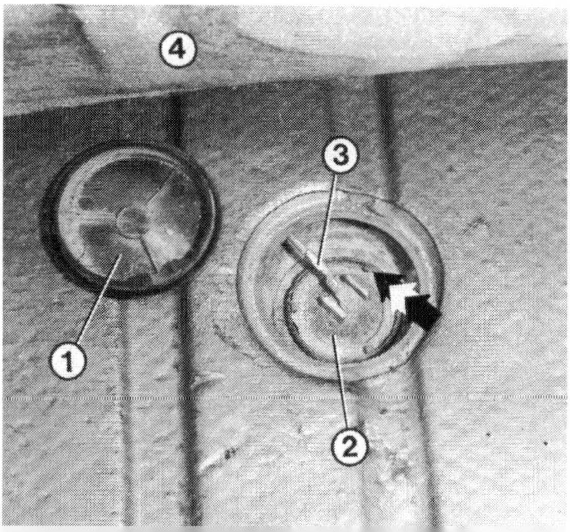

Tankgeber ausbauen: Nach den Vorbereitungsarbeiten kann man nun mit einem Schraubenzieher die Spannvorrichtung losdrehen (Pfeile). Die Teile: 1 – Kunststoffstopfen; 2 – Tankgeber; 3 – Geberkabel; 4 – Kofferraumbodenabeckung.

Der ausgebaute Tankgeber: 1 – Schwimmer; 2 – Gestänge; 3 – Schleifkontakt des Widerstandes; 4 – Geberkabelanschluss; 5 – Spannvorrichtung.

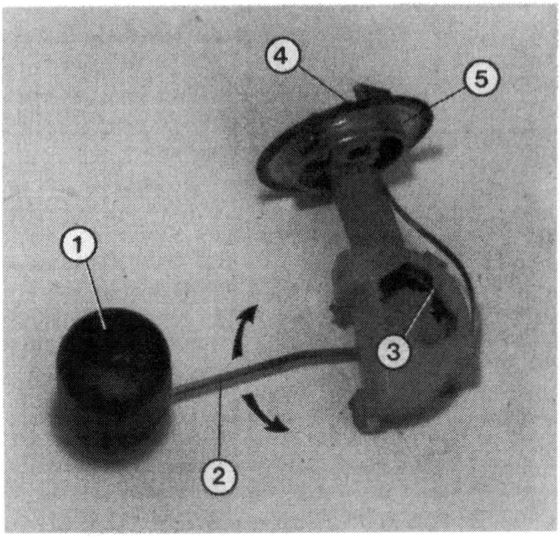

sparung am Tankgeber in die Nut vom Tank kommt, siehe Abb. auf der vorausgegangenen Seite unten.

■ Spannring gleichmäßig ansetzen und durch Rechtsdrehung Geber festspannen.

Die Tank-Be- und Entlüftung

□ Am Tankeinfüllrohr ist die sogenannte Schnellentlüftung angeschlossen, die zur Tankoberseite führt. Durch diese Leitung entweicht die Luft, wenn der Tank mit Benzin gefüllt wird.

□ Die zweite Entlüftungsleitung sitzt oben am Tankgeber an einer kraftstofffreien Stelle. Sie soll die ständig und unvermeidlich sich bildenden Benzindämpfe ableiten. Während der Fahrt strömt durch diese Leitung entsprechend der verbrauchten Kraftstoffmenge von außen Luft in den Tank hinein, so daß sich kein Unterdruck bilden kann.

Die Kraftstoffleitungen

Bei den Visa-Motoren wird der Kraftstoff in einfachen Schläuchen und Leitungen vom Tank nach vorn gepumpt. Damit der Druck auf das Schwimmernadelventil im Vergaser nicht zu groß wird, gelangt zuviel geförderter Kraftstoff durch eine Rücklaufleitung in den Tank zurück.

Kraftstoffleitungen und -schläuche ausbauen

■ Mit einem feinen Schraubenzieher in die Schlaufe der Schlauchschellen fahren und diese durch Drehen lockern.

■ Schlauch unter Drehbewegungen abziehen.

■ Ist dies nicht möglich, kleinen Gabelschlüssel am Schlauchende ansetzen und damit abdrücken.

■ Beim Einbau sollten Sie statt der vorhandenen Schlauchschellen solche zum Schrauben verwenden.

Kraftstoffanlage auf Dichtheit prüfen

Riecht es am Abstellplatz des Wagens nach Benzin, tritt dies irgendwo aus einer Leitung oder an einem Bauteil der Kraftstoffanlage aus. Zur Suche einer Undichtigkeit sollte der Wagen über Nacht an einem trockenen, sauberen Platz gestanden haben.

■ Flecken unter dem Wagenboden?

■ Wenn nicht, Motor starten und einige Minuten laufen lassen.

■ Nach dem Abstellen erneute Kontrolle auf dem Boden.

■ Falls immer noch nichts sichtbar ist, sämtliche Leitungen und Teile der Kraftstoffanlage verfolgen und auf den charakteristischen Benzingeruch achten.

Benzinpumpe ausbauen

■ **Zweizylinder:** Luftfilter ausbauen.

■ **Alle Motoren:** Schläuche an der Pumpe abnehmen.

■ Vom Tank kommendes Schlauch-

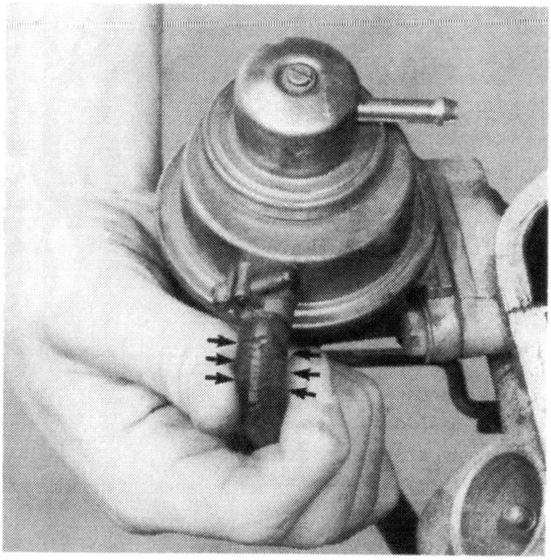

Ältere Kraftstoffschläuche neigen zu Rissen, zumal sie in einem engen Radius verlaufen, wie hier bei der Benzinpumpe. Von Zeit zu Zeit sollte vor allem diese Stelle kontrolliert werden.

ende mit einer Schraube verschließen.
■ Halteschrauben SW 11 losdrehen. Beim Zweizylinder braucht man dazu eine Stecknuß mit Verlängerung.
■ Beim Einbau Dichtung unter der Pumpe erneuern.
■ Halteschrauben mit 12–15 Nm anziehen.

Fingerzeig: *Sollte trotz neuer Benzinpumpe beim Zweizylinder nicht genügend oder kein Benzin gefördert werden, so muß der Hub des Pumpenstößels kontrolliert werden.*
Benzinpumpe abbauen. Motor drehen, bis der Stößel den tiefsten Punkt erreicht hat. Der Stößel muß mindestens 0,8 mm über der Abstandsscheibe stehen. Ist dies nicht der Fall, muß eine andere Abstandsscheibe mit entsprechender Stärke eingebaut werden.

Filtersieb der Kraftstoffpumpe reinigen
Wartung Nr. 18

Unter dem Kraftstoffpumpendeckel sitzt ein Filtersieb. Bei manchen Pumpen läßt sich der Deckel allerdings nicht mehr abnehmen.
■ Halteschraube des Deckels losdrehen.
■ Deckel abnehmen.
■ Filtersieb in sauberem Benzin auswaschen und dann ausblasen.
■ Dichtring kontrollieren.
■ Beim Einbau muß die evtl. vorhandene Kerbe im Deckel in die Aussparung des Pumpengehäuses eingesetzt werden.

Die Kraftstoffpumpe

□ Beim **Vierzylindermotor** sitzt die Pumpe in Fahrtrichtung rechts in Höhe des 1. Zylinders. Angetrieben wird sie von einem Exzenter der Nockenwelle.
□ Beim **Zweizylinder** finden wir die Benzinpumpe links zwischen Ölkühler und linkem Zylinder. Den Antrieb liefert ebenfalls ein Exzenter.
□ In ihrer Funktion bestehen keine Unterschiede: Im Oberteil ist das Saug- und Druckventil eingebaut, im Unterteil sitzt der Steuermechanismus und dazwischen eine Membrane. Eine Feder am Pumpenstößel zieht diesen samt der daran befestigten Membrane nach unten, das Saugventil öffnet: Benzin wird aus dem Tank angesaugt. Der Pumpenantrieb drückt nun den Pumpenstößel mit der Membrane zurück, und das Druckventil öffnet: Kraftstoff wird in den Vergaser gefördert.

Störungen an der Benzinpumpe

□ Die Pumpenventile können Probleme bereiten. Sie sind lediglich eingepreßt. Wenn sich eines löst, stockt der Benzinstrom. Falls ein Ventil lediglich hängt, hilft bisweilen kräftiges Klopfen auf das Pumpengehäuse.
□ Das Oberteil der Pumpe ist nicht zugänglich. Erweist sich die Pumpe als defekt, muß sie komplett ersetzt werden.

Zwei verschiedene Kraftstoffpumpen und deren Einzelteile. Die Pumpe (A) stammt von der Firma Guiot, die Pumpe (B) von Sofabex. Die Bestandteile: 1 – Stift; 2 – Dichtungen; 3 – Pumpengehäuse; 4 – Membrane; 5 – Pumpendeckel; 6 – Filter; 7 – Filterdeckel.

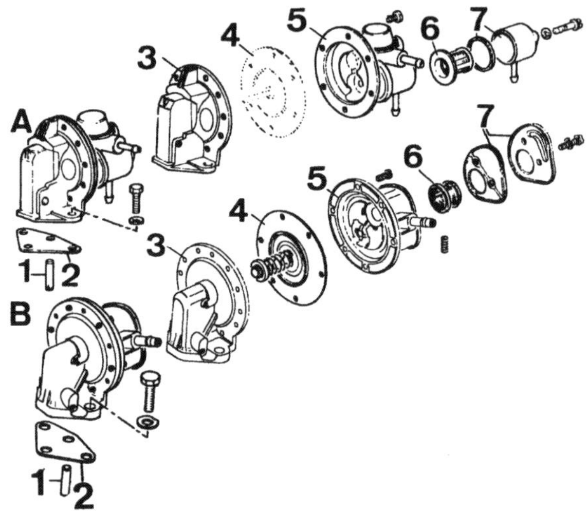

Kraftstoffpumpe prüfen

- Benzinschlauch zum Vergaser abnehmen und in ein Gefäß halten.
- Motor von Helfer starten lassen. Kommt Benzin?
- Sie können den Benzinpumpendruck auch mit einem entsprechenden Manometer messen. Bei beiden Motoren muß ein Benzindruck von 0,18–0,20 bar vorhanden sein.

Fingerzeig: *Ein undichter Gummiring unter dem Benzinpumpendeckel oder eine lose Halteschraube kann bei höheren Drehzahlen zu Aussetzern und Leistungsverlust führen. Da die Saugseite der Pumpe im Oberteil sitzt, saugt die Benzinpumpe bei defekter Dichtung oder losem Sitz Luft an.*

Zusätzliches Kraftstoffilter einbauen

Der Blechtank kann Rost ansetzen. Im Einfüllstutzen kann Kunststoff abblättern, was verschiedentlich vorkommt. Andere Verunreinigungen können aus dem Tank einer Zapfstation stammen. Nicht selten führen diese Verunreinigungen dazu, daß der Motor zu streiken beginnt oder einen unrunden oder gar keinen Leerlauf hat. Darum empfiehlt es sich, ein zusätzliches Filter einzubauen. Dieses Kraftstoffilter setzt man »fliegend« zwischen Kraftstoffpumpe und Vergaser ein.

- Leitung auftrennen und Filter einbauen. Gefäß für ausfließendes Benzin bereithalten.
- Achten Sie beim Einbau auf die richtige Durchflußrichtung des Filters. Pfeil beachten!
- Klemmschellen an beiden Enden des Filters anbringen. Ohne Klemmschellen darf das Filter nicht eingebaut werden! Denn löst sich der Schlauch vom Filter, läuft anfänglich unbemerkt Benzin in den Motorraum und kann sich entzünden.

Gute Mischung

Flüssiges Benzin brennt! Doch dabei wird nicht alle Energie frei. Sie wird erst dann frei, wenn sie in einem bestimmten Verhältnis mit Luft vermischt wird. An den Vergaser, der dieses Gemisch aufbereitet, werden immer größere Anforderungen gestellt. Denn je exakter er das Gemisch von Luft und Benzin »bereitstellt«, um so weniger giftige Bestandteile stößt der Motor nachher auch aus. Der Fachmann spricht dann von idealem Mischungsverhältnis (»Lambda 1«).

Das Luftfilter

Gewissermaßen als Vorzimmer für die einströmende Verbrennungsluft dient das Luftfilter, das je nach Modell auf oder neben dem Vergaser sitzt. Es muß die Staub- und Schmutzteilchen aus der angesaugten Luft herausfiltern, damit sie nicht in den Vergaser oder die Verbrennungsräume gelangen und dort Schaden anrichten. Außerdem wirkt das Filter auch als Ansauggeräuschdämpfer, obwohl bei den Vierzylinder-Motoren noch ein separater Ansaugdämpfer auf dem Vergaser sitzt.

Luftfiltereinsatz ausblasen

Wartung Nr. 15

Das Papierluftfilter bei den Zweizylinder-Modellen und der Kunststoffiltereinsatz bei den Vierzylinder-Modellen sollen bei jedem Schnell-Service ausgeblasen werden. Falls Sie öfters auf unbefestigten Straßen fahren (Urlaub), sollten Sie die Reinigung schon nach ca. 5000 km durchführen.

- Luftfiltereinsatz ausbauen.
- Papierfilter (Zweizylinder) ausklopfen.
- Den Kunststoffiltereinsatz (Vierzylinder) mit Preßluft von innen her ausblasen. Vorsicht, er ist mit Öl getränkt.
- Luftstrahl seitlich an den Filterlamellen vorbeistreichen lassen. Nicht von außen nach innen blasen, sonst wird der Staub noch fester in die Filterporen gedrückt.
- Niemals das Papierfilter oder Kunststoffilter in Flüssigkeiten zu reinigen versuchen. Das verstopft die Filterporen.
- Ölspuren im Filtergehäuse mit einem benzingetränkten Lappen auswischen.

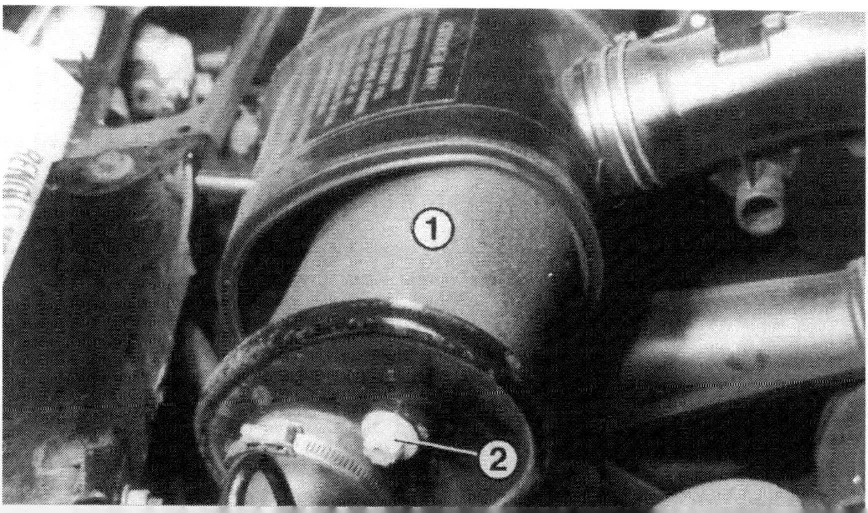

Bei beiden Motoren sitzt das Luftfilter seitlich vom Vergaser. Reihenmotor: Will man das Kunststoffilter (1) wechseln, so muß man die Schraube (2) losdrehen, damit man den Einsatz herausziehen kann. Zum Anschrauben des Gehäusedeckels braucht es ein wenig Geduld, denn man findet oft nicht auf Anhieb die Gewindebohrung der langen Halteschraube.

Luftfilter Boxermotor: Es bedeuten: 1 – Ansaugluftschlauch; 2 – Luftfiltergehäusehalterung; 3 – Unterdruckdose; 4 – Papierfiltereinsatz.

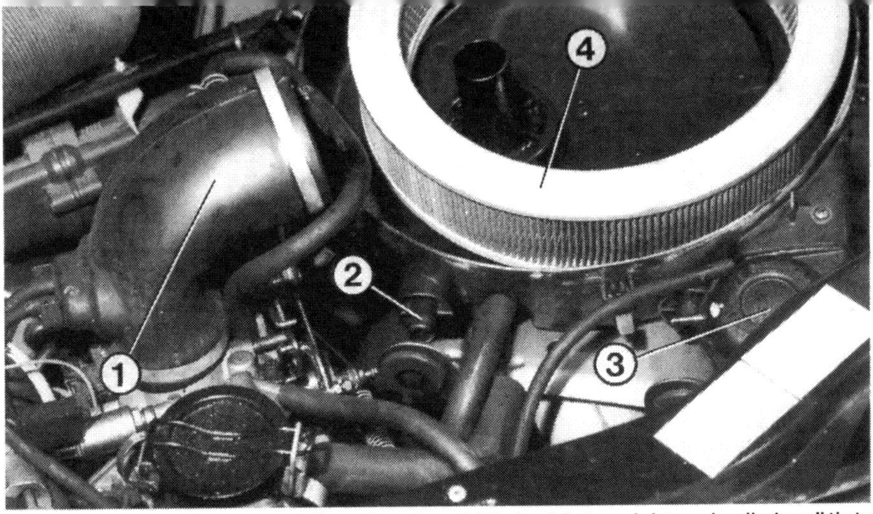

Luftfiltereinsatz wechseln
Wartung Nr. 41

Durch einen verschmutzten Filtereinsatz erhält der Motor nicht mehr die benötigte Ansaugluftmenge. Das Gemisch wird fetter, der Verbrauch steigt und die Leistung sinkt. Rechtzeitiger Filtertausch ist daher ratsam. Einige Filterbezeichnungen:

□ Zweizylinder: Mann C 2852/5, Fram CA 2724.
□ Vierzylinder: Fram CA 3171, Purolator FA 660.

Luftfiltereinsatz ausbauen

■ Vierzylinder: Schraube am Filterdeckel losdrehen und abnehmen.
■ Filtereinsatz herausziehen (siehe Abb. auf der Vorseite).
■ Zweizylinder: Spannbügel bzw. -klammern rund um den Luftfilterdeckel lösen.
■ Papiereinsatz herausnehmen.
■ Beim Wiedereinbau darauf achten, daß der Deckel richtig befestigt wird und daß die Einbaumarkierung auf dem Filterdeckel nach vorne zeigt.

Die Ansaugluft-Vorwärmung

Die angesaugte Verbrennungsluft sollte eine bestimmte Temperatur haben:

□ Bei kühlem Wetter vergast das Gemisch besser, wenn die Verbrennungsluft angewärmt ist.
□ Bei höheren Außentemperaturen ist kältere Ansaugluft besser. Luft dehnt sich bei Erwärmung aus. Da der Motor nur eine bestimmte Menge Luft ansaugen kann, erhält er weniger, wenn diese angewärmt wurde. Das führt zu fetterem Gemisch, größerem CO-Ausstoß und höherem Verbrauch.
□ Vorgewärmte Luft beugt der Vergaservereisung vor, die zwischen + 3° und + 8° C und hoher Luftfeuchtigkeit auftreten kann. Bei laufendem Motor verdunstet ein Teil des Kraftstoffes durch den Druckabfall im Vergaser. Die entstehende Verdunstungskälte kann dann im Vergaser zur Bildung einer Eisschicht führen und die einwandfreie Gemischbildung verhindern.

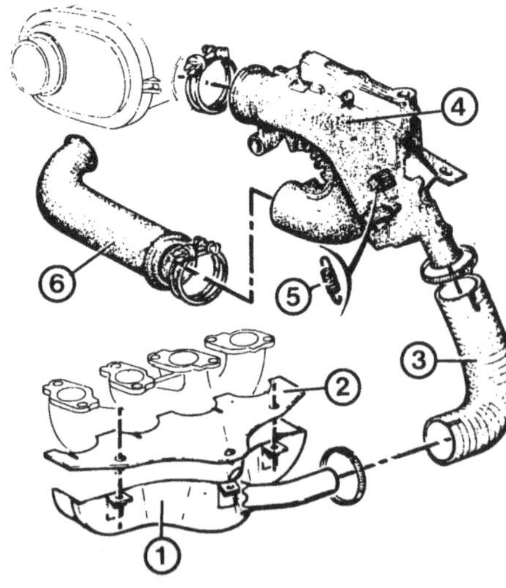

Teile der Ansaugluftvorwärmung: 1 – Warmluftabsaugkasten am Auspuffkrümmer; 2 – Deckel; 3 – Warmluft-Ansaugschlauch; 4 – Thermostatgehäuse; 5 – Feder der Warmluftlenkklappe; 6 – Frischluftansaugstutzen.

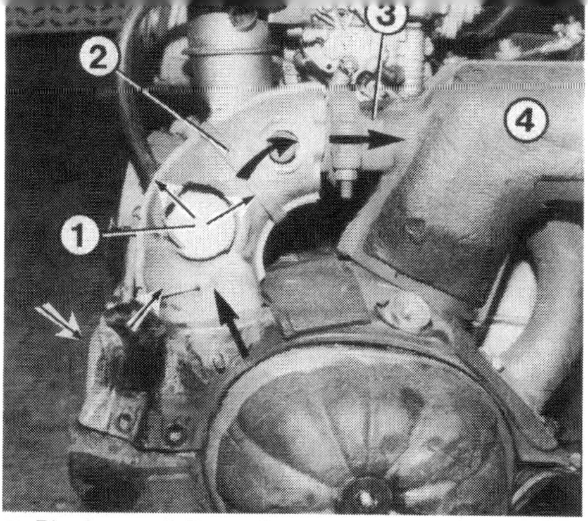

Die Arbeitsweise der Ansaugvorwärmung (schwarze Pfeile) der Zweizylinder ab Modelljahr 80. An der Abgasleitung wird die Ansaugluft vom Ventilator kommend (Pfeile schwarz/weiß) aufgeheizt und gelangt durch die Öffnung (1) in das Luftfilter und so in den Vergaser. Die weiteren Teile: 2 – Umhüllung der Vorwärmanlage; 3 – Abgasleitung; 4 – Wärmetauscher.

Teile der Ansaugluft-Vorwärmung

□ Die Ansaugluftvorwärmung der Boxermotoren ist in der Abbildung oben gezeigt. Beim Vierzylinder führt die im Thermostatgehäuse sitzende Warmluftklappe kalte Luft vom Ansaugstutzen oder Warmluft vom Auspuffkrümmer dem Vergaser zum (siehe Bild links unten).

□ Ein Temperaturfühler im Thermostatgehäuse steuert die Warmluftklappe, und je nach Ausgangstemperatur wird mehr oder weniger kalte Luft bzw. warme Luft dazu gemischt.

Störungen der Ansaugluft-Vorwärmung

Funktioniert die Vorwärmung der Ansaugluft nicht richtig, können sich folgende Störungen bemerkbar machen. Winters:

□ Schlechter Leerlauf nach Kaltstart in der Warmlaufphase.

□ Schlechter Übergang, Motor neigt zum Stottern.

In der warmen Jahreszeit:

□ Geringere Leistung, übliche Höchstgeschwindigkeit wird nicht erreicht.

□ Höherer Kraftstoffverbrauch.

Ansaugluft-Vorwärmung kontrollieren Vierzylinder

Die Stellung des Luftklappenhebels muß bei laufendem Motor kontrolliert werden.

□ **Kalter Motor:** Der Luftklappenhebel muß am oberen Anschlag sein, Feder ist entspannt (siehe Abb. unten).

□ **Warmer Motor:** Der Thermofühler muß die Klappe geöffnet haben, Hebel am unteren Anschlag. Feder gespannt.

Sollten Sie das Gefühl haben, daß die Warmluftklappe zu spät oder zu früh öffnet, so kann sie mit der Schraube oben auf dem Thermostatgehäuse nachjustiert werden. Das sollten Sie der Werkstatt überlassen, denn dazu braucht man ein Warmluftgebläse und Thermofühler.

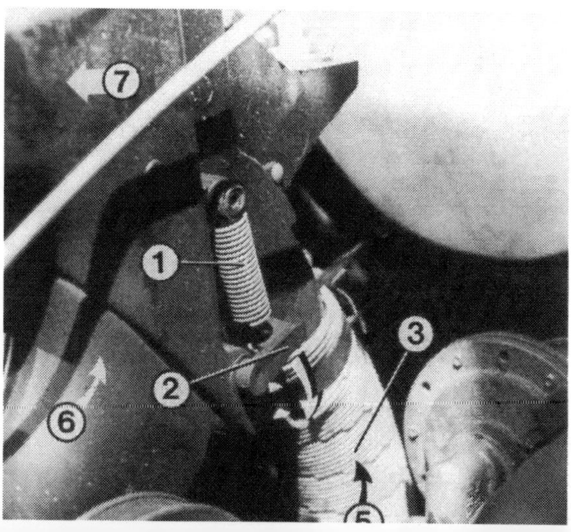

Die Stellung der Warmluftklappe kann durch den Hebel (2) kontrolliert werden. Bei kaltem Motor muß sich der Hebel nach unten drücken lassen (Pfeil), die Feder (1) wird dabei gespannt. Bei warmem Motor ist der Hebel schon in der unteren Stellung. Die weiteren Zahlen bedeuten: 3 – Warmluftschlauch; 5 – Strömungsrichtung Warmluft; 6 – Strömungsrichtung Frischluft; 7 – Warmluft – Frischluft zum Vergaser.

Welcher Vergaser ist eingebaut?

Bei den Visa-Modellen sind je nach Modelljahr und Motorenvariante unterschiedliche Vergaser eingebaut.
Damit Sie auf Anhieb den richtigen Vergaser für Ihr Modell herausfinden, hier eine Aufstellung:

Motor	Vergaser
Visa-Boxermotor	Registervergaser 26/35 CSIC
Visa-Vierzylinder Super X	Einfachvergaser 32 PBISA-7 und 11
Visa 11 E / 11 RE / Super E	Einfachvergaser 32 PBISA-12
Visa 14 TRS	Einfachvergaser 31 PBISA-12
Visa GT	Zwei Einfachvergaser 35 BISA-8

Die wichtigsten Teile des Vergasers

Beschleunigungspumpe: Beim Durchtreten des Gaspedals spritzt sie zusätzlich Benzin in den Saugkanal ein, damit bei plötzlichem Gasgeben das Kraftstoff/Luft-Gemisch durch das schlagartige Öffnen der Drosselklappe nicht zu kraftstoffarm wird.
Drosselklappe: Sie sitzt ganz unten im Vergaser und regelt die Menge des Kraftstoff/Luft-Gemisches, die der Motor ansaugen soll. Wie weit sie geöffnet wird, bestimmt der Fahrer beim Treten des Gaspedals. Pedal und Drosselklappe sind über den Gaszug direkt verbunden.
Hauptdüse: Sie ist in die Schwimmerkammer eingeschraubt. Mit ihrer genau bemessenen Bohrung sorgt sie für den Abfluß der richtigen Kraftstoffmenge aus der Schwimmerkammer.
Leerlaufdüse: Sie liefert dem Leerlaufsystem eine stets gleichbleibende Kraftstoffmenge zur Aufbereitung des Leerlaufgemisches.
Luftkorrekturdüse: Sie mischt den von der Hauptdüse kommenden Kraftstoff mit Luft vor.
Lufttrichter: Er sitzt im Saugkanal (Vergaserdurchlaß). Durch eine Einschnürung in seinem Innendurchmesser beschleunigt er die angesaugte Luft. Dadurch wird das Gemisch aus dem Austrittsarm stärker abgesaugt.
Mischrohr: Ihm werden Kraftstoff von der Hauptdüse und Luft durch Bohrungen von der Luftkorrekturdüse zugeführt. Beides wird vermischt in den Austrittsarm im Saugkanal weitergeleitet. Bei höheren Drehzahlen werden Bohrungen frei, die zusätzliche Luft einströmen lassen, um das andernfalls durch höheren Kraftstoffdurchsatz fetter werdende Mischungsverhältnis konstant zu halten.
Schwimmerkammer: Hier wird die Speicherung des Kraftstoffes durch Schwimmer und Schwimmernadelventil geregelt. Sobald der Kraftstoffstand in der Kammer eine bestimmte Höhe erreicht hat, drückt der Schwimmer durch seinen Auftrieb über einen Hebel gegen die Ventilnadel. Deren spitz zulaufendes Ende sperrt dann den weiteren Zufluß ab.
Starterklappe: Sie sitzt ganz oben im Vergasereinlaß. Bei kaltem Motor muß sie geschlossen werden. So baut sich bei laufender Maschine im Vergaserdurchlaß

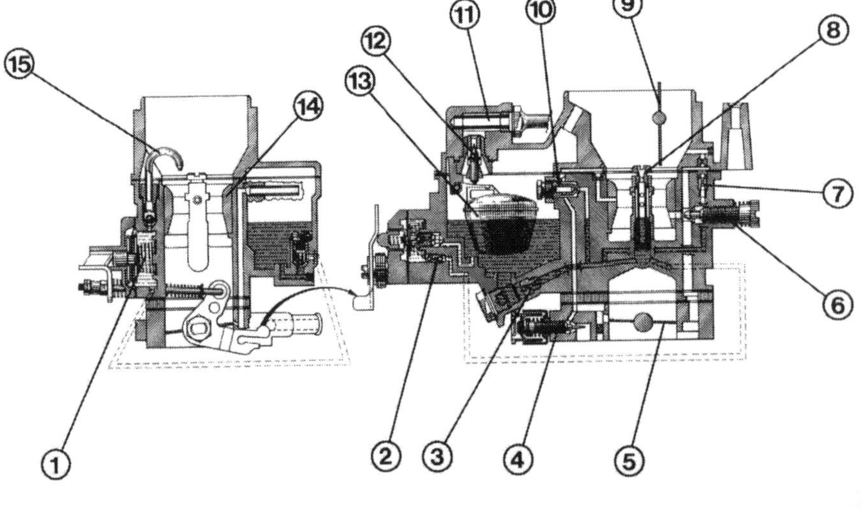

Dieses Bild zeigt einen Schnitt durch den Solex 32 PBISA-Vergaser: 1 – Beschleunigerpumpe; 2 – Düse Beschleunigerpumpe; 3 – Hauptdüse; 4 – Gemischanreicherungsschraube; 5 – Drosselklappe; 6 – Umluftschraube; 7 – Luftdüse; 8 – Luftkorrekturdüse; 9 – Starterklappe; 10 – Düse Anreicherungssystem; 11 – Kraftstoffilter; 12 – Schwimmernadelventil; 13 – Schwimmer; 14 – Luftdüse; 15 – Kraftstoffaustritt Beschleunigerpumpe.

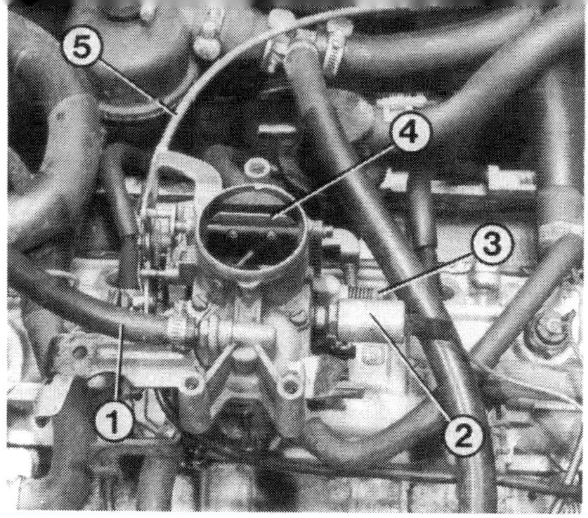

Entfernt man den Ansaugdämpfer beim Reihenmotor, so sieht man folgende Teile der Vergaseranlage: 1 – Kraftstoffschlauch; 2 – Leerlauf-Abschaltventil; 3 – Umluftschraube; 4 – Starterklappe; 5 – Starterzug.

ein verstärkter Unterdruck auf, der mehr Benzin am Austrittsarm absaugen kann. Das Gemisch wird kraftstoffreicher (fetter). Mit zunehmender Motorerwärmung muß die Starterklappe wieder geöffnet werden.

Vergaserbeschreibung

Trotz der unterschiedlichen Bezeichnungen sind die Vergaser sehr ähnlich aufgebaut und haben eines gemeinsam: Es sind alles Fallstromvergaser. Die angesaugte Luft strömt darin von oben nach unten (»fällt«) in den Ansaugkanal.

Solex 32 PBISA/34 PBISA

Dies ist ein Einfach-Vergaser mit nur einer Mischkammer.
Start: Zum Anlassen des kalten Motors muß der Fahrer den Starterzug ziehen. Dadurch wird im Vergaser über einen Starterhebel und eine Verbindungsstange die Starterklappe geschlossen und gleichzeitig die Drosselklappe einen gewissen Spalt geöffnet. Der Unterdruck – von den im Motor auf und ab laufenden Kolben erzeugt – kann nun die fette Startmischung ansaugen. Die Starterklappe bleibt jedoch nicht fest in Geschlossen-Stellung: Sie kann durch ihre außermittige Aufhängung von der angesaugten Verbrennungsluft zum Flattern gebracht werden. Das verhindert zu starke Gemischanreicherung. Der Starterzug muß mit wärmer werdendem Motor wieder hineingeschoben werden.
Leerlauf: Das Leerlaufgemisch wird gebildet aus einem Grund- und einem Zusatz-Leerlaufsystem. Eine kombinierte Kraftstoff/Luft-Düse erhält Benzin von der Hauptdüse und sorgt für die erforderliche Grundmischung. Das Zusatzgemisch bildet eine gleichfalls kombinierte Zusatz-Kraftstoff/Luft-Düse mit Luft aus dem Mischrohr. Beide Leerlaufgemische durchlaufen jeweils eigene Regulierschrauben und gelangen dann aus einer gemeinsamen Bohrung unterhalb der Drosselklappe in das Ansaugrohr.

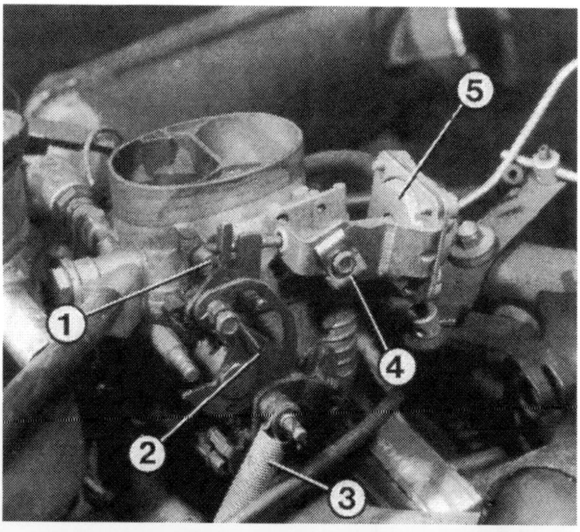

Ist bei geschlossenem Starterzug der Motor angesprungen, so zieht die Stange (1) den Starterzughebel (2) ein wenig zurück, damit das Gemisch in der Startphase nicht überfettet. Die weiteren Teile: 3 – Rückzugfeder; 4 – Starterzughalterung (der Starterzug ist abgenommen); 5 – Unterdruckdose, die mit der Rückzugstange verbunden ist.

Das »Explosionsbild« des 32 PBISA-Vergasers zeigt folgende Teile: 1 – Leerlauf-Abschaltventil; 2 – Vergaserdeckel; 3 – Gestänge mit Feder; 4 – Beschleunigerpumpe; 5 – unterer Vergaserteil mit Drosselklappe; 6 – Dichtungen; 7 – Gaszugumlenkung; 8 – Hebel Drosselklappenrückstellung; 9 – Vergasergehäuse; 10 – Schwimmer; 11 – Feder; 12 – Hebel für den Gaszug.

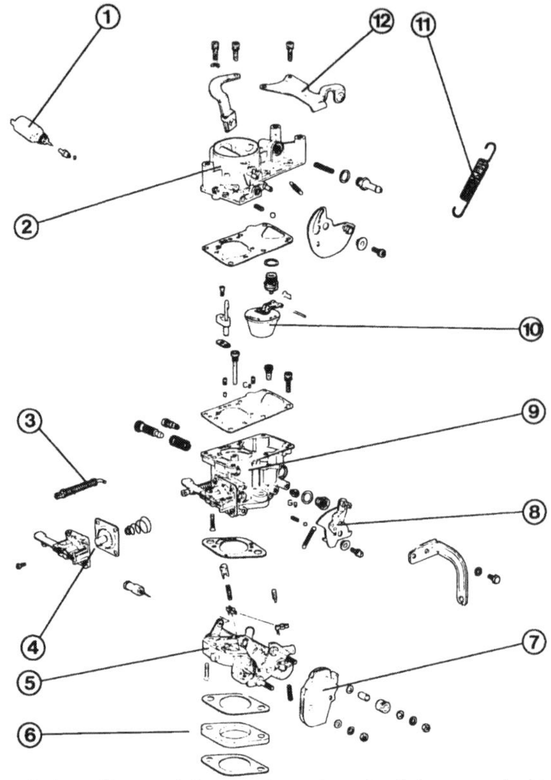

Übergang: Damit beim Tritt auf das Gaspedal aus dem Leerlauf heraus kein »Loch« entsteht, führen kleine Bohrungen bei sich öffnender Drosselklappe eine zusätzliche Menge Kraftstoff/Luft-Gemisch vom Grundleerlauf-Gemisch hinzu.

Normalbetrieb: Das Benzin fließt durch die Hauptdüse in das Mischrohr, wo es durch die Luftkorrekturdüse Luft zugemischt bekommt.

Beschleunigen: Beim Niederdrücken des Gaspedals wird zusätzlich Benzin in den Saugkanal eingespritzt, da das Hauptdüsensystem nicht gleich genügend Kraftstoff liefern kann. Das geschieht über einen mit der Drosselklappe verbundenen Hebel und eine kleine, separate Membranpumpe.

Vollast: Bei voll geöffneter Drosselklappe und hohen Drehzahlen gelangt zusätzlicher Kraftstoff in den Saugkanal, damit der Motor auf seine volle Leistung kommt. Das vom Unterdruck im Ansaugrohr gesteuerte Anreicherungsventil öffnet hierzu den entsprechenden Kraftstoffkanal. Außerdem bleibt die Teillastanreicherung weiterhin wirksam.

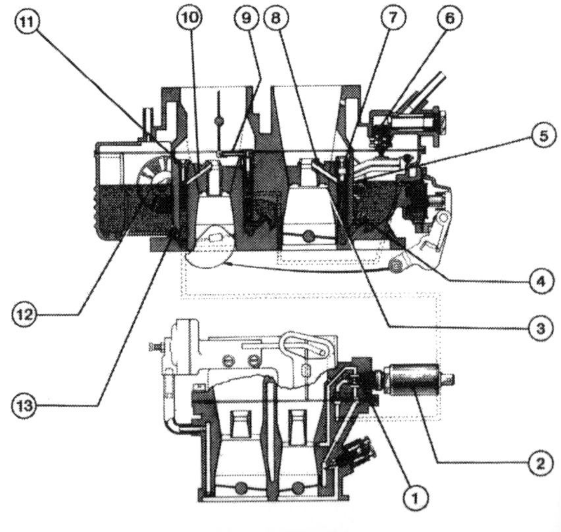

Schnitt durch den Registervergaser Solex 26/35 CSIC: 1 – Düsennadel Leerlauf-Abschaltventil; 2 – Leerlauf-Abschaltventil; 3 – Lufttrichter; 4 – Hauptdüse 2. Stufe; 5 – Schwimmer; 6 – Schwimmernadelventil; 7 – Luftkorrekturdüse; 8 – Zerstäuber; 9 – Kraftstoffrohr Beschleunigerpumpe; 10 – Kraftstoffaustritt Zerstäuber; 11 – Luftkorrekturdüse; 12 – Schwimmer; 13 – Hauptdüse.

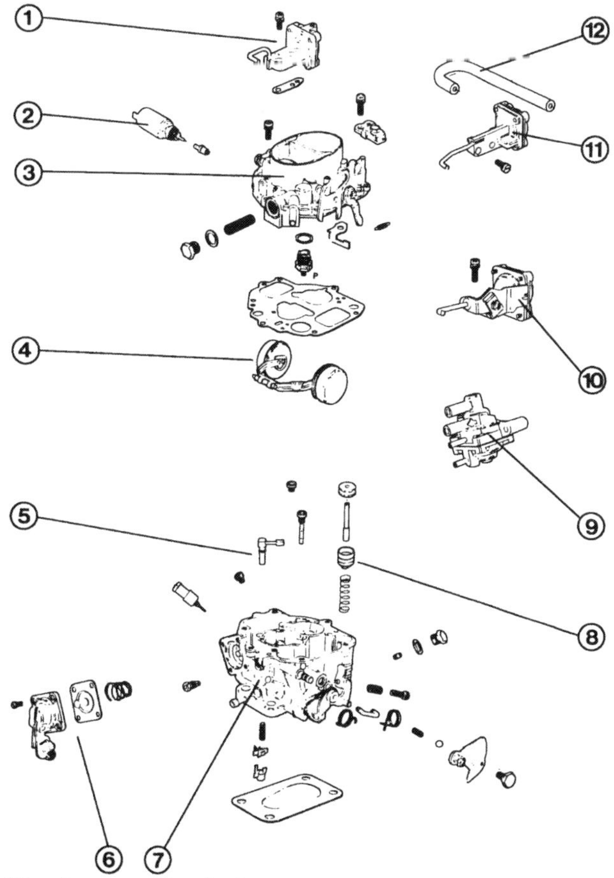

Explosionsbild Registervergaser: 1 – Pulldown; 2 – Leerlaufabschaltventil; 3 – Vergaserdeckel; 4 – Schwimmer; 5 – Einspritzdüse Beschleunigerpumpe; 6 – Beschleunigerpumpe; 7 – Vergasergehäuse; 8 – Kolben mit Feder; 9 – Anreicherungssystem; 10, 11 – Pulldown; 12 – Unterdruckschlauch.

Registervergaser 26/35 CSIC

Eine bessere Gemischaufbereitung für die einzelnen Zylinder bewirkt auch eine bessere Leistungsausbeute. Der Register- oder Stufenvergaser ermöglicht das, denn er hat zwei Mischkammern.

Wenn die Drosselklappe der 1. Stufe etwa zu 3/4 den Vergaserdurchlaß freigibt, öffnet mechanisch am Vergaser die Drosselklappe der 2. Stufe.

Start: Nur die 1. Stufe besitzt eine Starterklappe, die über dem Starterzug geschlossen bzw. wieder geöffnet wird. Die Starterklappe bleibt jedoch nicht fest in der geschlossenen Stellung, denn gleich nach dem Start zieht die sogenannte Pulldown-Unterdruckdose die Starterklappe wieder etwas auf.

Leerlauf: In der 1. Stufe bildet die Leerlauf-Kraftstoffdüse mit von der Hauptdüse kommendem Benzin das Leerlauf-Grundgemisch mit Luft aus der Leerlauf-Luftdüse. Das Leerlauf-Zusatzgemisch wird von der Zusatz-Kraftstoffdüse und -Luftdüse gebildet. Beide Gemische gelangen an eigenen Regulierschrauben vorbei in eine gemeinsame Bohrung weiter in den Vergaserdurchlaß. In der 2. Stufe fließt ein nicht einstellbares Gemisch. Es entsteht durch Benzin, das von der Hauptdüse zur Leerlauf-Kraftstoffdüse fließt, und Luft von der Leerlauf-Luftdüse.

Übergang, Normalbetrieb, Beschleunigen sind weitestgehend identisch mit dem bereits beschriebenen Vergaser mit folgenden Unterschieden:

- Für weiches Zuschalten der 2. Vergaserstufe sorgt eine Bohrung im 2. Saugkanal. Mit zunehmender Drosselklappenöffnung läßt sie zusätzliches Kraftstoff/Luft-Gemisch einströmen.
- Die Beschleunigerpumpe versorgt lediglich die 1. Stufe des Vergasers.
- Die Vollastanreicherung erfolgt durch ein Kraftstoff-Anreicherungssystem, das abhängig vom Unterdruck im Vergaser zusätzlichen Kraftstoff zuführt. Siehe dazu die Abbildung auf der folgenden Seite.

Das Kraftstoffanreichungssystem sorgt für eine Verbesserung des Beschleunigungsverhaltens. Beim Beschleunigen nimmt der Unterdruck im Ansaugrohr und damit in der Kammer »B« ab. Die Membranfeder (7) drückt die Membran (6) zurück, wodurch das Volumen der Kammer (A) reduziert wird und gleichzeitig der Druck darin ansteigt, da der Druckverlust über das Rückschlagverzögerungsventil (8) sehr gering ist. Der Druck hebt nun die Membrane (5) an, und der Stößel wird mit der Membrane verbunden. Das Kugelventil (3) wird jetzt gegen die Kraft der Feder (2) in seinem Sitz angehoben.
Somit ist die Kammer (C) sowohl mit der Schwimmerkammerentlüftung (12) des Vergasers als auch mit der vom Kühlventilator (1) kommenden Luft verbunden. Zwischen Luftsammler und Schwimmerkammer ist nun eine Verbindung hergestellt, die einen Unterdruck in der Schwimmerkammer vermeidet, wodurch ein Einspritzen des Zusatzkraftstoffes über die Kraftstoffdüsen begünstigt wird.
Ein Teil der Luft wird zum Ansaugschlauch (13) zwischen Luftfilter und Vergaser geleitet, um den Druck in der Schwimmerkammer des Vergasers zu begrenzen.
Nach ca. 8 Sekunden fällt der Druck in der Kammer (C) über das Rückschlagverzögerungsventil langsam ab, dadurch entspannt sich die Membrane (5), und die Feder (2) drückt das Kugelventil (3) auf seinen Sitz.

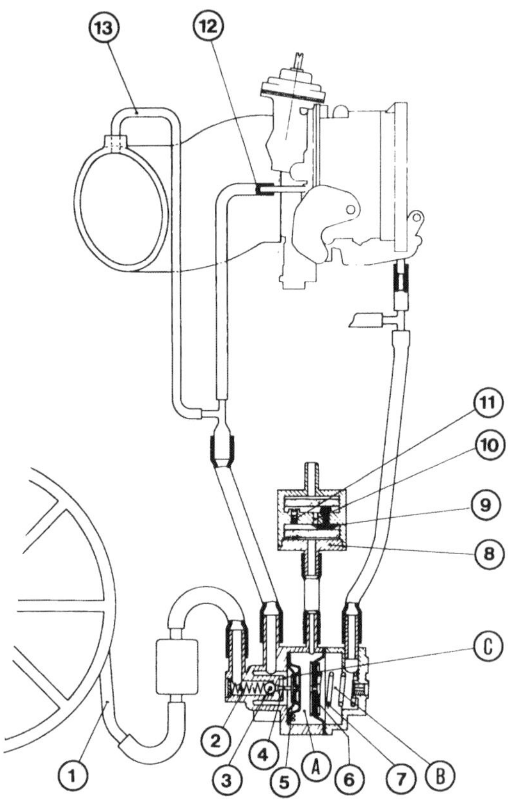

Solex 35 BISA-8

Dieser Vergaser ist grundsätzlich gleich aufgebaut wie der Solex 32 bzw. 34 PBISA, lediglich sorgen beim Visa GT zwei Vergaser für die Gemischaufbereitung. Auch sorgt eine Pulldown-Unterdruckdose dafür, daß gleich nachdem der Motor angesprungen ist, die beiden Starterklappen wieder leicht geöffnet werden.

Fingerzeig: *Beim Visa GT sorgen bekanntlich zwei Vergaser für die Gemischaufbereitung. Beide sind miteinander über ein Gestänge »synchron« verbunden. Das heißt: Beide Drosselklappen müssen sich ganz genau gleich verstellen. Diese Synchronisierung ist Werkstattarbeit, man braucht dazu nämlich entsprechende Meßwerkzeuge. Allgemein: An der Doppelvergaseranlage des GT sollten Sie nirgends drehen!*

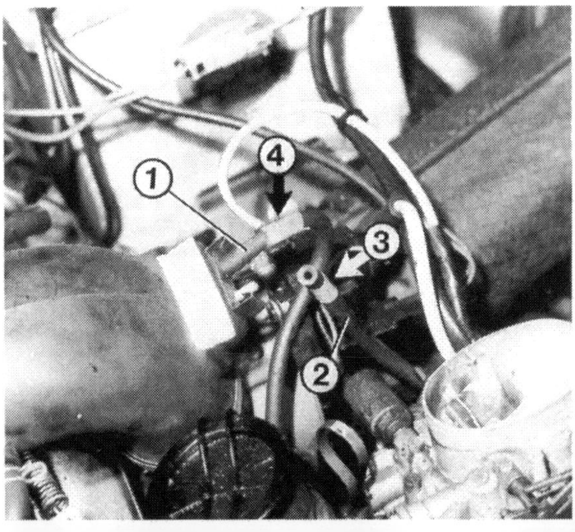

Damit man die beiden Unterdruckschläuche (1) und (2), die vom Anreicherungssystem zum Luftansaugstutzen führen beim Montieren nicht verwechselt, sollten sie zuvor markiert werden (3) und (4).

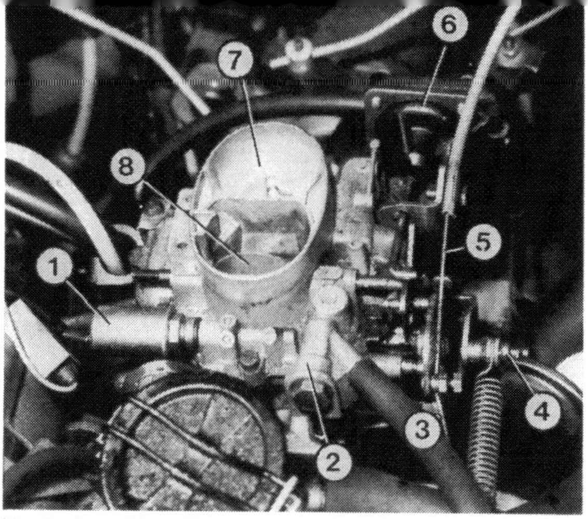

Ein Blick auf den Registervergaser 26/35 CSIC: 1 – Leerlauf-Abschaltventil; 2 – Kraftstoffiltergehäuse; 3 – Kraftstoffschlauch; 4 – Drosselklappenhebel mit Rückzugfeder; 5 – Starterklappenzug; 6 – Pulldown; 7 – Öffnung 2. Stufe; 8 – Starterklappe.

Das Leerlauf-Abschaltventil

Nach dem Abstellen neigt der Motor manchmal dazu, noch einige Takte weiterzulaufen. Ursache ist beim Abstellen angesaugtes Gemisch, das sich an heißen Stellen im Brennraum entzünden kann. Da dieses Nachdieseln oder Nachlaufen dem Motor nicht bekommt, wird ihm mit dem Abschalten der Zündung die Gemischzufuhr abgeriegelt:
Bei den Solex-Vergasern 26/35 CSIC, 32 PBISA 11 verschließt ein Leerlauf-Abschaltventil den gemeinsamen Austritt von Grundleerlauf- und Zusatzgemisch in die Mischkammer unterhalb der Drosselklappe.

Motor dieselt nach

Falls der Motor nach Ausschalten der Zündung weiterläuft:
- Handbremse fest anziehen.
- 2. Gang einlegen, Kupplungspedal langsam loslassen – der Motor wird abgewürgt.

Störungsbeistand Abschaltventil

Die Störung	– ihre Ursache	– ihre Abhilfe
A Motor dieselt nach	1 Abschaltventil locker (Motor zieht »falsche Luft«)	Festschrauben
	2 Ventilstöpsel bzw. -nadel hängt	Prüfen, ggf. Ventil austauschen
B Motor geht im Leerlauf sofort aus	1 Sicherung defekt	Kontrollieren, ggf. ersetzen
	2 Elektrische Leitung zum Ventil unterbrochen	Leitungsverlauf kontrollieren
	3 Siehe A 2	

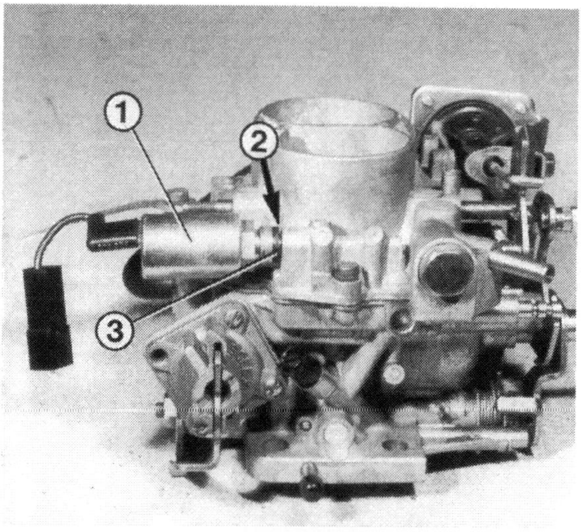

Hat der Motor einen schlechten Leerlauf, kann es daran liegen, daß das Leerlaufabschaltventil (1) nicht richtig festgeschraubt ist und dadurch der Vergaser »falsche« Luft zieht (2). Bei unrundem Leerlauf Abschaltventil auf Festsitz kontrollieren. 3 – Gummidichtung.

Neigt der Motor zum Nachlaufen, so liegt der Verdacht nahe, daß das Leerlauf-Abschaltventil nicht richtig arbeitet. Ventil (1) ausbauen und Anschluß (2) an Pluspol der Batterie halten. Minuspol mit dem Gehäuse verbinden (3). Jetzt muß der Ventilstößel anziehen.

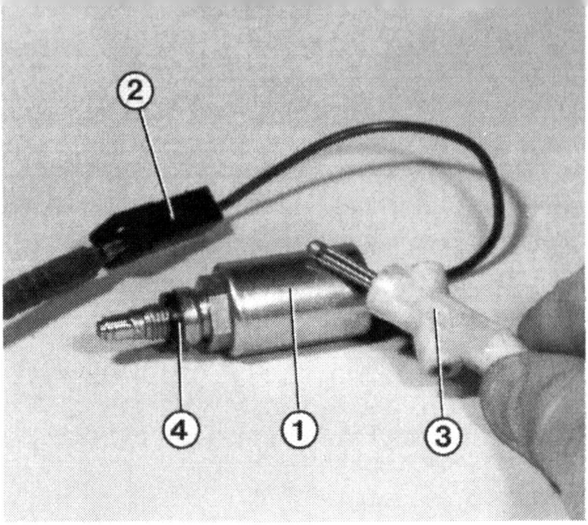

Abschaltventil prüfen

■ Elektrische Leitung am Ventil abziehen.
■ Abschaltventil losschrauben.
■ Kabel wieder aufstecken, Ventil gegen blankes Metall halten.
■ Von Helfer Zündung ein- und ausschalten lassen.
■ Der Ventilstöpsel bzw. die Nadel muß sich bewegen, sonst Abschaltventil austauschen.

Ansaugrohr-Vorwärmung

Das vom Vergaser gebildete Kraftstoff-/Luft-Gemisch kondensiert an den Wandungen des Ansaugrohrs. Dem wird durch eine Beheizung der Vergaserhalterung vorgebeugt. Das geschieht:
□ beim luftgekühlten Zweizylinder durch die Motorabgase. Vom Auspuffkrümmer zweigt je ein Rohr zum Vergaserstutzen hin;
□ beim wassergekühlten Vierzylinder durch das aufgewärmte Kühlmittel, das im unteren Teil des Vergasers zirkuliert.

Ansaugrohr-Vorwärmung prüfen

Mangelhafter Leerlauf oder schlechter Übergang können durch eine defekte Ansaugrohr-Vorwärmung verursacht werden.
■ Beim Zweizylinder-Motor die Rohrleitungen von den beiden Abgasleitungen zum Ansaugstutzen auf Beschädigung und lose Verbindungen überprüfen.
■ Beim Vierzylinder-Motor den unteren Teil des Vergasers anfassen und dabei kontrollieren, ob er entsprechend der Kühlmitteltemperatur auch warm ist.

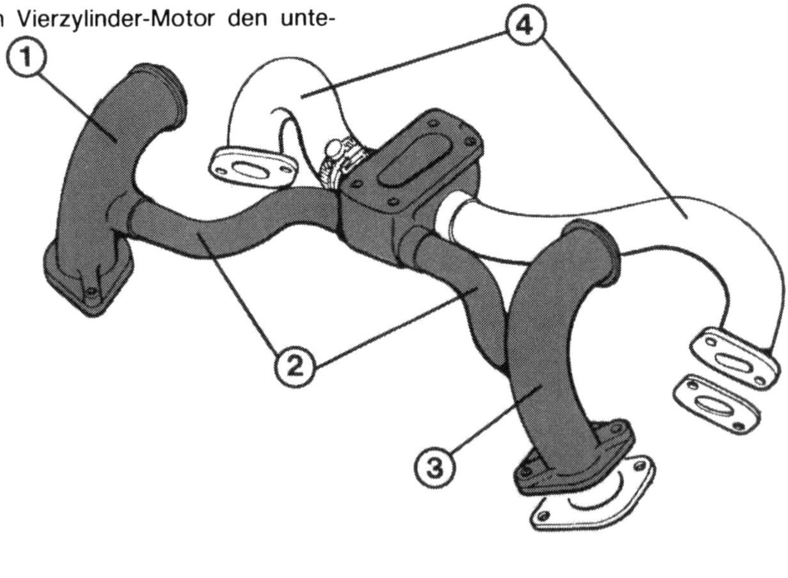

Ansaugrohrvorwärmung beim Boxermotor. Die heißen Abgase werden aus dem Zylinder abgeleitet (1 und 3), aber gleichzeitig auch durch die Verbindungsrohre (2) zum Vergaserstutzen geführt. Dieser wird erwärmt und heizt somit das angesaugte Kraftstoff/Luft-Gemisch auf, welches durch die Ansaugkrümmer (4) in den Zylinder gelangt.

■ Luftfilterdeckel bzw. Ansaugdämpfer abnehmen.
■ Chokezug voll ziehen.
■ Die Starterklappe muß jetzt bis auf einen kleinen Spalt geschlossen sein.
■ Wird der Chokezug neben dem Lenkrad hineingeschoben, muß die Starterklappe senkrecht im Vergaserdurchlaß stehen. Der Doppelvergaser hat trotz seinen zwei Durchlässen nur eine Starterklappe.

Starterklappe prüfen
Alle Vergaser

Leerlauf einstellen

Wartung Nr. 36

Schwankungen der Leerlaufdrehzahl liegen weniger am Vergaser als an abgenutzten Zündkerzen, verändertem Zündzeitpunkt oder falschem Ventilspiel.
Für den Selbsthelfer ist eine genaue Leerlaufeinstellung leider kaum mehr zu bewerkstelligen. Außer einem exakten Drehzahlmesser wird ein Abgasmeßgerät benötigt, das in vernünftiger Ausführung praktisch unerschwinglich ist. Die einfachen Abgastester, wie sie für Heimwerker angeboten werden, arbeiten nicht ausreichend genau. Für die Einstellung empfehlen wir hier eine Werkstatt mit einem Vergaserspezialisten.
Die richtige Leerlaufdrehzahl für Ihren Motor finden Sie in der folgenden Tabelle.

Vergaser	Motor	Leerlaufdrehzahl
Solex 26/35 CSIC	Zweizylinder	850 bis 900/min
Solex 32 PBISA 7/11	Vierzylinder	900 bis 950/min
Solex 32 bzw. 34 PBISA 12	Vierzylinder	850 bis 900/min
Solex 35 BISA 8	Vierzylinder	950/min

Abgastest

Wartung Nr. 37

Bei der Verbrennung des Kraftstoff-/Luft-Gemisches entsteht u. a. auch giftiges Kohlenmonoxid. Am Ausstoß dieses CO-Gases kann man erkennen, ob ein Motor fett oder mager eingestellt ist. Die werksseitig festgelegten Werte lauten einheitlich für **alle Motoren 1–2 Vol.-%,** ausgenommen **Visa Super E** und **Visa II Super X 1,5–2,5 Vol.-%.**
Auch bei der regelmäßigen Hauptuntersuchung (TÜV) sowie bei der jährlichen Abgassonderuntersuchung (ASU), wird der CO-Gehalt im Abgas gemessen. Für die Abgasmessung gilt grundsätzlich:
□ Der Motor muß betriebswarm sein. Lassen Sie ihn vor der Messung nicht unnötig lang im Leerlauf drehen, das verschlechtert den CO-Wert. Läßt sich längerer Leerlauf nicht umgehen, muß der Motor vor der Messung einige Sekunden mit halber Gasstellung das aufgestaute CO-Gas aus dem Auspuff blasen.
□ Wird der Visa ausschließlich im Kurzstrecken-Stadtverkehr gefahren, sollten Sie ihn vor der Messung rund 100 km weit zügig bewegen. So werden Verbrennungsrückstände im Motor abgebrannt.

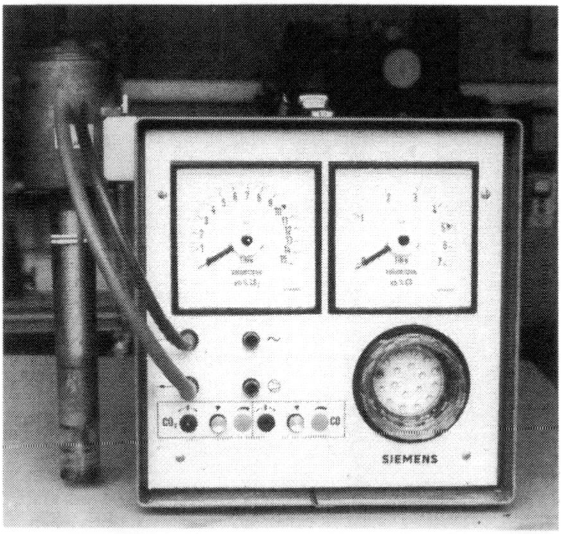

Bei den Citroen-Motoren brauchte man eigentlich ein solches Meßgerät, um die Abgase zu kontrollieren. Und zwar handelt es sich hier um einen CO/CO_2-Tester, wie er vor allem in Frankreich eingesetzt wird. Doch es reicht auch durchaus, das CO zu messen; mehr macht der TÜV auch nicht.

□ Einen guten Anhaltspunkt für die richtige Motoreinstellung liefert das Auspuffendrohr: Ist es selbst nach längerer, zügiger Fahrt innen rußig schwarz, läuft der Motor zu fett – Zünd- und Leerlaufeinstellung kontrollieren. Ist das Rohr dagegen innen grau bis braun, so stimmt die Einstellung.

□ Zeigt der CO-Tester 2 % oder mehr über dem Richtwert an, sollte folgendes kontrolliert werden, bevor irgend jemand am Vergaser dreht: Schlauch der Kurbelgehäuse-Entlüftung abziehen. wenn jetzt das Abgas-Meßgerät einen sinkenden CO-Wert anzeigt, liegt es an einer Überfettung aus dem Kurbelgehäuse. Die Ursache ist Ölverdünnung durch überwiegenden Stadtverkehr. Die erwähnte zügige Überlandfahrt oder ein Ölwechsel schafft hier Abhilfe, und der CO-Gehalt stimmt wieder.

Abgasmessung beim TÜV und Abgas-Sonderuntersuchung (ASU)

Seit 1985 ist in der Bundesrepublik eine jährliche Abgaskontrolle vorgeschrieben. Dazu gehört auch die Überprüfung des Unterbrecher-Schließwinkels und des Zündzeitpunkts. Diese Kontrolle führen der TÜV, der DEKRA und die meisten Werkstätten durch.

Was ist zu tun, wenn der nächste TÜV-Termin ansteht?

Als aufmerksamer Autofahrer werden Sie sicher den Verbrauch Ihres Citroen Visa beobachten und nach einer gelegentlichen Überlandfahrt auch einmal das Auspuff-Endrohr betrachten. Zeigt sich eine unerklärliche Aufwärtstendenz beim Verbrauch und ist das Auspuffrohr trotz zügiger Fahrt innen rußigschwarz, dürfte der Vergaser zu fett eingestellt sein. Dann ist ein Werkstattbesuch anzuraten. Zusammen mit der Vergasereinstellung lassen Sie dort die Abgas-Sonderuntersuchung vornehmen. Wenn Sie ohnehin schon in der Werkstatt sind, kommt diese Methode nach unseren Erfahrungen am günstigsten. Mit der neuen ASU-Plakette geht's dann zum TÜV oder DEKRA für die übliche Hauptuntersuchung.

Wenn Sie Ihren Wagen regelmäßig zur Inspektion geben, haben Sie mit der ASU keine Probleme, denn dann gehört die Abgas-Sonderuntersuchung üblicherweise zum Wartungsumfang dazu.

Wer als engagierter Heimwerker jedoch die Wartungsarbeiten selbst durchführt, der stellt die Zündung selbst ein und sollte den Elektrodenabstand der Zündkerzen und das Ventilspiel auch nicht vergessen. Mit dem solchermaßen vorbereiteten Wagen fahren Sie zum TÜV-Termin. Geringe Abweichungen vom Abgas-Sollwert können Sie dann noch bei angeschlossenem Tester korrigieren, oder der Prüfer wird selbst an der richtigen Schraube drehen.

Für die ASU zwischen den TÜV-Terminen würden wir je nach Prüfungspreis und Wartezeit entscheiden, wer die Kontrolle vornehmen soll.

Fingerzeig: *Vergleichen Sie die verschiedenen Werkstattangebote. Der von der Werkstatt genannte Komplettpreis kann Messung und Einstellung umfassen oder lediglich die reinen Prüfarbeiten. Dann kostet Sie das Einstellen noch ein Extrageld.*

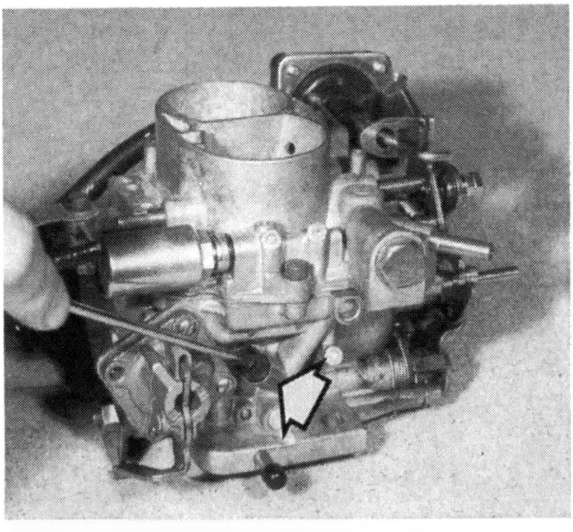

Bei den neueren Vergasern sind die Gemisch-Regulierschrauben mit einem Kunststoffdeckel verplombt (Pfeil). Hier sollte der Heimwerker nur im Notfall dran drehen, dabei zerstört er die Plombe.

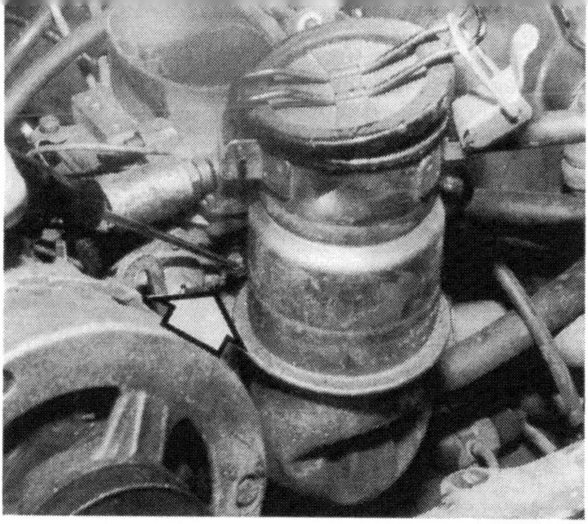

Bei diesem Boxermotor ist die Plombe der Gemisch-Regulierschraube (Pfeil) abgenommen worden, damit der CO-Gehalt neu eingestellt werden kann.

Behelfsmäßige Vergaser-Einstellung

Die **Leerlaufdrehzahl** wird beim Einfach- und Doppelvergaser an unterschiedlichen Schrauben eingestellt.

□ **Beim Solex 32 PBISA** (Einfachvergaser) **mit der Leerlaufluftschraube,** auch Umluftschraube genannt.

□ **Beim Solex 26/35** CSIC (Registervergaser) **mit der Drosselklappen-Anschlagschraube der 1. Stufe.**

Zur **Einstellung des CO-Gehalts** wird **an allen Vergasern** die **Leerlaufgemisch-Regulierschraube** verdreht. Sie sitzt aufgrund einer gesetzlichen Vorschrift unter einer Abdeckkappe bzw. einem Stopfen. Das soll unbefugtes Verdrehen verhindern. Wenn an dieser Regulierschraube gedreht werden muß, wird die Abdeckung der Schraube mit einer Nadel o. ä. herausgehebelt.

■ Motor warmfahren. Der Starterzug muß die Starterklappe ganz geöffnet haben.

■ Das Luftfilter bzw. der Ansaugdämpfer darf – im Gegensatz zu unseren Abbildungen – nicht abgenommen sein.

■ Zuerst wird die Drehzahl des Motors erhöht. Solex 32 PBISA: Leerlaufluftschraube, Solex 26/35 CSIC: Drosselklappen-Anschlagschraube.

■ Jetzt wird die Leerlaufgemisch-Regulierschraube hineingedreht, bis die Drehzahl abfällt.

■ Leerlaufgemisch-Regulierschraube wieder herausdrehen, bis der Motor gleichmäßig dreht.

■ Motordrehzahl auf die vorgeschriebenen Werte (Tabelle Seite 103) einstellen. Solex 32 PBISA: Leerlaufluftschraube hineindrehen. Solex 26/35 CSIC: Anschlagschraube herausdrehen.

■ Evtl. die Leerlaufgemisch-Regulierschraube nochmals verdrehen, wenn der Motor nicht sauber rundläuft.

■ Diese Einstellung sollte alsbald mit einem CO-Tester überprüft werden.

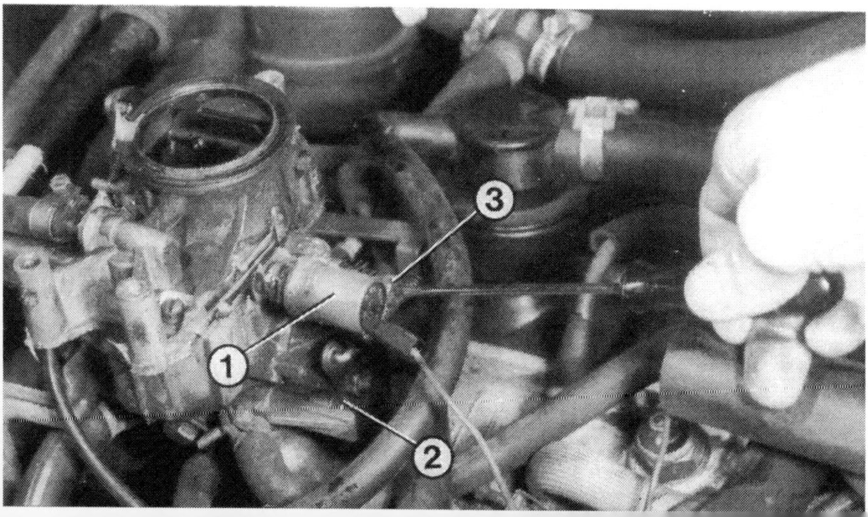

Leerlauf einstellen beim Reihenmotor: Mit der Luftschraube (3) wird die Drehzahl des Motors erhöht. Jetzt wird die Leerlauf-Gemischregulierschraube (2) so verdreht, bis der Motor gleichmäßig dreht. Nun mit der Luftschraube (3) die vorgeschriebene Leerlaufdrehzahl einstellen. Einstellung so bald wie möglich mit einem CO-Tester überprüfen. 1 – Leerlauf-Abschaltventil.

Vergaser reinigen

Schmutzablagerungen im Vergaser sind zwar selten, doch kommen sie immer wieder vor. Falls Sie den Vergaser auseinandernehmen müssen, sehen Sie in den Zeichnungen auf diesen Seiten die Einzelteile.

- Luftfilter abbauen.
- Sämtliche Unterdruckleitungen und Schläuche vor dem Abnehmen verwechslungssicher kennzeichnen.
- Starterzug abklemmen.
- Vergaserdeckel abschrauben.
- Schwimmer herausnehmen und prüfen, ob er sich auf seiner Achse leicht bewegen läßt.
- Im Vergaserdeckel kontrollieren, ob das Schwimmernadelventil fest eingeschraubt ist. Ventilnadel beschädigt?
- Wenn sich Schmutz am Boden der Schwimmerkammer abgesetzt hat, diesen mit einem sauberen Lappen abtupfen.
- Herausgeschraubte Düsen mit Druckluft sauberblasen.
- Die Düsen sind aus weichem Messing und dürfen nur mit geringer Kraft angezogen werden.
- Keine lackgesicherten Einstellschrauben verdrehen. Das kann die Vergaserfunktion grundlegend stören.
- Bei einem älteren Fahrzeug die Lagerung der Drosselklappenwelle kontrollieren. Ist dort Spiel vorhanden, kann unkontrolliert Luft zuströmen und den Leerlauf und Übergang durcheinanderbringen.
- Beim Zusammenbau darauf achten, daß die neue Dichtung zwischen Vergasergehäuse und Oberteil keine Bohrungen teilweise verdeckt, das gibt Funktionsfehler.
- Die Lagerungen der Drossel- und Starterklappenwellen dürfen auf keinen Fall geschmiert werden. Am Schmierstoff anhaftender Staub wirkt an den Lagern wie Schmirgel.

Der Gaszug

Der Verbindungszug zwischen Gaspedal und Vergaser kann schon mal geknickt werden. Vor allem bei Arbeiten im Motorraum, wenn man ihn in einen ungünstigen Winkel abbiegt. Ein deutliches Warnsignal ist ein schwergängigeres Gaspedal.

Gaszug ersetzen

- Am Vergaser und am Gaspedal Gaszug lösen und aus der Halterung herausnehmen.
- Ebenso die Gaszughalterung an der Trennwand lösen.
- Gaszug nach innen ziehen.
- Neuen Gaszug einführen, dabei aber nicht knicken.
- Gummischutzhülle vom Motorraum her montieren.

Gaszug einstellen

- Von Helfer das Gaspedal voll durchtreten lassen. Dabei darf das Pedal nicht am Teppichboden aufstehen. Mindestabstand 1 mm.
- Drosselklappenhebel in Vollgasstellung drücken.
- Stecksicherung in die entsprechende Kerbe der Gaszughülle am Lagerpunkt einstecken. Bei einigen Modellen ist die Gaszughülle ebenfalls befestigt: Schraube lösen und Hülle entsprechend verschieben.
- Kontrollieren, ob der Seilzugspanner an der Trennwand nicht gespannt ist, ggf. nachstellen.

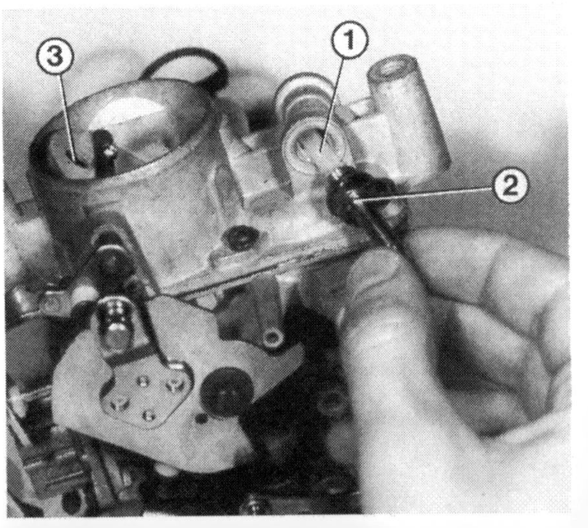

Obwohl der Kraftstoff mehrmals gereinigt wird, befindet sich im Vergaserdeckel auch noch ein kleines Kraftstoffsieb (1). Zum Reinigen des Siebes löst man die Schraube (2). 3 – Öffnung in der Starterklappe.

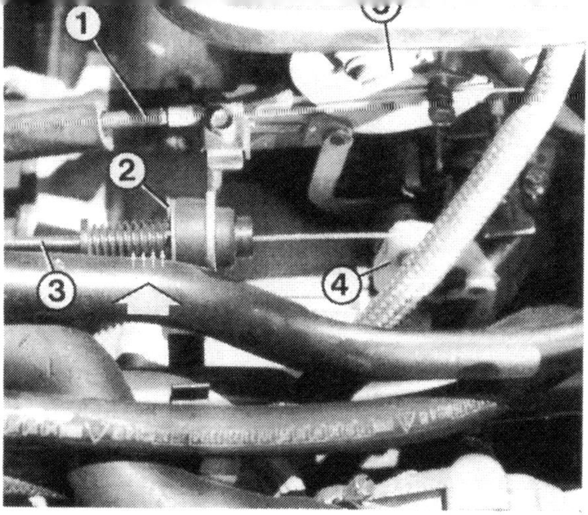

Haben Sie den Gaszug ersetzt oder öffnet die Drosselklappe trotz niedergetretenem Gaspedal nicht vollständig, so muß man den Gaszug einstellen. Je nach Stellung von Pedal und Drosselklappe die Stecksicherung (2) in die entsprechende Kerbe (Pfeile) der Gaszughülle einstecken. Die weiteren Teile sind:
1 – Starterzug; 3 – Gaszug;
4 – Drosselklappenhebel;
5 – Starterklappenhebel.

Der Starterzug

Bei allen Modellen wird die Starterklappe über einen Zug vom Armaturenbrett betätigt.

Starterzug ersetzen

■ Starterzug am Vergaser lösen.
■ Vordere Schutzhülle abziehen.
■ Hinten am Armaturenbrett Stecker der Kontrolleuchte abziehen.
■ Starterzughalterung hinten zusammendrücken und Zug und Halterung in den Innenraum ziehen.
■ Beim Einbauen den Starterzug vorsichtig durch die Tülle in der Trennwand schieben.

Starterzug einstellen

■ Starterzug leicht herausziehen, dabei darf die Kontrolleuchte noch nicht brennen.
■ Betätigungshebel der Starterklappe am Vergaser in Richtung »Auf« drükken. Die Starterklappe steht senkrecht.
■ In dieser Stellung wird der Zug am Hebel festgeschraubt.
■ Starterzug ziehen und wieder hineinschieben: Ist die Starterklappe vollständig geöffnet?

Störungsbeistand Vergaser

Diese umfangreiche Liste sollten Sie erst dann durcharbeiten, wenn Sie zuvor die Zündanlage überprüft haben, die trotz der serienmäßigen Transistorzündung noch andere Störungsherde bilden kann.

Die Störung	– ihre Ursache	– ihre Abhilfe
A Kalter Motor springt nicht oder schlecht an	1 Kraftstoffweg im Vergaser nicht in Ordnung a) Schwimmernadelventil klemmt oder Schwimmer defekt	Prüfung: Zuleitung am Vergaser abziehen, in ein Gefäß halten und Motor starten. Kommt kein Benzin, siehe unter Kraftstoffpumpe Gegen Schwimmerkammerdeckel klopfen, evtl. Vergaserdeckel abnehmen, Schwimmer und Nadelventil überprüfen
	b) Bohrungen, Düsen und Kanäle im Vergaser verstopft	Vergaser reinigen
	2 Leerlauf-Abschaltventil defekt	Siehe Seite 101
	3 Starterzug falsch eingestellt	Einstellen
	4 Starterklappe schwergängig oder klemmt	Gängig machen
	5 Stellung der Drosselklappe falsch	Einstellen lassen
	6 »Falsche Luft« tritt an Dekkeldichtung Ansaugflansch bzw. an einem der Unterdruckschläuche ein	Kontrollieren, schadhafte Dichtungen bzw. Schläuche ersetzen

Die Störung	– ihre Ursache	– ihre Abhilfe
B Kalter Motor geht nach dem Start wieder aus	1 Siehe A 4, 5 und 6	
	2 Starterklappenspalt falsch eingestellt	Einstellen lassen
C Kalter Motor hat zu hohe oder niedrige Leerlaufzahl	1 Siehe A 5 und 6	
	2 Ansaugrohr-Vorwärmung gestört	Siehe Seite 102
	3 Leerlauf falsch eingestellt	Einstellen lassen (CO-Test)
D Kalter Motor nimmt schlecht Gas an und ruckelt	1 Siehe C 2	
	2 Siehe A 4 und 6	
	3 Siehe B 2	
	4 Siehe C 3	
	5 Beschleunigungssystem arbeitet nicht	Prüfung: Luftfilterdeckel bzw. Ansaugdämpfer abnehmen. Wird Benzin eingespritzt, wenn Sie den Drosselklappenhebel bewegen?
	a) Kanäle verstopft	Vergaser reinigen
	b) Membrane defekt	Auswechseln
	6 Beschleunigungs-Einspritzmenge falsch	Einstellen lassen
E Warmer Motor springt schlecht oder nicht an	1 Siehe A 2	
	2 Dampfblasen im Kraftstoffsystem	Mit durchgetretenem Gaspedal starten
	3 Benzinzulaufleitung liegt am Motor oder Ventildeckel an	Leitung so verlegen, daß sie frei hängt
	4 Schwimmernadelventil undicht	Ersetzen
	5 Schwimmer defekt	Prüfen, ggf. austauschen
	6 Schwimmerstand falsch	Einstellen lassen
F Leerlauf ungleichmäßig bzw. zu hoch oder zu niedrig	1 Siehe A 6	
	2 Siehe C 3	
	3 Leerlauf-Kraftstoffdüse verschmutzt oder lose	Vergaser reinigen bzw. Düse festziehen
	4 Leerlaufgemisch-Regulierschraube beschädigt	Ersetzen
G Leerlaufdrehzahl oder CO-Gehalt nicht einstellbar	1 Siehe A 3, 4 und 5	
	2 Grundeinstellung der Drosselklappe falsch	Einstellen lassen
H Auspuffknallen im Schiebebetrieb	1 Siehe A 5 und 6	
	2 Siehe C 3	
I Kraftstoffverbrauch zu hoch	1 Siehe A 3 und 4	
	2 Siehe C 2 und 3	
	3 Siehe D 1	
	4 Siehe E 3, 4, 5 und 6	

Reibereien

Motor und Getriebe sind durch die Kupplung verbunden. Arbeitet die Kupplung nicht oder bedient man sie nicht richtig, macht sich das Getriebe lautstark bemerkbar. Dabei sind es nicht die Zahnräder der einzelnen Getriebestufen, die da kratzen, sondern die »Synchronisation«, die beim Schalten den Gleichlauf zwischen den einzelnen Zahnradpaaren für die Getriebeübersetzung herstellen soll. Damit sich aber einwandfrei und geräuschlos schalten läßt, muß die Verbindung Motor zum Schaltgetriebe kurz unterbrochen werden. Das ist Sache der Kupplung.

So funktioniert es

Die Kraftübertragung vom Motor zum Getriebe erfolgt durch die Kupplung, und zwar durch Reibung. Zwei Reibflächen werden gegeneinander gepreßt, und die eine nimmt somit die andere mit. Die Beteiligten sind: Die Schwungscheibe am Motor mit ihrer Anlagefläche. Die Kupplungsdruckplatte, die gegen die Schwungscheibe drückt, und dazwischen als Reibpartner die Mitnehmerscheibe. Letztere sitzt auf der Eingangswelle des Getriebes.
Beim Auskuppeln wird über den Kupplungsseilzug die Ausrückgabel bewegt. Der Hebel schiebt das Kupplungsdrucklager, welches auf der Antriebswelle frei beweglich gelagert ist, gegen die Feder (»Membranfeder«) der Kupplungsdruckplatte. Die Druckplatte wird dadurch entlastet. Bei ganz durchgetretenem Kupplungspedal ist die Verbindung Schwungscheibe-Mitnehmerscheibe-Druckplatte unterbrochen. Jetzt ist ausgekuppelt und somit die Kraftübertragung vom Motor zum Getriebe getrennt.
Beim Einkuppeln drückt die Tellerfeder (Membranfeder) der Druckplatte die Mitnehmerscheibe wieder gegen die Schwungscheibe des Motors. Will man einen sanften Kraftübergang haben, muß die Bewegung langsam erfolgen.
Die Anlageflächen schleifen noch eine gewisse Zeit aneinander, bis die Reibung so groß ist, daß die Motorleistung ohne Verluste an das Getriebe weitergeleitet wird. Verluste heißt in diesem Fall: Wärme, die durch das Aufeinanderschleifen erzeugt wird. Bei niedrigen Drehzahlen und kurzem Einkuppeln natürlich weniger als bei hohen Drehzahlen und langsamem Nachgeben des Kupplungsfußes. Schleifdauer und Hitzeentwicklung bestimmen die Lebensdauer der Beläge auf der Mitnehmerscheibe.

Auskuppeln beim Halten?

Recht verbreitet ist die Angewohnheit, mit eingelegtem 1. Gang und durchgetretenem Kupplungspedal an der roten Ampel zu warten. Mancher fürchtet, den Gang nicht gleich einlegen zu können, wenn das grüne Licht den Weg freigibt. Wenn auch kein sofort meßbarer Schaden entsteht, so beansprucht das Auskuppeln doch das Ausrücklager und ruft so wieder Verschleiß hervor. Je länger und öfter vor den vielen Ampeln ausgekuppelt wird, desto früher ist dieses Lager abgenutzt.

Kupplung prüfen

Der Verschleiß der Mitnehmerscheibe läßt sich im eingebauten Zustand nicht erkennen. Das erste Anzeichen für Verschleiß ist eine durchrutschende Kupplung. Dies bemerken Sie beim Fahren zuerst im höchsten Gang unter Last, wenn der Motor auffallend schneller dreht, als es der Fahrgeschwindigkeit entspricht. Einen gewissen Aufschluß kann auch folgende Prüfung geben, die Sie aber nur selten anwenden sollten:

Schleift die Kupplung?

■ Handbremse anziehen, Motor starten.
■ 3. Gang einlegen, langsam einkuppeln und Gas geben.
■ Bei einwandfreier Handbremse müßte der Motor abgewürgt werden.
■ Dreht er durch, muß das Kupplungsspiel kontrolliert und ggf. eingestellt werden (siehe rechte Seite).
■ Prüfung wiederholen. Dreht der Motor weiterhin durch, wird eine Kupplungsreparatur fällig, siehe Störungsbeistand Seite 114.

Trennt die Kupplung richtig?

Wird der Schaltvorgang durch kratzende oder krachende Geräusche »untermalt«, so trennt die Kupplung nicht mehr richtig. Um sicherzugehen, daß es nicht am Getriebe liegt, macht man die Probe mit dem nicht synchronisierten Rückwärtsgang.
■ Motor im Leerlauf drehen lassen.
■ Kupplungspedal voll durchtreten, etwa drei Sekunden warten und den Rückwärtsgang einlegen.
■ Kratzt es hierbei, trennt die Kupplung nicht mehr sauber, die Mitnehmerscheibe läuft also nicht ganz frei.
■ Kupplungsspiel kontrollieren, evtl. einstellen, wie beschrieben.
■ Prüfung nochmals durchführen. Kratzt es immer noch, sollten Sie unseren Störungsbeistand auf Seite 114 zu Hilfe nehmen.

Das Kupplungs-Pedalspiel

Zwischen den Teilen der Kupplungsübertragung muß ein gewisser Abstand verbleiben, solange das Pedal nicht niedergedrückt wird.
□ Dieses Spiel muß so groß sind, daß das Ausrücklager nicht unter verschleißförderndem Druck steht. Je stärker das Ausrücklager durch die Kraft der Tellerfeder belastet wird, um so geringer wird die Reibungskraft der Mitnehmerscheibe. Es besteht also die Gefahr, daß die Kupplung durchrutscht.
□ Wenn das Spiel zu groß ist, geht etwas vom normalen Kupplungsweg verloren. Dann wird die Kupplung beim Niederdrücken des Pedals nicht ganz getrennt.
Die Kupplung ist so konstruiert, daß mit fortschreitender Abnutzung der Kupplungsbeläge das Spiel kleiner wird. Durch die verschleißende und dünner werdende Mitnehmerscheibe wandert die federbelastete Druckplatte näher zur gegenüberliegenden Reibfläche der Schwungscheibe, wobei sie sich dem Ausrücklager nähert. Liegt das Lager ohne Spiel am Ausrückhebel an, so stützt sich die Tellerfeder der Druckplatte gegen das Ausrücklager ab. Statt die Mitnehmerscheibe gegen die Anlageflächen zu pressen, wird die Feder entlastet und die Reibungskraft geringer, die Kupplung rutscht durch.

Fingerzeig: *Einige Vierzylinder-Modelle ab Modelljahr 1981 sind mit einer selbstnachstellenden Kupplung ausgerüstet. Ein Nachstellen ist somit nicht mehr erforderlich, da sich das Kupplungspedal konstruktionsbedingt in Abhängigkeit des Verschleißes selbst nachstellt. Dadurch verlängert sich automatisch der Kupplungspedalweg, wodurch ein einwandfreies Ein- und Auskuppeln gewährleistet ist.*

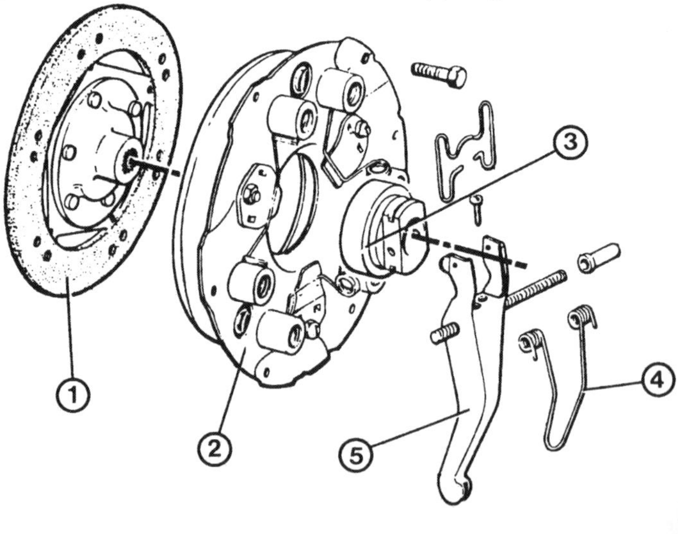

Zur Kupplung des Boxermotors gehören: 1 – Mitnehmerscheibe; 2 – Druckplatte; 3 – Ausrücklager; 4 – Rückholfeder; 5 – Ausrückhebel.

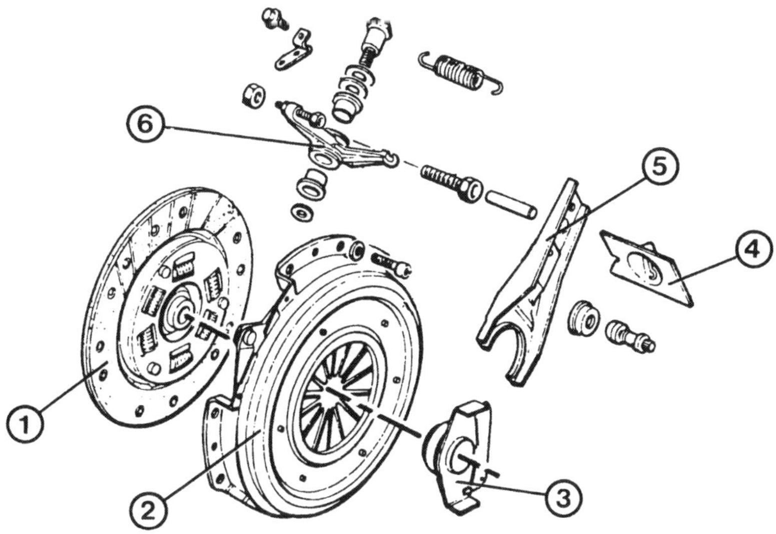

Diese Zeichnung zeigt die Kupplung des Reihenmotors: 1 – Mitnehmerscheibe; 2 – Druckplatte; 3 – Ausrücklager; 4 – Abschirmung für den Ausrückhebel; 5 – Ausrückhebel; 6 – Umlenkhebel mit Rückholfeder.

Bei Arbeiten an der Kupplung muß anschließend jedoch das Kupplungspedalspiel eingestellt werden.

Kupplungs-Pedalspiel messen

Wartung Nr. 11

■ Neben das Kupplungspedal ein Lineal o. ä. halten.
■ Trittplatte von Hand niederdrücken, bis stärkerer Widerstand spürbar wird.
■ Aus der Ruhestellung soll dies nach **ca. 15 mm bei den Vierzylinder-Modellen;** nach **20–25 mm bei den Zweizylinder-Modellen** der Fall sein.
■ Stimmt das Pedalspiel nicht, muß die Länge des Kupplungszugs nachgestellt werden.

Pedalspiel einstellen Vierzylinder

■ Arretierschraube am Umlenkhebel lösen (siehe Abb. oben).
■ Schraube mit einem Gabelschlüssel drehen.
■ Bei zu kleinem Pedalspiel: Im Gegenuhrzeigersinn; bei zu großem Pedalspiel: Im Uhrzeigersinn.
■ Pedalspiel messen, Kontermutter wieder festziehen.

Zweizylinder

■ Arretierschraube an der unteren Seite des Motor lösen (siehe Abb. unten).
■ Schraube mit einem Gabelschlüssel entsprechend des Pedalspieles drehen (siehe oben).

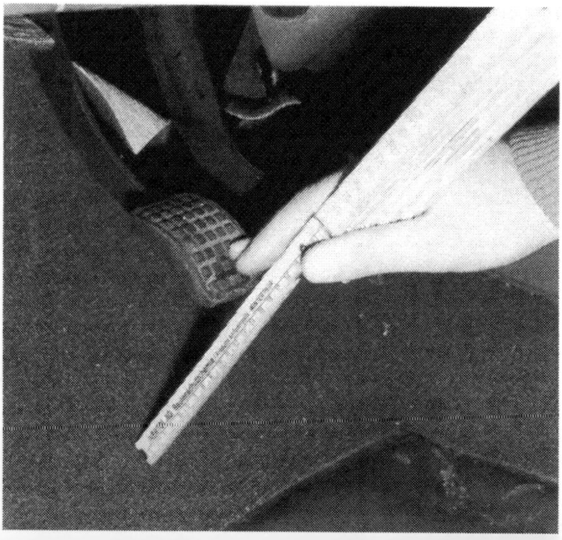

Kupplungspedal einstellen: Das Pedal muß in seiner Ruhestellung eine bestimmte Höhe haben, damit man es bequem bedienen kann. Pedalhöhe 117–120 mm. Einstellen: An der Pedalhalterung Kontermutter vom Kupplungszug lösen und mit der Einstellschraube Pedalhöhe einstellen.

Kupplungszug ersetzen

■ Abdeckung im Fußraum soweit entfernen, daß man den Seilzug erreicht, der sich auf der Höhe des Bremspedals befindet.
■ Rückzugfeder am Pedal lösen und Seilzug aushängen.
■ Am Kupplungshebel (Zweizylinder) bzw. Umlenkhebel (Vierzylinder) Kupplungsseil aushängen, nachdem man den Hebel von Hand gespannt hat.
■ Gummitülle in der Karosserietrennwand herausdrücken. Zug zum Motorraum heranziehen.
■ Beim Einbau zuerst Kupplungsseil am Pedal einhängen.

Fahren mit gerissenem Kupplungszug

Sollte der Kupplungszug unterwegs mal reißen, so muß das noch lange nicht das Ende der Reise bedeuten. Zumindest ein nahes Ziel oder die nächste Werkstatt kann man auch ohne Kupplung erreichen. Ja, man kann sogar hoch- bzw. herunterschalten. Voraussetzung ist feinfühliger Umgang mit dem Gaspedal und Schalthebel, besonders beim Herunterschalten.

Gang herausnehmen: Gas wegnehmen und Schalthebel in Richtung Leerlauf drükken. Bei schiebendem Wagen evtl. ein klein wenig Gas geben, falls der Gang »klemmt«.

Anfahren: Motor ausschalten, 1. Gang einlegen und Anlasser betätigen. Der Visa ruckelt los und setzt sich in Bewegung. Den kalten Motor sollten Sie hierzu erst etwas warmlaufen lassen. Wer während der Fahrt nicht schalten will, fährt auf diese Weise in der Ebene im 2. Gang an. Bei einem Visa-Modell mit Zweizylinder-Motor sollte ein Helfer mit anschieben, damit der Visa richtig in Schwung kommen kann.

Hochschalten: Im 1. Gang mit dem Anlasser anfahren. 1. Gang nur knapp über Leerlaufdrehzahl hinausdrehen (ca. 1000/min). Gas etwas zurücknehmen, Schalthebel in Leerlaufstellung ziehen. Gaspedal loslassen und den Schalthebel mit leichter Hand in Richtung des 2. Gangs drücken. Bei richtiger Motor- und Getriebedrehzahl rutscht der Gang fast von selbst hinein. Wenn Sie zu lange gewartet haben, müssen Sie ein klein wenig Gas geben, damit sich die Fahrstufe ohne Zähneknirschen einlegen läßt. Hat es nicht geklappt, halten Sie noch einmal an und versuchen das Ganze von neuem. In die weiteren Gänge wird auf die gleiche Weise hochgeschaltet. Am leichtesten geht es in sehr niedrigen Geschwindigkeiten: In den 2. Gang bei höchstens 20 km/h, in den 3. bei 25 km/h, in den 4. bei 35 km/h und in den 5. bei 45 km/h.

Herunterschalten: Hierbei muß die Motordrehzahl angehoben werden, damit sich der nächstniedrige Gang einlegen läßt. Fuß leicht vom Gas, Gang herausnehmen, behutsam Gas zugeben und gleichzeitig den Schalthebel in Richtung des neuen Gangs drücken. Bei richtiger Motordrehzahl rutscht der Gang fast ohne Nachdruck hinein. Auch das Herunterschalten geschieht wieder am besten bei niedrigen Drehzahlen und Geschwindigkeiten.

Kupplung aus- und einbauen

Dazu müssen die Motoren ausgebaut werden. Obwohl es beim Zweizylinder im Gegensatz zum Vierzylinder nicht zwingend notwendig ist, raten wir doch dazu.

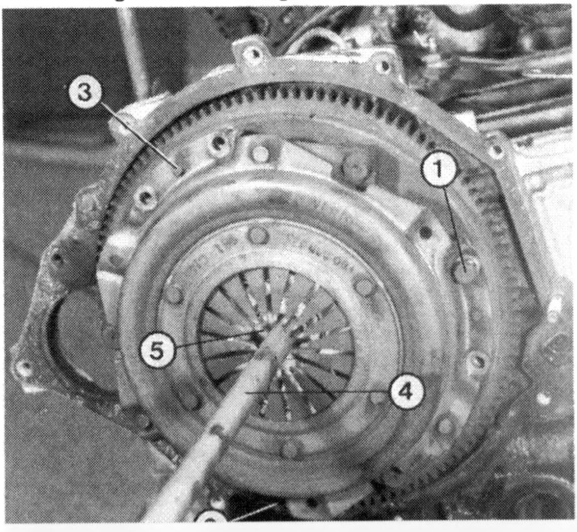

Beim Einbau der Kupplung muß die Mitnehmerscheibe (5) zentriert werden. Wenn man nicht das richtige Werkzeug von Citroen zur Hand hat, kann man sich auch mit einer einfachen Welle (4) behelfen. Diese schiebt man so hin und her, bis die Mitnehmerscheibe zentriert ist. Weiter zu erkennen: 1 – Halteschrauben; 2 und 3 – Zentrierstifte.

Denn wir haben die Erfahrung gemacht, daß der Ein- und Ausbau des Motors ohne Getriebe viel vorsichtiger und mit mehr Spezialwerkzeug erfolgen muß. Ein geringer Mehraufwand für den Heimwerker lohnt sich hier allemal.

■ Motor mit Getriebe ausbauen (Seite 55 bzw. 56).
■ Getriebe vom Motor trennen, Zweizylinder (Seite 116) Zwischengetriebe und Kupplungsglocke vom Motor abnehmen, Vierzylinder:
■ Sechs Schrauben des Kupplungskorbes über Kreuz lockern, um ein Verziehen der Platte zu vermeiden.
■ Kupplungskorb mit Druckplatte und Mitnehmerscheibe abnehmen.
■ Schwungscheibe mit Preßluft sauber machen oder mit einem benzingetränktem Lappen abwischen.
■ Die Anlagefläche darf keine Risse oder Brandstellen zeigen.
■ Vor dem Einbau zuerst das Führungslager in der Kurbelwelle kontrollieren. Falls erforderlich auswechseln.
■ Mitnehmerscheibe in das Schwungrad einlegen (ihre verlängerte Innenverzahnung zeigt in Richtung Getriebe) und mit dem Zentrierdorn von Citroen 1713 T im Führungslager zentrieren. Falls Sie diesen Dorn nicht bekommen können, besorgen Sie sich eine gebrauchte Kupplungswelle (Citroen-Werkstatt, Autofriedhof).
■ Überprüfen, ob die drei Zentrierstifte vorhanden sind.
■ Kupplungsdruckplatte mit Korb aufsetzen und die sechs Schrauben mit Sprengringen über Kreuz stufenweise anziehen und mit 10 Nm festdrehen. Neue Federscheiben verwenden.
■ Eine dünne Schicht Molykote 321 R auf die Antriebswelle, falls erforderlich auch auf Führungsbüchse am Ausrücklager aufsprühen.
■ Ausrückmechanismus kontrollieren.
■ Vierzylinder: Kontrollieren, ob die beiden Zentrierstifte vorhanden und nicht beschädigt sind.
■ Montageführungen einbauen (siehe Abb. unten).
■ Neue Dichtung anbringen.
■ Kupplungsgehäuse/Zwischengetriebe anbauen. Dabei zur Erleichterung des Eingriffes der Verzahnung Schwungrad und Getriebewelle abwechselnd drehen.
■ Die beiden Schrauben (siehe Abb. unten) eindrehen, jedoch nicht festziehen.
■ Führungsbolzen ausbauen und die restlichen Schrauben und Muttern des Kupplungsgehäuses eindrehen. Alle Schrauben und Muttern mit 7,5–12,5 Nm anziehen.
■ Zweizylinder: Kupplungsgehäuse an den 4 Bolzen ansetzen.
■ Damit die Verzahnung leichter eingreift, Gang einlegen und am Seitenwellenabtrieb drehen, bis sich Motor und Getriebe zusammenfügen läßt. Muttern mit 30–35 Nm festziehen.

Ausrücklager ersetzen

Das Ausrücken der Kupplung erfolgt über ein Ausrücklager und den Ausrückhebel. Gibt dieses Lager beim Niedertreten des Kupplungspedals bei laufendem Motor Geräusche von sich, so muß es ersetzt werden. Beachten Sie dabei, daß seit 6/82 in allen Modellen ein neues Kupplungsausrücklager eingebaut ist. Es darf nur noch dieses Lager eingebaut werden.

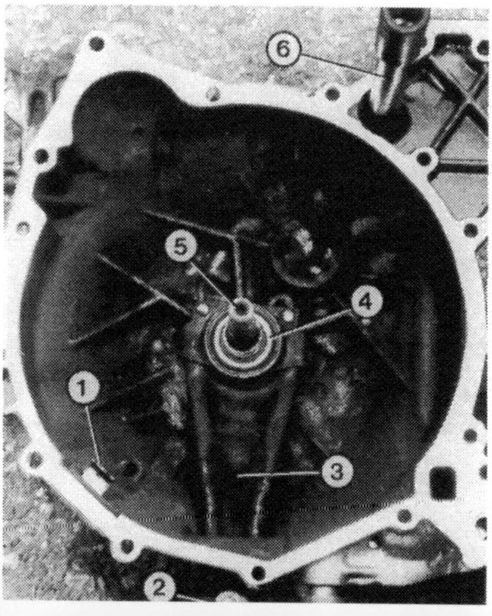

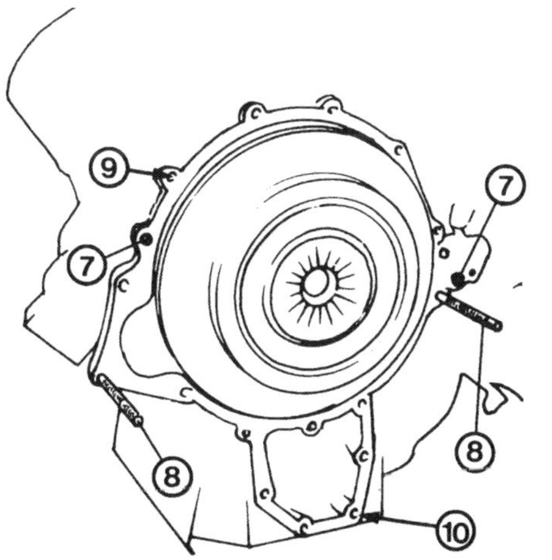

Links die Kupplungsglocke des Vierzylinders: 1 – Zündeinstellblech; 2 – Kupplungshebel; 3 – Ausrückhebel; 4 – Ausrücklager; 5 – Motorantriebswelle; 6 – Welle zum Getriebe. Rechts: 7 – Zentrierstifte; 8 – Führungsbolzen; 9 und 10 – Halteschrauben.

Zweizylinder

■ Motor und Getriebe ausbauen.
■ Motor vom Getriebe trennen.
■ Sicherungsspange des Ausrücklagers abziehen. Lager herausziehen.
■ Ausrückmechanismus reinigen, ggf. abgenützte Teile ersetzen.
■ Führungshülse mit Molykote 321 R besprühen.
■ Sicherungsspange einsetzen und Leichtgängigkeit des Ausrückhebels kontrollieren.
■ Kupplungsglocke aufsetzen.

Vierzylinder

■ Motor-Getriebe-Einheit ausbauen.
■ Zwischengetriebe und Kupplungsglocke vom Motor trennen.
■ Ausrückhebel aus der Abstützung herausheben, Ausrücklager vom Ausrückhebel lösen und Lager abziehen.
■ Ausrückmechanismus reinigen und Führungshülse mit Molykote 321 R besprühen.
■ Das Kugelgelenk und die beiden Seiten der Kupplungsgabel einfetten.
■ Die Ausrückgabel muß unter der Gummikappe angebracht werden.
■ Ausrückgabel an der Führungshülse so weit abheben, damit das Ausrücklager eingehängt werden kann.
■ Ausrücklager auf die Führungshülse gleiten lassen.

Störungsbeistand Kupplung

Die Störung	– ihre Ursache	– ihre Abhilfe
A Kupplung rutscht	1 Kupplungsspiel zu klein	Nachstellen
	2 Kupplungsbeläge abgenutzt	Mitnehmerscheibe ersetzen
	3 Anpreßdruck der Kupplung zu gering	Kupplungsdruckplatte ersetzen
	4 Kupplungszug geht nicht zurück	Gängig machen oder Zug austauschen
	5 Belag verölt	Mitnehmerscheibe und defekte Getriebe- oder Kurbelwellendichtung ersetzen
	6 Kupplung wurde überhitzt	Defekte Teile ersetzen
B Kupplung trennt nicht	1 Zu großes Kupplungsspiel	Nachstellen
	2 Mitnehmerscheibe hat Schlag	Mitnehmerscheibe richten oder ersetzen
	3 Mitnehmerscheibe verzogen oder Belag gebrochen	Mitnehmerscheibe ersetzen
	4 Mitnehmerscheibe klemmt auf Getriebewelle	Gangbar machen, Kerbverzahnung schmieren
	5 Nach sehr langer Standzeit: Belag an Schwungscheibe festgerostet	Anfahren, wie unter »Fahren mit gerissenem Kupplungszug« beschrieben. Kupplung dauernd durchtreten. Gaspedal ruckartig durchtreten und loslassen, um die Kupplung loszubrechen. Andernfalls ausbauen
C Kupplung trennt nicht und rutscht gleichzeitig durch	Kupplungsdruckplatte defekt	Druckplatte auswechseln
D Kupplung rupft	1 Siehe A 3	
	2 Falsche Beläge	Mitnehmerscheibe ersetzen
	3 Druckplatte drückt schief	Kupplungsdruckplatte ersetzen
	4 Motor- oder Getriebeaufhängung defekt	Motor- oder Getriebelager ersetzen
E Kupplungsgeräusche	1 Unwucht der Kupplungsdruckplatte bzw. Mitnehmerscheibe	Kupplungs-Druckplatte bzw. Mitnehmerscheibe ersetzen
	2 Torsions-Dämpferfeder defekt	Mitnehmerscheibe ersetzen
	3 Ausrücklager defekt	Ausrücklager ersetzen
	4 Nietverbindungen in der Kupplung locker	Kupplungsdruckplatte ersetzen

Stufe um Stufe

Ein Verbrennungsmotor wie in Ihrem Visa kann nur ab einem bestimmtem Drehzahlbereich Leistung abgeben. Und entsprechend müssen die Drehzahlen vom Motor auf die Antriebsräder mit vier oder fünf Übersetzungsstufen abgestimmt werden, je nachdem wieviel Vorwärtsgänge das Getriebe Ihres Visa hat.

Das Schaltgetriebe

Die Kraft des Motors wird über die Kupplung zum Schaltgetriebe geleitet. In diesem Wechselgetriebe greifen verschiedene Zahnradpaare ineinander, die zwischen Motor und den Antriebsrädern für die richtige Übersetzung sorgen. Der Fahrer bestimmt durch Einlegen des betreffenden Gangs, welche Zahnradpaare (Übersetzungen) gerade in Funktion sein sollen.
Das Getriebe besitzt je nach Modell vier (Boxermotor) oder vier bzw. fünf (Reihenmotor) synchronisierte Vorwärtsgänge und einen geradverzahnten (nicht synchronisierten) Rückwärtsgang.
Die Gangräder in einem solchen Synchrongetriebe sitzen auf der Getriebe-Hauptwelle, in ständigem Eingriff mit den Zahnrädern der darunterliegenden Welle. Das Verhältnis der Zähnezahl der miteinander im Eingriff befindlichen Zahnradpaare ergibt das Übersetzungsverhältnis in den Gängen. Synchronisierung bedeutet, vereinfacht ausgedrückt, daß ein Zahnradpaar erst dann miteinander läuft, wenn beide Zahnräder gleich schnell (synchron) drehen. Mit je einem Zahnrad des betreffenden Gangs ist seitlich eine kleine konusförmige Reibungskupplung verbunden. Beim Schalten wird über einen Synchronring durch diese Synchronisierung das eine Zahnrad abgebremst (beim Heraufschalten) oder beschleunigt (beim Herunterschalten), bis Gleichlauf mit dem Zahnrad auf der anderen Getriebewelle erreicht ist.

Boxermotor

Der Boxermotor ist mit einem Viergang-Getriebe des Citroen GS/GSA ausgerüstet. Dieses ist in der Verlängerung der Motorachse angeordnet und besteht aus zwei Gehäusehälften, die an einem Ende durch das Kupplungsgehäuse und am anderen Ende durch einen Deckel verschlossen sind.

Reihenmotor

Dieses Getriebe ist unten am Motor angeordnet und wird über ein aus drei Zahnrädern bestehendes Zwischengetriebe angetrieben. Motor und Getriebe haben ein gemeinsames Schmiersystem.

Schaltprobleme

Wenn die Schaltung Schwierigkeiten bereitet, so liegt das entweder an der Übertragung vom Schalthebel zum Getriebe oder im Getriebe selber. Letzteres ist Sache der Citroen-Werkstatt, hingegen kann der Heimwerker anhand der Zeichnungen das Gestänge kontrollieren.

Getriebe ausbauen

Im Motorenkapitel auf der Seite 41 haben wir schon darüber geschrieben, daß bei beiden Motorvarianten Motor und Getriebe gemeinsam ausgebaut werden müssen. Darum beschreiben wir hier lediglich das Abnehmen des Getriebes am ausgebauten Motor, und das auch nur beim Boxermotor. Denn die Erfahrung hat gezeigt, daß das Trennen der Getriebeeinheit vom Motor nebst Spezialwerkzeug viel Sachverstand erfordert – diese Arbeit überläßt man darum besser der Werkstatt.

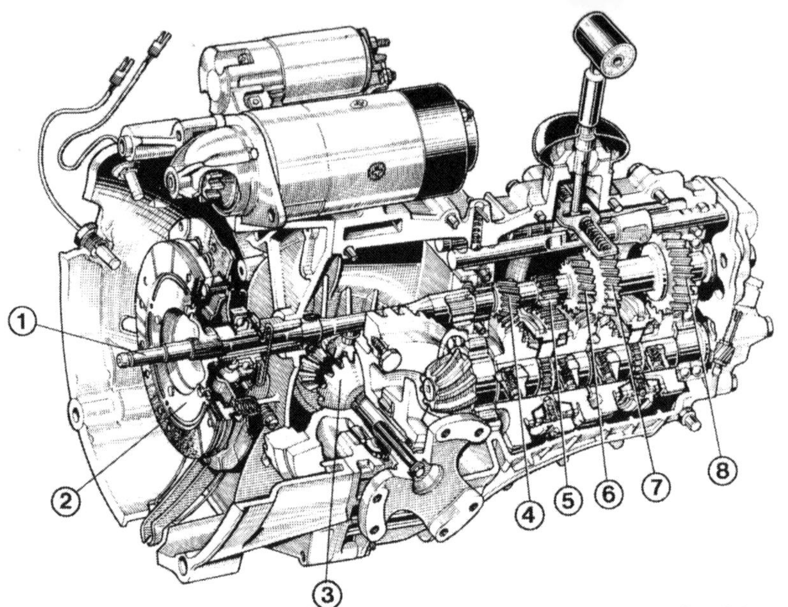

Boxermotor-Getriebe, Schnittzeichnung: 1 – Antriebswelle; 2 – Mitnehmerscheibe mit Druckplatte; 3 – Ausgleichsgetriebe; 4 – 1. Gang; 5 – Rückwärtsgang; 6 – 2. Gang; 7 – 3. Gang; 8 – 4. Gang.

Boxermotor

■ Motor mit Getriebe ausbauen (Seite 55).
■ Motor und Getriebe so lagern, daß Motor und Getriebe ohne Beschädigung gelöst werden können.
■ Die Befestigungsschraube sowie die Haltemutter der Motor- und Getriebeeinheit ausbauen.
■ Motor nach vorne abziehen und abbauen. Vorsicht beim Abziehen, damit die Getriebeantriebswelle nicht beschädigt wird.

Getriebe an den Motor anflanschen

Vor dem Anbau des Getriebes an den Motor sollten Sie darauf achten, daß Dichtflächen und Antriebswellen sauber sind und daß sich keine Fremdkörper in der Nähe dieser Teile befinden.
■ Darauf achten, daß die Zentrierbuchsen eingebaut sind.
■ Getriebe an den Motor ansetzen. Das Ende der Antriebswelle ist in das **geölte** Kupplungsführungslager (in der Kurbelwelle) einzuführen.
■ Befestigungsschrauben und Muttern mit 30–35 Nm festdrehen.

Getriebegeräusche

Im Lauf der Zeit kann das Getriebe durch Geräuschentwicklung auf sich aufmerksam machen:
□ Zuerst sollten Sie nach dem Ölstand im Getriebe sehen (nur Zweizylinder).
□ Tritt ein heulendes Geräusch in einem Gang auf und verändert sich der Ton beim Gasgeben und Gaswegnehmen, dürfte die Verzahnung des betreffenden Gangradpaares verschlissen sein.

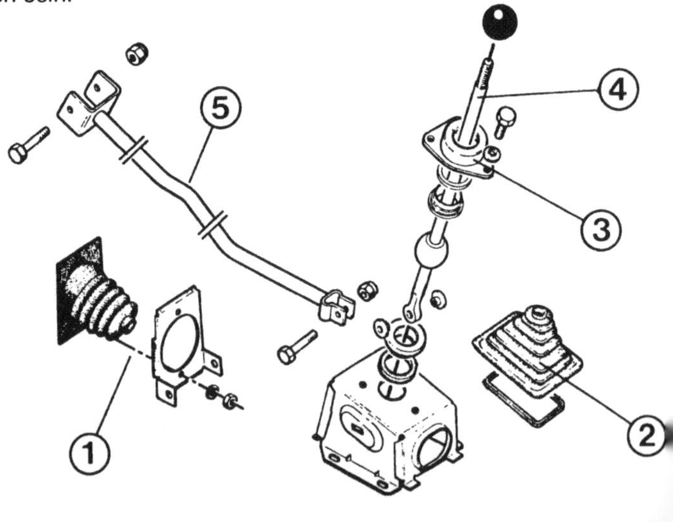

Die Teile der Schaltbetätigung des Boxermotors: 1 – Gummischutz und Halterung; 2 – Schalthebelmanschette; 3 – Schalthebellager; 4 – Schalthebel mit Griff; 5 – Schaltstange, deren vordere Schaltgabel abgekröpft ist.

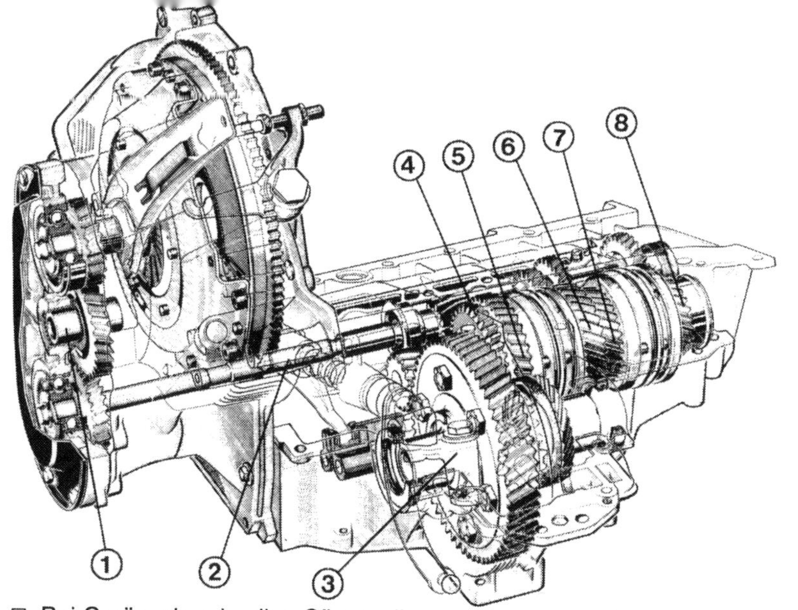

Das Getriebe des Reihenmotors besteht aus den Teilen: 1 – Zwischengetriebe; 2 – Antriebswelle; 3 – Ausgleichsgetriebe; 4 – 1. Gang; 5 – 2. Gang; 6 – 3. Gang; 7 – 4. Gang; 8 – 5. Gang. Der Rückwärtsgang ist in dieser Zeichnung nicht sichtbar.

□ Bei Geräuschen in allen Gängen liegt es weniger am Getriebe als am Achsantrieb.

□ Rauhe, mahlende Geräusche, die erst bei warmem Getriebe hörbar werden, weisen auf schlagende Synchronringe hin. Bei dünnflüssiger werdendem Öl wird dieses immer an derselben Stelle vom Synchronring weggedrückt.

Der Achsantrieb

Das Schaltgetriebe und der Achsantrieb mit dem Ausgleichsgetriebe sitzen bei beiden Getriebevarianten in einem Gehäuse. Betrachten Sie die beiden Getriebezeichnungen, so erkennt man, daß die vom Motor ans Getriebe geleitete Kraft über ein kleines Zahnrad bzw. (Boxermotor) Kegelrad in das Ausgleichsgetriebe (Differential) eingeleitet wird. In diesem sitzen insgesamt vier ineinandergreifende Kegelräder, von denen zwei mit den Antriebswellen verbunden sind.
Solange wir geradeaus fahren, rollen beide Vorderräder mit der Drehzahl des großen Achsantriebsrades. Die Kegelräder des ebenfalls im gleichen Tempo drehenden Ausgleichsgetriebegehäuses stehen dagegen still. Beim Durchfahren einer Kurve muß das kurvenäußere Rad einen längeren Weg zurücklegen als das innere. Jetzt treten die Kegelräder in Aktion. Die schnellere Drehung des äußeren Rades und seines Kegelrades wirkt über die beiden Übertragungskegelräder auf jenes Kegelrad auf der Kurveninnenseite ein, das nun entsprechend langsamer dreht.
Dieser Ausgleich ist notwendig, sonst würde der Wagen wegen der verschieden langen Wege und damit wegen der verschiedenen Umdrehungszahlen der Vorder-

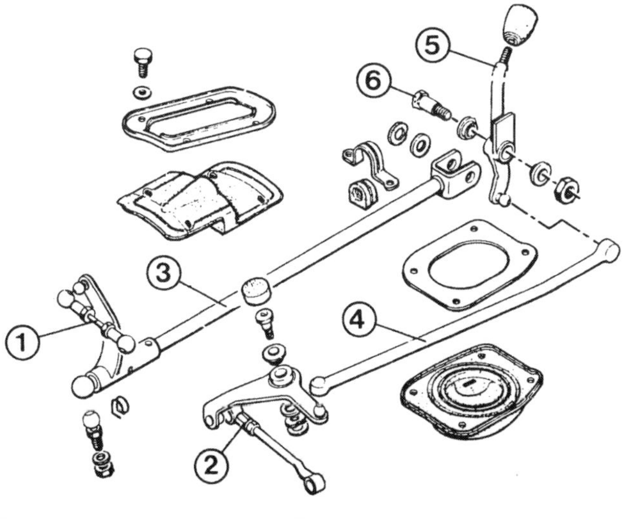

Das Schaltgestänge des Reihenmotors: 1 und 2 – Schaltstangen mit Einstellschrauben, mit denen man die Schaltung einstellen kann; 3 – Vorwählstange; 4 – Schaltstange; 5 – Schalthebel mit Griff; 6 – Achse des Schalthebellagers.

räder ruckartig oder mit durchdrehenden Räder durch Kurven fahren. Nur wenn ein Vorderrad auf glattem Untergrund durchdreht, wirkt sich das Ausgleichsgetriebe nachteilig aus: Auf das andere Antriebsrad wird dann praktisch keine Kraft mehr übertragen, der Wagen rührt sich nicht von der Stelle.

Die Antriebswellen

Damit Sie beim Fahren und Lenken kein Zerren in der Lenkung verspüren, müssen die Gelenke der Antriebswellen die Kräfte in allen Feder- und Lenkstellungen vollkommen gleichmäßig übertragen. Am Ausgleichsgetriebe sitzen die längs verschiebbaren Tripodgelenke. Diese ermöglichen den zum Ein- und Ausfedern notwendigen Längenausgleich.
Auf der Radseite sitzen dagegen beim Boxermotor Rzeppa-, beim Reihenmotor Tripod-»Festgelenke«. Hier ist kein Längenausgleich notwendig, dafür aber ein großer Beugewinkel für den Lenkeinschlag.

Manschetten der Antriebswellen prüfen

Wartung Nr. 28

Die Gelenke der Antriebswellen sind durch Gummimanschetten vor Feuchtigkeit und Schmutz geschützt und mit ca. je 90 g MoS_2-Schmierfett gefüllt.

- Wagen vorn mit freihängenden Rädern aufbocken.
- Am Rad drehen und beide Manschetten der Welle auf feine Risse und spröde Stellen kontrollieren.
- Sitzen die Schlauchbinder fest?
- Fettspuren an der Manschette sind ein Alarmsignal, denn fehlendes Schmiermittel oder eindringender Schmutz bzw. Feuchtigkeit zerstören die Gelenkoberflächen sehr schnell.
- Beschädigte Manschetten sofort ersetzen. Dazu muß die Antriebswelle ausgebaut und zerlegt werden.

Störungssuche an den Antriebswellen

Gewöhnlich gibt es mit den Antriebswellen keine Probleme. Ihre Lebensdauer hängt natürlich von der Fahrweise ab. Vollgasstarts mit eingeschlagenen Vorderrädern und Anfahren mit durchdrehenden Antriebsrädern führen zu vorzeitigem Defekt.
Die Gelenke der Antriebswellen zeigen meist schlagartig Ausfallerscheinungen, die aber zwischendurch wieder völlig verschwinden können. Die »ruhige Phase« kann sich über mehrere Tage und Kilometer erstrecken.

□ Charakteristisch sind rhythmische Schlag- oder Knack-knack-knack-Geräusche beim Gasgeben und im Schiebebetrieb. Verändern sich diese Töne noch abhängig vom Lenkeinschlag, dürfte das radseitige Gelenk defekt sein.

□ Vibrationen und Zitterbewegungen im Lenkrad bei eingeschlagenen Rädern weisen ebenfalls auf ein schadhaftes äußeres Gelenk.

Antriebswellen ausbauen Boxermotor

- Radmuttern lösen.
- Fahrzeug vorn aufbocken.
- Rad abnehmen.
- Radnabenmutter entsichern und abschrauben, indem ein Helfer das Bremspedal niedertritt.
- Schmutzfänger abnehmen.
- Innensechskantschrauben der Gelenkwelle am Getriebeausgang lösen.
- Gelenkwelle aus der Radnabe ziehen und abnehmen.
- Beim Einbauen Gelenkwelle in die Radnabe einführen.
- Die Schrauben am Getriebeausgang mit 28 Nm festdrehen. Neue Federringe verwenden.
- Neue Radnabenmutter einschrauben. Anzugsmoment: 230–260 Nm. Radnabenmutter sichern.
- Schmutzfänger anbringen.

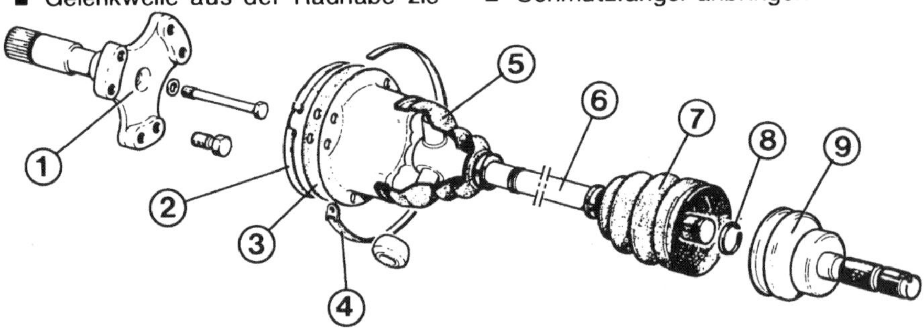

Die Gelenkwelle des Boxermotors besteht aus: 1 – Welle Ausgleichsgetriebe; 2 – Halteband; 3 – Tripoidgelenk; 4 – Halteband; 5 – Gummimanschette; 6 – Gelenkwelle; 7 – Gummimanschette; 8 – Ausgleichsscheibe; 9 – Lagerdeckel, Rzeppagelenk.

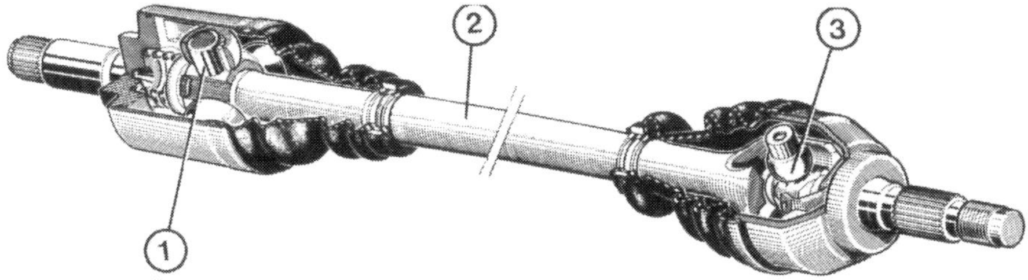

Die Ausgleichswelle des Reihenmotors hat folgende Teile: 1 – längsverschiebbares Tripoidgelenk; 2 – Gelenkwelle; 3 – Tripoid-Festgelenk.
Reihenmotor

- 1/2 Liter Öl ablaufen lassen.
- Radmuttern lösen.
- Fahrzeug vorne mit hängenden Rädern aufbocken und auf sichere Lage des Fahrzeugs achten.
- Rad abnehmen.
- Spurstange lösen (Seite 125).
- Radnabenmutter entsichern und abschrauben, indem man von einem Helfer das Bremspedal niedertreten läßt. Ist eine Citroen-Werkstatt in der Nähe, kann man sich dazu das Spezialwerkzeug 6310 T ausleihen.
- Bremssattel lösen und so am Fahrzeug festbinden, daß er weitere Arbeiten nicht behindert. Wichtig! Die Bremsleitungen müssen vom Bremssattel nicht entfernt werden! Bei den DBA-Bendix-Bremssätteln ist zwischen die Bremsbeläge ein Stück Gummischlauch zu klemmen, damit sie nicht herunterfallen können (siehe dazu auch Seite 134).
- Befestigungsschrauben Radnabe-Federbein lösen und entfernen.
- Radnabe abnehmen und Antriebswelle aus ihren Lagerungen herausziehen.
- Simmerring am Getriebegehäuse ausbauen. Er sollte nach jedem Eingriff erneuert werden. Denn ist er beschädigt, läuft das gesamte Motor-/Getriebeöl aus.
- Beim Einbau zuerst einen neuen Simmerring anbringen.
- Antriebswelle einsetzen. Darauf achten, daß der Simmerring nicht beschädigt wird.
- Neue Radnabenmutter einschrauben und mit 230–260 Nm festziehen, Radnabenmutter sichern.
- Befestigungsschrauben Radnabe-Federbein so anbringen, daß der Schraubenkopf zum Heck zeigt. Neue selbstsichernde Muttern mit 60–80 Nm festziehen.
- Spurstange einhängen, neue selbstsichernde Mutter mit 30–40 Nm festziehen.
- Bremsscheibe auf beiden Seiten reinigen und entfetten. Bremssattel anschrauben. Anzugsmoment: 80–90 Nm.
- Rad anmontieren und Fahrzeug auf die Räder stellen.
- Motor-/Getriebeöl einfüllen und Ölstand überprüfen.

Fingerzeige: *Beim Boxermotor sind die beiden Antriebswellen gegeneinander austauschbar, beim Reihenmotor jedoch nicht, sie sind unterschiedlich lang. Darum markieren Sie diese Wellen, wenn Sie sie gemeinsam ausbauen.*
Das weitere Zerlegen der Antriebswelle ist insofern nicht ratsam, weil Sie eine Reihe von Spezialwerkzeugen brauchen, wie Abzieher, Halterungen und Presse.

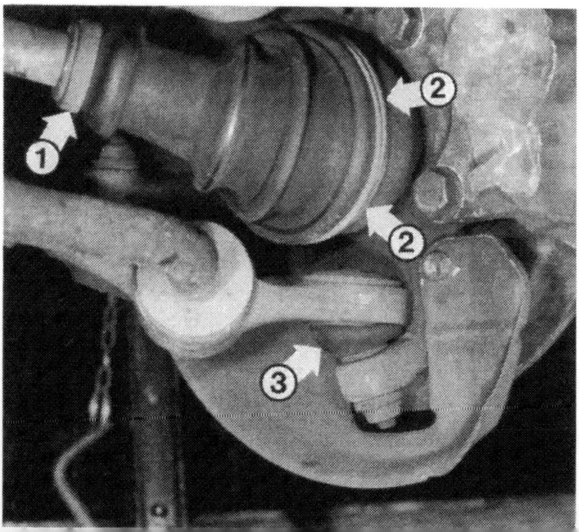

An den Manschetten der Antriebswelle sollte vor allem geprüft werden, ob die beiden Schlauchbinder (1 und 2) fest sitzen. Dazu das Rad drehen und kontrollieren, ob nirgends an diesen Stellen Fett austritt. 3 – Staubkappe Achsgelenk.

Auf gesunden Beinen

Die Teile der Vorder- und Hinterachse bilden zusammen das Fahrwerk des Autos. Sie bestimmen zum größten Teil dessen Fahreigenschaften und sind entsprechend auch dem Charakter des jeweiligen Modells angepaßt. Im Gegensatz zu den großen Citroen-Modellen, die eine »hydropneumatische« Federung mit automatischen Niveauausgleich haben, begnügen sich die Visa-Modelle mit einem herkömmlichen Fahrwerk.

Die Vorderradaufhängung

An dem Tragrahmen mit Motor und Getriebe sind auf beiden Seiten die leicht nach vorne gerichteten Querlenker angebracht. An deren Enden sind zwei Teile befestigt: Einerseits über ein Kugelgelenk der Achsschenkelträger, andererseits neben dem Kugelgelenk der Stabilisator. Letzterer hat die Aufgabe, bei Kurvenfahrt (ungleichmäßige Einfederung der beiden Räder) das kurveninnere, abhebende Rad auf den Boden zu drücken. Dadurch bekommt das kurveninnere Rad einen besseren Fahrbahnkontakt. Gleichzeitig wirkt dieser Stabilisatorstab auch der Seitenneigung entgegen.
Am oberen Teil des Achsschenkelträgers ist das nach innen geneigte Federbein befestigt. Dieses ist am anderen Ende in einer Halterung (Stützlager) mit der Karosserie verbunden.

Die Lenkung

Zur vorderen Radaufhängung gehört auch die Lenkung. Ein Lenkgetriebe wandelt die Drehbewegung am Lenkrad in eine Hin- und Herbewegung um, damit die Vorderräder zur Seite geschwenkt werden können. Der Visa hat eine sogenannte Zahnstangenlenkung. Ein Ritzel am Ende der Lenksäule greift in eine Zahnstange ein und verschiebt diese je nach Drehrichtung am Lenkrad nach rechts oder links. Diese Bewegungen übertragen die an beiden Seiten der Zahnstange direkt angeschraubten Spurstangen auf die schwenkbaren Radnaben (Achsschenkel und damit auf die Räder). Diese Konstruktion ermöglicht eine leichtgängige und gleichzeitig direkte Lenkung.

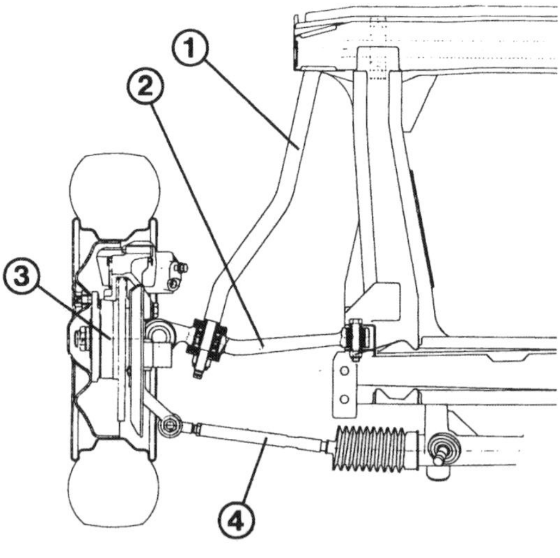

Diese Zeichnung zeigt die Vorderradaufhängung von oben. Dabei sind folgende Teile zu erkennen: 1 – Stabilisator; 2 – Querlenker; 3 – Radlager; 4 – Spurstange.

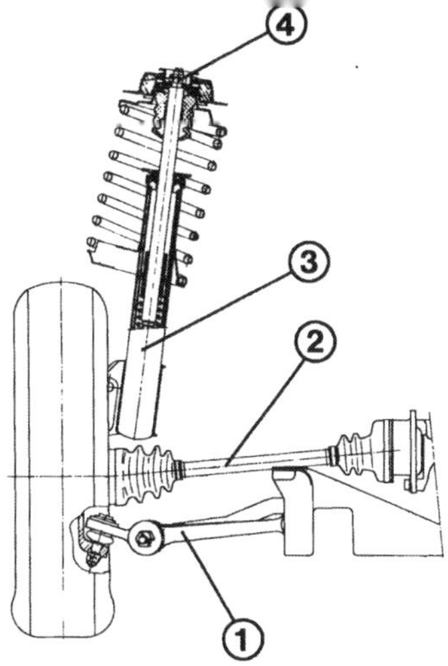

Von der Seite gesehen erkennt man an der Vorderradaufhängung die folgenden Teile: 1 – Querlenker; 2 – Antriebswelle; 3 – Federbein; 4 – Federbeinbefestigung.

Die Hinterachse

Die Bezeichnung »Hinterachse« hält sich auch bei Citroen hartnäckig, obwohl man hier gewiß nicht von einer Achse sprechen kann. Denn wie die Vorderräder sind auch die Hinterräder einzeln aufgehängt. Und zwar durch Längslenker, an denen die Räder gezogen werden. Abgestützt sind sie, wie die Vorderräder, über ein Federbein. Dieses ist nicht am Lenker, sondern direkt an der Radnabe angeschraubt. Weitere Ähnlichkeiten zur Vorderradaufhängung: Die Radführung wird ebenfalls von einem Federbein übernommen, ein Stabilisatorstab hemmt auch hinten die Neigung des Hecks.

Die Federbeine

Unter dem Begriff Federbein verstehen wir die Einheit von Feder und Stoßdämpfer. Dabei ist der Dämpfer in die Schraubenfeder hineingesteckt. Feder und Stoßdämpfer arbeiten genau in derselben Bewegungsrichtung, was gleichmäßige, für die Fahrzeuginsassen angenehme Federbewegungen ergibt. Solche Federbeine hat der Visa an der Vorder- und Hinterachse. An den Vorderrädern befinden sich McPherson-Federbeine. Das nach seinem amerikanischen Erfinder benannte Federbein stellt eine komplette Radaufhängung dar. Der obere Befestigungspunkt an der Karosserie ist drehbar gelagert, damit Lenkbewegungen möglich sind. Am unteren Teil der Federungseinheit ist das Rad montiert.

Die Stoßdämpfer

Die Stöße der unebenen Fahrbahnen schlucken zum großen Teil Reifen und Federn. Die Stoßdämpfer indessen sollen vor allem die Schwingungen der Achsen und der Karosserie unterdrücken bzw. zum Abklingen bringen.
Ab Werk sind sogenannte Zweirohrdämpfer eingebaut. Sie bestehen aus einem Arbeitszylinder, in dem ein mit einer Kolbenstange verbundener Arbeitskolben auf-

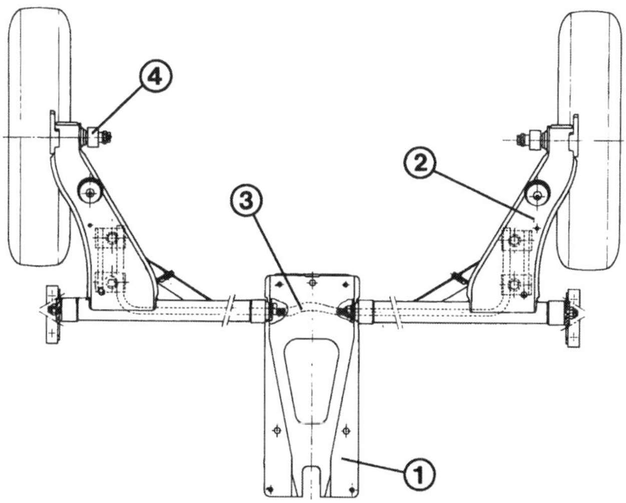

Zur Hinterachse gehören: 1 – Achshalterung; 2 – Schwingarm; 3 – Stabilisator; 4 – Radlager.

und abgleiten kann. Der Arbeitszylinder ist von einem zweiten Zylinder umgeben, der als Vorratsbehälter für das Stoßdämpferhydrauliköl dient. Bei Federbewegungen eines Rades verschiebt sich der Kolbenzylinder. Das in Bewegung versetzte Spezialöl wird durch Ventile hindurchgepreßt, was die Kolbenbewegung verlangsamt und damit die Schwingungen des jeweiligen Rades dämpft.

Manschetten des Lenkgetriebes kontrollieren

Wartung Nr. 23

Die gelenkigen Verbindungen zwischen dem Lenkgetriebe und den Spurstangen sind durch je eine Gummimanschette geschützt. Durch einen schadhaften Faltenbalg vor allem auf der linken Fahrzeugseite gelangt Schmutz und Feuchtigkeit ins Lenkgetriebe. Dort bildet es mit dem Lenkgetriebefett eine Art Schleifpaste und nagt am Lenkritzel. Ist die Lenkung in der Geradeausstellung etwas »teigig« geworden, hilft Nachstellen nichts mehr. Die Lenkung klemmt sonst und geht nach Kurven nicht mehr zurück.

- Wagen vorn aufbocken
- Ziehen Sie jeden Faltenbalg mit der Hand auseinander, um Risse in den Gummiwülsten zu erkennen.
- Sitzen die Spannringe bzw. Schlauchbinder fest auf den Manschettenenden?
- Eine defekte Manschette sofort ersetzen, siehe unter »Spurstange auswechseln« auf Seite 125.

Staubkappen und Spiel der Spurstangenköpfe prüfen

Wartung Nr. 26

Zwischen den Spurstangen und den Lenkhebeln am Radlagergehäuse sitzen ebenfalls Gelenke. Ihre stählernen Kugelköpfe sind von selbstschmierendem Kunststoff umhüllt und durch eine staub- und wasserdichte Umhüllung geschützt.

- Kontrollieren Sie die Manschetten der Spurstangengelenke auf Risse.
- Das Gelenkspiel wird bei auf dem Boden stehendem Wagen geprüft. Am besten geht das auf einer Grube.
- Fühlen Sie an den Spurstangengelenken, ob sie »Luft« haben, während ein Helfer das Lenkrad mehrmals kurz nach links bzw. rechts dreht.
- Spurstangenköpfe mit defekter Manschette oder Spiel müssen umgehend ersetzt werden (siehe Seite 125).

Staubkappen der Achsgelenke kontrollieren

Wartung Nr. 27

Die Gelenke zwischen Querlenker und Radlagergehäuse sind wartungsfrei. Die stählernen Kugelköpfe der Achsgelenke sitzen in einer Fettdauerfüllung und zusätzlich in Kunststoffschalen. Zum Schutz vor Nässe und Schmutz sind Staubkappen aus Gummi vorhanden. Eindringender Schmutz wirkt wie Schmirgelsand im Gelenk, Feuchtigkeit läßt es mit der Zeit festrosten.

- Lenkung voll nach einer Seite einschlagen.
- Gummikappen der Achsgelenke rechts und links auf Beschädigungen kontrollieren.
- Eine schadhafte Staubkappe kann nicht einzeln ersetzt werden, das Achsgelenk muß komplett ausgetauscht werden.
- Eine Prüfung, ob die Achsgelenke

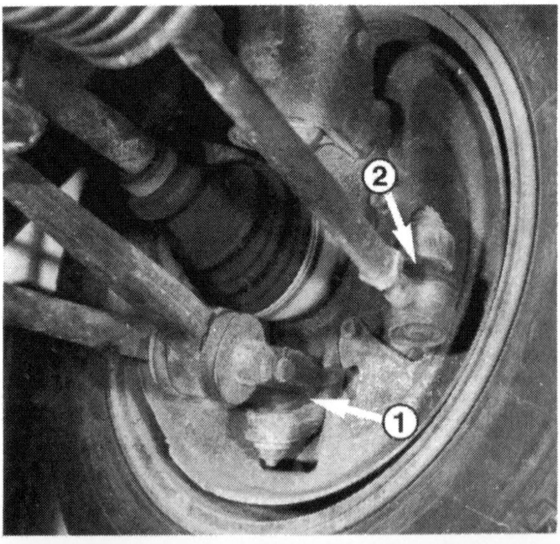

Die Staubkappen der Achsgelenke (1) und der Spurstange (2) dürfen keine Beschädigungen aufweisen. Bei den kleinsten Anzeichen von Rissen oder Undichtigkeiten müssen sie gewechselt werden.

Spiel aufweisen, ist im Wartungsplan nicht vorgesehen. Die Kontrolle ist nach unseren Erfahrungen nur bei Kilometerleistungen über 80 000 erforderlich.
■ Wagen aufbocken, damit das betreffende Vorderrad frei hängt.
■ Rad oben und unten fassen und quer zur Fahrtrichtung daran rütteln.
■ Zeigt sich »Luft«, sollten Sie das Spiel in der Werkstatt prüfen lassen.

Lenkungsspiel prüfen
Wartung Nr. 12

■ Durchs Fenster greifen und Lenkrad kurz hin- und herdrehen.
■ Bewegt sich das linke Vorderrad aus der Geradeausstellung sofort mit? Achten Sie besonders auf die Felge, die elastischen Reifen können einen Teil des Einschlags »schlucken«, ehe sie sich bewegen.
■ Zeigt das Lenkgetriebe Spiel, kann es nachgestellt werden. Da es dazu speziellem Werkzeug bedarf, sollten Sie diese, selten notwendige Arbeit der Werkstatt überlassen.

Radlagerspiel prüfen
Wartung Nr. 43

Die Räder laufen vorn auf zweireihigen Kugellagern und hinten auf Schrägkegel-Rollenlagern. Sie halten, mit Dauerfetten montiert, weitaus mehr als 100 000 km durch.
■ Fassen Sie nacheinander die fest am Boden stehenden Räder oben und versuchen Sie, diese quer zum Wagen zu bewegen.
■ Bei einwandfreien Lagern darf praktisch keine »Luft« vorhanden sein.
■ Zeigen die hinteren Radlager Spiel, können sie nachgestellt werden (siehe Seite 130).
■ Bei »Luft« in den Lagern der Vorderräder lassen Sie einen Helfer auf das Bremspedal treten und wiederholen die Kontrolle.
■ Ist weiterhin Spiel vorhanden, liegt die Ursache am Achsgelenk.
■ Die vorderen Radlager können nicht eingestellt, sondern müssen ausgetauscht werden.
■ Bei hochgebocktem Wagen können Sie noch kontrollieren, ob sich die Räder leicht durchdrehen lassen.

Stoßdämpfer prüfen

Nachlassende Dämpfwirkung wird oft unbewußt durch verändertes Fahrverhalten ausgeglichen. Eine Faustregel besagt, daß nach zwei verschlissenen Reifensätzen die Serienstoßdämpfer nur noch die Hälfte ihrer ursprünglichen Wirkung besitzen und somit austauschreif sind. Gasdruck-Stoßdämpfer haben ein wesentlich längeres Leben.
Keine genaue Diagnose erhält man durch die bekannte »Schaukelmethode« im Stand, bei der man den Wagen am betreffenden Kotflügel aufschaukelt und plötzlich losläßt: Die Federbewegung müßte sofort gedämpft werden. So läßt sich aber eigentlich nur ein total ausgefallener Stoßdämpfer feststellen.
Ein genaueres Bild über den Stoßdämpferzustand liefert ein spezieller Prüfstand, wie z. B. der »Shocktester« von Boge. Die Ausschwingbewegungen der betreffenden, zuvor in Schwingung versetzten Fahrzeugachse werden auf ein Diagramm aufgezeichnet. Dabei darf das Stoßdämpferöl nicht kalt sein, sonst wird das Meßergebnis verfälscht. Anhand des Diagramms hat man einen Anhaltspunkt über die Funktionsfähigkeit der Stoßdämpfer. Solche Prüfstände haben Autoclubs im »Wandereinsatz« sowie manche Werkstätten und TÜV-Stellen.

Störungsbeistand Stoßdämpfer

Es gibt untrügliche Anzeichen für nachlassende Stoßdämpferwirkung:
☐ Flatternde Lenkung, weil die Räder keinen ständigen Fahrbahnkontakt haben.
☐ Nach Unebenheiten schwingt die Karosserie nach.
☐ »Schwammiges« Verhalten in Kurven, wobei die kurveninneren Räder nicht stark genug auf den Boden gedrückt und die äußeren nicht genügend entlastet werden.
☐ Springende Räder; das muß freilich ein neben- oder hinterherfahrender Beobachter feststellen.
☐ Vielfach unterbrochene Bremsspur bei Vollbremsung.
☐ Ungleichmäßige Abnutzung der Reifen und erhöhter Reifenverschleiß.
☐ Erhebliche Ölspuren außen am Stoßdämpfer bis unter den Federteller des Federbeins. Geringe Leckverluste sind dagegen normal.

Teile der Vorderradaufhängung: 1 und 2 – Stabilisatorlager; 3 – Stabilisator; 4 – Querlenker; 5 – Führungsgelenk; 6 – Radlagergehäuse; 7 – Federbein; 8 – Schraubenfeder; 9 – Anschlag Stoßdämpfer; 10 – Federteller; 11 – Teller für Anschlagpuffer; 12 – Federbeinlagerung; 13 – Dämpfungsring; 14 – Dämpfungsring; 15 – Abstandshülse; 16 – Gummiring.

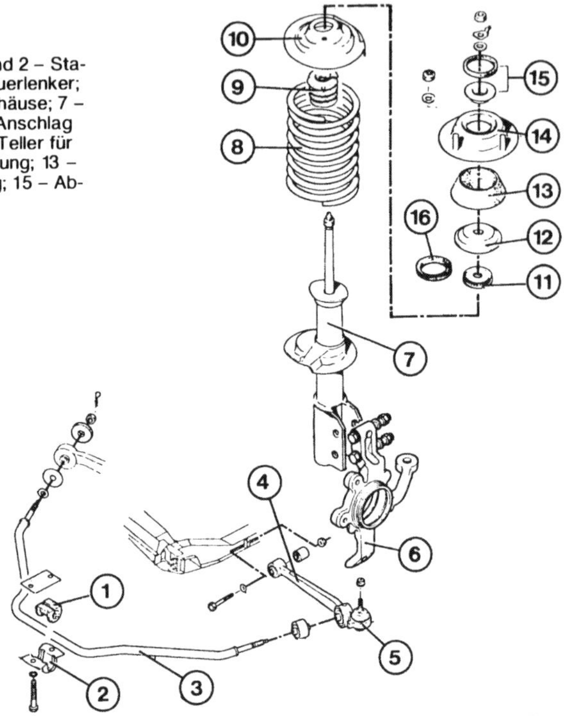

Eigenarbeiten an Lenkung und Fahrwerk

Für die Verkehrssicherheit sind Fahrwerk und Lenkung von entscheidender Bedeutung. Sie sollten darum nur dann daran schrauben, wenn Sie sich Ihrer Sache auch völlig sicher sind. Andernfalls gefährden Sie sich und andere.
Wenn Sie im Zweifel sind, ob Sie die betreffende Reparatur selber ausführen können, gehört die Arbeit in die Werkstatt.

Vorderradaufhängung zerlegen

An den Teilen der vorderen Radaufhängung läßt sich vieles selber aus- und einbauen. Für bestimmt Arbeiten sind allerdings Werkstattgeräte erforderlich. Beschädigte Teile der Radaufhängung dürfen weder gerichtet noch geschweißt, sie müssen grundsätzlich erneuert werden.

Stabilisator ausbauen

- Visa über eine Grube fahren oder mit einer Hebebühne anheben.
- An den Querlenkerhalterungen Splinte des Stabilisators entfernen und Schrauben lösen.
- An den Fahrschemelhalterungen beide Schrauben lösen.
- Kontrollieren Sie den einwandfreien Zustand der Stabilisator-Gummilager.
- Beim Einbau Schrauben am Querlenker mit 60–70 Nm, am Stabilisatorlager mit 122–135 Nm festdrehen.

Federbein ausbauen

- Radmuttern lösen, Fahrzeug hochbocken und Rad abnehmen.
- Befestigungsschrauben der Verbindung Radnabe-Federbein lösen und entfernen.
- Stoßdämpfer aus seiner unteren Befestigung herausziehen.
- Vom Motorraum her die oberen drei Befestigungsmuttern entfernen (siehe Bild rechts oben). Die mittlere Mutter auf keinen Fall abschrauben.
- Federbein komplett abnehmen.
- Zum Einbau beide unteren Verschraubungen, die Schraubenköpfe zum Fahrzeugheck hin zeigend, festdrehen. Die drei neuen selbstsichernden Muttern an der Karosserie mit 7,5 Nm anziehen.

Stoßdämpfer bzw. Schraubenfeder ausbauen

Zu dieser Arbeit ist eine Spannvorrichtung für die Schraubenfeder zwingend erforderlich, ein sogenannter Federspanner. Andernfalls besteht durch die etwa vierfache Vorspannung der Schraubenfeder die Gefahr, daß die Teile nach Lösen der zentralen Halteschraube explosionsartig auseinanderfliegen.

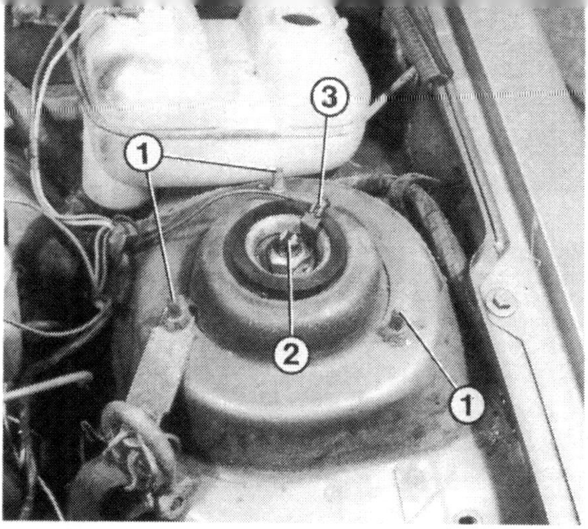

Zum Ausbau des vorderen Federbeins löst man die drei Schrauben (1). Vorsicht: Die mit ② bezeichnete mittlere Schraube darf auf keinen Fall losgedreht werden. Die Position ③ bezeichnet den Masseanschluß.

- Federbein ausbauen.
- Schraubenfeder bis zum Anschlag spannen.
- Befestigungsmutter des Stoßdämpfers ausbauen. Stoßdämpferstange mit einem Schraubenzieher festhalten. Schraube SW 22 mit einem gekröpften Ringschlüssel losdrehen.
- Sämtliche Teile abnehmen und in ihrer Reihenfolge ablegen.
- Schraubenfeder langsam entspannen.
- Anschlaggummi über den Stoßdämpfer abnehmen.
- Beim Zusammenbau nach Einsetzen des Anschlaggummis Schraubenfeder wieder spannen.
- Mit einem Ringschlüssel die Befestigungsschraube SW 22 mit 40–50 Nm festziehen.

Spurstangenkopf auswechseln

- Mit einem Ringschlüssel SW 17 die selbstsichernde Mutter des Spurstangen-Kugelbolzens lösen.
- Spurstangen-Kugelbolzen vom Achsschenkel mit einem Kugelbolzenabzieher (Klauenabzieher) abziehen. Dabei darf die Dichtmanschette des Kugelbolzens nicht beschädigt werden.
- Kontermutter an der Spurstange losdrehen.
- Lage der Spurstangenkopf-Verschraubung anzeichnen, damit die Spur nach dem Zusammenbau wieder einigermaßen stimmt.
- Spurstangenkopf abschrauben und neuen bis zur Markierung hin eindrehen.
- Bolzen des Spurstangenkopfes in den Achsschenkel (Lenkhebel) hineindrücken, evtl. vorsichtig hineinklopfen. Der Konusbolzen muß zuvor entfettet werden.
- Die neue selbstsichernde Mutter mit 30–40 Nm festdrehen.
- Kontermutter an der Spurstange mit 60–70 Nm festziehen.
- Prüfen, ob die Dichtmanschette des Kugelbolzens einwandfrei in Ordnung ist.
- Spur kontrollieren (lassen).

Spurstange auswechseln

- Gummimanschette am Lenkgetriebe zurückstreifen.
- Lenkung in Mittelstellung bringen, dabei muß der Abstand A = 74 mm betragen (siehe Bild unten).
- Kontermutter am Spurstangengelenk lösen und Spurstange vom Lenkgetriebe abschrauben.
- Die Gummimanschette kann jetzt abgezogen und durch eine neue ersetzt werden.
- Spurstange auf 316,4 mm Länge einstellen (siehe Abb. unten).
- Kontermutter an der Spurstange festziehen, Spurstangenkopf mit neuer selbstsichernder Mutter montieren, siehe vorangegangenen Abschnitt.

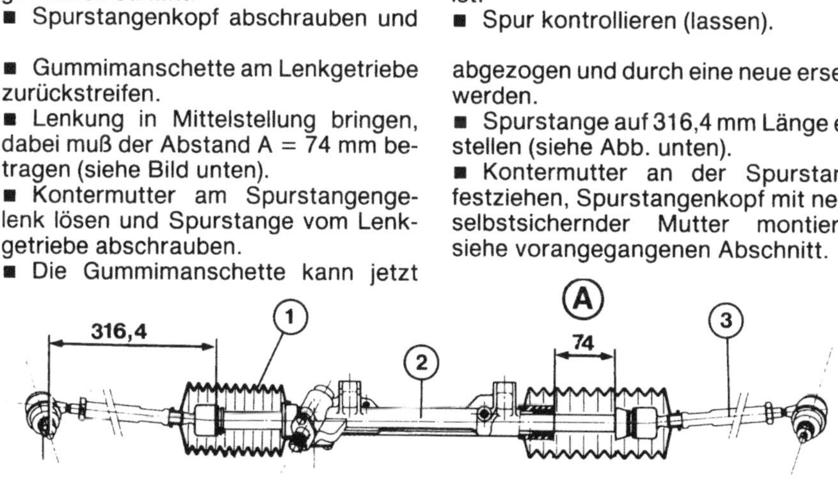

Beim Einbau einer neuen Spurstange muß in der Mittelstellung der Lenkung der Abstand bei (A) 74 mm und bei der Spurstange 316,4 mm betragen. Nach dem Zusammenbau muß darauf geachtet werden, daß die Gummimanschette (1) an ihren Enden dicht abschließt. 2 – Lenkgehäuse; 3 – Spurstange.

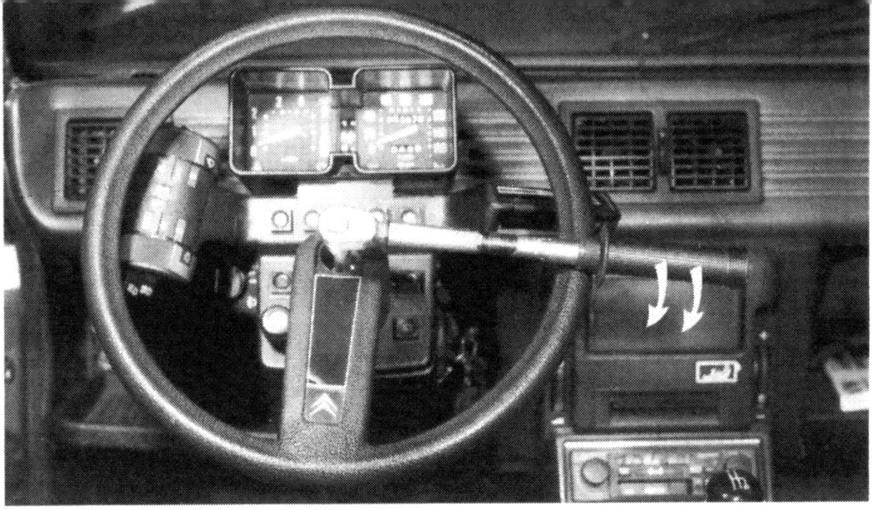

Es empfiehlt sich, beim Einbau des Lenkrades die Lenksäulenmutter mit einem Drehmomentschlüssel mit 40–50 Nm festzudrehen.

Lenkrad ausbauen

- Kunststoffabdeckung nach oben abziehen.
- Lenkrad in Sperrstellung einrasten lassen.
- Lenksäulenmutter mit Stecknuß SW 22 lösen.
- Mutter und Unterlegscheibe abnehmen. Lenkrad mit einer ruckartigen Bewegung abziehen.
- Beim Einbau Lenkrad in die richtige Stellung bringen und die Mutter mit 40–50 Nm festdrehen.

Die Radeinstellung

Die Vorderräder müssen für ein sicheres Fahrverhalten in Längs- und Querrichtung in bestimmten Winkelstellungen stehen. Damit Sie sich unter der »Lenkgeometrie« etwas vorstellen können, hier eine Erläuterung der Begriffe:

Spur: Im Stillstand stehen die Vorderräder hinten enger zusammen als vorn. Sie rollen gewissermaßen auseinander. Während die Reibung zwischen Rad und Straße das linke Rad nach links weg und das rechte nach rechts drücken will, sind die Kräfte des Frontantriebs bestrebt, die Räder vorn zusammenzudrücken. Da die Antriebskräfte überwiegen, werden die Vorderräder so eingestellt, daß sie hinten enger zusammenstehen, das nennt man Nachspur.

Beim Hineinlenken des Wagens in eine Kurve verstärkt sich die Nachspur durch die trapezförmige Anordnung des Lenkgestänges. Das kurveninnere Rad schwenkt stärker herum als das kurvenäußere. Das ergibt automatisch eine Unterstützung der Lenkbewegung und der Lenkkräfte. Dies ist auch notwendig, weil ja in einer Kurve die inneren Räder einen engeren Kreis fahren müssen als die äußeren.

Sturz: So nennt man die leichte Auswärtsneigung der Vorderräder – oben im Radkasten haben sie bei unseren Visa-Modellen einen größeren Abstand voneinander als unten am Boden. Das heißt in der Fachsprache »Positiv«-Sturz.

Spreizung: Sie gehört zum Sturz. Spreizung ist die geringfügige Neigung der Schwenkachse, um die beim Lenken die ganze Geschichte schwenkt. Beide Schwenkachsen haben oben einen kleineren Abstand voneinander als unten. Sturz und Spreizung verhindern zusätzlich das Flattern der Räder. Ferner erleichtern sie das Einschlagen der Räder. Und zusätzlich bewirken sie das »Rückstellmoment«, worunter man das Bestreben der Vorderräder versteht, bei oder nach Kurven selbsttätig wieder in Geradeausstellung zu gehen.

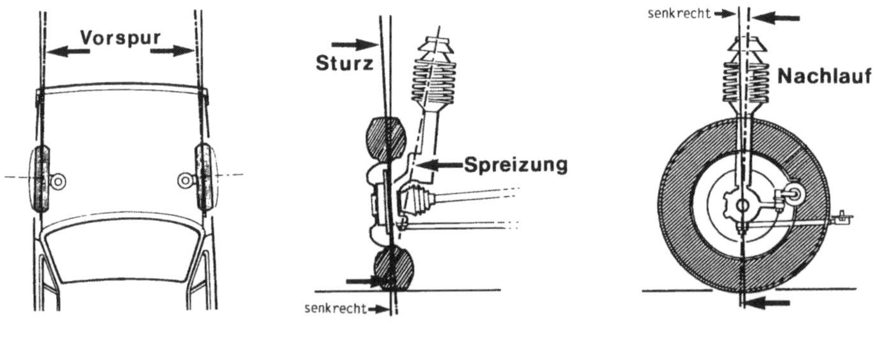

Damit Sie sich die obenstehenden Begriffe besser vorstellen können, haben wir sie zeichnerisch deutlich gemacht.

Nachlauf: Darunter versteht man die Schrägstellung der Schwenkachse in Fahrzeuglängsrichtung. Das hilft ebenfalls, den Geradeauslauf zu stabilisieren und das Flattern der Vorderräder zu verhindern. Außerdem bewirkt er eine Rückstellung der Lenkung nach Kurven.

Erkennungsmerkmale für falsche Radeinstelldung

Wenn Sie fehlerhafter Lenkgeometrie beim Fahren auf die Schliche kommen wollen, müssen Sie zuerst sicherstellen, daß beide Vorderreifen dieselbe Reifensorte, Profiltiefe und den vorgeschriebenen Luftdruck (siehe Seite 154) aufweisen.

□ Stehen die Lenkradspeichen bei Geradeausfahrt symmetrisch? Ein schiefsitzendes Lenkrad ist oft das Zeichen für falsche Spureinstellung.

□ Unruhiger Geradeauslauf; er ist besonders gut auf schnee- oder eisglattem Untergrund zu erkennen. Überbreite Reifen können den Geradeauslauf trotz richtiger Radeinstellung ebenfalls verschlechtern.

□ Zieht der Visa auf völlig ebener Fahrbahn und bei losgelassenem Lenkrad zur Seite?

□ Stellt sich die Lenkung nach Kurven wieder von selbst in Geradeausstellung?

□ Schauen Sie sich die Vorderräder aus fünf bis zehn Meter Entfernung an – stehen sie in Geradeausstellung symmetrisch zueinander?

□ Ist das Reifenprofil einseitig abgenutzt? Bei scharfer Fahrweise ist es allerdings nicht ungewöhnlich, daß an beiden Vorderreifen die Außenkanten stärkere Verschleißspuren zeigen als innen.

□ Eine verbeulte Felge deutet auf eine harte Bordsteinberührung, wodurch die Geometrie der Federbein-Vorderradaufhängung leicht aus dem Winkel gerät.

□ Weitere Ursachen für fehlerhafte Stellung der Räder können verschlissene Gelenke bzw. Gummilager sein oder unsachgemäße Unfallreparaturen.

Radeinstellung messen

Zur Vermessung der Radstellung wird ein optischer Achsmeßstand verwendet. Zur Messung muß der Reifendruck stimmen, das Fahrzeug unbeladen, durchgefedert und ausgerichtet sein, und die Teile der Vorderradaufhängung und Lenkung dürfen kein zu großes Spiel aufweisen. Folgende Meßwerte gelten:

	Zweizylinder 652 cm³	Vierzylinder 1124 cm³	Vierzylinder 1360 cm³
Vorderachse			
Spurweite in mm	1292	1292	1302
Nachlauf *	2°37 ± 30′	1°33 ± 30′	3°06 ± 30′
Spreizung *	9°05 ± 40′	9°20 ± 40′	9°35 ± 40′
Radsturz *	0°45 ± 30′	0°34 ± 30′	0°22 ± 30′
Vorspur in mm	$1 \pm_{1}^{2}$	$1 \pm_{1}^{2}$	$1 \pm_{1}^{2}$
Hinterachse			
Spurweite in mm	1240	1240	1250
Radsturz *	−1° ± 30′	−1° ± 30′	−1° ± 30′
Vorspur in mm	$2 \pm_{1}^{2}$	$2 \pm_{1}^{2}$	$2 \pm_{1}^{2}$

* nicht einstellbar

Hinterachse zerlegen

Wurde beim Vermessen der Hinterradstellung eine zu große Abweichung vom Sollwert festgestellt, so muß zur Spureinstellung die mittlere Längslenkeraufnahme je nach Einstellung geringfügig nach vorne oder hinten verschoben werden. Dies ist Werkstattarbeit.

Federbein ausbauen

■ Fahrzeug hinten anheben und aufbocken.

■ Rad abbauen.

■ Am Längslenker die Halteschraube und Stoßdämpfergabel-Mutter ausbauen.

■ Vom Kofferraum her die Abdeckung entfernen und die drei Befestigungsmuttern lösen und abnehmen (siehe Abb. nächste Seite oben).

■ Stoßdämpfergabel herausziehen und Federbein ausbauen.

■ Beim Einbau das Federbein in seine oberen und unteren Befestigungspunkte einsetzen. Dabei an der unteren Befestigung die Unterlegscheiben auf

Nachdem man die Schrauben (2) gelöst und die hintere Kunststoffabdeckung des Federbeines entfernt hat, können die Federbeinhaltemuttern (1) gelöst werden.

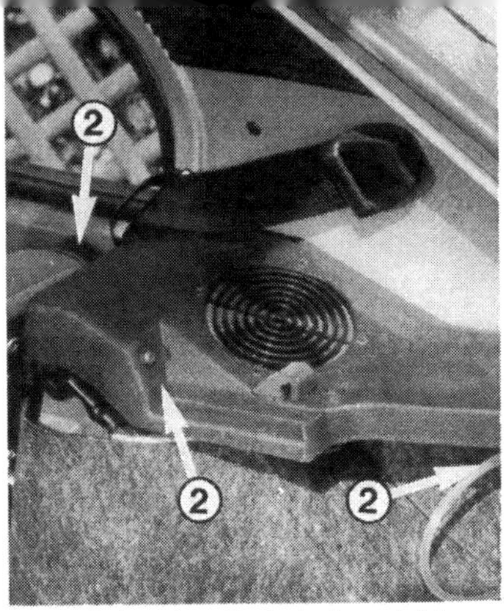

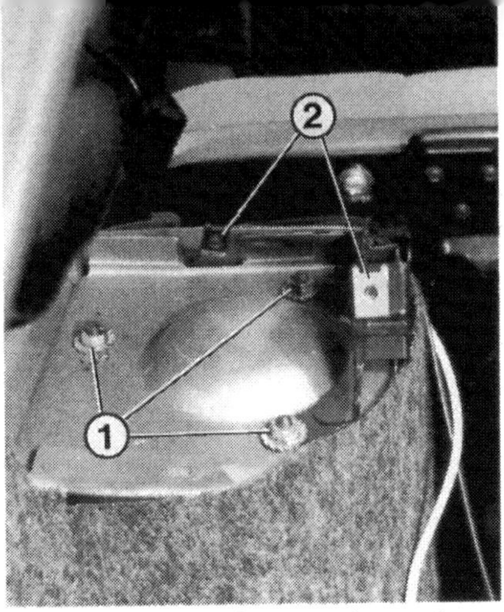

jeder Seite des Federbeins nicht vergessen.

■ Stoßdämpfergabel-Mutter eindrehen, jedoch nicht festziehen.

■ Obere Haltemuttern mit 7,5–12,5 Nm festdrehen.

■ Rad ausschrauben.

■ Fahrzeug so belasten oder nach unten ziehen, bis der Abstand 194 mm (siehe Abb. rechts unten) beträgt.

■ Jetzt eingedrehte Mutter der Stoßdämpfergabel mit 30–40 Nm festdrehen, desgleichen die Halteschraube mit 35–40 Nm.

Fingerzeig: *Wenn Sie die hinteren Federn ersetzen wollen, so achten Sie darauf, daß seit 4/84 andere Federn eingebaut sind, Höhe unbelastet 370 mm anstatt 390 mm. Farbmarkierung auf den Federwindungen: grau-rot.*
Das Ersatzteilwesen liefert nur noch Schraubenfedern mit dieser Farbmarkierung. Die Kombination von Schraubenfedern alter und neuer Ausführung (unterschiedliche Höhen) an einer Achse ist nicht zulässig. Es dürfen nicht nur neue Federn eingebaut werden, sondern man muß auch eine Distanzscheibe unter den Gummianschlag montieren. Dadurch versetzt sich der Federanschlag und verhindert somit, daß das Rad den Radkasten berühren kann.

Längslenker ausbauen

■ Rechten Vordersitz mit Führungsschiene ausbauen.

■ Die Befestigungsschraube des Sicherheitsgurtes entfernen und Kunststoffabdeckung abnehmen.

■ Die jetzt frei liegenden Halteschrauben entfernen.

■ Handbremshebel ausbauen und Seilzug lösen (siehe Seite 147).

■ Fahrzeug hinten anheben und abstützen, Rad entfernen.

■ An beiden Längslenkern die Schrauben und Haltestücke des Stabilisators entfernen – Stabilisator abnehmen.

Beim Montieren des Stoßdämpfers (3) darf die Mutter (2) nicht gleich festgedreht werden. Zuerst muß der Abstand (siehe Bild rechts) durch Belastung hergestellt werden. Erst jetzt darf die Mutter (2) mit 30–40 Nm und die Halteschraube (1) mit 35–40 Nm festgedreht werden. 4 – Gummianschlag.

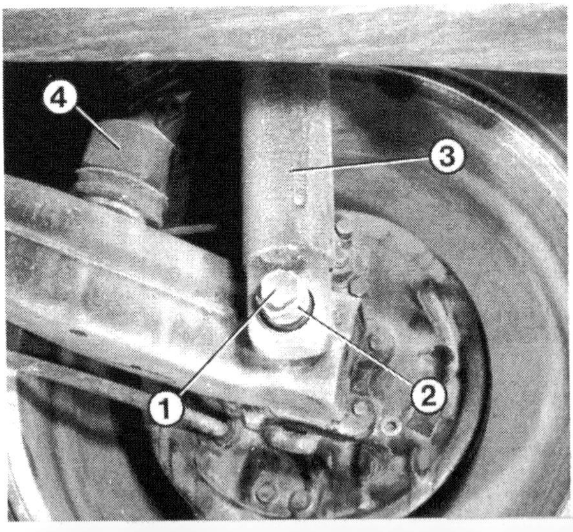

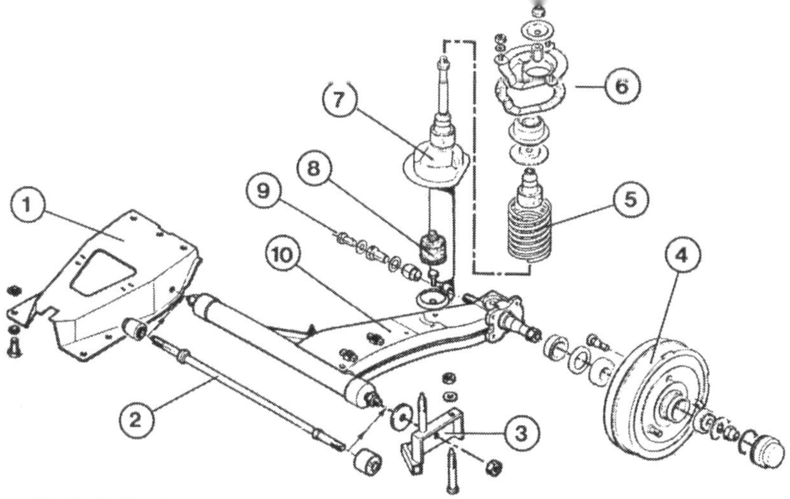

Die Einzelteile der zerlegten Hinterradaufhängung: 1 – Träger; 2 – Gelenkachse; 3 – Längsträgerhalterung; 4 – Radnabe; 5 – Feder; 6 – Dichtungen und elastischer Träger zur Befestigung des Federbeines an der Karosserie; 7 – Stoßdämpfer; 8 – Gummianschlag; 9 – Stoßdämpferhalteschrauben; 10 – Längslenker.

- Federbein lösen (siehe Seite 127).
- Die Haltemuttern der beiden Längslenker am mittleren Träger lösen.
- Handbremszug herausziehen, Bremsleitung abnehmen und die Anschlüsse verschließen.
- Mittleren Träger entfernen, vier Schrauben lösen.
- Den seitlichen Träger herunterziehen und Längslenker ausbauen.
- Zum Einbau den Längslenker in seine Befestigungen einsetzen. Für die seitlichen Halterungen neue selbstsichernde Muttern eindrehen und mit 40–50 Nm festziehen.
- Mittelträger provisorisch anschrauben.
- Federbein wie oben beschrieben einsetzen.
- Bremsleitungen und Bremsseilzug anschließen.
- Stabilisator montieren – Anzugsmoment 30–40 Nm.
- Rad anschrauben.
- Fahrzeug belasten oder nach unten ziehen, bis der Abstand 194 mm beträgt (siehe Abb. unten).
- Jetzt festschrauben: Beide Längslenkerbolzen am Mittelträger mit 70–80 Nm sowie die Muttern der Stoßdämpfergabel mit 30–40 Nm und anschließend die Halteschraube an der gleichen Stelle mit 35–40 Nm festziehen. Die vier Schrauben am Mittelträger mit 40–50 Nm eindrehen.
- Wichtig! Gleich nach der Montage Hinterradspur kontrollieren und einstellen lassen.
- Hinterradbremse entlüften (siehe Seite 148).
- Handbremszug, falls erforderlich, einstellen.
- Beim Vordersitz Kunststoffabdekkung anbringen und Sicherheitsgurt anschrauben (30 Nm).

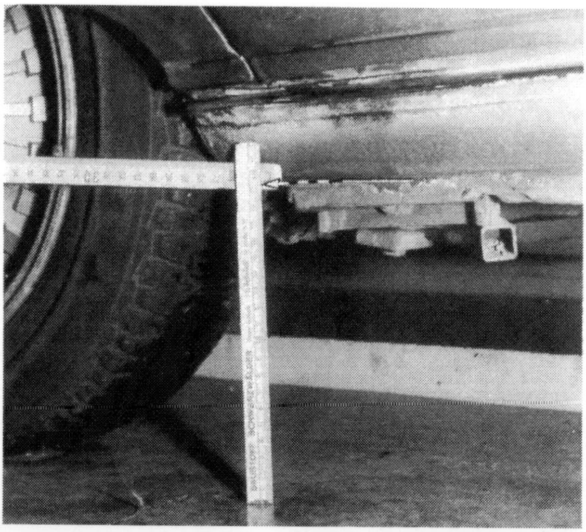

Bei Arbeiten an der Hinterachse dürfen die Halteschrauben des Stoßdämpfers (Abbildung links) erst dann festgedreht werden, wenn das Fahrzeug so belastet oder nach unten gezogen wurde, daß der im Bild gezeigte Abstand von 194 mm erreicht ist.

Die Nabenkappe kann man sehr vorsichtig mit einer Wasserpumpenzange lösen. Darunter erkennt man dann: 1 – Lager; 2 – Druckscheibe.

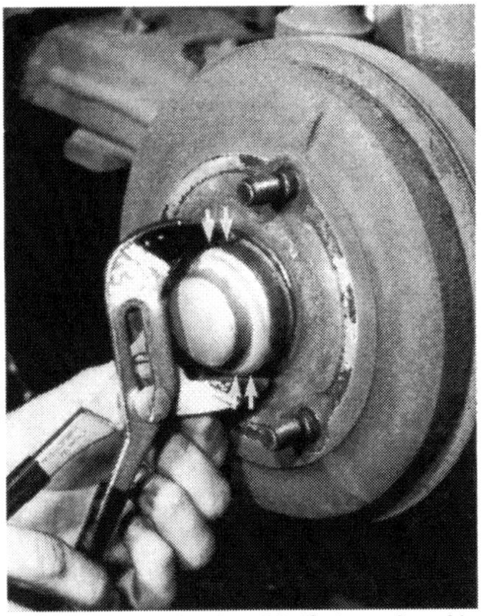

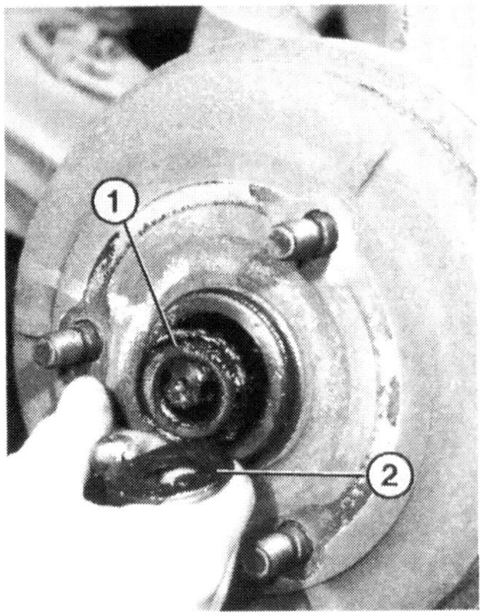

Radlager ausbauen

■ Nicht zu scharfen Meißel an den Abdichtwulst der Nabenkappe ansetzen und diese ein wenig nach außen treiben.
■ Kräftige Schraubenzieherklinge hinter den Nabenwulst klemmen und die Kappe gleichmäßig abhebeln.
■ Kerben an der Sicherungsmutter nach außen drücken.
■ Sechskantmutter losdrehen, Druckscheibe und äußeres Radlager abnehmen.
■ Bremstrommel abnehmen (siehe Seite 141).
■ Dichtring an der Bremstrommelinnenseite abhebeln, Radlager herausnehmen.
■ Äußeres und inneres Radlager auf Verschleiß kontrollieren.
■ Neue Radlager mit Mehrzweckfett einsetzen, Nabenkappe etwa zur Hälfte mit Fett füllen.
■ Inneren Dichtring vorsichtig über Kreuz mit einem 250-g-Hammer einschlagen. Wenn vorhanden, einen Metallring in der Größe des Simmerrings zwischenlegen.

Radlagerspiel einstellen

■ Nabenkappe abnehmen und Radnabenmutter lösen.
■ Radnabenmutter mit 30–40 Nm festziehen und anschließend die Radnabenmutter wieder lösen.
■ Die Nabenmutter nun von Hand anschrauben, bis die Unterlegscheibe des Rollenlagers berührt wird, dabei muß die Bremstrommel gedreht werden. Mutter in dieser Position sichern. Zum Sichern der Mutter ein Werkzeug mit abgerundeten Enden verwenden, um ein Zerstören des Sicherungsbundes zu vermeiden. Während des Einschlagens die Mutter festhalten.
■ Neue Dichtung und Abdeckkappe anbringen.

Verzögerungstaktik

Gerade die Bremsen, die eigentlich im Verborgenen arbeiten und kaum sichtbar verschleißen, brauchen regelmäßige Wartung. Denn gewiß auch Sie verlangen von ihnen – ganz selbstverständlich –, daß sie zu jeder Zeit und in jeder Situation den Visa gleichmäßig oder im Notfall schnellstmöglich verzögern. Doch das können die Bremsen freilich nur dann, wenn man ihnen auch die notwendige Aufmerksamkeit schenkt.

Eigenarbeiten an der Bremse

Von der richtigen Funktion der Bremsen in Ihrem Visa hängt Ihr Leben ab! Diese Tatsache sollten Sie sich stets vor Augen halten, wenn Sie Reparaturen daran ausführen wollen. Muten Sie sich also nicht zu viel zu. Andererseits ist bei der Bedeutung der Bremsen keine Kontrolle zu viel. Auch wenn Sie regelmäßig die Werkstatt besuchen, sehen gerade in diesem speziellen Fall vier Augen mehr als zwei. Durch gezielte Kontrollen, nicht aber durch unsachgemäße Reparaturen können Sie dazu beitragen, die Verkehrssicherheit Ihres Visa zu erhalten und so sich selbst zu schützen. Was Sie selbst tun können, ist hier im Buch behandelt. Alle anderen Arbeiten sollten Sie der Werkstatt überlassen.

So funktioniert die Bremse

□ Wenn Sie auf das Bremspedal treten, preßt eine mit dem Pedal verbundene Druckstange zwei hintereinanderliegende Kolben in den Hauptbremszylinder.
□ Die Kolben übertragen die Kraft auf die dort eingeschlossene Bremsflüssigkeit. Dieser so entstehende hydraulische Druck gelangt über Rohr- und Schlauchleitungen zu den Radzylindern.
□ In diesen drücken Kolben die Bremsklötze gegen die Bremsscheiben bzw. an den Hinterrädern die Bremsbacken gegen die Bremstrommeln.
□ Der Flüssigkeitsdruck wird an die Radbremszylinder in zwei getrennten Kreisen übertragen, und zwar führt eine Leitung zu den Vorderrädern und die anderen zu den Hinterrädern.
□ Falls ein Bremskreis ausfallen sollte, bleiben je nach ausgefallenem Bremskreis die Hinter- oder Vorderräder bremsfähig.

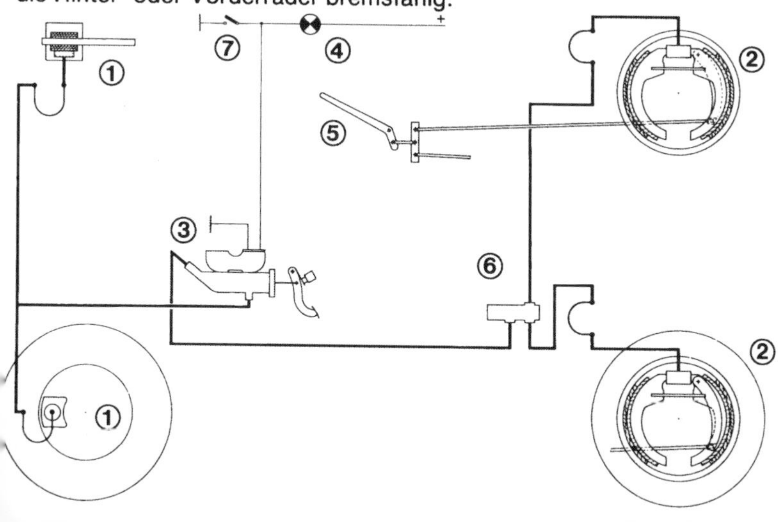

Der schematische Bremskreislauf: 1 – Vorderradbremsen (Scheibenbremsen); 2 – Hinterradbremsen (Trommelbremsen); 3 – Hauptbremszylinder; 4 – Bremsflüssigkeitsstand-Kontrolleuchte; 5 – Handbremse; 6 – Bremskraftregler; 7 – Kontrolltaste für Bremsflüssigkeitsstand-Kontrolleuchte.

Fingerzeig: *Bei Ausfall eines Bremskreises müssen Sie wesentlich stärker auf das Bremspedal treten (bei gleichzeitig längerem Pedalweg), um die übliche Bremswirkung zu erreichen. Außerdem wird der Anhalteweg länger.*

Die Bremsflüssigkeit

Die Flüssigkeit in den Bremsleitungen und Bremszylindern ist eine Mischung aus Glykol, Polyglykoläther und ein paar weiteren Bestandteilen. Diese gelbliche – übrigens giftige und gegen Autolack aggressive – Flüssigkeit greift die Metall- und Gummiteile nicht an. Sie bleibt selbst bei −40° C noch ausreichend dünnflüssig, und sie hat trotz ihrer Dünnflüssigkeit den extrem hohen Siedepunkt von ca. 260° C.
Aber die Bremsflüssigkeit hat auch eine sehr unangenehme Eigenschaft: Sie nimmt gern Wasser auf, sie ist »hygroskopisch«. Und das Wasser kann tatsächlich – z. B. über die Luftfeuchtigkeit – in die Bremsflüssigkeit gelangen: Über den Ausgleichsbehälter sowie durch mikroskopische Undichtigkeiten an den Bremsschläuchen und Gummimanschetten. Solche Wasseraufnahme führt nicht nur zu Korrosion an den Metallteilen der Anlage, sondern bewirkt ein rapides Absinken des Siedepunkts. Bei nur 2,5% Wassergehalt liegt der Siedepunkt nur noch bei 150° C. Das ist bei starker Belastung der Bremsen gefährlich, weil sie sich dann sehr stark aufheizen. In der Nähe der erhitzten Bremsen können sich Dampfblasen in der Hydraulikflüssigkeit bilden. Die lassen sich zusammenpressen – das Bremspedal kann tief durchgetreten werden; manchmal tritt man sogar ins Leere! In diesem Fall kann bisweilen noch schnelles Pumpen mit dem Bremspedal helfen. Besonders gefährlich ist dieser Effekt nach dem Abstellen des Wagens nach starker Bremsbeanspruchung. Mangels Fahrtwind heizt sich die Bremsenumgebung noch stärker auf; die höchste Temperatur herrscht nach etwa 15 Minuten Standzeit. Erst nach etwa einer halben Stunde ist wieder die normale Bremsflüssigkeitstemperatur erreicht. Vorbeugend schreibt der Wartungsplan daher den Wechsel der Bremsflüssigkeit alle zwei Jahre vor (siehe Seite 148).
Citroen schreibt die Bremsflüssigkeit »Total HBF« vor, doch können auch andere Produkte verwendet werden.

Bremsflüssigkeitsstand prüfen
Ständige Kontrolle

Der Vorratsbehälter sitzt im Motorraum in Fahrtrichtung links auf dem Hauptbremszylinder (siehe Bild Seite 131). Im durchscheinenden Behälter soll der Bremsflüssigkeitsspiegel zwischen den Marken »Maxi« und »Danger« (Gefahr) stehen. Ist er auffallend gesunken – was ja beim Visa durch eine Warnleuchte am Armaturenbrett angezeigt wird –, müssen die Bremsleitungen und Anschlüsse sorgfältig überprüft werden, siehe übernächsten Abschnitt.
Da der Visa vorne Scheibenbremsen hat, sinkt der Flüssigkeitsstand mit zunehmender Kilometerleistung auch bei völlig dichter Bremsanlage. Denn die Bremskolben (sie haben einen Durchmesser von 45 oder 48 mm) wandern um das Maß des abgenutzten Bremsbelages nach außen und ziehen Bremsflüssigkeit aus dem Vorratsbehälter nach. (Wandern die beiden Kolben um je 2 mm nach außen, so ziehen sie rund 7 cm³ Flüssigkeit nach.) Ein langsames Absinken des Flüssigkeitspegels muß also nicht alarmierend sein. Er zeigt vielmehr an, wie stark die Bremsbeläge abgenutzt sind.
Wenn Sie wissen, wie hoch die Bremsflüssigkeit bei neuen und abgenutzten Scheibenbremsbelägen steht, läßt sich am Niveau der Flüssigkeit sogar ablesen, wie weit die Beläge abgenutzt sind.
Beim Einsetzen neuer Bremsbeläge müssen die Kolben zurückgepreßt werden. Folge: Der Flüssigkeitsstand im Vorratsbehälter steigt. Wurde zuvor bei abgefahrenen Bremsklötzen Flüssigkeit bis zur Höchstmarke (unnötigerweise) nachgefüllt, so läuft jetzt der Vorratsbehälter über.

Bremsen prüfen
Ständige Kontrolle

- Zuerst eine Vollbremsung bei Schrittgeschwindigkeit.
- Am Gummiabrieb auf der Straße sehen Sie bei gleich langen Spuren, daß die Bremsen gleichmäßig ziehen.
- Gleiche Prüfung mit der Handbremse.
- Für die Bremsenprüfung bei höheren Geschwindigkeiten brauchen Sie eine ebene Strecke.

■ Nun aus etwa 50 km/h bei losgelassenem Lenkrad, aber mit griffbereiten Händen zuerst sanft und dann scharf bis zum Stillstand abbremsen.
■ Zieht der Wagen nach links, ist eine der rechten Radbremsen nicht in Ordnung. Das Auto zieht in Richtung des stärker gebremsten Rades. Ursachen siehe Störungsbeistand auf Seite 149.
■ Lassen Sie den Visa ein schwaches Gefälle hinunterrollen, um festzustellen, ob die Räder leichtgängig sind.
■ Nach der Probefahrt machen Sie die Handprobe:
■ Ist eine Felge auf der einen Wagenseite wärmer als auf der anderen Seite?
■ Ursachen siehe Störungsbeistand.

Bremsanlage auf Undichtigkeit und Beschädigung prüfen
Wartung Nr. 24

Zur Kontrolle muß die Wagenunterseite trocken sein, damit Sie undichte Stellen erkennen können. Bremsflüssigkeit kriecht auch unter Schmutz. Feuchtdunkle Stellen oder schwarzer Schmutz lassen eine Undichtigkeit vermuten.
■ Kontrollieren Sie sämtliche Anschluß- und Verbindungsstellen;
Bremssättel und die Bremsankerplatten, hinter denen die Radbremszylinder sitzen.
■ Die Bremsschläuche dürfen weder feucht noch aufgequollen oder angescheuert sein. Sonst auswechseln (siehe Seite 147).
■ Die Bremsleitungen sind zum Schutz gegen Rost mit einer Kunststoffschicht überzogen. Wird diese Schutzschicht beschädigt, kann es zu Rostansatz kommen. Deshalb die Leitungen nie mit Schraubenzieher, Schmirgelleinen oder Drahtbürste säubern, sondern Kaltreiniger nehmen.
■ Ist die Schutzschicht beschädigt, Rostschutzgrundierung dünn aufstreichen.
■ Leitungen mit Rostnarben und solche, die plattgedrückt sind, müssen ersetzt werden.
■ Sind Schutzkappen auf allen Entlüftungsventilen? Sie sitzen an den vorderen Bremssätteln bzw. innen an den Bremsankerblechen.
■ Die Bremsdruckprobe können Sie provisorisch selbst machen:
■ Treten Sie mit voller Kraft aufs Bremspedal.
■ Es darf auch nach einigen Minuten der vollen Belastung nicht nachgeben, sonst ist eine der Manschetten im Hauptbremszylinder defekt.
■ Durch die undichte Manschette sinkt der Flüssigkeitsstand im Behälter nicht, sondern die unter Druck gesetzte Flüssigkeit mogelt sich an einem Kolben des Hauptbremszylinders vorbei auf die drucklose Seite.
■ Gewisse undichte Stellen an den Kolbenmanschetten lassen sich allerdings nur bei einer genauen Druckprüfung in der Werkstatt ermitteln.

Fingerzeig: *Bremsschläuche vertragen weder Benzin noch Petroleum, Dieselkraftstoff oder Fett. Sie dürfen auch nicht lackiert werden. Nur Unterbodenschutzmittel sind ungefährlich.*

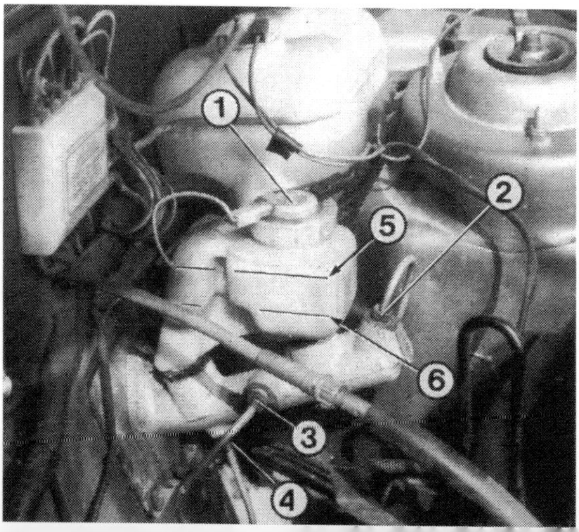

Der Hauptbremszylinder mit Bremsflüssigkeitsbehälter. Im Behälter darf der Stand der Flüssigkeit nicht unter die Markierung »Danger« (6) abfallen, sonst schließt der Flüssigkeitsstandkontakt (1), und die Kontrolleuchte brennt. Die weiteren Teile sind: 2, 3 und 4 – Bremsleitungen; 5 – Markierung »Maxi«.

Die Scheibenbremsen

Zusammen mit jedem Vorderrad dreht sich eine Stahlscheibe frei im Luftstrom. Sogenannte Bremssättel umfassen sattelförmig die Scheiben. Beim Tritt auf das Bremspedal drücken die Kolben die beiden Bremsbeläge gegen die Scheiben – es wird gebremst. Durch den Fahrtwind werden die Scheibenbremsen ständig gekühlt. Der Belagabrieb wird gleich weggeblasen, und ohne besondere Mechanik stellen sich die Scheibenbremsen selbst nach.
Die Minuspunkte der Scheibenbremsen sollen aber nicht vergessen werden: Die Bremsbeläge verschleißen wegen ihrer relativ kleinen Oberfläche schneller als Trommelbremsbeläge. Durch die offene Bauweise können zwischen Beläge und Bremsscheibe Fremdkörper (Sand oder kleine Steinchen) gelangen. Das bewirkt lästige Quietscherei – bei den Visa-Modellen leider nicht unbekannt!
Bei Dauerregen wird die offen liegende Bremsscheibe kräftig geduscht, weshalb die Bremswirkung einen Sekundenbruchteil verspätet einsetzt. Die Feuchtigkeit zwischen Bremsscheiben und -klötzen muß erst zum Verdampfen gebracht werden.
In streusalzreichen Wintern tritt diese Erscheinung verstärkt auf, wenn die auf Bremsbelägen und -scheiben sitzende Salzschicht beim Bremsen erst abgeschliffen werden muß. Nach Fahrten im Regen oder bei winterlicher Streusalznässe sollten Sie vor mehrtägigem Abstellen des Wagens die Bremsen trockenfahren. Es genügt, die letzten hundert Meter Wegstrecke mit dauernd leicht getretenem Bremspedal zu fahren.

Festsattel- und Schwimmsattelbremsen

Je nach Modell sind diese beiden Scheibenbremsentypen eingebaut.
□ **Festsattel Citroen-Bremsen:** Im Bremssattel, der wie eine geballte Faust aussieht, sind zwei Bremszylinder, von denen je einer von außen und innen auf die beiden Bremsbeläge drückt.
□ **Schwimmsattel DBA-Bendix-Bremse:** Der Bremssattel ist bei dieser Bremse beweglich, »schwimmend« angeordnet. Nur ein Kolben im Radbremszylinder drückt den inneren Bremsbelag gegen die Bremsscheibe. Dadurch wird der Schwimmrahmen in seiner Führung herübergezogen und preßt den äußeren Belag auf die Bremsscheibe.

Stärke der Scheibenbremsbeläge messen

Wartung Nr. 4

Die Abnutzung der Bremsklötze wird durch eine Warnleuchte angezeigt, doch ist bekanntlich Vertrauen gut, Kontrolle besser! Bremsen ohne Bremsbelag, also Metall auf Metall (Trägerplatte gegen Bremsscheibe), hat kostspielige Folgen: Die Scheibe weist dann meistens so starke Riefen auf, daß sie entweder abgedreht oder gar ersetzt werden muß.

- Die **Mindestbelagstärke** beträgt mit Trägerplatte des Bremsbelags **5,5 mm.**
- Mit einer Lampe durch ein Felgenloch leuchten und die Belagstärke abschätzen.
- Genauer ist die Kontrolle bei abgenommenen Rädern (siehe Abb. rechts unten).

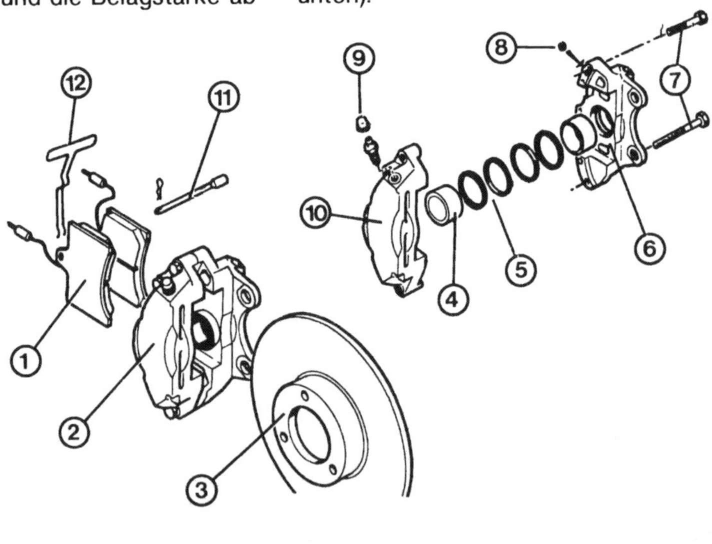

Festsattel Citroen-Bremsen: 1 – Bremsbelag; 2 – Bremssattel; 3 – Bremsscheibe; 4 – Druckkolben; 5 – Dichtungen; 6 – Bremssattelhälfte; 7 – Halteschrauben; 8 – Dichtung; 9 – Entlüftungsventil; 10 – Bremssattelhälfte; 11 – Bolzen; 12 – Spannfeder.

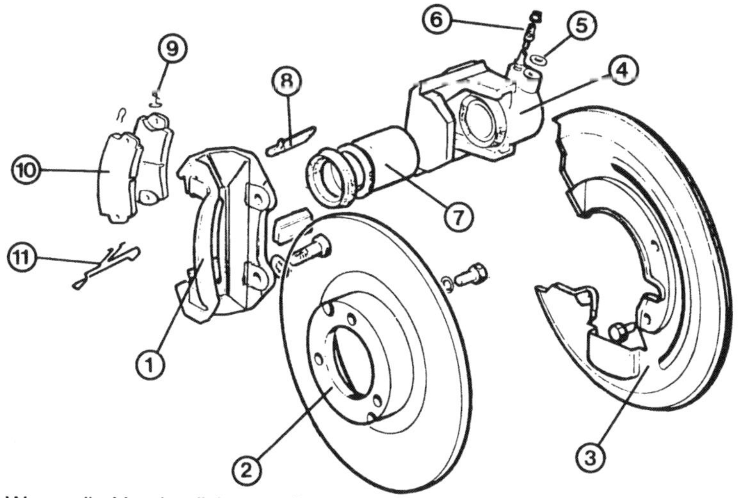

Schwimmsattel DBA-Bendix-Bremse: 1 – Sattelträger; 2 – Bremsscheibe; 3 – Blechabschirmung; 4 – Schwimmsattel mit Zylinder; 5 – Dichtung; 6 – Entlüftungsventil; 7 – Druckkolben; 8 – Keil; 9 – Haltefedern; 10 – Bremsbelag.

Zustand der Bremsscheiben kontrollieren

Wartung Nr. 31

Wenn die Vorderräder zur Belagkontrolle abgenommen sind, prüft man auch den Zustand der Bremsscheiben.

- Die Scheiben dürfen keine tiefen Rillen (durch Schmutz oder zu stark abgefahrene Beläge) aufweisen. Die Riefen graben sich in neue Bremsbeläge tief ein, was deren Lebensdauer wesentlich verkürzt.
- Riefige Bremsscheiben können nachgeschliffen werden, wenn sie nicht durch lange Laufzeit auf das zulässige Mindestmaß – **Citroen-Bremsen 7 mm, DBA-Bendix-Bremsen 8 mm** – »abgemagert« sind.
- Zu dünne Scheiben müssen paarweise ausgetauscht werden (siehe Seite 138).
- Eine bläuliche Verfärbung der Bremsscheibe ist ohne Bedeutung.

Scheibenbremsbeläge erneuern

Grundsätzlich müssen rechts und links beide Beläge ausgetauscht werden. Nur Beläge mit ABE verwenden. Da bei den Bendix-Bremsen (Schwimmsattelbremsen) die Kraft der Spreizfeder und der Klemmhülsen an den Haltestiften mit der Zeit erlahmt, sollten sie bei jedem zweiten Belagtausch ebenfalls erneuert werden.
Weil die Kolben in den Bremssätteln mit zunehmendem Verschleiß der Beläge weiter herauswandern, müssen sie vor dem Einsetzen neuer, dicker Beläge zurückgedrückt werden. Hierbei wird die Bremsflüssigkeit durch die Leitungen in den Vorratsbehälter gepreßt. Wurde in der Zwischenzeit Bremsflüssigkeit nachgefüllt, muß das Zuviel jetzt abgesaugt werden. Andernfalls greift die am Vorratsbehälter austretende Bremsflüssigkeit umliegende lackierte Teile an. Zum Absaugen nur eine absolut saubere Pipette oder eine alte Injektionsspritze verwenden.

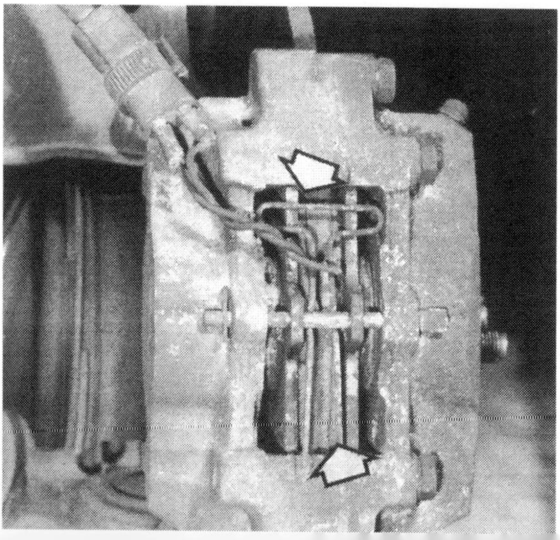

Wollen Sie den Abnutzungszustand der Bremsbeläge genau kontrollieren, so empfiehlt es sich, das Rad abzunehmen. Jetzt hat man freie Sicht in den Bremsschacht und kann die Belagstärke (Pfeil) prüfen.

Es gibt verschiedene Möglichkeiten, die Kolben (1 und 2) zurückzudrücken, um die Bremsbeläge (3) zu erneuern. Man drückt mit einer Kombizange den alten Belag gegen den Kolben (links) oder man preßt mit einem Schraubenzieher den Kolben zurück (rechts).

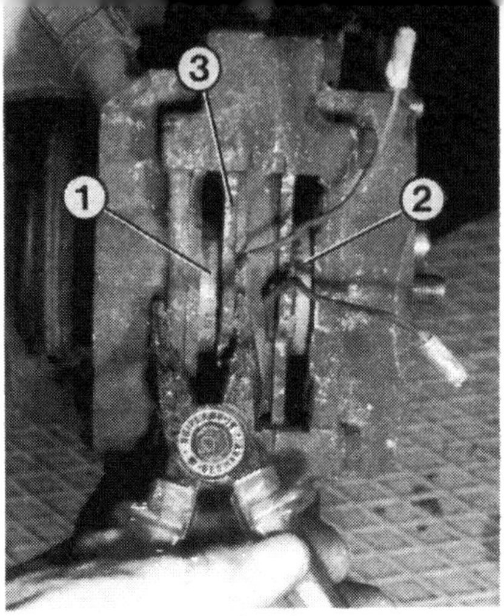

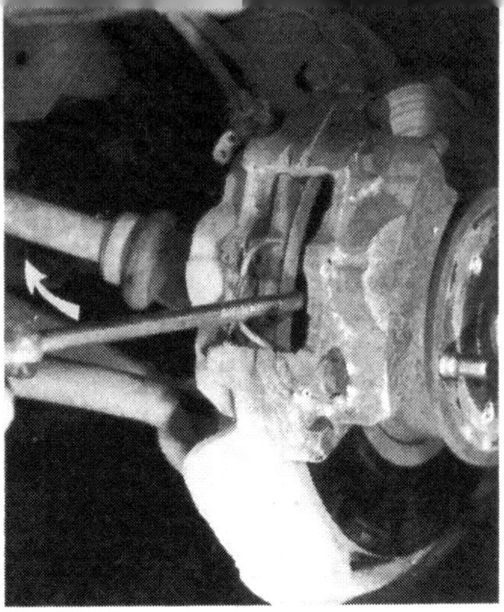

- Wagen vorn aufbocken.
- Rad abnehmen.
- Lenkung einschlagen, damit die Beläge gut zugänglich sind.

Citroen-Festsattel-Bremse

- Spannbügel auf der Innenseite der Bremse herausziehen und Bolzen von Hand oder mit einer Zange nach außen herausziehen.
- Haltefeder entfernen und Kontaktkabel der Verschleißanzeige lösen.
- Von Hand oder mit einem Schraubenzieher Bremsbeläge herausheben.
- Mit einem Hartholzkeil oder Schraubenzieher beide Kolben zurückdrücken.
- Neue Bremsbeläge einführen. Diese müssen sich von Hand einsetzen lassen und dürfen nicht klemmen. Ist dies nicht möglich, muß der Führungsschacht mit einem Schraubenzieher vorsichtig ausgekratzt und mit einem Lappen gereinigt werden. Zum Reinigen nur Spiritus verwenden!
- Haltefeder mit den Drahtenden nach unten in den Schacht einlegen. Bolzen von außen her durch die Bohrung des Sattels und der Beläge durchführen. Bolzen auf der Innenseite mit dem Spannbügel sichern.
- Kontaktkabel anschließen. Das Kabel muß man so verlegen, daß es weder die Bremsscheibe noch die Radfelge berühren kann.
- **Nach dem Zusammenbau** das **Bremspedal mehrmals treten,** bis die Beläge an den Bremsscheiben anliegen. Es ist sonst beim ersten Niedertreten des Pedals keine Bremswirkung vorhanden.

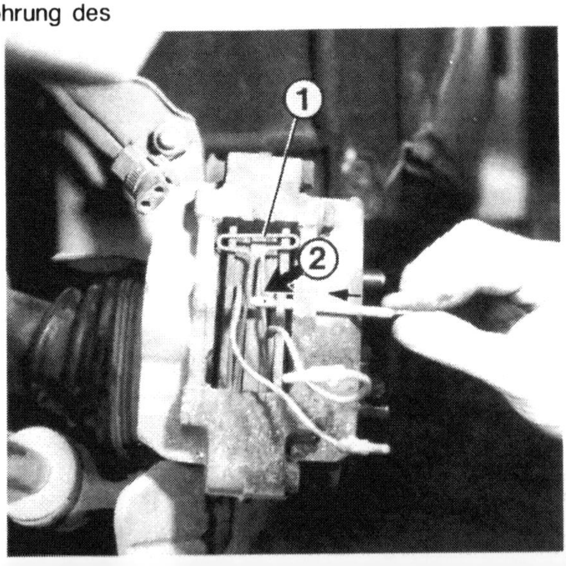

Die Bremsbeläge der Citroen-Bremsen werden von dem Haltestift, welcher hier im Bild gerade eingesteckt wird, und der Spannfeder (1) gehalten. Zu beachten ist, daß der Haltestift über die Haltefeder zu liegen kommt (2).

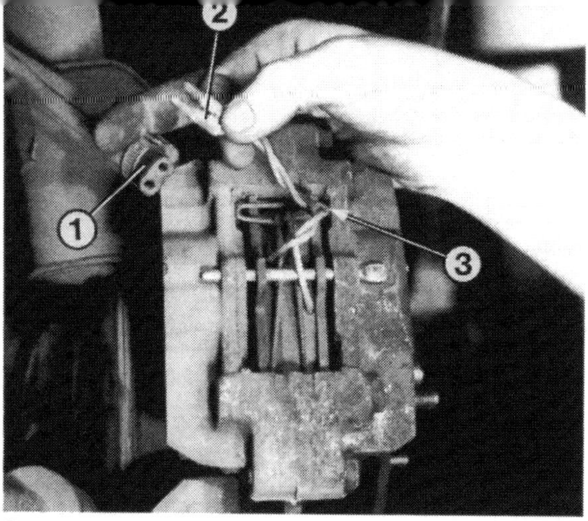

Sind neue Bremsbeläge montiert, müssen noch die Kontaktkabel angeschlossen werden. Dabei ist zu beachten, daß sie wie in der Abbildung zu liegen kommen. Bei der Stelle (3) ist besonders zu kontrollieren, daß die Kabel nicht streifen. Weitere Teile: 1 – Kabelbuchse; 2 – Stekker.

DBA-Bendix-Schwimmsattel-bremse

Ober- und unterhalb der Ausparung sitzen zwei winkelig geformte Metallplatten, die sogenannten Gleitsteine. Sie sind jeweils von zwei 8förmigen Klammern gegen seitliches Verrutschen gesichert und dienen als Halterung für den Bremsträger.

- Die vier Klammern mit einer Zange herausheben und die Gleitsteine nach außen herausziehen. Lassen sie sich nicht von Hand bewegen, so schlägt man sie mit einem Dorn nach außen.
- Bremssattel abheben und hängend befestigen.
- Einen Bremsklotz entnehmen und Stellung der Feder beachten. Die Feder in gleicher Stellung am neuen Bremsklotz anbringen und einbauen. Den anderen Bremsklotz in derselben Weise ersetzen.
- Führung der Gleitsteine reinigen. Starke Verschmutzung mit Drahtbürste, leichte mit spiritusgetränktem Lappen reinigen.
- Kolben des Bremszylinders ganz hineindrücken. Bremssattel einhängen und die Gleitsteine in ihre Führung schieben. In der Citroen-Werkstatt werden die Gleitsteine mit »Loctite HI-LBU-HTC« eingeschmiert.
- Die Bügel der Haltefedern müssen unter den Gleitsteinen des Bremssattels aufliegen. Also nicht zwischen Gleitsteinen und Gleitschienen einsetzen.
- Gleitsteine mit neuen Klammern fixieren.
- **Bremspedal mehrmals niedertreten,** bis Widerstand spürbar ist. Erst jetzt liegen die Bremsbeläge an den Bremsscheiben an. Der Visa ist nun bremsbereit!

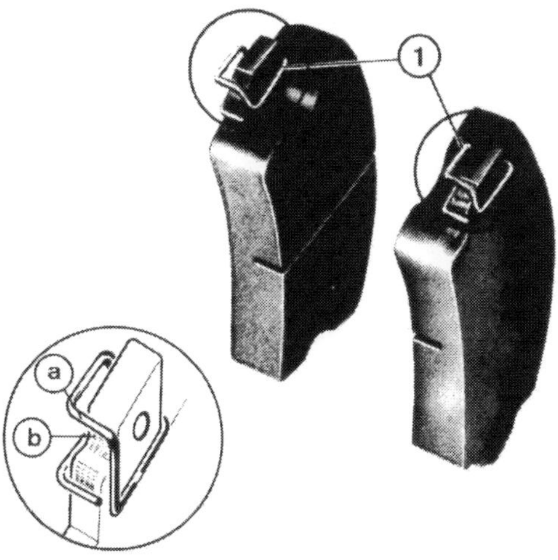

Die Bremsbelagplatten für die Bendix-Scheibenbremse sind mit Federn (1) versehen. Diese Federn sind so einzusetzen, wie der Kreisausschnitt zeigt: Der Querbügel (a) muß sich oberhalb der Kerbe (b) befinden.

Bremssattel und -kolben gängig machen

Durch Korrosion an den Gleitflächen des Bremssattels (Schwimmsattels) kann dieser schwergängig werden. Eine defekte Kolbenmanschette bewirkt, daß der Kolben im Bremssattel durch Schmutz und Korrosion festgeht. Beides ergibt ungleichmäßige Bremswirkung.

- Bremsbeläge ausbauen.
- Kontrollieren Sie, ob sich die Beläge in ihren Führungen leicht bewegen lassen.
- Andernfalls Führungen mit einem Schraubenzieher sauberkratzen. Dabei Kolbenmanschette nicht beschädigen.
- Bei den Bendix-Bremsen Beweglichkeit des Rahmens kontrollieren. Führungen ebenfalls sauberkratzen.
- Damit die Führungen künftig gängig bleiben, an den Gleitstellen etwas Kupferfett (siehe Seite 15) auftragen.
- Zur Kontrolle, ob der Kolben leichtgängig ist:
- Bei den Schwimmsattelbremsen einen alten, möglichst weit abgefahrenen Belag oder ein dünnes Holzbrettchen an der Seite mit dem Kolben als Kolbenanschlag einstecken, bei der Festsattelbremse auf beiden Seiten.
- Bremspedal von Helfer vorsichtig treten lassen. Bewegt sich der (die) Kolben?
- Kommt der Kolben nicht heraus, so lange mit dem Bremspedal pumpen, bis sich der Kolben bewegt.
- Kolben zurückdrücken, wie unter »Scheibenbremsbeläge erneuern« beschrieben.
- Dieses Spiel so lange wiederholen, bis sich der Kolben leichtgängig bewegt.
- Seitenflächen des Kolbens mit ATE-Bremspaste bestreichen.

Bremssattel ausbauen

Der Bremssattel ist an dem auf Seite 124 gezeigten Federbeingehäuse angeschraubt.

- Rad abschrauben.
- Bremsbeläge ausbauen.
- Halteschrauben des Bremssattels losdrehen.
- Bremssattel mit angeschraubtem Bremsschlauch so aufhängen, daß der Schlauch nicht unter Spannung steht. Oder
- Bremsschlauch abschrauben (Seite 147) und hochbinden, damit nicht der gesamte Bremskreis ausläuft.
- Bremssattel montieren und Schrauben mit 80–90 Nm festziehen.
- Bremsbeläge einsetzen.
- Bremsanlage entlüften, falls der Bremsschlauch abgeschraubt war.
- Bei montiertem Bremsschlauch das Pedal mehrmals treten, damit sich die Bremsbeläge an die Bremsscheibe anlegen.

Bremsscheibe ausbauen

Dabei ist zu beachten, daß man bei der nachträglichen Montage der Radnabenmutter einen Drehmomentschlüssel mit einer Anzeige bis zu 260 Nm braucht. Dieses Anzugsmoment ist bei den Visa-Modellen sehr selten, daher sollten Sie keinen Drehmomentschlüssel mit so großer Anzeige kaufen, sondern ihn bei einer Werkstatt oder einem Freund leihen.

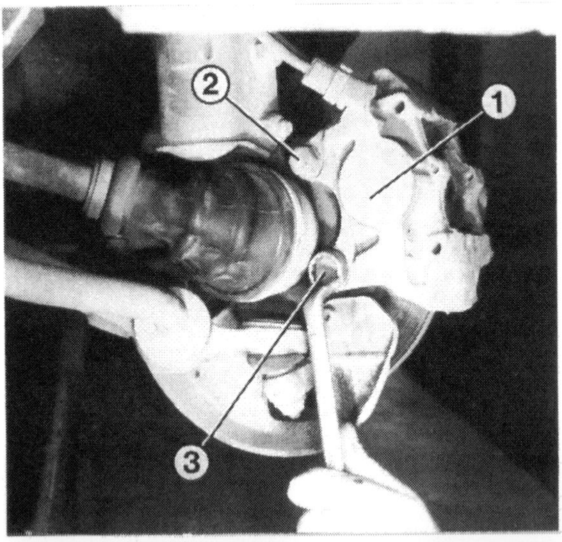

Bremssattel (1) ausbauen: Oft sind die beiden Halteschrauben (2 und 3) so fest, daß sie sich selbst mit viel Kraft nicht lösen lassen. Abhilfe: Man erwärmt sie vorsichtig, jetzt lassen sie sich bestimmt losdrehen.

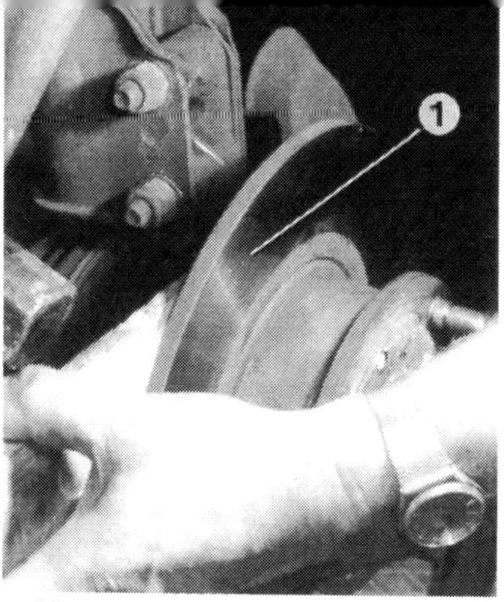

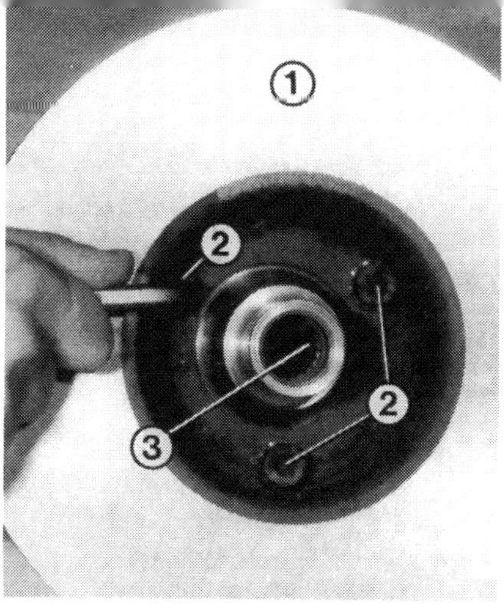

Nachdem die Radmutter abgenommen ist, kann man die Bremsscheibe (1) wie im Bild links gezeigt abnehmen. Die Bremsscheibe löst man von der Nabe, indem man die drei Innensechskantschrauben (2) entfernt. 3 – Innenverzahnung der Radnabe.

- Visa vorne anheben, sichern.
- Rad entfernen und Radnabenmutter entsichern.
- Radnabenmutter lösen indem man von einem Helfer das Bremspedal niedertreten läßt.
- Bremssattel ausbauen.
- Bremssattel auf die Spurstange legen oder Bremsschlauch abschrauben (Seite 147) und hochbinden, damit nicht der gesamte Bremsflüssigkeitskreislauf ausläuft.
- Mit leichten Schlägen mit dem Gummihammer Bremsscheibe und Nabe entfernen.
- Bremsscheibe von der Radnabe lösen, drei Innensechskantschrauben SW 6.
- Zum Einbau Scheibennabe zusammenbauen, Innensechskantschrauben mit 50–60 Nm festdrehen. (Federscheiben nicht vergessen!)
- Lagerführung mit Lagerfett bestreichen und Nabe einführen.
- Bremssattel montieren, Drehmoment 80–90 Nm.
- Radnabenmutter festdrehen (Drehmoment 230–260 Nm) und sichern.

Die Trommelbremsen

Die hinteren Bremsen besitzen je zwei halbkreisförmige Beläge, die von einem oben sitzenden Radbremszylinder gegen die zylindrischen Bremstrommeln gedrückt werden. Diese Bauart nennt sich Simplexbremse.
Die Trommelbremse wirkt selbstverstärkend. Und zwar zieht sich eine Bremsbacke durch die Drehung des Rades in gewissem Maß selbsttätig an die Bremstrommel. Dadurch sind geringere Fußkräfte am Pedal notwendig. Bei Vorwärtsfahrt wirkt die vordere Bremsbacke selbstverstärkend. Sie heißt Auflauf- oder Primärbremsbacke im Gegensatz zur hinteren Ablauf- bzw. Sekundärbremsbacke.

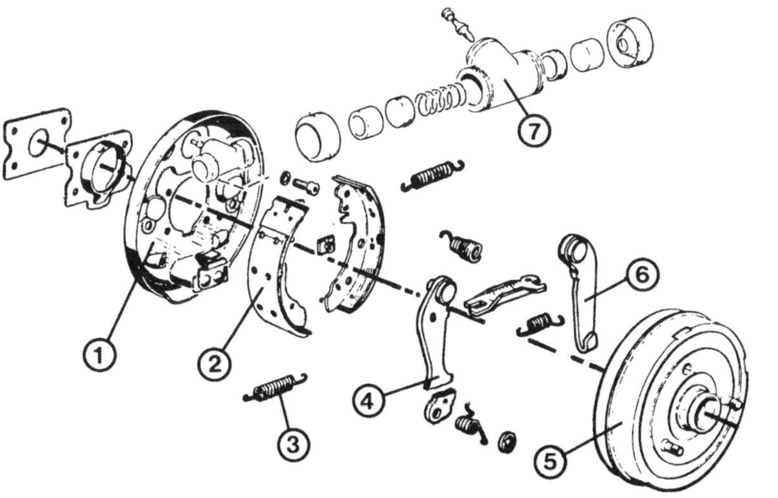

Die Teile der DBA-Trommelbremse: 1 – Bremsankerplatte; 2 – Bremsbakken; 3 – Spannfeder; 4 – Bremsnachsteller; 5 – Bremstrommel; 6 – Handbremshebel; 7 – Radbremszylinder.

Die Einzelteile der Girling-Trommelbremse; 1 – Bremsankerplatte; 2 – Bremsbacken; 3 – Bremsbeläge; 4 – Spannfedern; 5 – Bremstrommel; 6 – Teile der Spielnachstellung; 7 – Radbremszylinder.

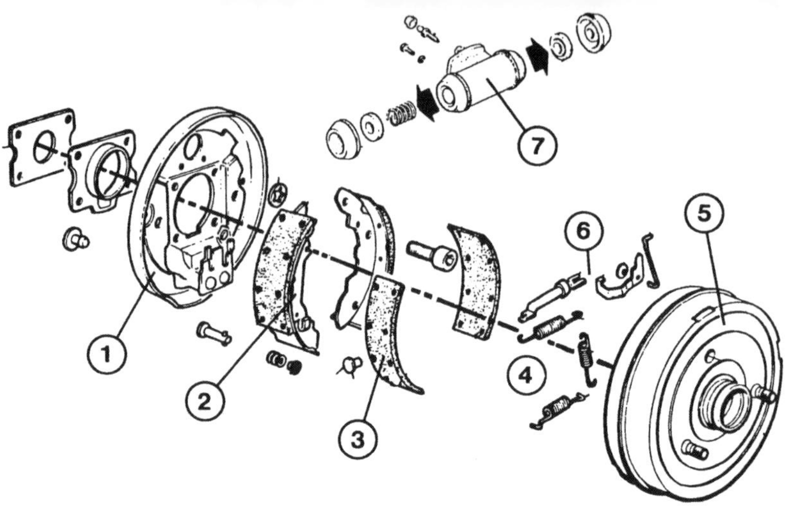

Belagstärke der Trommelbremsen kontrollieren
Wartung Nr. 32

Da die Auflaufbacke schneller verschleißt als die hintere Ablaufbacke, wird nur an der vorderen Bremsbacke die Stärke gemessen.

- Wagen hinten aufbocken.
- An der Innenseite des jeweiligen Hinterrades vorn am Bremsträgerblech den Plastikstopfen abziehen.
- Mit Taschenlampe ins Schauloch leuchten, Belagstärke feststellen.
- Die Beläge sind neu 5 mm stark und dürfen bis auf **2,5 mm Reststärke** – ohne Belagträger gemessen – abgefahren werden.

Bremspedalweg prüfen
Wartung Nr. 8

- Drücken Sie das Bremspedal von Hand nieder.
- Der Leerweg soll hächstens 1/3 des gesamten Pedalwegs betragen.
- Längerer Pedalweg bedeutet, daß die hinteren Beläge auf das Mindestmaß abgefahren sind und erneuert werden müssen.
- Zu langer Pedalweg kann auch durch verklemmte Bremsbeläge oder einen festgerosteten Bremssattel verursacht werden.

Automatische Bremsennachstellung

Die Trommelbremsen brauchen nicht mehr nachgestellt zu werden. Allerdings bewirkt dies – anders als bei den Scheibenbremsen – eine aufwendige Mechanik. Die Druckstange zwischen den Bremsbacken muß mit zunehmendem Belagverschleiß verlängert werden, damit die Beläge wieder zum Anliegen an die Trommel kommen. Dies geschieht bei den DBA-Bremsen durch einen Hebel, der sich mittels eines Zahnprofils auf einer Halterung abstützt und je nach Spiel einen Zahn weiterrutscht, dabei die Druckstange nachdrückt und das Spiel ausgleicht (siehe Abb. unten). Bei den Girling-Bremsen dreht ein Stellhebel die verzahnte Einstellvorrichtung und verlängert dadurch die Druckstange.

Die Trommelbremsen besitzen eine automatische Nachstellvorrichtung. Bei der DBA-Bremse stützt sich der Bremshebel (3) auf der mit einer Feder vorgespannten Halterung (2) ab. Je mehr nun die Beläge verschleißen, desto mehr Weg machen die Bremsbacken, und der Bremshebel rastet entsprechend seinem Mehrweg eine Raste weiter ein – das Spiel ist ausgeglichen. Die weiteren Teile: 1 – Handbremshebel; 4 – Spannfeder.

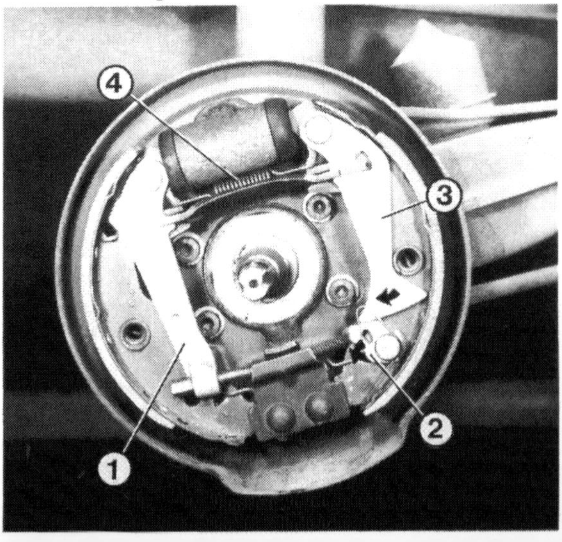

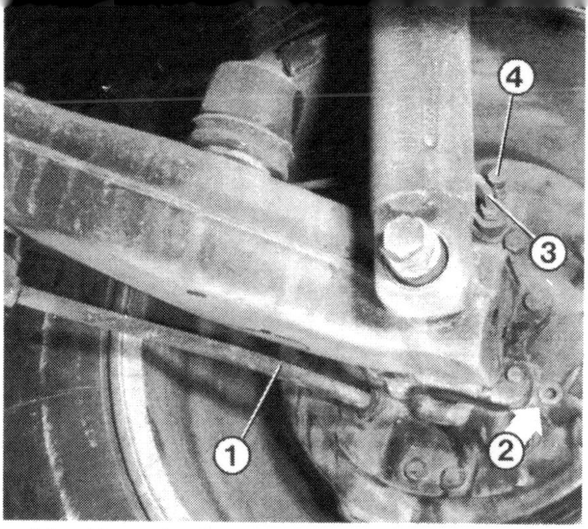

Wenn sich die Bremstrommel nicht leicht abnehmen läßt, entfernt man den Kunststoffstopfen (2) und steckt einen Schraubenzieher ein. Mit diesem drückt man den Handbremshebel zur Seite, bis sich die Bremsbacken gelöst haben. 1 – Handbremszug; 3 – Bremsleitung; 4 – Entlüftungsventil.

Bremstrommel abnehmen

■ Visa hinten hochbocken und Rad abnehmen.
■ Radnabenmutter entsichern und Mutter entfernen.
■ Bremstrommel abziehen. Bei Abziehschwierigkeiten innen am Bremsträger den Verschluß abnehmen und mit Schraubenzieher durch die Öffnung den Handbremshebel seitlich heraustreiben, damit die Bremsbacken gelöst werden.
■ Beim Zusammenbau Radlagerspiel einstellen, siehe Seite 130.
■ Beläge durch Niedertreten des Bremspedals zum Anliegen an der Bremstrommel bringen.

Zustand der Bremstrommeln kontrollieren

■ Die Schleiffläche in der Bremstrommel muß möglichst glatt sein.
■ Zeigen sich tiefe Rillen oder Riefen (durch bis auf die Nieten abgefahrene Bremsbeläge), kann die Trommel ausgedreht werden.
■ Neue Bremstrommeln haben einen Innendurchmesser von 180 mm.
■ Nach dem Ausdrehen darf der Durchmesser nicht größer als 181 mm sein.
■ Für ausgedrehte Trommeln müssen dickere Bremsbeläge verwendet werden.
■ Zu weit eingelaufene Bremstrommeln sind zu ersetzen, und zwar immer beide.

Bremsbacken ausbauen
DBA-Bremsen

■ Bremstrommeln ausbauen.
■ Rückzugfeder unterhalb des Bremszylinders lösen und ausbauen.
■ Handbremszug aushängen.
■ Federteller der Druckfedern an den Bremsbacken mit einer Kombizange zurückdrücken, Haltestift hinten an der Bremsankerplatte um 90° drehen und herausziehen, Federn entspannen.
■ Spielnachstellhebel zum Achs-

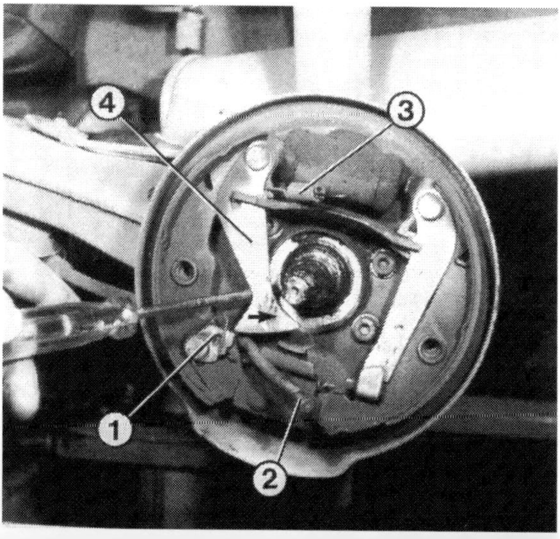

Bremsbacken ausbauen; die Teile: 1 – Halterung; 2 – ausgehängtes Handbremsseil; 3 – Rückzugfeder; 4 – Bremshebel.

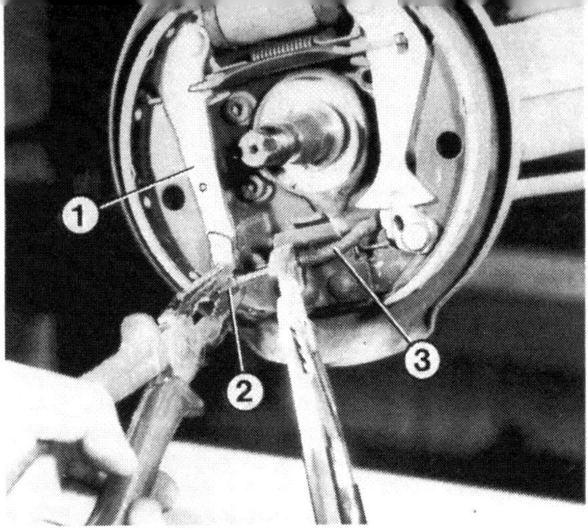

Oft bereitet das Aushängen des Handbremsseils Schwierigkeiten. Mit einer Wasserpumpenzange preßt man die Spannfeder (3) zurück und hängt mit einer Kombizange das Handbremsseilende (2) am Handbremshebel (1) aus.

schenkel hin schwenken, Gegenhalterung zur Seite drehen.

■ Druckstange nach außen ziehen und gleichzeitig den Spielnachstellhebel in seine ursprüngliche Lage zurückdrükken.

■ Bremsbacken abnehmen.

Girling-Bremsen

■ Obere Rückzugfeder aushängen.

■ Spannfeder (senkrechte) der Spielnachstellung aushängen.

■ Einhängelasche sowie Spielnachstellklinke ausbauen.

■ Druckstange aushängen.

■ Druckfedern der Bremsbacken aushängen (siehe oben).

■ Die Bremsbacken mit der unteren Rückzugfeder ausbauen. Dabei darauf achten, wie die Feder befestigt war.

Bremsbacken einbauen
DBA-Bremsen

■ Spielnachstellhebel außen an der Auflaufbacke mit einer neuen Klammer montieren.

■ An der gleichen Backe Klinke, Feder und Sprengring einbauen.

■ Handbremshebel außen an der Ablaufbacke anbringen und mit einer neuen Klammer sichern.

■ Druckstange mit Feder an der Ablaufbacke anbringen. Die Rundung der Druckstange muß zur Aufnahme für das Handbremsseil zeigen. Dabei ist zu beachten, daß die Stangen der rechten und linken Bremse unterschiedlich sind.

■ Untere Rückzugfeder einhängen.

■ Bremsbacken einsetzen. Dabei muß die untere Rückzugfeder hinter die Lasche kommen.

■ Spielnachstellhebel zum Achsschenkel schwenken, damit die Druckstange eingehängt werden kann.

■ Spielnachstellhebel an der Bremsbacke in Anschlag bringen.

■ Obere Rückzugfeder von oben her einhängen.

■ Handbremszug einhängen.

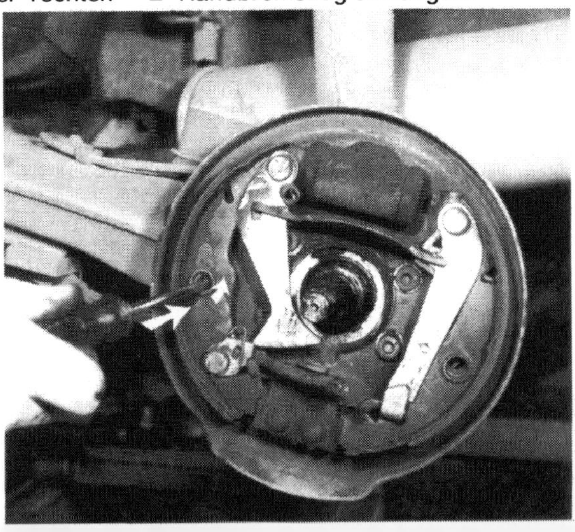

Damit die Bremsbacke abgenommen werden kann, muß man die Niederhaltefeder und das Halteblech entfernen. Schraubenzieher hineindrükken und drehen.

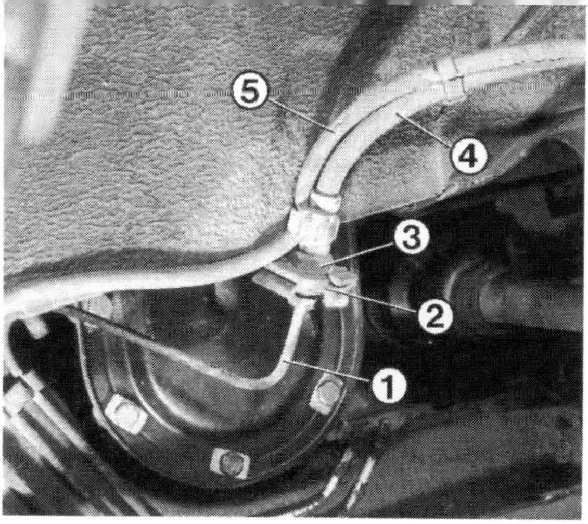

Zwischen der Verbindung von Bremsschlauch (4) und Bremsleitung (1) sitzt ein Schlauchhalter (2), der beim Zusammenbau richtig fest sitzen muß. Weitere Teile: 3 – Mutter; 5 – Kabelschutzhülle der Bremsbelagverschleiß-Anzeige.

■ Neue Federteller und Druckfedern an den Bremsbacken einhängen. Die Einhängelaschen müssen waagrecht stehen.

Girling-Bremsen

■ Endstück bei der verzahnten Einstellrolle für die Spielnachstellung ganz einschrauben.
■ Untere Rückzugfeder an beiden Bremsbacken einhängen.
■ Bremsbacken einsetzen, dabei muß die untere Rückzugfeder hinter die Lasche kommen.
■ Beide Federführungen in die Bremsbacken einsetzen, Druckfeder und Haltebleche einbauen.
■ Handbremszug einhängen.
■ Druckstange mit Spielverstellklinke und Einhängelasche sowie Spannfeder (senkrecht) einbauen.
■ Obere Rückzugfeder einhängen. Einbaurichtung beachten.

Bremsbacken belegen

Grundsätzlich müssen beide Beläge auf jeder Seite ausgewechselt werden. Für einwandfreie Bremswirkung nur Beläge mit ABE verwenden. Falls die Bremstrommeln auf 180,5 mm ausgedreht wurden, müssen dickere »Übermaß«-Bremsbeläge verwendet werden. Sie können entweder Bremsbacken im Austausch kaufen oder die Beläge selbst aufnieten. Zum fachgerechten Aufnieten gehören ein Handnietwerkzeug, z. B. von Jurid (siehe Bild unten), und ein Schraubstock.
■ Bremsbacke in den Schraubstock spannen.
■ Alten Bremsbelag mit Meißel und Hammer entfernen.
■ Reste der Niete herausklopfen. Sie können die Niete aber auch einzeln ausbohren. Achten Sie dann jedoch darauf, daß die Bremsbacke nicht mit durchbohrt wird.
■ Nietlöcher entgraten und Oberfläche der Bremsbacke säubern. Die Anlagefläche muß eben sein, deshalb Brems-

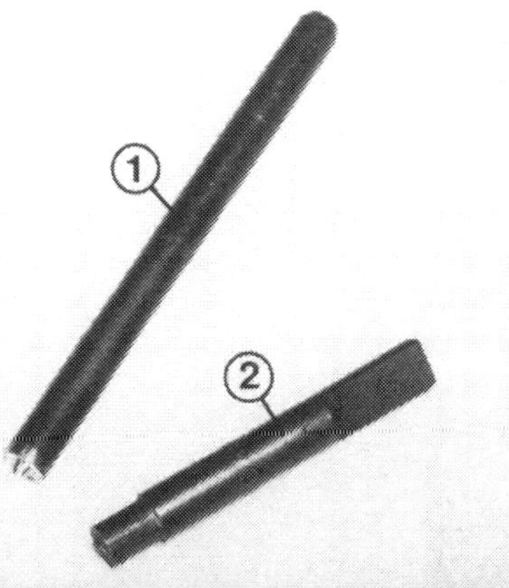

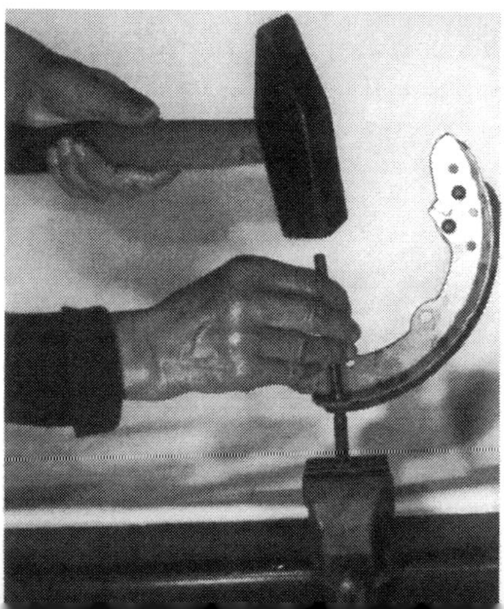

Das Handnietwerkzeug der Fa. Jurid, bestehend aus Oberteil (1) und Unterteil (2). Rechts: Das Nietwerkzeug im Einsatz: Das Unterteil ist in den Schraubstock eingespannt, das Oberteil bekommt einen Hammerschlag verpaßt. Die Bremsbacke sollte dabei von einem Helfer gehalten werden.

backen mit tiefen Rostnarben nicht mehr verwenden.

■ Unterteil des Nietwerkzeugs in den Schraubstock einspannen.

■ Niet zuerst in eines der mittleren Löcher im Belag einsetzen. Bremsbacke mit auflegen und Niet durchdrücken.

■ Komplette Bremsbacke jetzt mit dem Belag nach unten an dem Niet auf den Dorn halten.

■ Ein Helfer muß mit Hammer und Nietwerkzeug den überstehenden Niet an der Rückseite der Bremsbacke umbördeln.

■ Aus der Mitte des Belages beginnend die restlichen Niete einsetzen.

Der Bremskraftverstärker Vierzylinder

Scheibenbremsen wirken nicht, wie Trommelbremsen, selbstverstärkend. Es ist eine wesentlich höhere Pedalkraft vonnöten. Deshalb haben die Visa-Modelle je nach Ausführung einen Bremskraftverstärker, der rund 60% der Bremskraft aufbringt.

Diese Hilfseinrichtung sitzt links im Motorraum hinter dem Hauptbremszylinder. Das Bremspedal ist jedoch weiterhin direkt mit den Bremskolben im Hauptbremszylinder verbunden, so daß man auch noch bei ausgefallenem Hilfsgerät bremsen kann. Der notwendige Pedaldruck muß dann allerdings mehr als verdoppelt werden!

Die Hilfskraft liefert der Unterdruck aus dem Ansaugrohr. Der Bremskraftverstärker ist über einen Schlauch mit dem Saugrohr verbunden. Beim Bremsen verschiebt der Druckunterschied zwischen dem äußeren Luftdruck und dem Unterdruck im Ansaugrohr eine große, elastische Membrane und drückt zusätzlich auf die Kolben im Hauptbremszylinder.

Wenn der Motor nicht läuft, kann der Servo auch keine (zusätzliche) Bremskraft liefern. Deswegen müssen Sie stärker aufs Pedal treten, wenn Ihr Wagen z. B. abgeschleppt wird. Bleibt der Motor unterwegs plötzlich stehen, haben Sie durch den Unterdruckspeicher noch eine Reserve für einige kurze Bremsungen; erst dann werden die Wadenmuskeln voll beansprucht.

Bremskraftverstärker prüfen

Wartung Nr. 9

■ Bei abgestelltem Motor das Bremspedal zehnmal durchtreten und in seiner tiefsten Stellung halten.

■ Motor starten. Bei einwandfrei funktionierendem Verstärker muß das Pedal noch ein Stück nachgeben.

■ Senkt sich das Pedal nicht, kommen in Betracht: Unterdruckschlauch vom Ansaugkrümmer zum Bremskraftverstärker undicht, Gummiring zwischen Hauptbremszylinder und Servogerät oder Membrane des Bremskraftverstärkers defekt.

■ Zum Austausch eines schadhaften Gummirings zwischen Hauptbremszylinder und Verstärker muß der Zylinder demontiert werden, siehe Seite 147.

■ Ein defekter Bremskraftverstärker wird komplett ersetzt. Reparieren ist nicht möglich.

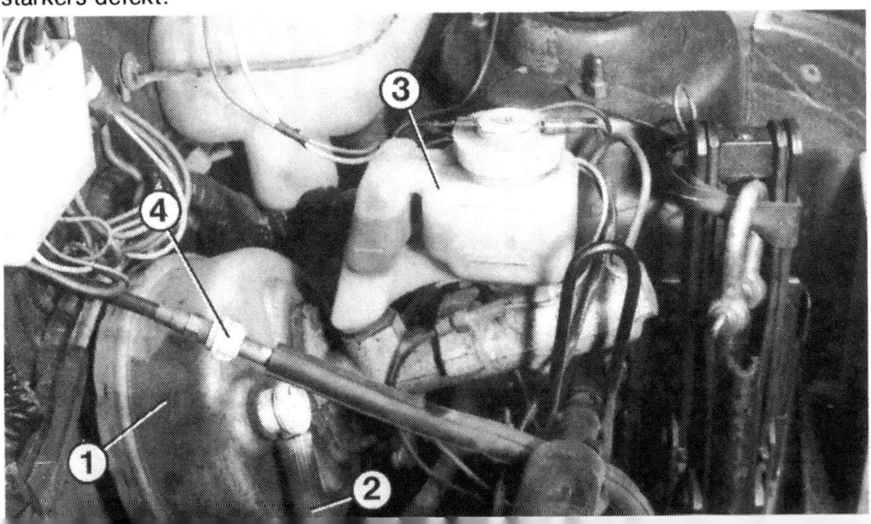

Der Bremskraftverstärker (1) sitzt in Fahrtrichtung gesehen hinter dem Hauptbremszylinder. Den Unterdruck erhält der Verstärker über den Schlauch (2) vom Ansaugsystem des Motors. 3 – Bremsflüssigkeitsbehälter; 4 – Trennstelle der Tachowelle.

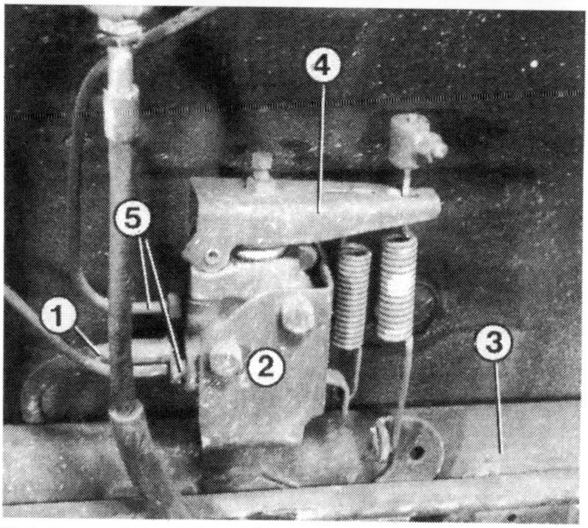

Der Bremskraftregler (2) muß den Bremsflüssigkeitsdruck in Abhängigkeit der Belastung der Hinterachse regulieren, damit beim Bremsen die Hinterachse nicht blokkiert, was ein Ausbrechen des Visa zur Folge hätte. Die Teile: 1 – Bremsleitung vom Hauptbremszylinder; 3 – Längslenker; 4 – Druckeinstellhebel; 5 – Bremsleitungen, die zu den Radbremszylindern führen.

Der Bremskraftregler Vierzylinder

Bei den meisten Visa-Modellen sitzt in Fahrtrichtung links vor der Hinterachse ein Bremskraftregler. Er kann den Flüssigkeitsdruck zu den hinteren Radbremszylindern reduzieren. Das geschieht je nach Beladung: Viel Druck bei vollgeladenem Wagen, wobei die Hinterachse auch beim Bremsen nur wenig entlastet wird; wenig Druck bei Ein- oder Zweimannbesatzung – hierbei hebt sich der Wagen stärker aus den Hinterfedern. Durch zu viel Bremsdruck an den Hinterrädern blockieren diese vorzeitig, und das Auto stellt sich quer.

Bremskraftregler prüfen

Für eine schnelle Funktionsprüfung brauchen Sie einen Helfer. Der Wagen darf nicht aufgebockt sein.

- Treten Sie das Bremspedal kräftig durch und lassen Sie es schnell los.
- Hierbei muß sich der Hebel am Bremskraftregler bewegen.
- Für eine genaue Prüfung werden Federspanner und ein Druckprüfgerät gebraucht – eine Arbeit für die Werkstatt.

Die Handbremse

Wenn Sie am Handbremshebel ziehen, wird das Bremsseil zu den beiden Hinterrädern gespannt – die Bremskraft wird hier mechanisch übertragen. Jedes Seilzugende zieht den Bremshebel an der hinteren Sekundärbremsbacke an. Durch diese Bewegung wird die Bremsbacke gegen die Trommel gedrückt. Gleichzeitig stützt sich der Bremshebel über die Druckstange an der vorderen Bremsbacke ab, die ebenfalls nach außen gedrückt wird – die Hinterräder werden gebremst.

Leerweg des Handbremshebels prüfen

Wartung Nr. 10

- Die Wirkung der Handbremse soll nach der zweiten Raste des Hebels beginnen.
- Bei eingerastetem fünften Zahn sollten die Hinterräder blockiert sein.
- Ist der Hebelweg länger, weist das auf abgenutzte hintere Bremsbeläge hin.
- Die Handbremse muß eingestellt werden.

Handbremse einstellen

- Visa hinten hochbocken und sichern. Hinterräder müssen frei hängen.
- Bremspedal zwei bis drei Mal niederdrücken.
- Handbremshebel in der dritten Raste einrasten.
- Unter dem Fahrzeug (siehe Abb. nächste Seite oben) Kontermutter der Seilzughülle losdrehen und Hüllenschraube herausschrauben, bis die Bremswirkung der Hinterräder einsetzt. (Räder drehen und Wirkung kontrollieren.)

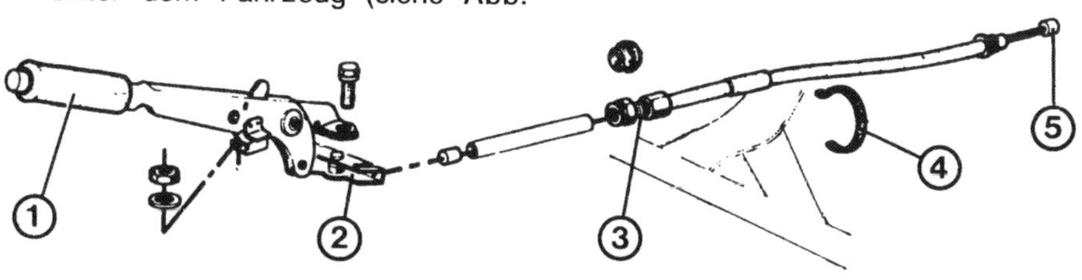

Die Handbremse und ihre Teile: 1 – Handbremshebel; 2 – Einhängevorrichtung der beiden Handbremsseile; 3 – Handbremsseil-Einstellschrauben; 4 – Befestigungsband; 5 – Nippel.

Zum Einstellen der Handbremse muß von unten her am Visa die Kontermutter (2) gelöst und die Seilzugschraube (3) so verdreht werden, bis richtige Bremswirkung vorhanden ist. 1 – Gummidichthülle; 4 – Handbremsseil.

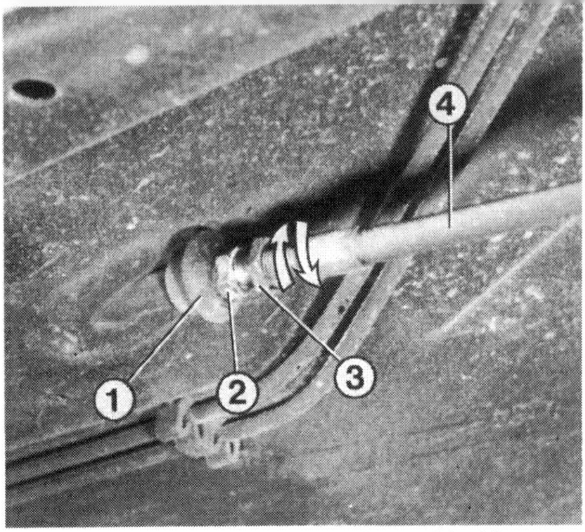

■ Die beiden Schrauben müssen gleichmäßig nach außen gedreht werden. (Tip: 1/2 Umdrehung rechts, 1/2 Umdrehung links, Wirkung kontrollieren, usw.) Ist die Spannung der beiden Seile nicht ausbalanciert, so zieht die Handbremse einseitig.

■ Handbremse in die fünfte Raste ziehen. Hinterräder müssen blockieren.

■ Kontermutter der Seilzughüllen anziehen.

■ Handbremse mehrmals lösen und anziehen. Anschließend kontrollieren, ob bei gelöster Handbremse die Räder frei drehen. Wenn nicht, müssen die Seilzüge etwas gelockert werden.

Handbremsseilzug wechseln

■ Hinterrad und Bremstrommel abnehmen (siehe Seite 141).

■ Handbremsseil vom Hebel an der Bremstrommel lösen.

■ Kunststoffabdeckung am Handbremshebel entfernen und Halteschraube des Bremshebels lösen.

■ Handbremshebel nach hinten ausführen und Bremsseil aushängen.

■ Von der Wagenunterseite her bei den Handbrems-Einstellschrauben (siehe Abb. oben) die Muttern lösen und Bremsseil herausziehen.

■ Beim Einbau die Seile von unten her einführen und am Handbremshebel einhängen. Bremshebel festschrauben.

■ Seil an der Bremstrommel einhängen.

■ Handbremse nachstellen (siehe vorangegangene Seite).

Arbeiten an der Bremshydraulik

Bei allen nachfolgend beschriebenen Arbeiten kann Bremsflüssigkeit austreten. Denken Sie daran, daß sie den Lack angreift. Deshalb keine bremsflüssigkeitsgetränkten Lappen oder verschmierten Werkzeuge auf die Lackierung legen. Auch im Motorraum nach der Montage die Spuren von Bremsflüssigkeit abwaschen; aber erst, wenn sämtliche Anschlüsse fest angeschraubt sind.
Zum Lösen und Anziehen der Bremsleitungen und -schläuche sollten Sie sich den auf Seite 15 angesprochenen Bremsleitungsschlüssel besorgen.

Fingerzeig: *Grundsätzlich muß nach allen Arbeiten an der Bremshydraulik die Bremsanlage entlüftet werden, siehe Seite 148.*

Bremsleitungen ausbauen

■ Überwurfmutter der Bremsleitung losdrehen. Hierzu Gegenverschraubung – z. B. an einem Bremsschlauch – festhalten.

■ Ist die Mutter auf der Leitung angerostet, wodurch sich diese mitdreht, muß die Leitung in jedem Fall erneuert werden. Die dünnwandigen Rohre knikken schnell ab.

■ Zum Lösen der Leitungsanschlüsse kann folgender Trick weiterhelfen, wenn das betreffende Leitungsstück ohnehin ausgewechselt werden soll:

■ Bremsleitung nahe der Verschraubung absägen, Überwurfmutter mit einer Sechskantnuß losdrehen.

■ Muß eine neue Leitung noch etwas zurechtgebogen werden, darf dies nur in einem großen Radius geschehen. Andernfalls knickt das dünne Rohr ab.

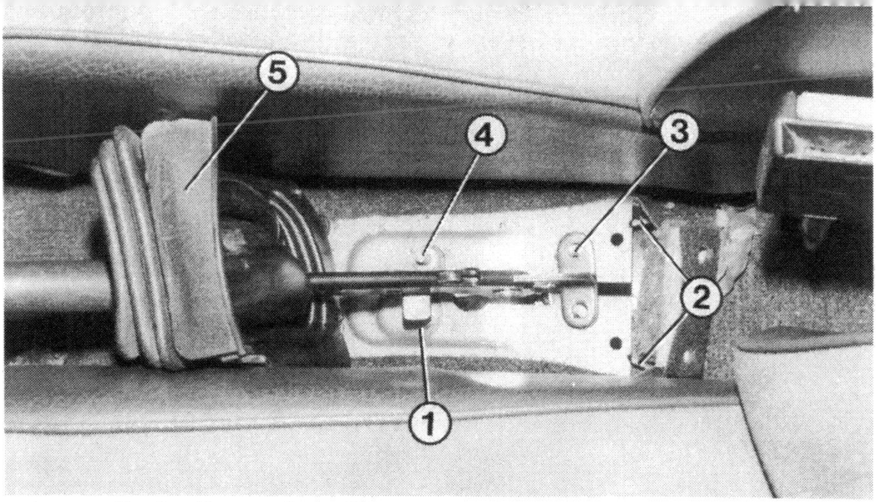

Zum Wechseln des Handbremsseils muß man die beiden Seile (2) am Handbremshebel aushängen. Halteschrauben (3 und 4) lösen, Handbremshebel nach hinten schieben und Seile aushängen. An der Stelle (1) befindet sich bei den neueren Modellen der Schalter für die Kontrolleuchte »Handbremse«. 5 – Gummimanschette.

- Innenseite des Bogens beim Biegen mit dem Daumen unterstützen. So können Sie sich langsam dem Radius entlang arbeiten.
- Evtl. vorhandene Schutzschläuche der Leitungen nicht vergessen.
- Bremsleitungen in ihren Abstandshaltern verlegen.
- Bremsanlage entlüften.

Bremsschläuche ausbauen

- Zuerst die Überwurfmutter der betreffenden Bremsleitung losdrehen. Dabei darauf achten, daß sich die Leitung nicht verdreht.
- Ist ein Bremsschlauch mit einem Blechhalter an der Karosserie befestigt, dann ist er mit einem Blechbügel gegen Hin- und Herrutschen gesichert. Beim Zusammenbau darf dieser sogenannte Schlauchhalter nicht vergessen werden.
- Beim Einbau den Schlauch immer zuerst an der Stelle festdrehen, an der er sein Außengewinde hat.
- Dann andere Verschraubung anziehen.
- Der Bremsschlauch darf nicht in sich verdreht sein. Zur Kontrolle dient der Farbstreifen oder Gummianguß entlang des Schlauches.
- Bremssystem entlüften.
- Sofort nach der Reparatur kontrollieren, ob der Schlauch bei Federbewegungen irgendwo scheuern kann.
- Diese Kontrolle nach einer längeren Fahrtstrecke wiederholen.

Radbremszylinder ausbauen

- Bremstrommel (Seite 141) und Bremsbacken ausbauen.
- Entlüftungsventil und Bremsleitung hinten am Bremsankerblech abschrauben.
- Wird nicht gleich ein neuer Radbremszylinder montiert, Gefäß für die auslaufende Bremsflüssigkeit unterstellen.
- Halteschrauben des Bremszylinders losdrehen, Radzylinder abnehmen.
- Nach dem Zusammenbau Bremsen entlüften.

Hauptbremszylinder ausbauen

- Bremsflüssigkeit aus dem Ausgleichsbehälter absaugen.
- Behälter aus dem Hauptbremszylinder herausziehen.
- Kabelstecker abnehmen.
- Beide Bremsleitungen am Hauptbremszylinder abschrauben.
- Ist ein Bremskraftverstärker eingebaut, Muttern der Verbindung Hauptbremszylinder/Bremskraftverstärker losdrehen, Hauptbremszylinder abnehmen, sonst Hauptbremszylinder vom Halter abschrauben.
- Beim Zusammenbau neuen Dichtring zwischen Bremskraftverstärker und Hauptbremszylinder einlegen.
- Dichtstopfen für die Anschlußstutzen des Ausgleichsbehälters innen mit Bremsflüssigkeit anfeuchten, bevor der Behälter aufgedrückt wird.
- Bremsanlage entlüften.

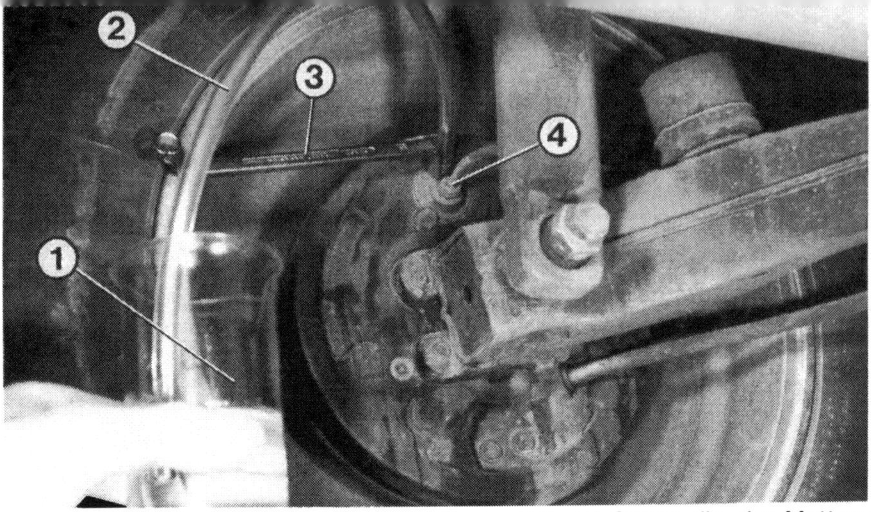

Beim Entlüften wird auf das Entlüftungsventil ein durchsichtiger Schlauch (2) aufgesteckt. Das andere Ende muß in ein teilweise mit Bremsflüssigkeit gefülltes Glasgefäß (1) reichen. Jetzt kann man mit dem Ringschlüssel (3) das Ventil öffnen. 4 – Bremsleitungsanschluß Radbremszylinder.

Bremskraftverstärker ausbauen

■ Linke untere Armaturenbrettverkleidung abbauen (Seite 256).
■ Am Hebel des Bremspedals die Sicherungsklammer am Haltebolzen für die Bremsdruckstange abnehmen, Bolzen herausdrücken.
■ Unterdruckschlauch am Verstärker abnehmen.
■ Bremsflüssigkeit absaugen und Bremsleitungen abschrauben, wie auf der Seite 146 beschrieben.
■ Im Fahrerfußraum die vier Muttern des Bremskraftverstärkers losdrehen.
■ Servogerät mit Hauptbremszylinder aus dem Motorraum herausnehmen.
■ Beim Einbau muß sich der Haltebolzen für die Bremsdruckstange in Ruhestellung von Bremspedal und Bremsdruckstange einschieben lassen.
■ Sicherungsklammer auf dem Bolzen nicht vergessen.
■ Bremssystem entlüften.

Bremsanlage entlüften

Nach allen Reparaturen an der Bremshydraulik muß entlüftet werden. Die Werkstatt benutzt hierzu ein Entlüftungsgerät, es geht aber genauso gut nach der althergebrachten Methode.
■ Die Arbeitsreihenfolge lautet: Vorn rechts, vorn links, hinten rechts und zuletzt hinten links.
■ Vorratsbehälter auf dem Hauptbremszylinder mit frischer Bremsflüssigkeit auffüllen. Während des Entlüftens muß immer wieder nachgefüllt werden, sonst wird aus dem leeren Behälter wieder Luft angesaugt.
■ Gummikappe vom Entlüftungsventil abnehmen, Ventilnippel sauberreiben.
■ Durchsichtigen Schlauch (z. B. von der Scheibenwaschanlage) auf den Nippel schieben, freies Schlauchende in ein teilweise mit Bremsflüssigkeit gefülltes Glas stecken.
■ Entlüfterventil eine bis eineinhalb Umdrehungen lösen.
■ Von Helfer das Bremspedal langsam niedertreten lassen. So wird Bremsflüssigkeit und die darin eingeschlossene Luft herausgepumpt. Sie sehen die Luftbläschen im durchsichtigen Schlauch und im Glas.
■ Entlüfterventil schließen – der Helfer muß das Pedal niedergetreten halten.
■ Pedal langsam zurückkommen lassen.
■ Das wird nun so lange wiederholt, bis keine Luft mehr kommt. Dabei müssen sich Entlüfter und Pedaltreter jeweils durch Zuruf verständigen, wann das Pedal durchgetreten und wann das Ventil wieder geschlossen ist.
■ Bremspedal ganz durchgetreten halten, bis das Entlüftungsventil endgültig angezogen (nicht »angeknallt«) wurde.
■ Auf gleiche Weise werden nach der angebenen Reihenfolge die übrigen Radbremsen entlüftet.

Bremsflüssigkeit wechseln

Wartung Nr. 45

Nicht nur die auf Seite 132 erwähnte Gefahr von Dampfblasen macht den Bremsflüssigkeitswechsel erforderlich, sondern auch die vom aufgenommenen Wasser verursachte Korrosionsgefahr in den Bremszylindern und -leitungen.
Beim Flüssigkeitswechsel geht man wie beim Entlüften vor. Gebraucht werden 1 Liter frische Bremsflüssigkeit.

■ Bremsflüssigkeit aus dem Vorratsbehalter mit einer Pipette oder einer sauberen Injektionsspritze absaugen.

■ Frische Bremsflüssigkeit einfüllen bzw. regelmäßig nachgießen.

■ An jedem Entlüfterventil sollen 250 cm^3 Bremsflüssigkeit durchgepumpt werden. Durch diese Menge ist gewährleistet, daß sich neue Bremsflüssigkeit nicht mit der alten vermischt hat, sondern das Bremssystem durchweg mit unverbrauchter Flüssigkeit befüllt ist.

Störungsbeistand Bremsen

Die Störung	– ihre Ursache	– Ihre Abhilfe
A Bremsen ziehen einseitig	1 Reifendruck ungleichmäßig	Korrigieren bei kalten Reifen
	2 Reifenprofil ungleichmäßig abgefahren	Reifen so untereinander auswechseln, daß auf jede Achse gleichmäßig abgenutzte Reifen kommen
	3 Beläge verschmiert oder ungleichmäßig abgefahren	Beläge erneuern
	4 Schächte im Bremssattel verschmutzt	Reinigen
	5 Kolben im Bremssattel oder Radbremszylinder festgerostet	Gängig machen oder erneuern
	6 Bremsbacken liegen in der Trommel nicht richtig an	Kontrollieren, evtl. neue Bremsbacken montieren
	7 Unrunde Bremstrommeln	Ausdrehen lassen oder erneuern
	8 Bremsscheiben aus unterschiedlicher Fabrikation	Beide Bremsscheiben austauschen gegen solche gleicher Herkunft
B Bremsen quietschen oder rattern	1 Staub und Schmutz an den Scheibenbremsen oder in den Bremstrommeln	Beläge ausbauen, Staub und Schmutz abpinseln
	2 Resonanzgeräusche zwischen Bremsscheibe und Belägen	Belagträger mit Antiquietschpaste behandeln
	3 Falsche Beläge	Original-Beläge einbauen
	4 Beläge verhärtet (»verglast«)	Beläge erneuern
	5 Bremsscheibe hat Schlag	Erneuern
	6 Siehe A 7	
	7 Neue Trommelbremsbeläge liegen nicht plan an	Außenkanten der Beläge mit einer Feile brechen
	8 Lose Belagnieten	Erneuern
C Bremsen rattern und blockieren	1 Siehe B 7	
	2 Überstehende Belagnieten	Erneuern
	3 Siehe A 7	
	4 Rückzugfedern der Bremsbacken zu schwach	Erneuern
D Bremsen werden sehr heiß	1 Ausgleichsbohrung im Hauptbremszylinder verstopft	Säubern lassen
	2 Kein Spiel zwischen Bremspedal (Druckstange) und Hauptbremszylinderkolben	Einstellen
	3 Gummiteile gequollen durch Verwendung falscher Bremsflüssigkeit	Bremsflüssigkeit wechseln und schadhafte Teile erneuern
	4 Belüftungslöcher im Deckel des Vorratsbehälters verstopft	Reinigen
	5 Verrostete Bremssättel	Überholen lassen
	6 Handbremse löst nicht vollständig	Handbremseinstellung kontrollieren, ggf. neu einstellen

Die Störung	– ihre Ursache	– Ihre Abhilfe
E Pedalweg zu groß	1 Trommelbremsbeläge abgenutzt	Erneuern
	2 Siehe A 5	
F Pedalweg zu groß Pedalweg läßt sich weich und federnd durchtreten	1 Luft im Bremssystem, evtl. Flüssigkeit im Vorratsbehälter zu tief abgesunken. Ursachen:	
	a) Leck im Bremssystem	Kontrollieren, schadhafte Teile erneuern
	b) Manschette im Hauptbremszylinder undicht	Hauptbremszylinder austauschen oder überholen lassen
	2 Überhitzte Bremsflüssigkeit, Dampfblasenbildung durch zu hohen Wassergehalt der Bremsflüssigkeit oder Überbeanspruchung der Bremsen	Bremsflüssigkeit wechseln
	3 Automatische Belagnachstellung in den Bremssätteln nicht in Ordnung	Kolbenmanschette kontrollieren, evtl. Bremssättel überholen lassen
G Schlechte Bremswirkung bei hohem Pedaldruck	1 Pedalweg normal: Beläge verölt, verbrannt oder verhärtet	Erneuern
	2 Pedalweg kurz: Bremskraftverstärker arbeitet nicht	Siehe Seite 144
	3 Pedalweg lang: a) Siehe F 3	
	b) Ein Bremskreis ausgefallen durch Undichtigkeit oder Beschädigung	Kontrollieren, schadhafte Teile auswechseln

Es geht rund

Luft ist gewissermaßen das Lebenselexier eines jeden Reifens. Geht man all zu geizig mit ihr um, wird der Reifen unnötigerweise durchgewalkt. Das verkürzt nicht nur seine Lebensdauer, sondern erhöht auch den Rollwiderstand, was zur Folge hat, daß der Benzinverbrauch steigt. Bereits bei einem Minderdruck von 0,5 bar erhöht sich der Verbrauch um etwa zwei Prozent. Dabei gilt die Regel: Besser zwei bis drei Zehntel bar zu viel als eines zu wenig im Reifen.

Welche Reifen montieren?

Welche Reifengrößen für Ihr Fahrzeug zugelassen sind, steht in den Kfz-Papieren. Andere als die dort vermerkten dürfen nur dann montiert werden, wenn sie vom TÜV begutachtet und anschließend in die Fahrzeugpapiere eingetragen wurden.

Modell	Special/Club	Super L (11 E)	Super E (11 RE)
Serienmäßig auf Wunsch	135 SR 13 –	145 SR 13 –	145 SR 13 160/65 R 340 TRX

Modell	Super X/14 TRS	GT
Serienmäßig auf Wunsch	155/70 SR 13 160/65 R 340 TRX	160/65 R 340 TRX

Die Reifenbezeichnung

Nach international gültigen Vereinbarungen wird die Reifengröße in Millimeter oder, wie in unserem Fall, gemischt in Millimeter und Zoll angegeben. Die Bezeichnungen 135 SR 13, 145 SR 13, 155/70 SR 13 oder 160/65 R 340 TRX besagen folgendes:

135, 145, 155, 160: Reifenbreite in unbelastetem Zustand in mm.
/70, /65: Das Verhältnis von Reifenhöhe zu Reifenbreite beträgt 70 oder 65:100.
R: Kennzeichnung der Bauart als **R**adial- oder Gürtelreifen.

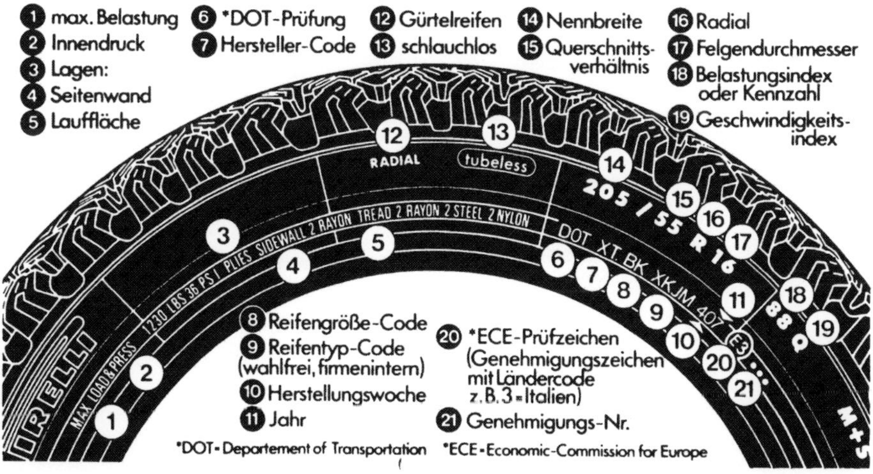

Was die verschiedenen Bezeichnungen auf der Reifenflanke bedeuten, finden Sie hier komplett zusammengestellt.

13: Innendurchmesser des Reifens in Zoll (").
Q: Zulässige Höchstgeschwindigkeit bis 160 km/h – Geschwindigkeitsklasse für herkömmliche M+S-Reifen.
S: Höchstgeschwindigkeit bis 180 km/h.
T: Bis 190 km/h – Hochgeschwindigkeits-M+S-Reifen.
H: Bis 210 km/h.
V: Über 210 km/h.
Die letzten drei Bezeichnungen für die zulässigen Geschwindigkeiten sind nur der Vollständigkeit halber erwähnt. Sie sind für unsere Modelle nicht erforderlich.

TRX-Reifen

Serienmäßig mit TRX-Reifen ausgerüstet ist der Visa GT. Auf Wunsch – freilich gegen Aufpreis – sind sie auch für die Modell Super X und Super E (11 RE) zugelassen, auf entsprechenden Felgen.
Der TRX-Reifen von Michelin ist ein völlig neu entwickeltes Rad. Ja Rad! Denn Reifen und Felge wurden neu konzipiert.
Diese Neuentwicklung von Reifen und Felge war deshalb nötig, weil herkömmliche Radialreifen auf sogenannten Tiefbettfelgen montiert werden. Die Tiefbettfelgen sind aber ursprünglich für die Montage von Diagonalreifen konstruiert worden, dadurch konnten bisher nicht alle Vorteile des Radialreifens genutzt werden.
Hoher Fahrkomfort bedingt eine hohe, geschmeidige Reifenflanke, das präzise Fahrverhalten jedoch gerade das Gegenteil, eine starre, niedrige Flanke. Beides konnte nie so richtig unter einen Hut gebracht werden. Um diese Nachteile auszugleichen, wurde die Karkasse des TRX neu berechnet und die auftretende Zug- und Druckspannung gleichmäßig verteilt. Daher auch der Name TR = tension répartie = aufgeteilte Spannung des Reifens. Der Vorteile wegen mußte so auch der Wulstbereich des Reifens verändert werden, was zwangsläufig zu einer neuen Felge führte. Für Sie hat dies zur Folge: Sind Ihre Reifen abgefahren, müssen Sie wieder TRX-Reifen kaufen und können nicht auf ein preisgünstigeres Angebot zurückgreifen.

Fingerzeig: *Die Sonderstellung des TRX-Systems verbietet eine Mischbereifung. Der Visa muß immer rundum mit TRX-Reifen bestückt werden. In die TRX-Reifen darf* ***kein*** *Schlauch montiert werden, diese Reifen werden ausschließlich »tubeless« (schlauchlos) hergestellt. Die TRX-Felgen haben eine andere Felgenkontur als herkömmliche Leichtmetallfelgen. Darum benötigt man auch spezielle Auswuchtgewichte mit entsprechenden Halteklammern.*

Die Felgen

Die Stahlfelgen der Visa-Modelle haben die Größe 4 1/2 B 13. Die Zahlen- und Buchstabenkombination bedeutet:
4 1/2: Felgenmaulweite in Zoll, an der Felgenhornbasis quer zur Laufrichtung gemessen;
B: Tiefbettfelge mit einer Hornform nach dem Kennbuchstaben B;

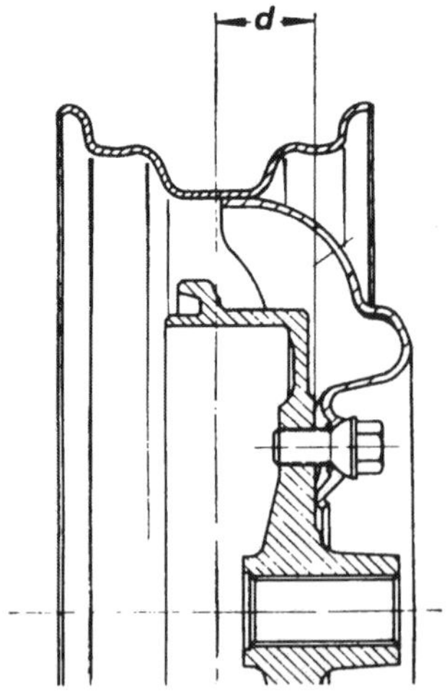

Ein wichtiges Felgenmaß stellt die Einpreßtiefe (d) dar. Damit bezeichnet man den Abstand zwischen der Felgenmitte und der Anlagefläche der Felge an die Radnabe.

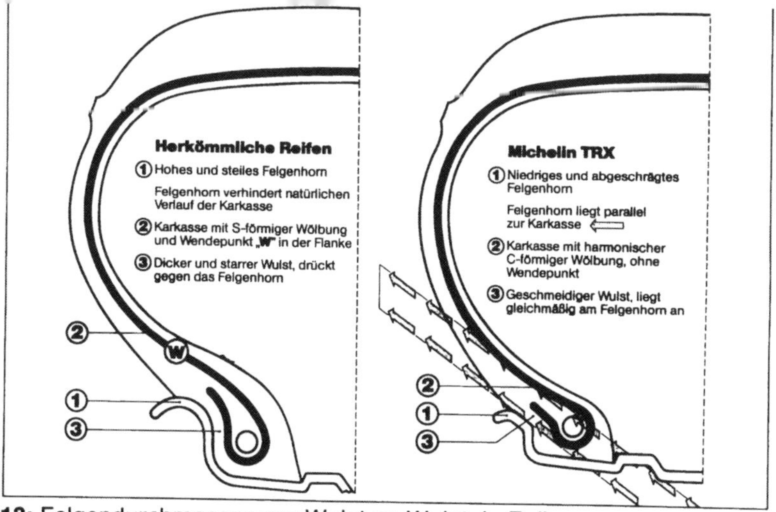

In dieser Zeichnung ist der Unterschied zwischen herkömmlichen Reifen und TRX-Reifen dargestellt. Deutlich ist zu erkennen, daß die neue Reifenform auch eine andere Felge benötigt. Wer TRX-Reifen haben will, darf nicht nur die Reifen kaufen, sondern braucht dazu auch die speziellen Felgen. Sie sehen den Leichtmetallfelgen zum Verwechseln ähnlich.

13: Felgendurchmesser von Wulst zu Wulst, in Zoll gemessen.
Diese Norm-Bezeichnungen geben nur die Hauptabmessungen der Felge an, nicht aber die Anzahl der Radbefestigungslöcher, deren Lochkreisdurchmesser oder die Einpreßtiefe (Abstand zwischen der Felgenmitte und der Auflagefläche der Felge an die Radnabe).

Leichtmetallfelgen und TRX-Felgen

Ab Werk werden diese für die Visa E (11 RE) und Super X-Modelle nur auf Wunsch – gegen Aufpreis – geliefert. Beim Visa GT hingegen sind sie serienmäßig montiert (die Sondermodelle Chrono und GT Tonic sind mit herkömmlichen Leichtmetallfelgen ausgerüstet). Dabei ist zu beachten, daß je nach Ausrüstung das Reserverad auf einer Stahlfelge aufgezogen ist. Leichtmetallfelgen können zwar nicht rosten, aber gegen Korrosion sind sie ebensowenig gefeit wie Stahlfelgen. Ist der Schutzlack der Felgen erst einmal beschädigt, so kann sich die winterliche Streusalzlauge sogar noch nachteiliger auswirken als bei Stahl. Stark angefressene Räder gelten dann auch beim TÜV als verkehrsunsicher. Wenn Sie also nicht ohnehin – was jedem nur anzuraten ist – die Winterreifen auf Stahlfelgen montiert haben, sollten Sie wenigstens darauf achten, daß Beschädigungen des Decklacks sofort ausgebessert werden.
Verschmutzte Leichtmetallfelgen wirken besonders ungepflegt. Leider läßt sich bei ihnen Dreck und vor allem Bremsenstaub oft nur schwer entfernen. Wichtige Utensilien beim Pflegen der teuren Felgen sind Wurzelbürste, Flaschenbürste und ein fester Schwamm. Wer es besonders gut meint, kann sich auch einen speziellen Felgenreiniger im Zubehörhandel kaufen. Achten Sie allerdings darauf, daß er keine Säuren enthält. Diese können den ohnehin schon nach kurzer Zeit abblätternden Decklack zusätzlich noch angreifen.

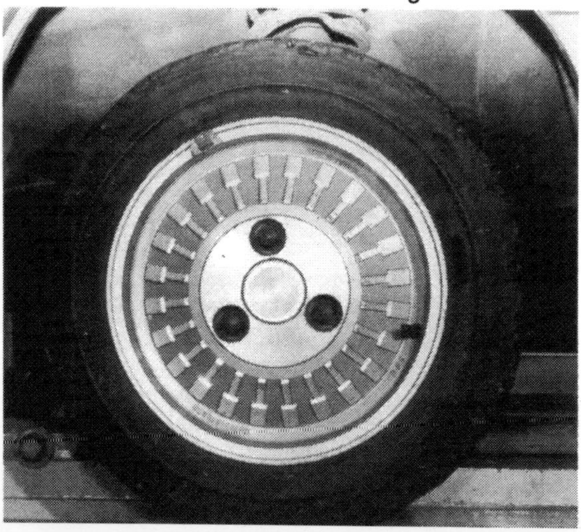

Hier abgebildet ist eine TRX-Leichtmetallfelge bestückt mit einem TRX-Reifen. Wie im Text erwähnt, bilden Reifen und Felgen eine Einheit, und TRX-Reifen dürfen nur auf TRX-Felgen montiert werden. Auch ist es nicht zulässig, nur eine Achse mit diesen Reifen zu versehen. Das TRX-System verbietet eine Mischbereifung.

Reifendruck prüfen
Ständige Kontrolle

Gleich vorweg: Luftdichte Reifen gibt es nicht. Selbst wenn sie noch neu sind, verlieren die schlauchlosen Reifen – und diese sind fast ausschließlich bei den Visa-Modellen montiert – durch die Porosität des Kautschuks mit der Zeit Luft. Darum sollte man den Luftdruck stets kontrollieren, denn ein zu geringer Luftdruck kann nebst erhöhtem Kraftstoffverbrauch folgende Auswirkungen haben:
- □ die Tragfähigkeit des Reifens nimmt ab,
- □ das Fahrverhalten wird schwammiger,
- □ Kurven- und Bremsverhalten verschlechtern sich,
- □ der Rollwiderstand erhöht sich und
- □ der Reifen verschleißt schneller.

Die richtigen Drücke

Unter die folgenden Werte sollte der Reifendruck bei den verschiedenen Modellen nicht absinken (Angaben in bar):

Modelle	Reifentyp	vorn	hinten	Reserverad
Special/Club				
Stahlfelgen	135 SR 13	1,7	2,0	2,2
Winterreifen	135 R 13 M+S	1,7	2,0	–
Super E/11E-11RE				
Stahlfelgen	145 SR 13	1,8	2,0	2,2
Leichtmetallfelgen	145 SR 13	1,8	2,0	2,2
Winterreifen	145 SR 13 M+S	2,0	2,2	–
Super X/14 TRS				
Stahlfelgen	155/70 SR 13	1,9	1,9	2,5
Leichtmetallfelgen	160/65 R 340 TRX	1,8	1,9	2,5
Winterreifen	155/70 R M+S	1,9	1,9	–
Visa GT				
Leichtmetallfelgen	160/65 R 340 TRX	1,8	1,9	2,5
Winterreifen	160/65 R 340 M+S	1,8	1,9	–

Bei forcierter, sportlicher Fahrweise – vor allem wenn Sie mit dem Visa GT oder Chrono unterwegs sind – können Sie den Luftdruck der Sommerreifen noch um 0,2 bar anheben. Das Fahrverhalten ist dann zwar nicht mehr so komfortabel, doch andererseits bewirkt der höhere Luftdruck eine längere Laufleistung der Reifen und weniger Kraftstoffverbrauch durch geringere Walkarbeit.

Luftdruck bei kalten Reifen messen

Bereits wenige Kilometer zügiger Fahrt lassen den Reifendruck um 0,2–0,4 bar ansteigen. Diese Druckerhöhung durch Erwärmung ist bei den Luftdruckempfehlungen bereits berücksichtigt worden und darf deshalb nicht abgelassen werden. Am günstigsten ist ein eigener Luftdruckprüfer, womit der Reifendruck vor Antritt der Fahrt bei kalten Reifen gemessen werden kann.

Reifenzustand kontrollieren
Wartung Nr. 5

Die Kontrolle geht am besten bei aufgebocktem Wagen, etwa beim Ölwechsel an der Tankstelle.

- ■ Drehen Sie jedes Rad einmal komplett durch.
- ■ Fremdkörper, wie kleine Steinchen, bohren Sie mit einem feinen Schraubenzieher aus den Profillamellen, ohne den Reifen dabei zu beschädigen.
- ■ Das Reifenprofil muß laut Gesetzesvorschrift über die gesamte Profilbreite noch mindestens 1 mm tief sein.
- ■ Zur Verschleißkontrolle dienen in regelmäßigen Abständen quer zur Lauffläche verlaufende Erhebungen in den Profilrillen. Sie sind an der Reifenflanke mit »TWI« gekennzeichnet.
- ■ Wenn diese Erhebungen mit den Profilrippen in gleicher Höhe stehen, sollte der Reifentausch nicht mehr hinausgeschoben werden, Das Fahrverhalten auf nasser Fahrbahn wird mit weiter abnehmender Profiltiefe ganz erheblich schlechter, speziell mit breiten Reifen.
- ■ Aus der Art der Profilabnutzung können Sie folgendes herauslesen:

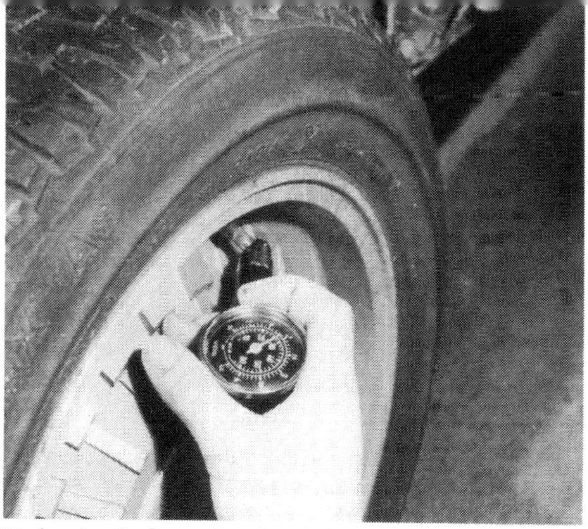

Der Reifendruck muß regelmäßig überprüft werden. Das geht am besten mit einem eigenen Druckprüfer. Üben Sie das zischfreie Ansetzen, sonst geht Luftdruck verloren. Dann muß schnellstens nachgepumpt werden.

Das Reifenlaufbild

□ An der Außenseite abgefahrene Vorderreifen deuten auf sehr flotte Fahrweise in Kurven hin. Entweder die Reifen auf den Felgen drehen lassen oder die vorderen regelmäßig gegen die Hinterräder austauschen.
□ Einseitig abgefahrenes Profil kann auch auf falsche Radeinstellung hinweisen; vor allem dann, wenn lediglich ein Reifen schräg abgelaufen ist.
□ Starke Abnutzung in der Profilmitte deutet auf wesentlich zu hohen Luftdruck. Dieser Effekt tritt besonders deutlich an den Hinterrädern auf.
□ Sind beide Außenschultern eines Reifens stärker abgefahren als die Profilmitte, wurde lange Zeit mit zu niedrigem Luftdruck gefahren.
□ Gleichmäßige Auswaschungen im Profil deuten auf einen defekten Stoßdämpfer.
□ Tritt die ungleiche Abnutzung nur an bestimmten Stellen auf, ist das Rad unwuchtig.
□ Eine einzelne Stelle im Profil mit starker Abnutzung stammt von einer Bremsung mit blockiertem Rad – eine sogenannte Bremsplatte.

Fingerzeig: *Vollbremsungen sind Reifenkiller! Quietschende Reifen und der damit verbundene Qualm von verbranntem Gummi ist bekannt. Weniger bekannt mag jedoch sein, daß dabei Gummi von der Lauffläche regelrecht weggebrannt wird. Der Gummi fehlt an dieser Stelle und entsprechend läuft der Reifen nicht mehr rund.*
Je nach Abschmirgelung – sie hängt vor allem von der Dauer der Vollbremsung ab – muß ein solcher Reifen anschließend von einem Reifenfachmann begutachtet werden. Vor allem dann, wenn Sie nach einer solchen Bremsung in der Lenkung eine Laufunruhe spüren.

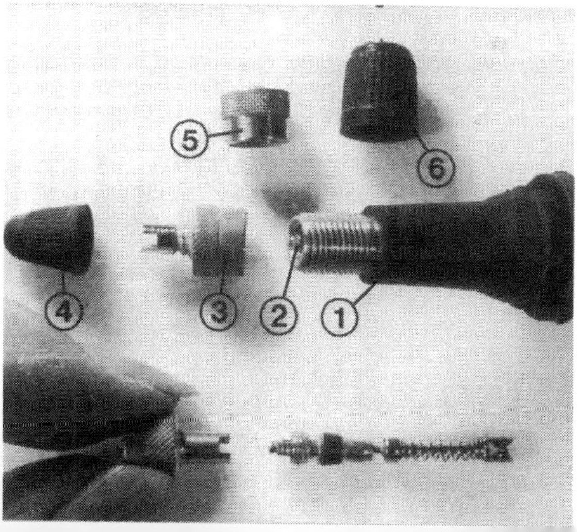

Die Reifenventile (1) müssen immer mit einer Schutzkappe (3, 5 oder 6) verschlossen sein, sonst dringt Schmutz ein und läßt die Ventilnadel (2) klemmen, die dann nicht mehr dicht schließt. Praktisch sind die Ventilkappen (3), die gleichzeitig zum Herausdrehen eines Ventileinsatzes verwendet werden können, wie unten gezeigt. Sie müssen allerdings wegen scharfer Kanten durch ein Gummikäppchen (4) geschützt werden.

Wie lange halten die Reifen?

Allgemein gültige Kilometerzahlen, wie lange die Vorder- und Hinterreifen am Visa halten, lassen sich nicht so ohne weiteres angeben. Sicher ist jedoch, daß bei den stärkeren Modellen mit einem höheren Reifenverschleiß gerechnet werden muß als bei den schwächeren Modellen.

Der Grund liegt wohl auf der Hand: Höhere Geschwindigkeit und größeres Spurtvermögen und die damit auch verbundenen stärkeren Abbremsungen nagen stärker an der Laufleistung des Reifens. Ebenso sicher ist, daß die Vorderreifen schneller verschlissen sind. Sie werden auch mehr beansprucht, denn sie treiben den Visa an, lenken ihn und tragen die Hauptlast beim Bremsen.

Doch wieviele Kilometer Sie mit einem Satz Reifen erreichen, hängt vor allem von Ihrem Fahrtemperament ab und weitaus weniger vom Reifenfabrikat. Mit den Michelin XZX oder MX sind Laufleistungen von 50 000 km durchaus an der Tagesordnung.

Radwechsel

Reifenpannen sind seltener geworden und mit Hilfe von Bordwerkzeug und Ersatzreifen können Sie innerhalb kürzester Zeit Ihren Visa wieder fahrtüchtig machen, wenn nicht festgerostete Radmuttern Sie vor fast unüberwindliche Schwierigkeiten stellen.

Wagen Sie doch einmal einen Radwechsel! Auch wenn Sie keine Reifenpanne haben. Dabei prüfen Sie gleichzeitig, ob der Wagenheber noch funktionstüchtig ist und ob es Ihnen gelingt, mit der Handkurbel die Radmuttern zu lösen.

Bei einer Reifenpanne halten Sie so schnell wie möglich an. Dabei dürfen Sie nur ganz vorsichtig bremsen, sonst gerät Ihr Fahrzeug ins Schleudern. Verhalten Sie sich beim Reifenwechsel so, daß Sie die anderen Verkehrsteilnehmer nicht behindern und sichern Sie Ihr Fahrzeug sofort mit Warnblinkern und Pannendreieck ab. Auf keinen Fall dürfen Sie weiterfahren, denn schon nach wenigen hundert Metern kann das Gewebe des Reifens so verwalkt sein, daß jede Reparatur unmöglich wird. Die Räder werden wie folgt gewechselt:

- Handbremse fest anziehen und je nach Gefälle den ersten oder Rückwärtsgang einlegen.
- Wagenheber, Handkurbel und Reserverad aus dem Motorraum herausnehmen,
- Je nach Ausführung mit der Handkurbel die Radzierkappe abmontieren.
- Drei Radmuttern lockern, jedoch nicht abnehmen.
- Hebezapfen des Wagenhebers in die entsprechenden Aufnahmen vorne oder hinten einführen und Fahrzeug hochkurbeln.
- Radmuttern abnehmen und Rad entfernen.
- Beim Ansetzen des Reserverades darauf achten, daß die drei Radbolzen vorsichtig in die entsprechenden Bohrungen der Felge eingesetzt werden (Gewinde wird sonst zerstört).
- Radmuttern von Hand anziehen.
- Fahrzeug ablassen und Wagenheber entfernen.
- Radmuttern über Kreuz endgültig festziehen (Drehmoment 80–90 Nm) und je nach Ausführung Radzierkappe wieder montieren.
- Defektes Rad, Handkurbel und Wagenheber wieder verstauen.

Festen Sitz der Radschrauben kontrollieren
Wartung Nr. 33

Nach einigen Kilometern Fahrtstrecke soll nach jeder Radmontage kontrolliert werden, ob die Radschrauben richtig angezogen sind. Als Anzugsdrehmoment sind 80–90 Nm vorgeschrieben, also nicht mit einem zusätzlich verlängerten Radschlüssel die Schrauben »anknallen«.

Zu starkes oder ungleichmäßiges Festschrauben kann dazu führen, daß sich die Bremsscheiben oder -trommeln verziehen. Das ergibt ungleichmäßige Bremswirkung, Bremsenschütteln und punkt- oder flächenförmigen Reifenverschleiß.

Reifenreparatur

Die Instandsetzung eines Stahlgürtelreifens ist problematisch. Hat man den Defekt erst nach geraumer Zeit festgestellt, kann der Reifenunterbau durch länger anhaltendes Fahren mit zu geringem Luftdruck inneren Schaden gelitten haben. Ist Feuchtigkeit durch das Einstichloch eingedrungen, kann Rost den stabilisierenden Stahlgürtel zersetzen. Gefährlich ist, daß man die Schädigung von außen nicht erkennen kann. Wird der reparierte Pneu stark beansprucht (hohes Tempo, volle Zu-

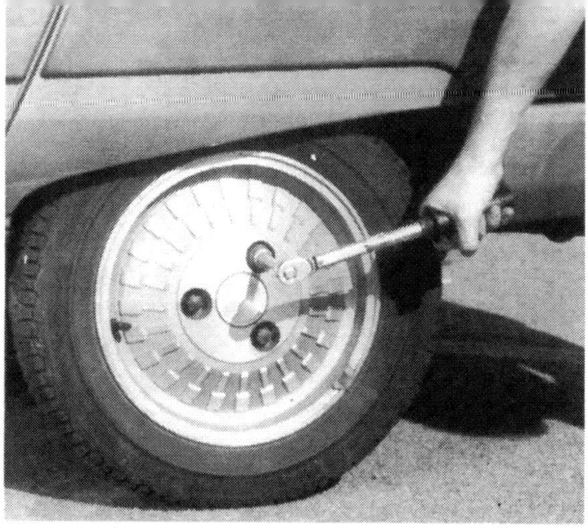

Vor allem bei den Leichtmetallfelgen empfiehlt es sich, die Radschrauben mit einem Drehmomentschlüssel anzuziehen, und zwar mit 80–100 Nm.

ladung), kann er schlagartig aufgeben. Das Einlegen eines Schlauches ist nur ein wenig tauglicher Notbehelf, denn überstehende Stahldrähte an der Schadensstelle können den Schlauch zerscheuern.
Falls Sie einen Stahlgürtelreifen reparieren lassen, muß dies ein Reifendienst durchführen. Evtl. den Pneu als nicht mehr hochgeschwindigkeitstaugliches Ersatzrad kennzeichnen und in den Kofferraum legen. Im Zweifelsfall lieber einen neuen Reifen kaufen.

Rad-Unwuchten

Unwuchtige Räder spürt man durch Vibrationen im Lenkrad oder Schütteln im Vorderwagen. Beides tritt bei bestimmten Geschwindigkeiten besonders stark auf. Die Ursache liegt an ungleichmäßiger Gewichtsverteilung am Rad.

□ »Statische« Unwucht zeigt sich bereits, wenn man das Rad am hochgebockten Wagen sich frei auspendeln läßt: Der Schwerpunkt wird sich ganz von selbst nach unten begeben. Ein Rad, das nur eine statische Unwucht hat, hüpft beim Fahren.

□ Eine »dynamische« Unwucht kommt erst beim Rotieren des Rades zur Wirkung. Das ist der Fall, wenn die übergewichtige Stelle nicht in der Mittelebene des Rades sitzt, sondern etwas nach außen bzw. innen. Das Rad hüpft dann nicht nur, sondern es taumelt auch.

Räder auswuchten

Die Räder müssen statisch und dynamisch ausgewuchtet werden. Dazu gibt es zwei Methoden:

□ Das Rad wird am Wagen ab- und an einer Auswuchtmaschine angeschraubt. Dort läuft es zur Probe, Unwuchten werden dabei angezeigt und können durch Anbringen von Bleigewichten ausgeglichen werden.

□ Zum Ausschalten letzter Unwuchten ist Feinwuchten erforderlich. Dabei wer-

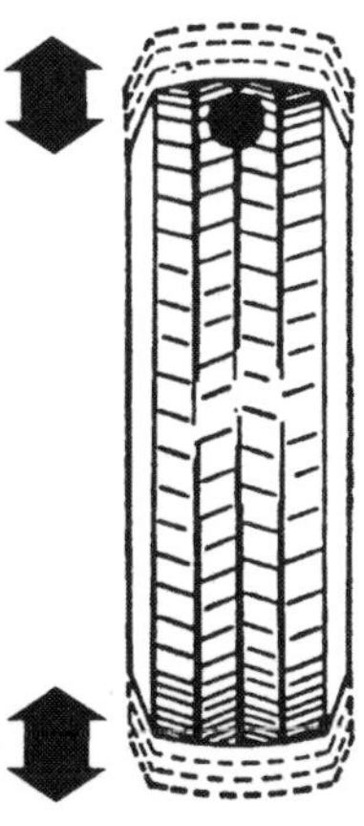

Unsere Skizze erläutert die Auswirkungen der Unwucht:

Die **statische** Unwucht erkennt man, wenn ein freihängendes, drehendes Rad immer mit der gleichen Stelle zu Boden sinkt und sich allmählich auspendelt. Folge: Das Rad hüpft während der Fahrt.

Die **dynamische** Unwucht ist durch Auspendeln des Rades nicht zu erkennen, denn sie liegt irgendwie schräg zur Radachse, so daß das schnellaufende Rad flattert und wackelt. Unausgewuchtete Räder führen zu schnellem Reifenverschleiß, unruhiger Lenkung und vorzeitiger Abnutzung der Radlager.

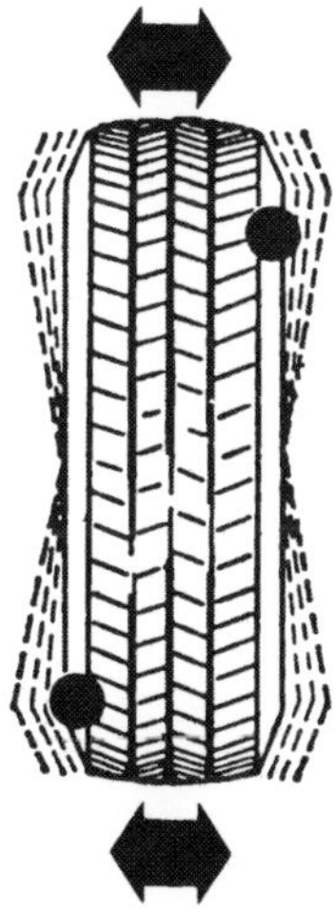

den auch Unwuchten von Radnabe und Bremsscheibe ausgeglichen. Die am Wagen anmontierten Räder werden durch einen Elektromotor mit Reibrad in die notwendige schnelle Drehung versetzt und die Restunwucht angezeigt. Das gleicht man wieder durch Bleigewichte aus.

Fingerzeig: *Die Vorderräder dürfen beim Feinwuchten nicht vom Elektromotor angetrieben werden. Die einseitige Beschleunigung ist für das Ausgleichsgetriebe schädlich. Stattdessen hebt man den Visa vorn an und läßt den Motor die Vorderräder im vierten Gang auf etwa 90 km/h beschleunigen.*

Welche Reifen kaufen

Beim ersten Reifenkauf können Sie einige Mark sparen, wenn im Motorraum noch ein neuwertiger Ersatzreifen liegt. Dann kaufen Sie einen Reifen des gleichen Fabrikats und Typs und haben bereits eine Achse neu ausgerüstet.
Bei der Montage neuer schlauchloser Reifen sollen auch neue Ventile verwendet werden. Das soll Luftverlust verhindern. Denn die Ventile altern im Lauf der Zeit, und der Gummi wird rissig.

Winterbereifung

In Gegenden, wo mit Schnee und Eis zu rechnen ist, läßt sich die Anschaffung besonderer Winterreifen nicht immer umgehen. Mit zwei M+S (= Matsch und Schnee-) Reifen auf der Antriebsachse fühlte man sich früher für den Winter gut gerüstet. Aber diese Kombination ist gefährlich! Wenn Sie auf Matsch oder Eis bremsen müssen, kann kann das sommerbereifte Heck blitzschnell herumschleudern.
Die richtige Lösung für Winterbereifung sind vier M+S-Radialreifen, die heute viel feiner profiliert sind als früher und dadurch leiser und komfortabler abrollen. Die Entwicklung, die in den heutigen Winterreifen steckt, hat aber auch ihren Preis. Wer ein wenig sparen will, kann Wintergürtelreifen in runderneuerter Ausführung kaufen. Renommierte Runderneuerer liefern ihre Reifen ebenfalls mit neuen Profilen und für den Winter abgestimmter Gummimischung.
Für alle Winterreifen gilt grundsätzlich: Bei Temperaturen um den Gefrierpunkt bildet sich auf dem Eis beim Darüberrollen ein feiner Wasserfilm, der die Haftfähigkeit auch von Winterreifen gefährlich verringert.
Ein M+S-Reifen mit weniger als 4 mm Profiltiefe taugt nichts mehr im Winter. Wenn etwa im Gebirge Winterreifen vorgeschrieben sind, werden M+S-Reifen als solche nur dann anerkannt, wenn ihr Profil noch mindestens 4 mm tief ist.

Gleitschutzketten

Wenn auch die griffigsten Winterreifen schon versagen, helfen gegen Schnee und Eis, bei Hochgebirgsfahrten und starken Schneefällen noch Ketten. Offiziell heißen sie Gleitschutzketten. Sie sind eine gute Anschaffung, aber nicht billig.
Als höchstzulässige Geschwindigkeit mit aufgelegten Ketten gelten hierzulande 50 km/h. Wer das Kettenauflegen vor dem ersten Schnee im Trockenen geübt hat, fürchtet sich kaum vor der Montage und dem Abnehmen und braucht auch nur wenige Minuten.

Ganz schön spannend!

Elektrik und Elektronik umgibt uns zunehmend in unserem häuslichen Dasein, und nicht nur dort, sondern nun auch vermehrt im Automobil. Ohne Elektrik und Elektronik läuft unser Visa nicht. Es drängt sich darum geradezu auf, uns näher damit zu befassen, denn Störungen in diesem Bereich sind leider nicht selten. Dabei wollen wir nicht zu tief in die Materie eindringen, sondern Sie vor allem mit den wesentlichen Grundbegriffen und einfachen Meßvorgängen vertraut machen.

Elektrik – ganz einfach

Elektrizität kann man leider nicht sehen; das erschwert für manchen das Verständnis. Wir wollen es Ihnen anhand eines Beispiels leichter machen. Die Vorgänge um den elektrischen Strom lassen sich am einfachsten mit einer Wasserleitung erklären. Durch eine solche strömt unter einem bestimmten Druck eine gewisse Menge Wasser.

- Man kann den Wasserdruck vergleichen mit der **Spannung,** gemessen in Volt (Abkürzung: V).
- Die in einer bestimmten Zeit durchfließende Wassermenge entspricht dem **Strom,** der in Ampere (kurz: A) gemessen wird.
- Multipliziert man Spannung und Strom miteinander, so erhält man die elektrische **Leistung** mit der Maßeinheit Watt (abgekürzt: W).
- Einen anderen Wert erhalten wir, wenn wir die Spannung durch den Strom dividieren, nämlich den **Widerstand,** der in Ohm (Zeichen: Ω) gemessen wird. Wir können ihn uns als Absperrhahn in der Wasserleitung vorstellen. Bei geöffnetem Wasserhahn ist der Widerstand gleich 0, das Wasser fließt ungehindert. Wird der Hahn zugedreht, erhöht sich der Widerstand bis schließlich zum Wert unendlich (∞), wobei der Strom versiegt.

Jeder Stromverbraucher stellt einen Widerstand dar, der für seine einwandfreie Funktion mit genügend Strom beliefert werden muß. Deshalb braucht eine kleine Kontrollampe lediglich ein dünnes Kabel, der leistungsstarke Anlasser dagegen eine besonders dicke Leitung.

Spannung, Strom und Widerstand messen

Bereits mit einer einfachen Prüflampe läßt sich der elektrische Strom sichtbar machen. Mit einem Vielfachmeßgerät, wie auf Seite 14 beschrieben, können wir weitere elektrische Größen messen. Wichtig ist dabei lediglich die richtige Wahl des Meßbereichs und das richtige Anklemmen des Meßgeräts im Stromkreis.

Spannung messen mit Prüflampe

Spannung kann schon mit einer einfachen Prüflampe »gemessen« werden. Die Lampe gibt dabei in erster Linie Auskunft darüber, ob überhaupt Spannung anliegt oder nicht. Praktisch ist eine Prüflampe mit Nadelkontakt (siehe Seite 11), mit deren Prüfnadel einfach die Isolierung des zu kontrollierenden Kabels durchstochen werden kann. Die Klemme am Kabel der Lampe wird irgendwo an Masse angeklipst. An der Helligkeit der Lampe kann auch in etwa die Höhe der Spannung abgeschätzt werden, doch diese Methode bleibt ungenau.

Spannung messen mit Voltmeter

Exakter ist die Spannungsmessung mit dem Voltmeter bzw. dem entsprechenden Meßbereich des Vielfachinstruments. Damit kann z. B. auch genau die Batteriespannung gemessen werden. Zeigt das Instrument beispielsweise nur 10,4 Volt

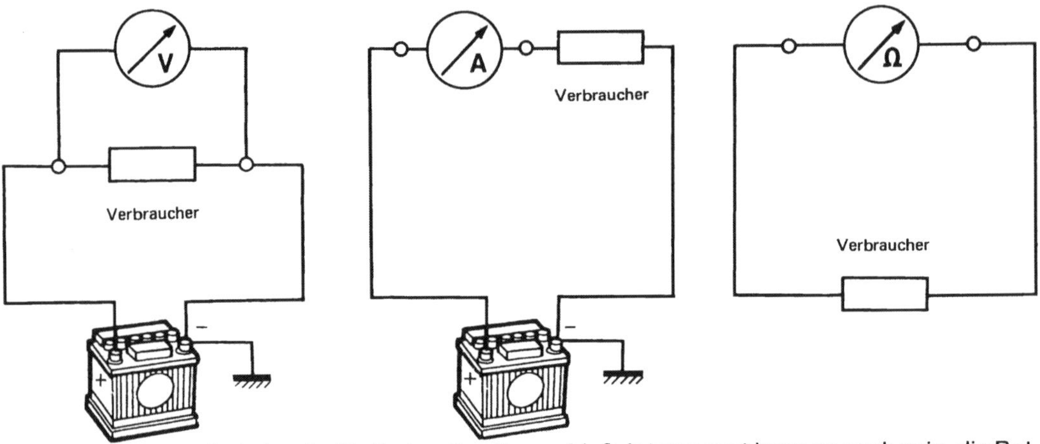

So muß das betreffende Meßgerät zum Messen der elektrischen Größen Spannung, Strom und Widerstand (von links nach rechts) angeschlossen werden. Der Kreis mit Zeiger symbolisiert das Meßgerät. Das Wort »Verbraucher« steht für Lampen, Elektromotoren usw.

an, hat eine der Batteriezellen Kurzschluß. Interessant kann es auch sein, die Batteriespannung zu messen, während der Anlasser betätigt wird. Sind dann nur noch 5 Volt abzulesen, steht es mit der Batterie sicher nicht zum besten.
Zum Messen wird das mit »–« gekennzeichnete Kabel mit dem »–«-Pol der Batterie oder mit einer blanken Schraube an Motor oder Karosserie angeklemmt. Das »+«-Kabel des Meßgeräts wird an das zu messende Kabel angehängt oder an den »+«-Pol der Batterie (siehe auch Zeichnung links oben).

Strom messen

Ob Strom zu einem Verbraucher hinfließt, wird mit dem Amperemeter bzw. dem entsprechenden Meßbereich des Vielfachinstruments gemessen. Dazu muß der Stromkreis aufgetrennt und das Meßinstrument dazwischengeschaltet werden. Im Auto kann dazu einer der Steckkontakte abgezogen und dann das Meßgerät zwischen Stecker und Kontaktzunge geschaltet werden. Die Zeichnung oben mitte zeigt, wie das prinzipiell aussieht.
Strom wird beispielsweise gemessen, wenn der Verdacht besteht, daß ein Stromverbraucher irgendwo im Bordnetz über Nacht die Batterie leersaugt. Um diese Leckstelle zu lokalisieren, nehmen Sie eine Sicherung nach der anderen heraus, klemmen statt dessen das Amperemeter an den Kontaktzungen im Sicherungskasten an und können so feststellen, in welchem Stromkreis Verluste entstehen. Anhand der Sicherungstabellen ab Seite 164 vergleichen Sie dann, welche Verbraucher in diesen Stromkreis eingeschaltet sind.

Fingerzeig: *Niemals das Meßgerät zwischen Hauptkabel und Batterie anklemmen, um etwa den Stromverbrauch des Anlassers zu messen! Die dabei auftretenden Ströme (150 A und mehr) sind für jedes normale Meßgerät viel zu hoch. Wer trotzdem an dieser Stelle messen muß, braucht einen Meßwiderstand (Shunt), der zur Messung in die Leitung eingeschaltet wird.*

Widerstand messen

Die Messung des Widerstands ist für den Autobastler in der Regel nicht von Bedeutung. Trotzdem bringt dieser Meßbereich Vorteile: Denn so kann geprüft werden, ob beispielsweise eine Leitung oder ein Schalter »Durchgang« hat oder ob der Stromweg irgendwo unterbrochen ist.
Zur Widerstandsmessung muß das Meßgerät allerdings eine eigene Stromversorgung haben. Erfahrungsgemäß ist aber diese Batterie immer dann leer, wenn der Meßbereich ausnahmsweise einmal gebraucht wird.

Grundbegriffe der Elektronik

Aus dem Wort Elektronik läßt es sich schon herauslesen – sie basiert auf Elektronen, jenen superkleinen Bausteinen, aus denen das ohnehin schon kleine Atom zum Teil besteht. Die Elektronen sorgen in allen elektrisch leitenden Werkstoffen (Fachausdruck: Leiter) dafür, daß Strom überhaupt fließen kann. Die Elektronen wandern dabei im Leiter von Atom zu Atom.

Nicht leitende Werkstoffe besitzen ebenfalls Elektronen. Die sind jedoch stark an den Atomkern gebunden und können nicht weiterwandern. Somit fließt auch kein Strom.
Die dritte Werkstoffgruppe sind die sogenannten Halbleiter – Kristalle (meist Germanium oder Silizium), die so nachbehandelt wurden, daß in ihrem Aufbau Elektronen fehlen oder überschüssige Elektronen vorhanden sind. Das bewirkt den überaus gewünschten Effekt, daß durch die Kristallplättchen nur unter bestimmten Bedingungen Strom fließen kann. Der Stromfluß wird gehemmt, wenn diese Bedingungen nicht erfüllt sind. Dann baut sich nämlich eine Sperrschicht auf. Diese Eigenschaft macht man sich beispielsweise bei Dioden und Transistoren zunutze.
Halbleiter-Bauelemente findet man in der Fahrzeugelektrik seltener einzeln verwendet, sondern zumeist in größerer Stückzahl zu kompletten Schaltungen zusammengefaßt, etwa im Regler der Lichtmaschine.
Für den Heimwerker erscheint die Elektronik oft kompliziert, doch Sie brauchen keineswegs zu verzagen – auch hier wird nur mit Wasser gekocht. Fast alle Funktionen der Bauelemente lassen sich mit mechanischen Größen erklären, wie die folgenden Beispiele zeigen.

Halbleiter

Neben den nachstehend beschriebenen Grundtypen der Halbleiter gibt es natürlich auch Sonderformen für spezielle Einsatzzwecke. Dazu zählen Feldeffekttransistor, Fototransistor, Leistungstransistor, Fotodiode, Zenerdiode, Thyristor u. a. m. Auf diese Bauteile gehen wir hier nicht weiter ein.
Transistor; er läßt nur dann Strom durchfließen, wenn an seinen dritten Anschluß eine Spannung anliegt. Ist diese Spannung hoch, fließt viel Strom durch, bei geringer Spannung entsprechend weniger. Vergleichbar ist das mit einem Wasserhahn. Je weiter das Ventil aufgedreht wird, desto mehr Wasser fließt durch.
Diode; sie ist nur in einer Richtung für den elektrischen Strom leitend. Kommt der Strom aus der Gegenrichtung, sperrt sie den Durchgang. Das ist wie beim Reifenventil; Luft kann durchgepumpt werden, aber sie kommt nicht mehr heraus.

Weitere Bauelemente

In nahezu allen elektronischen Schaltungen kommen zahlreiche Bauteile vor, die nicht zur Sparte der Halbleiter gehören, ohne die aber die Elektronik nicht denkbar wäre. Häufigste Vertreter sind:
Widerstand; seine Aufgabe ist es, den Stromfluß zu hemmen, wie auf Seite 159 beschrieben.
Kondensator; er wirkt wie eine kleine Batterie und kann elektrische Energie für eine gewisse Zeit speichern. Er wird zur Glättung von Spannungsschwankungen und zum Dämpfen von Spannungsspitzen verwendet. Wenn eine Zeitverzögerung in einer Schaltung erwünscht ist (z. B. im Blinkrelais), wird ein Kondensator mit einem Widerstand zu einem »Zeitglied« zusammengeschaltet.

Wo sitzen elektronische Bauteile in unserem Visa

Es gibt eine ganze Reihe von elektronischen Bauteilen in unserem Auto. Wir zählen hier nur einige auf: Blinkrelais, Dioden der Lichtmaschine, Lichtmaschinenregler, Wischer-Intervallrelais.
Reparaturen an den elektronischen Teilen im Visa lohnen sich nur selten, sie werden üblicherweise einfach ausgetauscht.

Kabelknäuel

Der Anblick der verschiedenen, dicken, farbigen Kabel hinter dem Armaturenbrett und unter der Lenksäule ist verwirrend. Man traut sich gar nicht recht an die Fehlersuche, denn wie soll man sich da zurechtfinden? Keine Angst! Eine große Hilfe dazu sind die Stromlauf- und Schaltpläne. Mit ihrer Hilfe und etwas Geduld läßt sich das Kabelknäuel schnell und sicher entwirren.

Minus an Masse

Wenn Sie die verschiedenen Stromverbraucher an Ihrem Visa betrachten, so stellen Sie fest, daß oft nur ein einzelnes Kabel mit angeschlossen ist. Da kann doch gar kein Strom fließen! Richtig, doch sparsam, wie die Autohersteller nun mal sind, nehmen sie an Stelle eines Kabels die Metallteile von Karosserie und Motor und schließen damit den Stromkreislauf. Über die sogenannte Masse ist der Verbraucher mit dem Minus-Pol der Batterie verbunden. Darum der Merksatz! **M**inus an **M**asse.

Daneben gibt es auch spezielle Minuskabel, die zu einem bestimmten Punkt zur Karosserie führen, wenn z. B. der Stromverbraucher auf einer nicht leitenden Kunststoffunterlage sitzt.

Diese sind in den nachfolgenden Stromlaufplänen und Einbauschemen mit dem kleinen Buchstaben »m« gekennzeichnet.

Wegweisung durch Normung

Was bei vielen anderen Fahrzeugen das Lesen der Schaltpläne einfacher macht, finden wir beim Citroën leider nicht. Hier fehlen die Zahlen, die neben den Kabelanschlüssen eingeprägt sind und nach der Norm eine ganz bestimmte Bedeutung haben. Nicht nur diese Zahlen (z. B. 31 für die Masseklemme) würden das Lesen des Schaltplans vereinfachen, sondern auch die Farben der Kabel. Aber hier verwendet Citroën keine für die einzelnen Verbraucher genormten Kabelfarben.

Trotzdem, man findet auch ohne dieses wünschenswerte Hilfsmittel die Verbindungen zu den einzelnen Verbrauchern.

Die Leitungen

Wenn man die einzelnen Kabel etwas genauer betrachtet, stellt man fest, daß sie unterschiedlich dick sind, ja sogar oft bei ein- und derselben Kennfarbe. Sie sind aber nicht etwa deshalb unterschiedlich, weil der Monteur am Fließband gerade kein anderes zur Hand hatte, sondern weil je nach Strombedarf des entsprechenden Verbrauchers der Querschnitt jedes einzelnen Kabels festgelegt wurde. Ein Kontrollämpchen kommt mit 0,5 mm^2 aus, der Anlasser braucht dagegen ein 16-mm^2-Kabel.

Altert die Elektrik?

Zieht man bei seiner Elektrobastelei ein zu dünnes Kabel ein, wird der elektrische Widerstand zu groß – das Kabel würde warm werden, d. h. die von der Lichtmaschine bzw. von der Batterie abgegebene Leistung würde schon im Kabel »vernichtet«. In der Praxis sieht das so aus, daß statt der erwünschten 12 Volt, z. B. an den neu eingebauten Nebelscheinwerfern, vielleicht nur 10 oder 9,5 Volt ankommen – das Licht ist entsprechend trübe.

Wenn Sie an Ihrem in die Jahre gekommenen Citroën Visa Spannungsabfall an den Hauptscheinwerfern bemerken, wird es kaum an den Kabeln selbst liegen, denn sie werden nicht dünner. Die Ursache liegt vielmehr in verdreckten, verrosteten oder

grünspanig oxidierten Übergängen – also Kabelklemmen, Steckkontakten und sehr oft in den Verschraubungen der Massekabel im Karosserieblech. Dort wird der direkte Metallkontakt durch Schmutz, Rost oder Grünspan gehemmt und bewirkt Spannungsabfall.
Dem hilft man so ab: Nach gründlichem Säubern der Kabelklemmen, -stecker usw. mit einer feinen Drahtbürste oder Schmirgelleinen auch die Umgebung von Schmutz und Rost reinigen. Gereinigte Kontaktstelle mit Isolierspray (siehe Seite 15) einsprühen. Nachdem das Isolierspray angetrocknet ist, kann man die Kontaktstellen anschließend noch mit einem hellem Motorschutzwachs übersprühen, dann haben Sie auf lange Zeit Ruhe.
Ob Schalterkontakte, die im Schaltergehäuse nicht zugänglich sind, durch eine Oxidschicht den Stromfluß hindern, kann man leicht kontrollieren: Stromverbraucher am Schalter einschalten, dann Stromein- und ausgang mit einem kurzen, dikken Kabelstück überbrücken. Zeigt der Verbraucher jetzt eine bessere Leistung (z. B. Gebläse dreht schneller), liegt es an korrodierten Schalterkontakten und ein neuer Schalter ist fällig.

Fingerzeig: *Wenn eine Glühlampe oder etwa ein Anzeigeinstrument nicht so funktioniert, wie es soll, liegt dies nicht selten an einer mangelhaften Masseverbindung. Den fehlenden Kontakt zur Fahrzeugmasse holt sich mancher Verbraucher dann über verschlungene Wege und stiftet so ziemliche Verwirrung. Vergessen Sie bei Montagearbeiten nie die Massekabel, auch wenn sie Ihnen überflüssig erscheinen. In Anlehnung an die Norm sind diese bei den Visa-Modellen überwiegend braun.*

Die Sicherungen

Jedes elektrische Gerät im Auto braucht bezüglich seiner Leistung eine bestimmte, festgelegte Menge Strom. Diesem Stromverbrauch entsprechend wurde der Querschnitt des zugehörigen Kabels bemessen. Wenn nun an einen vorhandenen Stromkreis zusätzliche Verbraucher angeschlossen und alle gleichzeitig eingeschaltet werden oder durch einen Defekt ein Kurzschluß entsteht (der nichts anderes bedeutet als einen abnorm ansteigenden Stromdurchfluß), würde der Stromkreis überlastet. Die Leitung würde warm oder zu glühen beginnen, ebenso die Wicklungen der Lichtmaschine, die Batterieflüssigkeit könnte ins Sieden geraten – wären nicht die elektrischen Sicherungen eingebaut. Die sind sehr kurz angebunden: Wenn der Strom ein gewisses, zuträgliches Maß übersteigt, unterbrechen sie ihn einfach.
Damit der Visa bei einem Defekt nicht gleich ohne Strom dasteht, sind die Sicherungen auf verschiedene Stromkreise verteilt, wie bereits angedeutet. Allerdings sind die Schaltungen zwischen Batterie, Generator, Anlasser und Zündschloß nicht von Sicherungen überwacht. Bei einer Störung dieser Teile nützt der Blick in den Sicherungskasten also nichts.

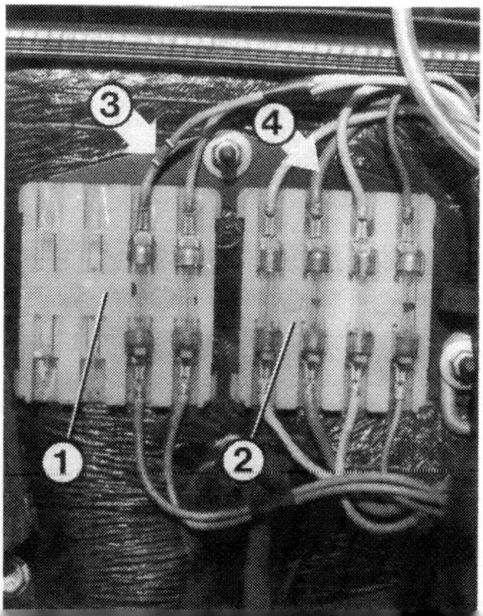

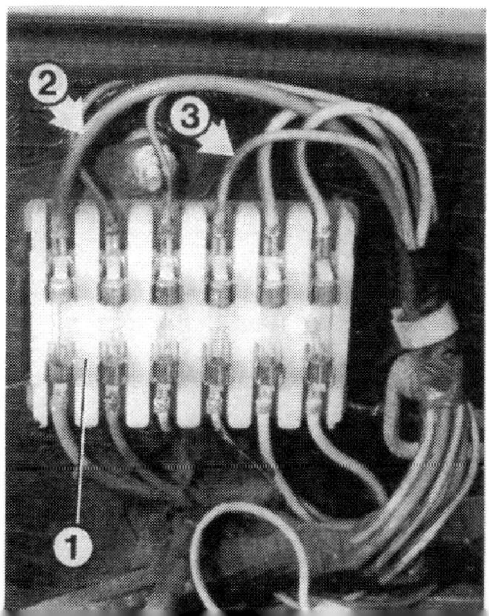

Links die Sicherungen, wie sie in den neueren Visa, rechts wie sie in den älteren Modellen zu finden sind. Oft sind die Sicherungen durch die Kabelfarbe oder durch zusätzliche Kabelmarkierungen mit Farbstreifen links: (3 und 4); rechts: (2 und 3) gekennzeichnet. Die restlichen Zahlen zeigen den Sicherungskasten.

Sicherungstabellen

Im Laufe der Modelljahre, aber auch schon innerhalb davon änderten sich nicht nur die Kabelfarben der Sicherungsanschlüsse, sondern auch die abgesicherten Verbraucher. Es ist darum Vorsicht geboten, wenn Sie anhand dieser Tabellen auf die Fehlersuche gehen. Am besten, man überprüft kurz, ob bei herausgenommener Sicherung die erwähnten Verbraucher stromlos sind.

Zweizylinder bis 2/79

Farbmarkierung	abgesichert mit	erhält Strom	angeschlossene Stromverbraucher
Gelb	16A	+ Batterie über Zündschloß	Regler der Lichtmaschine Scheibenwischermotor Scheibenwascherpumpe Horn Tankanzeige Kontrolleuchten für Batterieladung, Motoröldruck, Bremsabnutzung, Bremsflüssigkeits-Kontrolleuchte Relais des Luftgebläses und der Heckscheibenheizung
Blau	16A	+ Batterie	Heckscheibenheizung und Kontrollleuchte Luftgebläse und Kontrolleuchte Bremsleuchten Blinker und Kontrolleuchte Warnblink-Kontrolleuchte Innenleuchte Anschluß für Radio (auf Wunsch) Zeituhr (Club)
Grün	10A	Schaltereinheit (Beleuchtung)	Stand- und Schlußlicht Instrumentenbeleuchtung
Rot	10A		Nebelschlußleuchten und Kontrolleuchte
Weiß	10A	+ Batterie über Zündschloß	Leerlaufabschaltventil

Vierzylinder bis 2/79

Farbmarkierung	abgesichert mit	erhält Strom	angeschlossene Stromverbraucher
Gelb	16A	+ Batterie über Zündschloß	Regler der Lichtmaschine Motorkühlventilator Scheibenwischermotor vorn Scheibenwascherpumpe Horn Rückfahrleuchten
Weiß	10A		Regler der Lichtmaschine
Blau	16A	+ Batterie	Heckscheibenwischer/-wascher Kontrolleuchten für: Batterieladung, Öldruck, Kühlwassertemperatur, Bremsbelagabnutzung Tankanzeige Bremsflüssigkeits-Kontrolleuchte Heckscheibenheizung und Kontrolleuchte Luftgebläse Zeituhr Bremsleuchten Innenleuchte Blinker und Kontrolleuchte Warnblink-Kontrolleuchte
Grün	10A	Schaltereinheit (Beleuchtung)	Stand- und Schlußlicht
Rot	10A		Nebelschlußleuchten

Vierzylinder ab 2/79

Farb-markierung	abgesichert mit	erhält Strom	angeschlossene Stromverbraucher
Gelb	16A	+ Batterie über Zündschloß	Motorkühlventilator Scheibenwischermotor vorn Scheibenwascherpumpe Horn
Weiß	10A		Regler der Lichtmaschine Rückfahrleuchten
Lila	16A	+ Batterie	Heckscheibenwischer/wascher Kontrolleuchten für: Batterieladung, Öldruck, Kühlwassertemperatur, Bremsbelagabnutzung Tankanzeige Bremsflüssigkeits-Kontrolleuchte Heckscheibenheizung und Kontrolleuchte Luftgebläse
Blau	10A		Zeituhr Bremsleuchten Innenleuchte Blinker und Kontrolleuchte Warnblink-Kontrolleuchte
Grün	10A	Schaltereinheit (Beleuchtung)	Stand- und Schlußlicht Instrumentenbeleuchtung
Rot	10A		Nebelschlußleuchten

Fingerzeig: *Die Sicherungen des Citroën Visa sind etwas größer als diejenigen in den deutschen Fabrikaten. Darum kann es vorkommen, daß Sie von Tankstelle zu Tankstelle eilen, ohne die gewünschte Sicherung zu erhalten. Selbst in Werkstätten erhalten Sie statt einer passenden Sicherung oft nur ein Kopfschütteln. Aus diesem Grund sollten Sie unbedingt Ersatz-Sicherungen im Wagen haben. Verschiedentlich findet man auch anstelle der vorgeschriebenen 16-Ampere-Sicherungen solche, die nur bis 15 Ampere abgesichert sind. Diese kann man trotzdem bedenkenlos einbauen.*

Radioabsicherung

In der Stromzuleitung für das Autoradio sitzt meist noch eine weitere Sicherung in einer Kunststoffhülse. Diese spezielle, »mittelträge« reagierende Glassicherung mit innenliegendem Metallstreifen ist normalerweise auf 2 Ampere ausgelegt. Zum Herausnehmen Kunststoffhülsenteile gegeneinander drücken und gleichzeitig etwas drehen (sogenannter Bajonettverschluß), Hülsenteile auseinanderziehen, dann fällt die Sicherung heraus.

Pfadfinder

Die Stromlaufpläne sind die ausführliche Darstellung der gesamten elektrischen Anlage eines Autos. Sie zeigen nicht nur den Zusammenhang der elektrischen Teile untereinander, sondern auch die einzelnen Innenschaltungen der Geräte. Dabei ist die räumliche Lage der einzelnen Geräte unberücksichtigt. Im Gegensatz zum Kabelverlegungsplan: Dieser zeigt die Lage der elektrischen Teile des Fahrzeugs und den Verlauf der einzelnen Kabel und Kabelstränge.

Aufbau der Stromlaufpläne

Die Kabelstränge sind im Stromlaufplan wie im Kabelverlegungsplan durch Kennbuchstaben markiert. Was die einzelnen Markierungen bedeuten, können Sie in der jeweiligen Tabelle nachlesen.
Darüber hinaus sind die einzelnen Kabel und Kabelenden mit Buchstaben versehen, die einer Farbe entsprechen. Welche Buchstaben was für eine Farbe symbolisieren, können Sie aus den Farbtabellen entnehmen. Bei den Farbkennzeichnungen der einzelnen Farben ist noch folgendes zu berücksichtigen:
Bei Kabeln mit farbigen Steckern ist die Kabelfarbe unbedeutend, und bei Kabeln ohne Stecker gilt nur die Kabelfarbe. Diese sind in den Schaltplänen wie folgt gekennzeichnet: F. Gr.; (F = Fil französisch = Kabel), Gr. = grau, also graues Kabel. Findet man jedoch nun beides zusammen, ein farbiges Kabel mit farbigem Stecker, so sind die wie folgt markiert: F. N.-Bl, das heißt: (F = Kabel, N = schwarz, Bl = blauer Stecker) schwarzes Kabel mit blauem Stecker.
Die einzelnen Teile sind durch eine laufende Nummer gekennzeichnet, zusätzlich dazu erhalten sie noch eine Positionsnummer. Mit deren Hilfe können Sie im Stromlaufplan das Gerät einfach finden. Beispiel: Die Hupe hat in den folgenden Plänen die laufende Nummer 4 und die Positionsnummer 14 im Stromlaufplan für den Vierzylinder. Im Stromlaufplan suchen Sie am unteren Blattrand die Position und fahren dann nach oben und finden auf dieser Höhe die Nummer 4 – die Hupe.

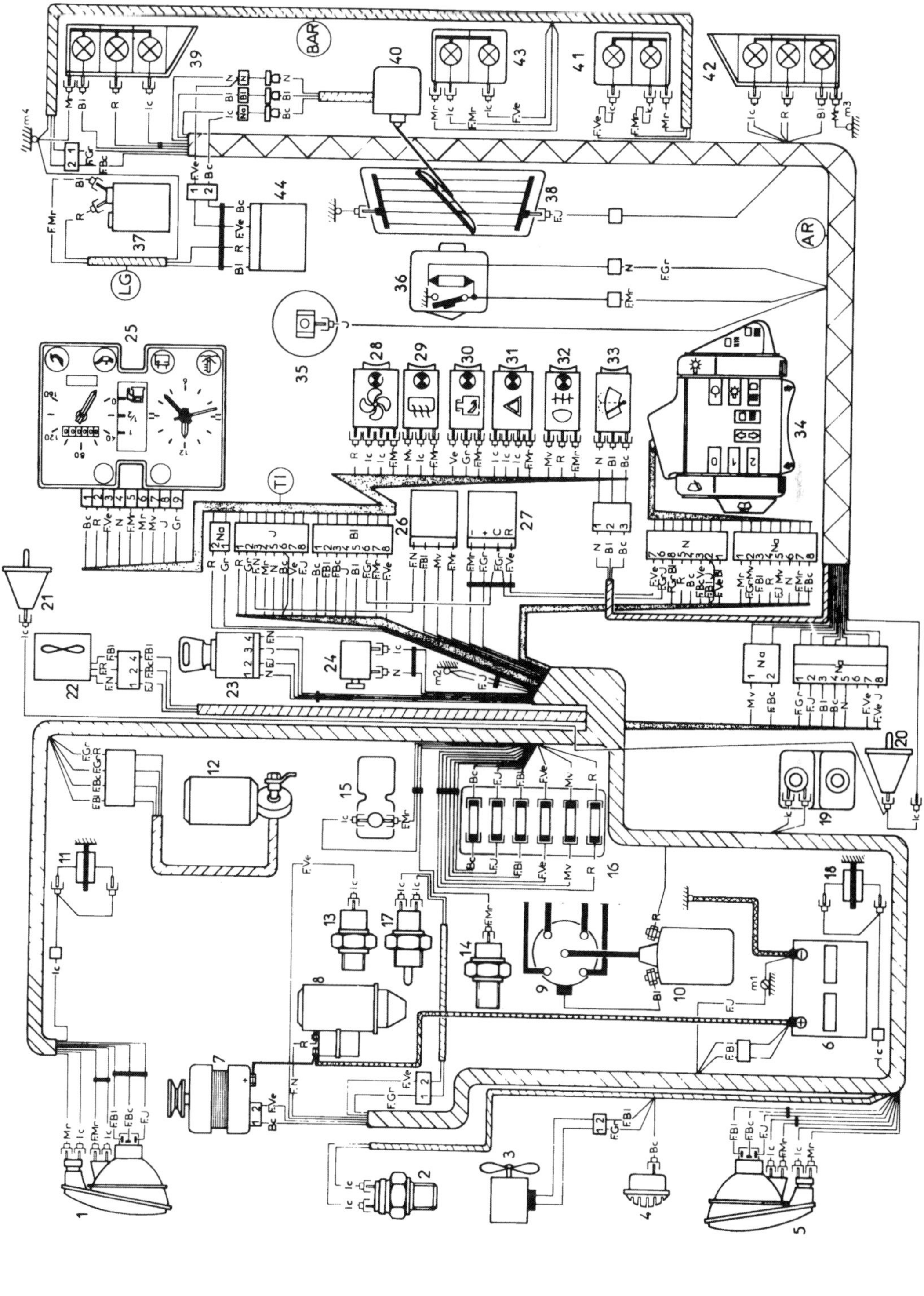
BAR
AR
LG
T1

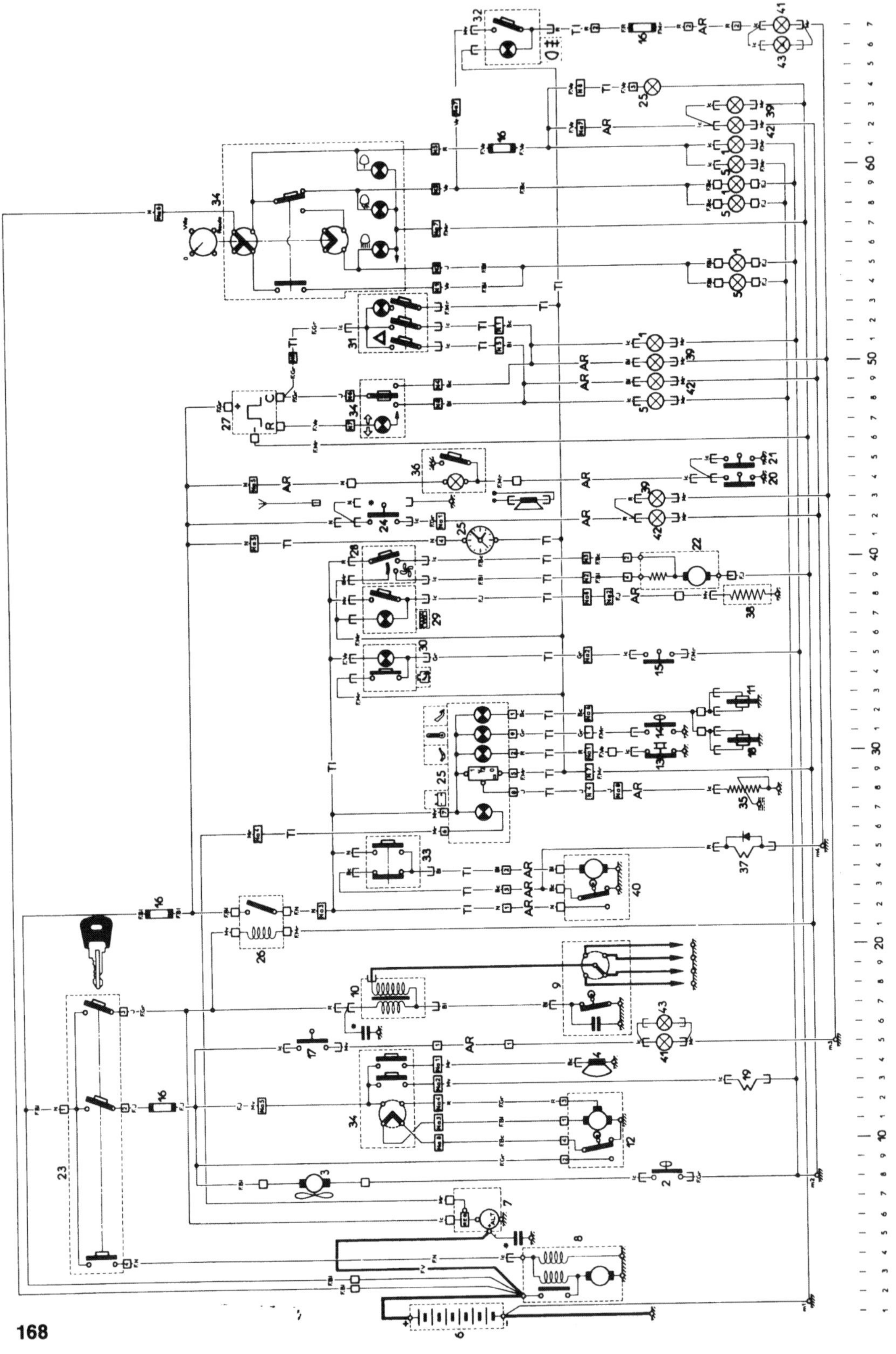

Erläuterungen zum Stromlauf- und Kabelverlegungsplan
Citroen Visa Vierzylinder bis 2. 79 (Seite 167 und 168)

Nr.	Bezeichnung	im Strompfad
1	Blinker vorn rechts	51
	Standlicht rechts	61
	Fernlicht rechts	55
	Abblendlicht rechts	59
2	Thermoschalter für Kühlventilator	8
3	Kühlventilator	8
4	Hupe	14
5	Blinker vorn links	48
	Standlicht links	60
	Fernlicht links	54
	Abblendlicht links	58
6	Batterie	1
7	Lichtmaschine mit Regler	6, 7
8	Anlasser	2–4
9	Zündverteiler	16–20
10	Zündspule	17, 18
11	Rechter Bremsabnutzungskontakt	32, 33
12	Scheibenwischermotor	9–12
13	Öldruckschalter	30
14	Thermoschalter für Kühlwasser-Kontrolle	31
15	Kontakt für Bremsflüssigkeitsstand	35
16	Sicherungskasten	12, 22, 61, 67
17	Rückfahrlichtschalter	15
18	Linker Bremsabnutzungskontakt	30, 31
19	Scheibenwascherpumpe	13
20	Türkontaktschalter vorn links	44
21	Türkontaktschalter vorn rechts	45
22	Luftgebläsemotor	39, 40
23	Zündanlaßschloß	4, 12, 17
24	Bremslichtschalter	42
25	Instrumententafel	
	Ladekontrolle	27
	Kraftstoffanzeige	29
	Öldruckkontrolle	30
	Kühlwasser-Kontrolleuchte	31
	Bremsabnutzungs-Kontrolleuchte	32
	Zeituhr	41
	Instrumentenbeleuchtung	64
26	Relais für Heckscheibenwischermotor	21, 22

Nr.	Bezeichnung	im Strompfad
27	Blinkerrelais	47, 48
28	Luftgebläsemotorschalter und Kontrolleuchte	39, 40
29	Schalter für Heckscheiben-heizung und Kontrolleuchte	37, 38
30	Kontrolltaste/-leuchte Bremsflüssigkeit	34, 35
31	Warnblinkschalter und -Kontrolleuchte	51–53
32	Nebelschlußlichtschalter und Kontrolleuchte	66, 67
33	Schalter für Heckscheiben-wischer/-wascher	24, 25
34	Schalteinheit	
	Wischer-/Wascher-Schalter	11–13
	Hupenschalter	14
	Blinkerschalter und Kontrolleuchte	47–60
	Lichtschalter und Lichthupe	54–60
35	Geber für Kraftstoffanzeige	28
36	Innenleuchte	44, 45
37	Heckscheibenwascherpumpe	25
38	Heckscheibenheizung	38
39	Schlußlicht hinten rechts	63
	Blinker hinten rechts	50
	Bremsleuchte hinten rechts	43
40	Heckscheibenwischermotor	22–24
41	Rückfahrlicht links	15
	Nebelschlußlicht links	67
42	Schlußlicht hinten links	62
	Blinker hinten links	49
	Bremsleuchte hinten links	42
43	Rückfahrlicht rechts	16
	Nebelschlußlicht rechts	66
44	Relais Heckscheibenwascherpumpe	25, 26

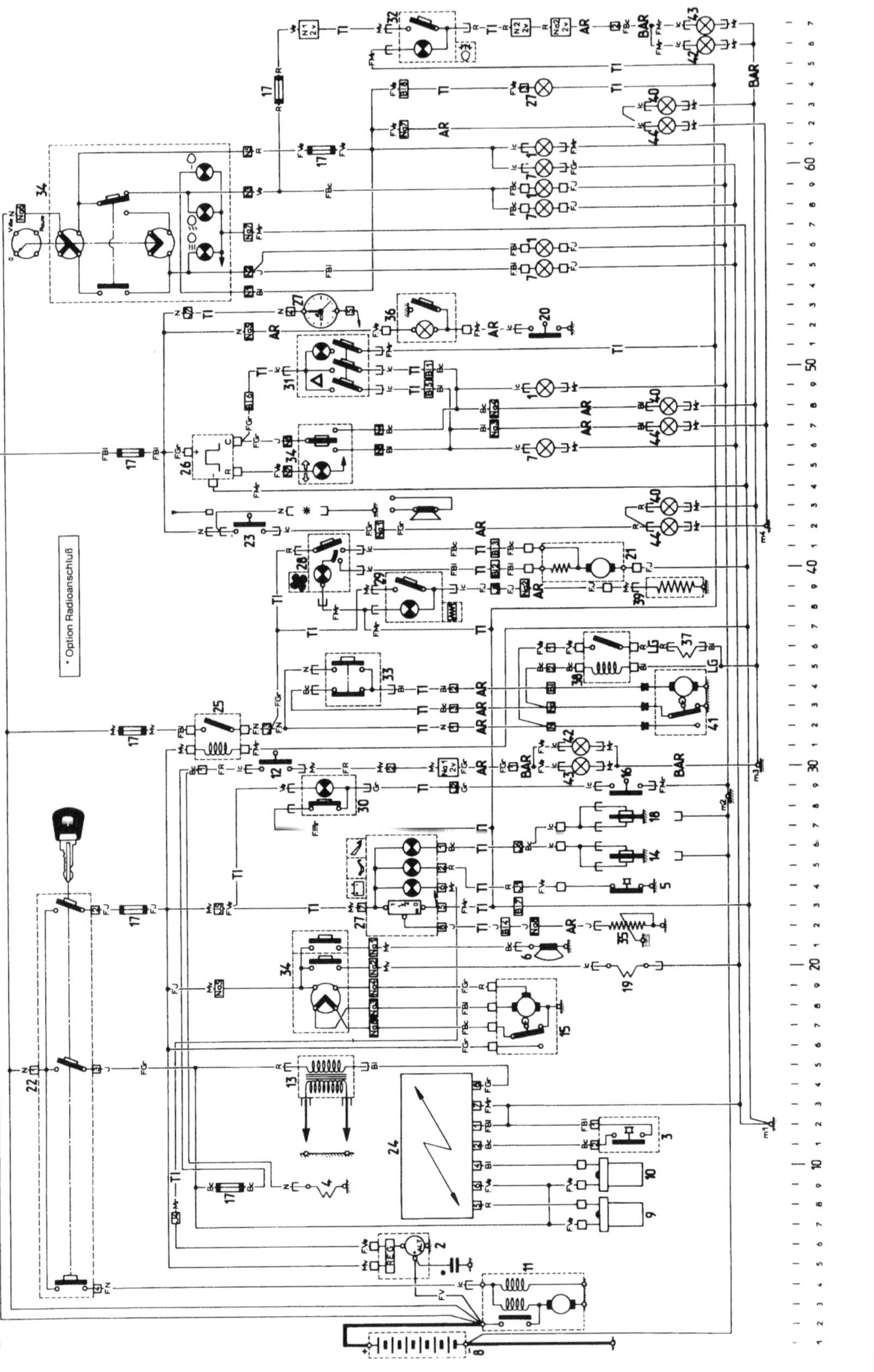
* Option Radioanschluß

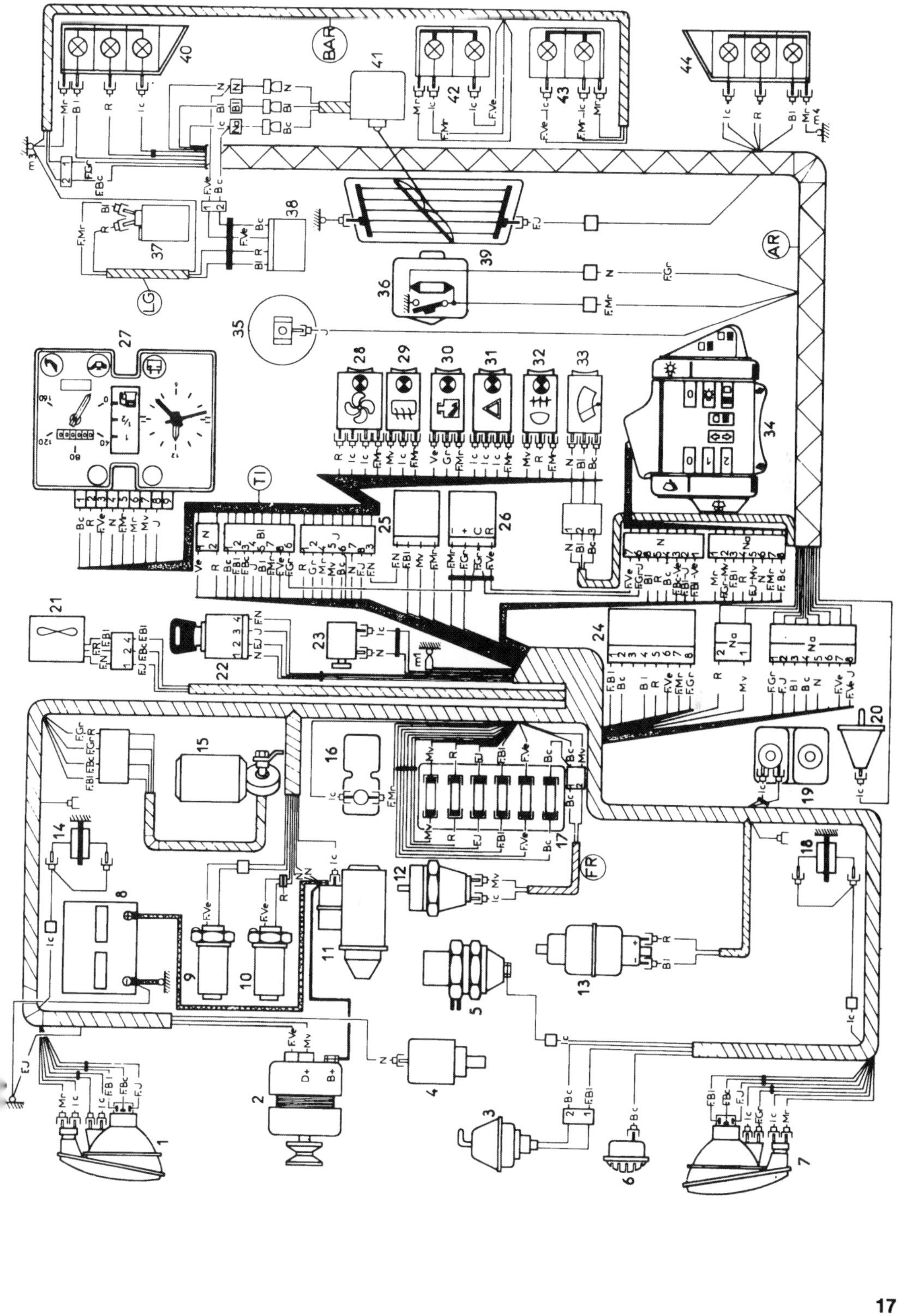
BAR
AR
LG
TI
FR
m1
m3
m4
1
2
3
4
5
6
7
8
9
10
11
12
13
14
15
16
17
18
19
20
21
22
23
24
25
26
27
28
29
30
31
32
33
34
35
36
37
38
39
40
41
42
43
44

Erläuterungen zum Stromlauf- und Kabelverlegungsplan Citroen Visa Zweizylinder ab 2. 79 (Seite 170 und 171)

Nr.	Bezeichnung	im Strompfad
1	Blinker vorn rechts	49
	Standlicht rechts	61
	Fernlicht rechts	56
	Abblendlicht rechts	59
2	Lichtmaschine mit Regler	6
3	Unterdruckdose	11
4	Leerlaufabschaltventil	9
5	Motoröldruckschalter	24
6	Hupe	21
7	Blinker vorn links	46
	Standlicht vorn links	60
	Fernlicht links	55
	Abblendlicht links	58
8	Batterie	1
9	Impulsgeber Nr. 1	7, 8
10	Impulsgeber Nr. 2	9, 10
11	Anlasser	2–4
12	Rückfahrlichtschalter	30
13	Zündspule	14, 15
14	Rechter Bremsabnutzungskontakt	25, 26
15	Scheibenwischermotor	16–19
16	Kontakt für Bremsflüssigkeitsstand	29
17	Sicherungskasten	9, 23, 32, 46, 61, 64
18	Linker Bremsabnutzungskontakt	27–28
19	Scheibenwascherpumpe	20
20	Türkontaktschalter	52
21	Luftgebläsemotor	40, 41
22	Zündanlaßschloß	4, 15, 23
23	Bremslichtschalter	42
24	Elektronisches Steuergerät	8–14
25	Relais des Luftgebläses und der Heckscheibenheizung	31, 32
26	Blinkerrelais	45, 46
27	Instrumententafel	
	Kraftstoffanzeige	23
	Ladekontrolle	24
	Öldruck-Kontrolleuchte	25
	Bremsabnutzungs-Kontrolleuchte	26
	Instrumentenbeleuchtung	64
	Zeituhr (Club)	53
28	Luftgebläseschalter und Kontrolleuchte	40, 41
29	Schalter für Heckscheibenheizung und Kontrolleuchte	38, 39
30	Kontrolltaste/-leuchte Bremsflüssigkeit	28, 29
31	Warnblinkschalter und -Kontrolleuchte	49–51
32	Nebelschlußlichtschalter	66, 67
33	Heckscheibenwischerschalter	34, 35
34	Schalteinheit	
	Wischer-/Wascher-Schalter	18–20
	Hupenschalter	21
	Blinkerschalter	45, 47
	Lichtschalter und Lichthupe	54–61
35	Geber für Kraftstoffanzeige	22
36	Innenleuchte	52–53
37	Heckscheibenwascherpumpe	36
38	Relais der Heckscheibenwascherpumpe	35, 37
39	Heckscheibenheizung	39
40	Schlußlicht hinten rechts	63
	Blinker hinten rechts	48
	Bremsleuchte rechts	43
41	Heckscheibenwischermotor	32–34
42	Rückfahrlicht (Club) rechts	31
	Nebelschlußlicht (Club) links	66
43	Rückfahrlicht (Club) links	30
	Nebelschlußlicht (Club) links	67
44	Schlußlicht hinten links	62
	Blinker hinten links	47
	Bremsleuchte links	42

Erläuterungen zum Stromlauf- und Kabelverlegungsplan
Citroen Visa Vierzylinder bis 2./79 (Seite 174 und 175)

Nr.	Bezeichnung	im Strompfad
1	Blinker vorn rechts	51
	Standlicht rechts	61
	Fernlicht rechts	55
	Abblendlicht rechts	59
2	Thermoschalter für Kühlventilator	8
3	Kühlventilator	8
4	Hupe	14
5	Blinker vorne links	48
	Standlicht links	60
	Fernlicht links	54
	Abblendlicht links	58
6	Batterie	1
7	Lichtmaschine mit Regler	6, 7
8	Anlasser	2–4
9	Zündverteiler	16–20
10	Zündspule	17, 18
11	Rechter Bremsabnutzungskontakt	32, 33
12	Scheibenwischermotor	9–12
13	Öldruckschalter	30
14	Thermoschalter für Kühlwasser-Kontrolle	31
15	Kontakt für Bremsflüssigkeitsstand	35
16	Sicherungskasten	5, 12, 22, 41, 61, 67
17	Rückfahrlichtschalter	15
18	Linker Bremsabnutzungskontakt	30, 31
19	Scheibenwascherpumpe	13
20	Türkontaktschalter vorn links	44
21	Türkontaktschalter vorn rechts	45
22	Luftgebläsemotor	39, 40
23	Zündanlaßschloß	4, 12, 17
24	Bremslichtschalter	42
25	Instrumententafel	
	Ladekontrolle	27
	Kraftstoffanzeige	29
	Öldruckkontrolle	30
	Kühlwasser-Kontrolleuchte	31
	Bremsabnutzungs-Kontrolleuchte	32
	Zeituhr	41
	Instrumentenbeleuchtung	64
26	Relais für Heck-scheibenwischermotor	21, 22

Nr.	Bezeichnung	im Strompfad
27	Blinkerrelais	47, 48
28	Luftgebläsemotorschalter und Kontrolleuchte	39, 40
29	Schalter für Heckscheiben-heizung und Kontrolleuchte	37, 38
30	Kontrolltaste/-leuchte Bremsflüssigkeit	34, 35
31	Warnblinkschalter und -Kontrolleuchte	51–53
32	Nebelschlußlichtschalter und Kontrolleuchte	66, 67
33	Schalter für Heck-scheibenwischer/-wascher	24, 25
34	Schalteinheit	
	Wischer-/Wascher-Schalter	11–13
	Hupenschalter	14
	Blinkerschalter und Kontrolleuchte	47–60
	Lichtschalter und Lichthupe	54–60
35	Geber für Kraftstoffanzeige	28
36	Innenleuchte	44, 45
37	Heckscheibenwascherpumpe	25
38	Heckscheibenheizung	38
39	Schlußlicht hinten rechts	63
	Blinker hinten rechts	50
	Bremsleuchte rechts	43
40	Heckscheibenwischermotor	22–24
41	Rückfahrlicht links	15
	Nebelschlußleuchte links	67
42	Schlußlicht hinten links	62
	Blinker hinten links	49
	Bremsleuchte links	42
43	Rückfahrlicht rechts	16
	Nebelschlußlicht rechts	66
44	Relais Heckscheiben-wascherpumpe	25, 26

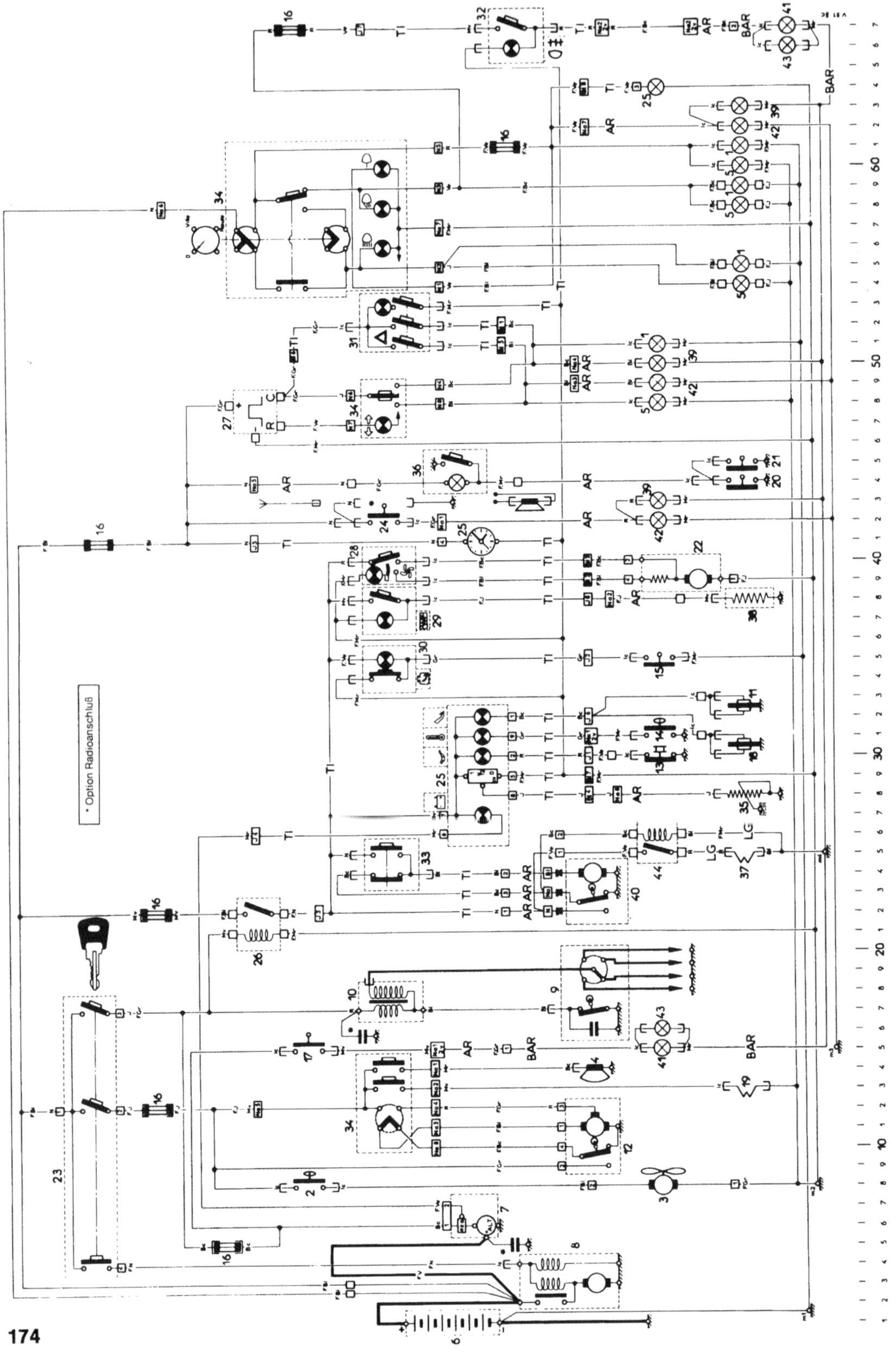
* Option Radioanschluß

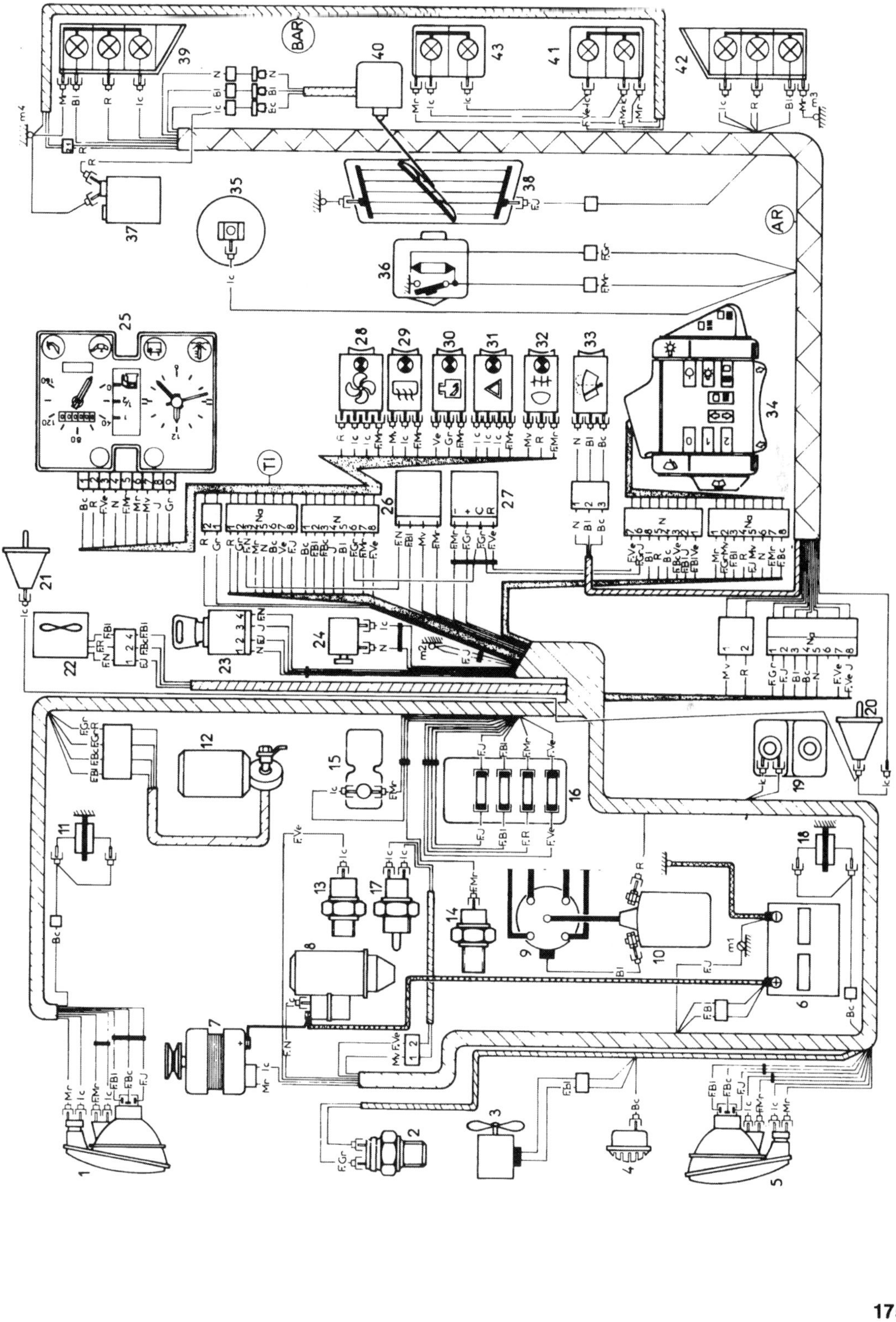
BAR
AR
T1

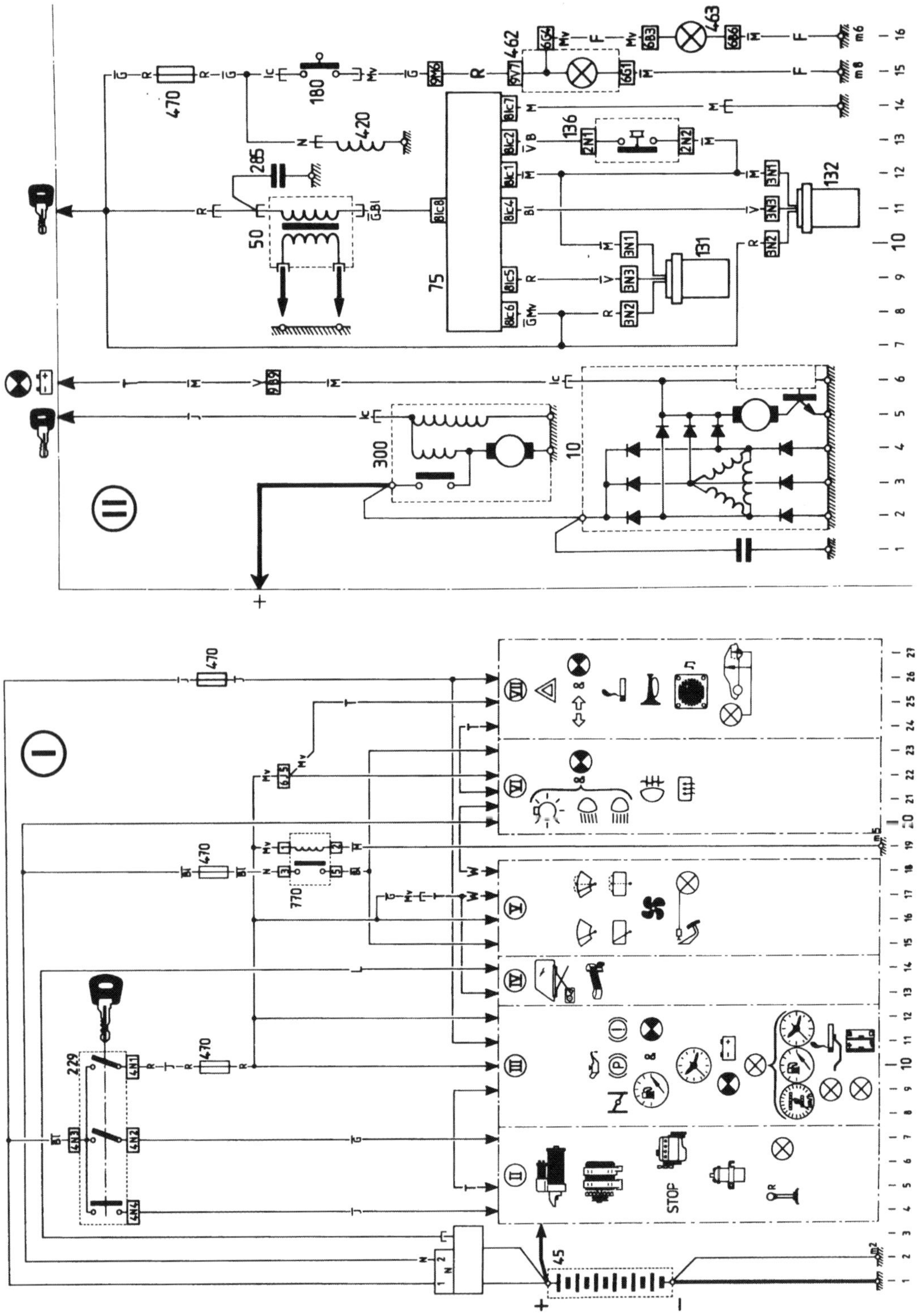
I
II
470
180
420
285
50
75
462
463
136
132
131
300
10
229
770
45
STOP
+
−

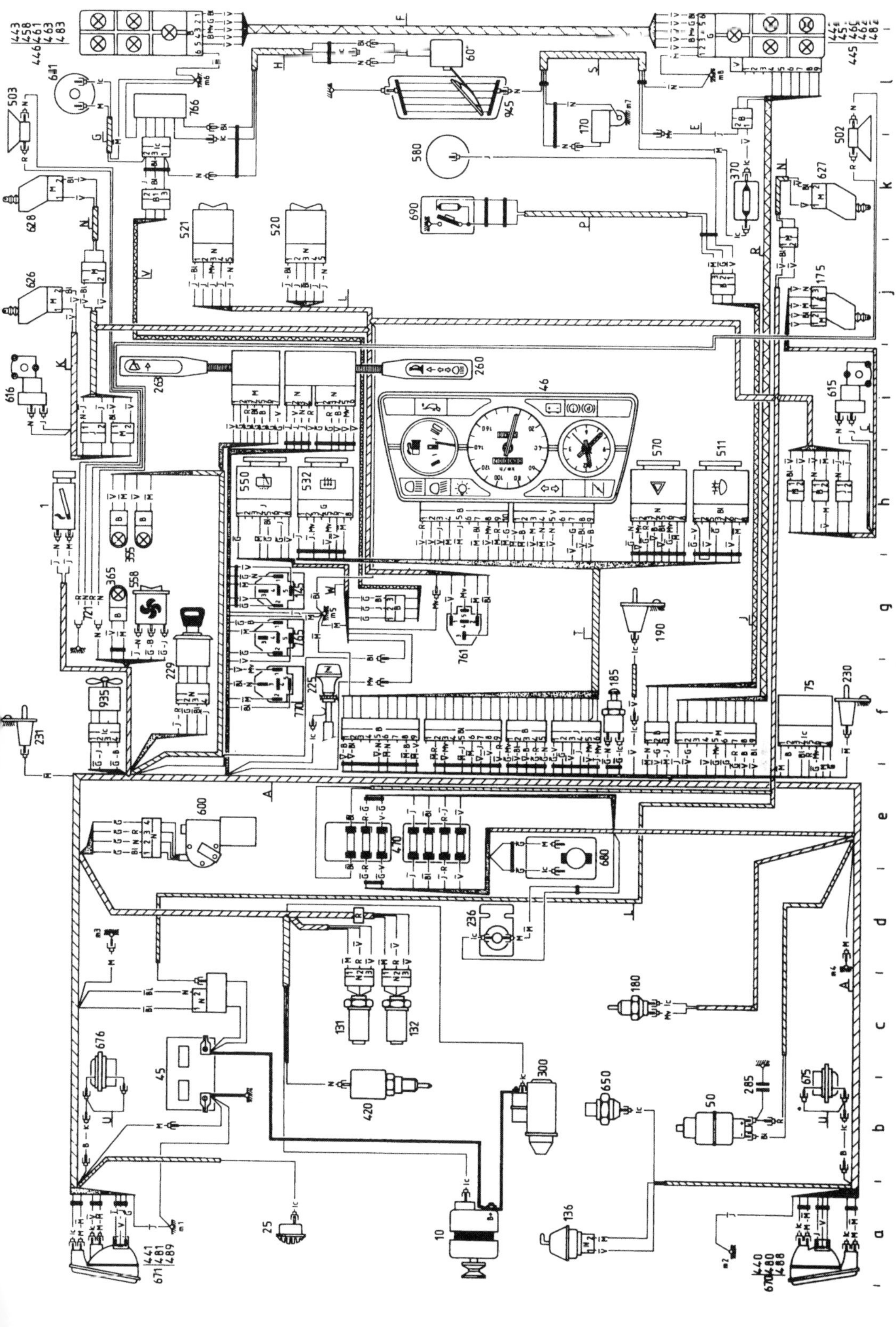

Erläuterungen zum Stromlauf- und Kabelverlegungsplan Citroen Visa Zweizylinder ab 9/84 (Seite 176 und 177)

Nr.	Bezeichnung	im Kabelpfad	im Strompfad
1	Zigarettenanzünder	h	
10	Lichtmaschine mit Regler	b	II 2–6
25	Hupe	a	
45	Batterie	b	I 1
46	Instrumententafel mit Kontrolleuchten	i	
50	Zündspule	b	II 10–11
75	Steuergerät Zündung	f	II 8–14
131	Impulsgeber 1	c	II 9
132	Impulsgeber 2	c	II 11
136	Unterdruckgeber Zündung	a	II 13
145	Blinkrelais	g	
170	Schalter Kofferraumlampe	l	
175	Türverriegelungsschalter (zentral)	j	
180	Rückfahrlichtschalter	c	II 15
185	Bremslichtschalter	f	
190	Handbremskontrollschalter	g	
225	Schalter für Starterzugkontrolle	f	
229	Zündschloß	f	I 4–10
230	Türkontaktschalter vorn links	f	
231	Türkontaktschalter vorn rechts	f	
236	Bremsflüssigkeits-standkontakt	d	II 8
260	Schalter für Beleuchtung	i	
260	Schalter für Blinker, Hupe	i	
263	Hebelschalter Scheibenwischer	i	
285	Zündspule mit Kondensator	b	II 12
300	Anlasser	b	II 3–5
355	Beleuchtung Heizhebel	b	
365	Aschenbecherbeleuchtung	g	
370	Kofferraumbeleuchtung	k	
420	Leerlaufabschaltventil	b	II 13
440	Standlicht vorn links	a	
441	Standlicht vorn rechts	a	
442	Standlicht hinten links	l	
443	Standlicht hinten rechts	l	
445	Heckleuchteneinheit links	l	
446	Heckleuchteneinheit rechts	l	

Nr.	Bezeichnung	im Kabelpfad	im Strompfad
457	Bremslicht links	l	
458	Bremslicht rechts	l	
460	Nebelschlußleuchte links	l	
461	Nebelschlußleuchte rechts	l	
462	Rückfahrleuchte links	l	II 15
463	Rückfahrleuchte rechts	l	II 16
470	Sicherungen	e	I 10/18/26
470	Sicherungen	e	II 15
470	Sicherungen	e	
470	Sicherungen	e	
480	Blinker vorne links	a	
481	Blinker vorn rechts	a	
482	Blinker hinten links	l	
483	Blinker hinten rechts	l	
488	Fern- und Abblendlicht links	a	
489	Fern- und Abblendlicht rechts	a	
502	Lautsprecher hinten links	l	
503	Lautsprecher hinten rechts	k	
511	Schalter für Nebelschlußleuchten	h	
520	Fensterheberschalter vorn links	k	
521	Fensterheberschalter vorn rechts	k	
532	Schalter Heckscheibenheizung	h	
550	Schalter Heckscheibenwaschanlage	h	
558	Schalter Luftgebläse	g	
570	Schalter Warnblinkanlage	h	
580	Tankgeber	k	
600	Scheibenwischer	e	
601	Heckscheibenwischer	l	
615	Fensterhebermotor vorn links	i	
616	Fensterhebermotor	i	
626	Türverriegelung vorn rechts	j	
627	Türverriegelung hinten links	k	
628	Türverriegelung hinten rechts	k	

Nr.	Bezeichnung	im Kabelpfad	im Strompfad
650	Öldruckschalter	b	
670	Scheinwerfer links	a	
671	Scheinwerfer rechts	a	
675	Bremsbelagabnutzungs-kontakt links	b	
676	Bremsbelagabnutzungs-kontakt rechts	c	
680	Pumpe Scheibenwaschanlage	e	
681	Pumpe Heckscheibenwaschanlage	l	
690	Deckenleuchte	k	
721	Radioanschluß	g	
761	Relais Fensterheber vorn	g	
765	Relais Scheibenwischer	g	
766	Relais Heckscheibenwischer	l	
770	Relais Nebenverbraucher	f	
935	Gebläsemotor	f	
945	Heizung Heckscheibe	l	

Erläuterungen zum Stromlauf- und Kabelverlegungsplan
Citroen Visa Vierzylinder ab 9/84 (Seite 180 bis 184)

Nr.	Bezeichnung	im Kabelpfad	im Strompfad
1	Zigarettenanzünder	h	VII 12
5	Zündverteiler	d	II 12–16
10	Lichtmaschine	b	II 2–6
25	Hupe	a	VII 13
45	Batterie	c	I 1
46	Kontrolleuchten	i	III 4–20
46	Kontrolleuchten	i	VI 9–11
46	Kontrolleuchten	i	VII 10
50	Zündspule	d	II 12–13
75	Zündungs-Steuergerät	c	II 12–14
85	Ölstandsanzeige	f	III 3–5
114	Zündkerzen	d	
130	OT-Geber	c	II 8
145	Blinkrelais	g	VII 8–11
170	Heckklappenschalter	l	VII 14
175	Türverriegelungsschalter	j	IV 8–10
180	Rückfahrlichtschalter	c	III 1
185	Bremslichtschalter	f	V 8
190	Handbremsschalter	g	III 12
225	Starterschalter	f	III 10
229	Diebstahlsicherungsschalter	f	I 4–10
230	Türkontaktschalter vorn links	f	VII 17
231	Türkontaktschalter vorn rechts	f	VII 18
236	Bremsflüssigkeitskontakt	d	III 13
260	Hebelschalter für Beleuchtung	i	VI 1–3
	Blinker und Hupe	i	VII 8–9/13
263	Schalter Scheibenwischer/-wascher	i	V 2–6
285	Zündspule mit Entstörkondensator	d	II 13
300	Anlasser	a	II 3–5
355	Beleuchtung Heizhebel	h	III 19–20
365	Aschenbecherbeleuchtung	g	III 21
370	Kofferraumbeleuchtung	k	VII 14
390	Beleuchtung der Diebstahlsicherung	g	VI 8
396	Leselampe	g	VII 15–16
440	Standlicht vorn links	a	VI 7
441	Standlicht vorn rechts	a	VI 8
442	Standlicht hinten links	l	VI 5
443	Standlicht hinten rechts	l	VI 6

Nr.	Bezeichnung	im Kabelpfad	im Strompfad
445	Heckleuchteneinheit links	l	
446	Heckleuchteneinheit rechts	l	
457	Bremsleuchte links	l	V 8
458	Bremsleuchte rechts	l	V 9
460	Nebelschlußleuchte links	a	VI 13
461	Nebelschlußleuchte rechts	l	VI 14
462	Rückfahrlicht links	l	III 1
463	Rückfahrlicht rechts	l	III 2
470	Sicherungen	e	I 10/18
470	Sicherungen	e	III 3
470	Sicherungen	e	IV 2
470	Sicherungen	e	VI 5/11
470	Sicherungen	e	VII 10
481	Blinker vorn links	a	VII 3
481	Blinker vorn rechts	a	VII 9
482	Blinker hinten links	l	VII 6
481	Blinker hinten rechts	l	VII 7
488	Abblend- und Fernlicht links	a	VI 1–2
489	Abblend- und Fernlicht rechts	a	VI 3–4
502	Lautsprecher hinten links	k	VII 16
503	Lautsprecher hinten rechts	k	VII 16
511	Nebelschlußlichtschalter	h	VI 12–14
520	Fensterheberschalter vorn links	k	IV 1–3
521	Fensterheberschalter vorn rechts	k	IV 4–6
532	Schalter Heckscheibenheizung	h	VI 15–17
550	Schalter Heckscheibenwascher	h	V 13–17
558	Schalter Luftgebläse	g	V 9–10
570	Schalter für Warnblinkanlage	h	VII 1–7
580	Tankgeber	k	III 14–15
600	Scheibenwischermotor	e	V 3–7
601	Heckscheibenwischermotor	l	V 11–13
615	Fensterhebermotor vorn links	i	IV 1–3
616	Fensterhebermotor vorn rechts	i	IV 4–6
626	Türverriegelungsmotor vorn rechts	j	IV 12

Nr.	Bezeichnung	im Kabelpfad	im Strompfad
627	Türverriegelungsmotor hinten links	k	IV 14
628	Türverriegelungsmotor hinten rechts	k	IV 16
635	Kühlventilatormotor	a	V 1
640	Zeituhr	h	VII 19–20
650	Öldruckschalter	c	III 6
670	Scheinwerfer links	a	
671	Scheinwerfer rechts	a	
675	Bremsbelagabnutzungskontakt	b	III 9–10
676	Bremsbelagabnutzungskontakt	c	III 11–12
680	Scheibenwascherpumpe vorn	e	V 2
681	Scheibenwascherpumpe hinten	f	V 15
690	Deckenleuchte	k	VII 17–18
720	Diagnoseanschluß	c	II 9
721	Radioanschluß	g	VII 14–16
761	Fensterheberrelais	g	IV 1–2
765	Scheibenwischerrelais	g	V 5–6
766	Heckscheibenwischerrelais	l	V 12–14
770	Zuberhörrelais	f	I 18–19
795	Widerstand der Beleuchtungsanlage	f	III 21
835	Ölstandsonde	c	III 3–4
850	Thermoschalter am Kühlwasserkreislauf	b	V 1
855	Wasserthermoschalter	c	III 7
935	Heizungsgebläse	f	V 9–10
945	Heckscheibenheizung	l	VI 16

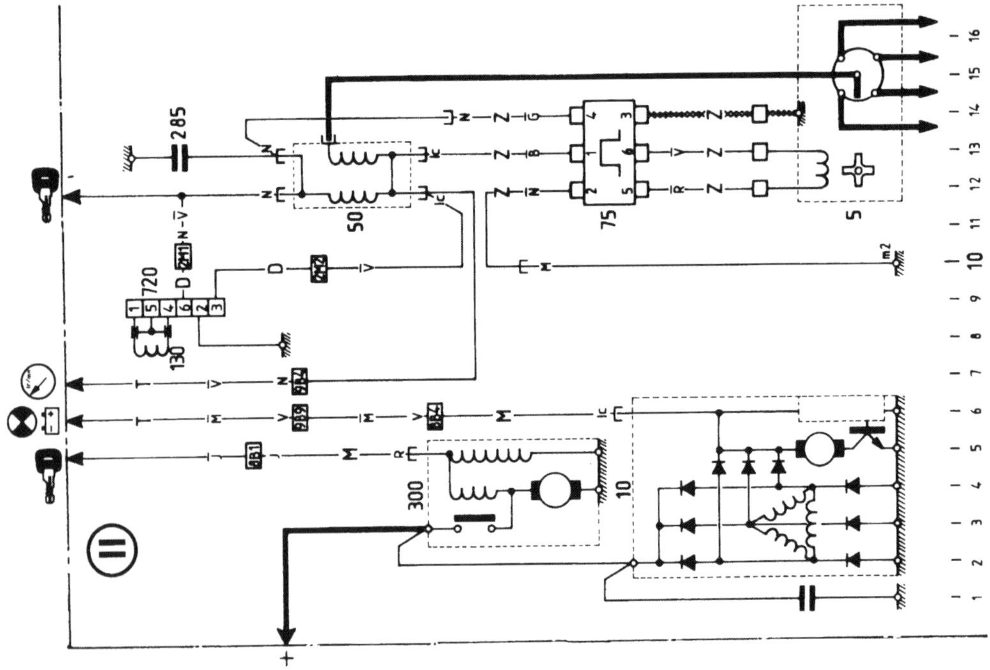
II
285
720
130
50
75
5
300
10

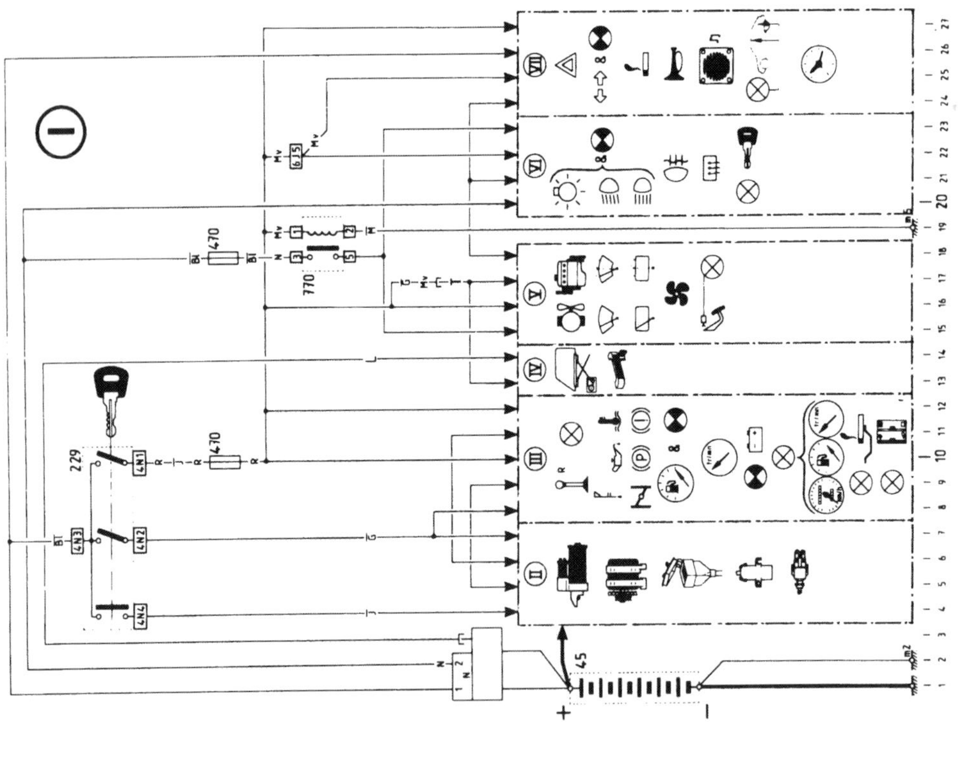
I
229
470
770
45

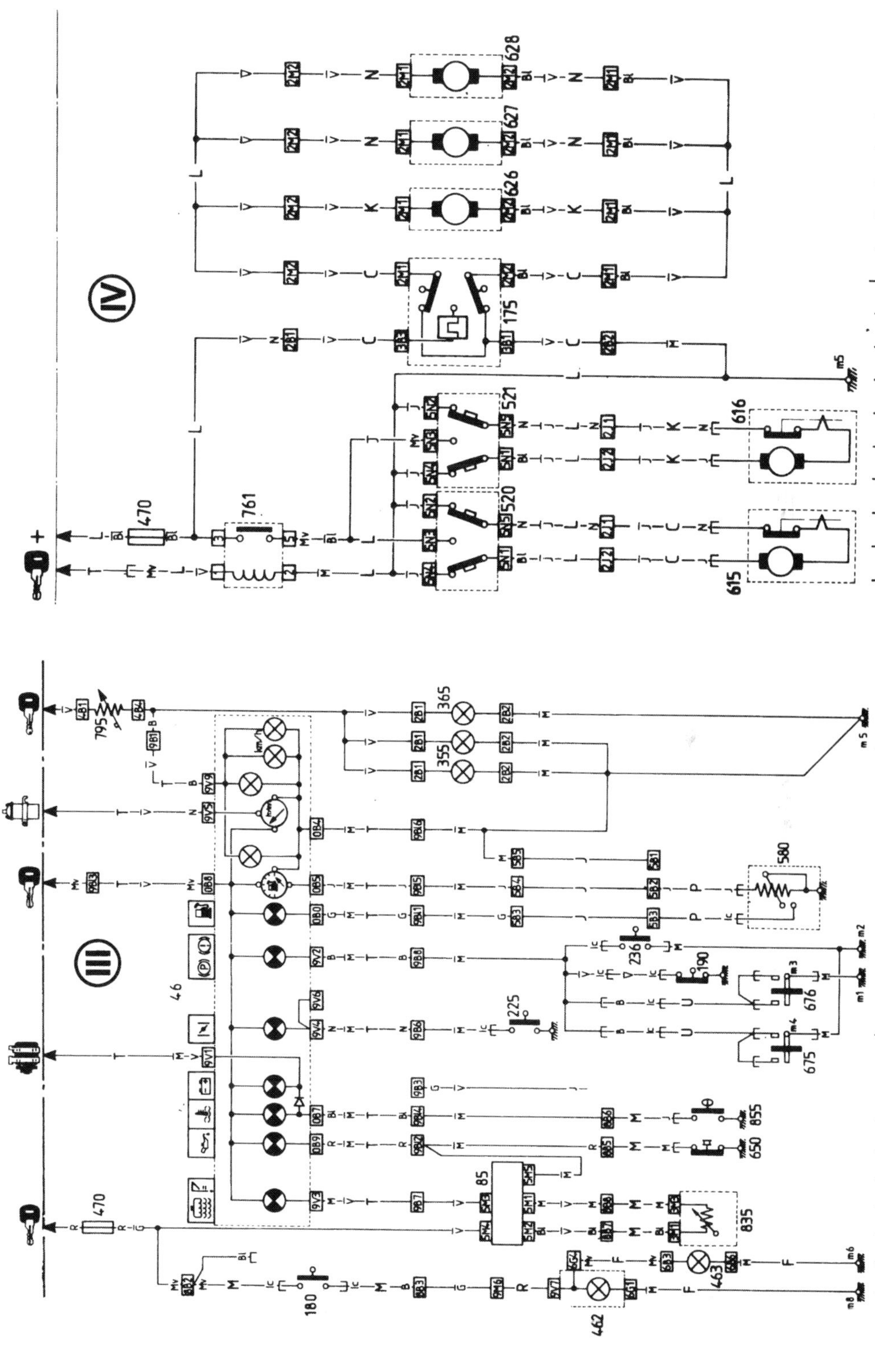
IV
III
470
761
520
521
615
616
175
626
627
628
795
355
365
580
236
190
676
675
225
46
85
855
650
835
463
462
180
m5

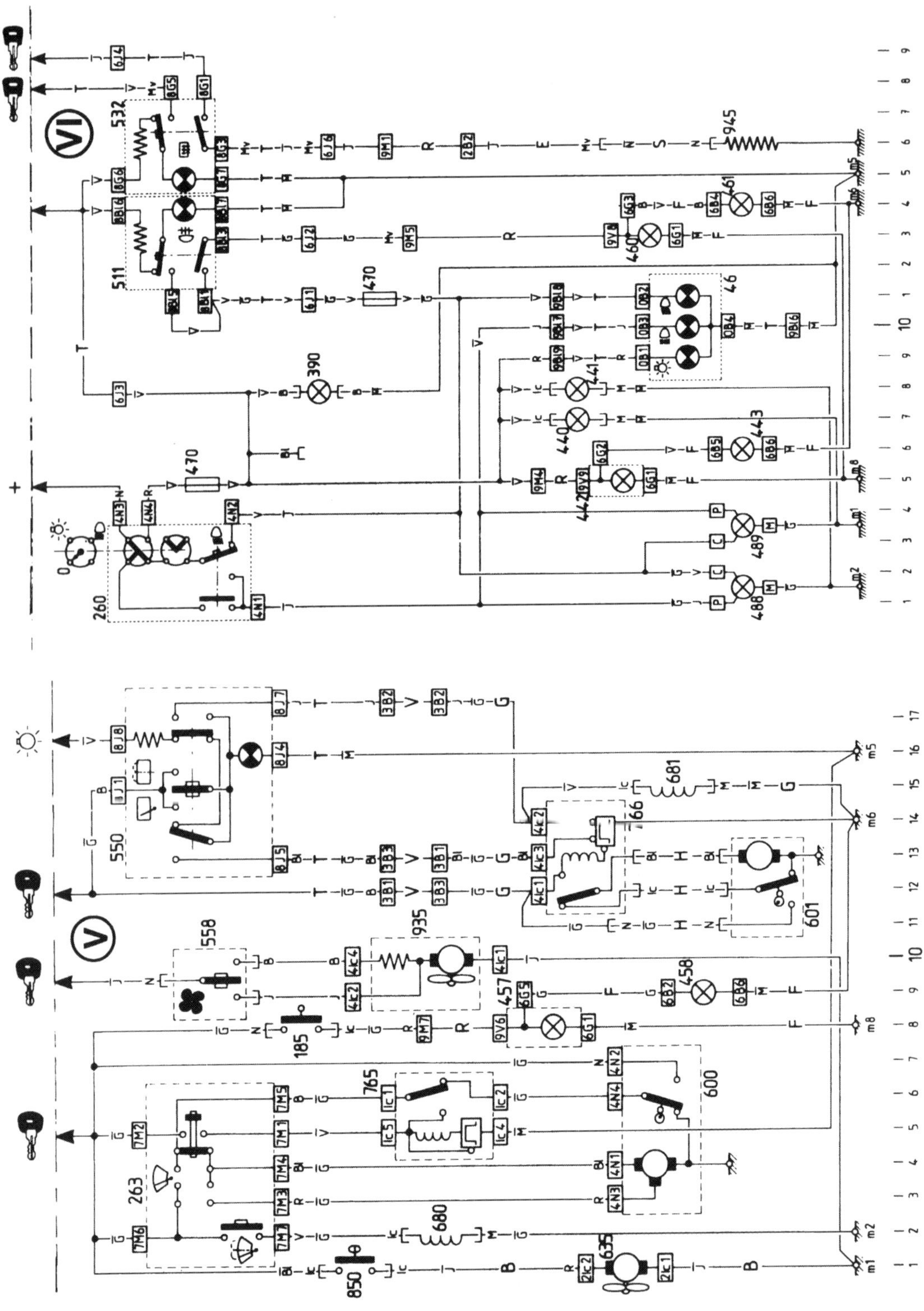
VI
532
511
470
390
945
61
460
46
441
440
443
442
489
488
260
V
550
558
935
185
457
458
681
66
601
600
765
263
680
635
850

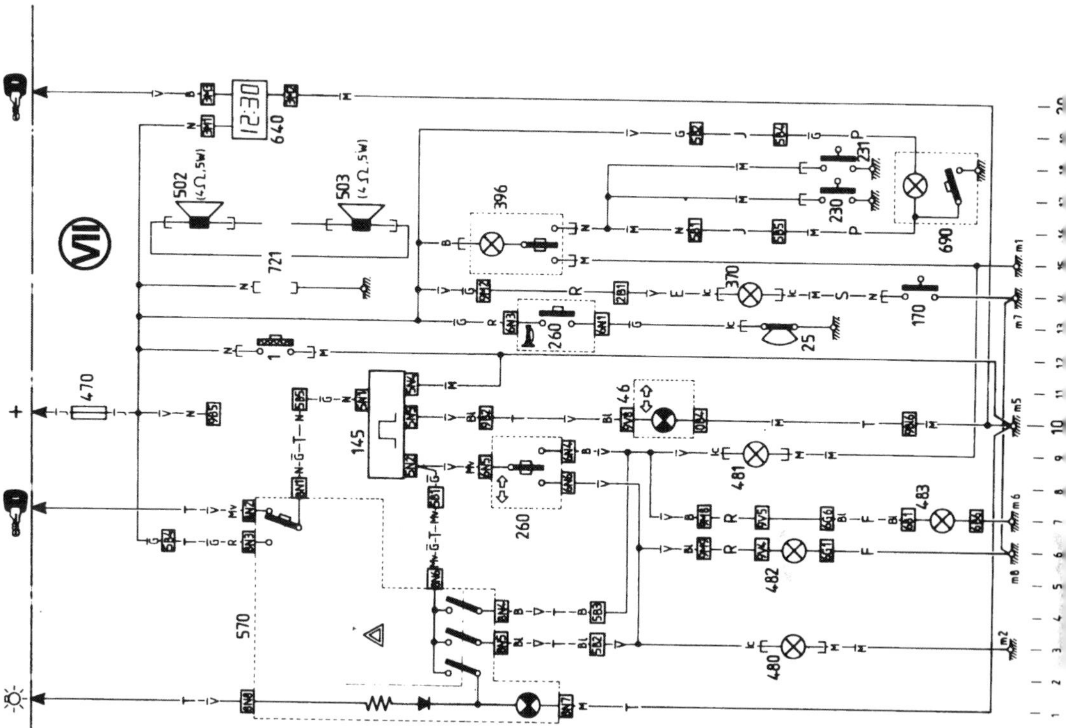
VII
12:30
640
502 (4 Ω, 5 W)
503 (4 Ω, 5 W)
721
396
230
231
690
470
145
46
370
260
25
170
1
481
482
483
480
570

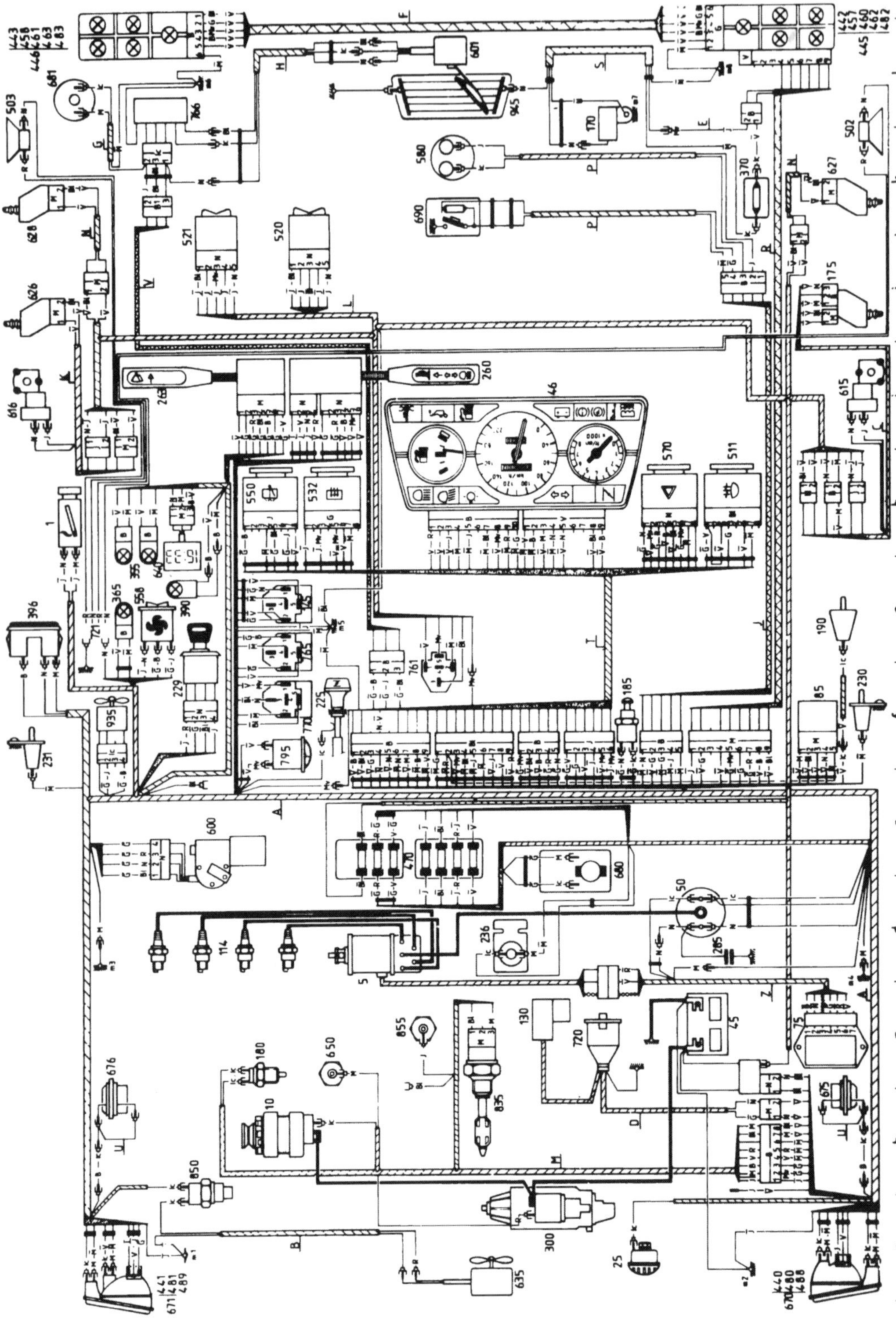

Polwanderung

Vor allem bei Einbruch des Winters ruft sich die Batterie gerne in Erinnerung: Sie versagt ihren Dienst. Je nach Zustand für immer oder nur vorübergehend. Doch wenn die Batterie sich auch nachher wieder aufladen läßt, so ist dieser »Black out« doch ein Zeichen dafür, daß sie gar nicht oder schlecht gewartet wurde.

So funktioniert die Batterie

Eine Bleiplatte als Elektrode, die mit verdünnter Schwefelsäure (dem Elektrolyt) in Verbindung kommt, gibt unter dem Einfluß des Lösungsdruckes positive Ionen, also elektrisch geladene Teilchen an den Elektrolyten ab. Dadurch wird zwischen der Bleiplatte und dem Elektrolyten eine elektrische Spannung aufgebaut.
In der Praxis verläßt man sich jedoch nicht auf diesen freiwilligen Übertritt geladener Teilchen, sondern zwingt der Batterie eine Ladespannung auf. Das hat den Effekt, daß sich das Bleisulfat der Platten einer entladenen Batterie an der positiven Elektrode in Bleidioxid und an der negativen Elektrode in Bleischwamm umwandelt. Gleichzeitig wird im Elektrolyten wieder Schwefelsäure gebildet, und als äußeres Zeichen für den fast abgeschlossenen Ladevorgang steigen Gasbläschen auf. Beim Entladen dreht sich der Vorgang um. Das Bleidioxid der positiven Platte und der Bleischwamm der negativen werden wieder zu Bleisulfat, wobei sich die Schwefelsäure verbraucht und Wasser gebildet wird. Mit der Entladung sinkt deshalb die Säuredichte ab.

Was die Bezeichnungen bedeuten

Außer dem Markennamen und der Fabrikationsbezeichnung können Sie auf der Batterie die Bezeichnung **12 V 175/29 Ah, 12 V 175/35 Ah** oder **12 V 225/45 Ah** lesen. Die erste Ziffer gibt an, daß der Akku **12 Volt Spannung** hat – bedingt durch seine sechs Zellen (Stopfen) mit je zwei Volt. Der zweite Wert nennt die Stromstärke, welche die Batterie bei – 18° C liefern kann. Die letzten beiden Ziffern geben Auskunft über die **Batteriekapazität,** also ihre zeitlich lieferbare Menge Strom. Bei einem Speicherungsvermögen von **35 Ah** (Ah = Amperestunden) kann die vollgeladene und neuwertige Batterie theoretisch 35 Stunden lang ein Ampere oder umgekehrt eine Stunde lang 35 A abgeben. Hierbei handelt es sich jedoch um die Batterie-Neukapazität, die nach Normbedingungen gemessen wird. In der Praxis rechnet man aber besser nur mit $^2/_3$, und je nach Alter der Batterie nur noch mit der Hälfte der angegebenen Kapazität.

Batterie-Daten Deutsche Norm

Die oben aufgeführte Bezeichnung der Batteriedaten entspricht nicht der Norm der deutschen Batteriehersteller. Diese benutzen zur Kennzeichnung eine fünfstellige Zahl. Diese sollten Sie kennen, wenn Sie eine neue Batterie kaufen wollen.
Typennummer: Bei unseren Modellen lauten die Kennzahlen **53624** oder **54434.** Die auf die Ziffer 5 folgende Zahl 36 und 44 gibt die Batterie-Kapazität an. Die nachfolgenden Ziffern kennzeichnen Konstruktionsmerkmale sowie Ausführung.

Leistung der Batterie

Etwa 25 Watt werden verbraucht, wenn Sie Ihren Visa mit eingeschaltetem Standlicht abstellen. Bei 12 Volt Spannung fließen dazu (nach folgender Formel: Leistung geteilt durch Spannung = Strom) 2 Ampere. Die können von der 45-Ah-Batterie theoretisch etwa 18 Stunden lang geliefert werden.
Realistisch betrachtet sieht es aber schlechter aus:

□ Nach etwa 11 Stunden ist das Standlicht aus und die Batterie leer.
□ Mit eingeschalteten Warnblinkern reicht der Strom etwa 3 Stunden.
□ Die größten Anforderungen an die Batterie stellt der Anlasser. Daher auch der Name »Starterbatterie«. Durch Reibungsverluste frißt der Anlasser im Augenblick des Einschaltens über 3000 Watt. Zum Durchdrehen des warmen Motors braucht er nur 1/5 dieser Leistung. Andererseits wird der Strombedarf des Anlassers höher, wenn die Temperaturen sinken und die Schmierstoffe dadurch zäher sind.

Temperatur und Kapazität

Batterien haben die Eigenart, desto unwilliger zu reagieren, je weniger Strom sie gespeichert haben. Darum reagieren leere Akkus sehr empfindlich auf Kälte; es kann durchaus vorkommen, daß sie bei Frost einfrieren und platzen. Ist die Batterie dagegen mit Strom randvoll gepackt, verträgt sie die Kälte verhältnismäßig gut und hat auch nach eiskalten Nächten noch genügend Temperament, um den Anlasser so lange durchzudrehen, bis der Motor anspringt. Bevor die ersten Fröste angesagt sind, empfiehlt es sich, den Ladezustand der Batterie zu kontrollieren (siehe Seite 188).
Aber auch eine sehr gut geladene Batterie kann streiken, wenn sie zu kalt wird. Das betrifft eigentlich nur Laternenparker, denn in der Garage bleiben die Temperaturen ja gewöhnlich über dem Gefrierpunkt. Sind Nachtfröste unter −10 bis −15° C angesagt, sollten Sie die Batterie ausbauen und in der warmen Stube – aber nicht direkt auf der Heizung – übernachten lassen. Am nächsten Morgen ist sie schnell wieder eingebaut und besorgt den Motorstart in quicklebendiger Verfassung. Oft hilft das Warmstellen auch noch frühmorgens nach einer frostklirrenden Nacht, allerdings gleich nach dem ersten Startversuch und nicht, wenn der Akku schon leergeorgelt ist.

Fingerzeig: *Wenn die Batterie zu Beginn des Winters merklich mit ihrer Leistung nachläßt, sollten Sie sich frühzeitig nach einer neuen Batterie umsehen. Jetzt können Sie sich noch in aller Ruhe nach dem günstigsten Angebot umschauen und müssen nicht – dort wo der Akku ganz ausfällt – die gerade vorrätige (teurere) Batterie kaufen.* *Batteriedaten siehe Seite 185.*

Wartungsfreie Batterien

Die Batterieflüssigkeit besteht aus Schwefelsäure, die mit destilliertem Wasser verdünnt ist. Ein Teil dieses Wassers kann verdunsten oder wird beim Ladevorgang in Wasserstoff und Sauerstoff zersetzt.
Bei herkömmlichen Autobatterien muß der Flüssigkeitsstand regelmäßig ergänzt werden. Wartungsfreie Batterien nach DIN 72 311 besitzen ein größeres Flüssigkeitsvolumen; unter normalen Bedingungen sollen sie ihr gesamtes Leben ohne Nachfüllen von destilliertem Wasser auskommen. Erhöhten Wasserverlust verursachen bei ihnen höhere Umgebungstemperaturen, längere Aufenthalte in heißen Regionen (Urlaub), defekter Spannungsregler der Lichtmaschine, Selbstentladung

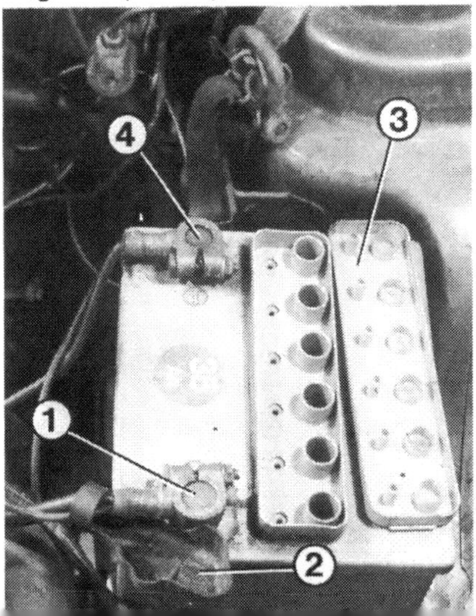

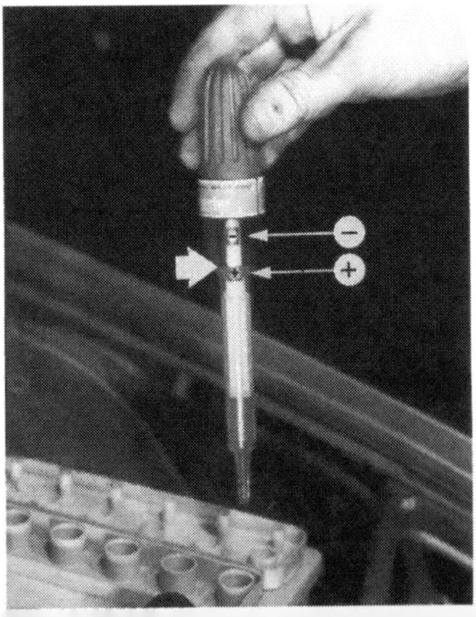

Links an der Batterie sind zu erkennen: 1 – Pluspol; 2 – Kunststoffabdeckung Pluspol; 3 – Batteriestopfendeckel; 4 – Minuspol. Beim Ausbau der Batterie muß zuerst das Minuskabel (4) und dann das Pluskabel (1) gelöst werden. Rechts: Zum Messen der Batteriesäuredichte muß soviel Säure aus der Batterie abgesaugt werden, bis der Schwimmer im Hebesäuremesser frei schwimmen kann. Dieser Messer zeigt durch »+« und »–« den Ladezustand der Batterie an.

bei langen Standzeiten des Fahrzeugs oder Tiefentladung, etwa durch eingeschaltetes Standlicht über Nacht.
Völlig wartungsfreie Akkus sind die teuerste Version. Da man bei ihnen von keinerlei Flüssigkeitsverlust ausgeht, haben sie auch keine Verschlußstopfen mehr.

Batteriesäurestand kontrollieren
Wartung Nr. 1

Auch bei den wartungsfreien Akkus sollte regelmäßig nach dem Flüssigkeitsstand gesehen werden, vielleicht wurde das destillierte Wasser durch einen defekten Lichtmaschinenregler »verkocht«.

- Die Batterieflüssigkeit muß mindestens bis zum unteren der beiden am Gehäuse auflackierten Striche reichen, zumindest aber die Plattenoberkanten gut abdecken.
- Bei abgesunkenem Flüssigkeitsstand Verschlußstopfen herausdrehen.
- Bei einer normal geladenen Batterie bis zum oberen Strich bzw. bis 15 mm über den Plattenoberkanten destilliertes Wasser auffüllen.
- In eine stark entladene Batterie nur so viel Wasser einfüllen, daß die Plattenkanten oben bedeckt sind. Beim Wiederaufladen steigt der Flüssigkeitsstand nämlich erheblich. Erst nach dem Laden bis zur oberen Marke nachfüllen.
- Die Wassermenge aus der Einfüllflasche muß gut dosierbar sein, sonst wird der Akku überfüllt.
- Eine überfüllte Batterie »kocht über«, die Säure tritt an den Verschlußstopfen aus und verursacht Korrosion und Säurekristalle.

Nur destilliertes Wasser verwenden

In den Akku darf niemals Batteriesäure, sondern nur destilliertes oder auch entsalztes (ionengetauschtes) Wasser gefüllt werden. Leitungswasser, Regenwasser und auch abgekochtes Wasser enthält leitfähige Salze und andere mineralische Stoffe, die der Batterie schaden.
Wenn Sie destilliertes Wasser nicht umsonst an Ihrer Tankstelle bekommen, kaufen Sie es noch am billigsten in der Drogerie oder Apotheke. Abgepacktes destilliertes Wasser an der Tankstelle ist meist wesentlich teurer.

Batterie ausbauen

Grundsätzlich muß vor dem Ausbau zuerst das Minuskabel abgenommen werden, damit beim weiteren Hantieren kein Kurzschluß auftreten kann.

- Mutter an der Klemme des Minuskabel lösen und Klemme vom Batteriepol abheben.
- Pluskabel lösen und abheben.
- Schraube der Halteleiste am Batteriefuß mit einem langen Steckschlüssel losdrehen, Schrauben und Leiste abnehmen.
- Batterie herausheben.
- Beim Einbauen zuerst den Pluspol anschließen, dann die Minusklemme. Ein Vertauschen der Kabelklemmen ist nur mit Gewalt möglich, denn der Plus-Polkopf ist dicker als der Minus-Polkopf. Auch ist die Pluspolklemme mit einer Kunststoffhülle versehen.

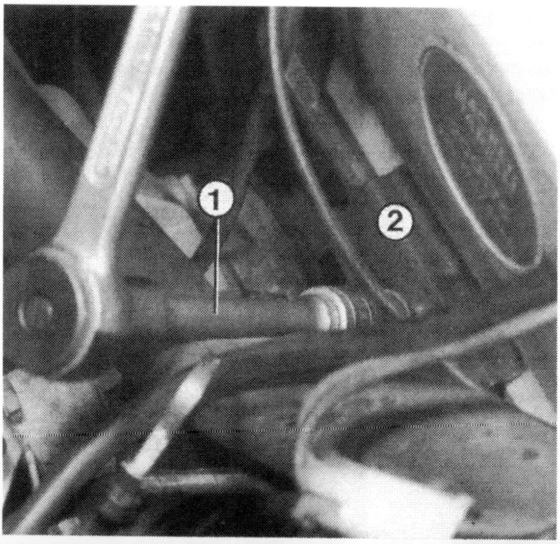

Batterie ausbauen: Hat man die Batterieklemmen entfernt (Reihenfolge siehe Bild ganz links), muß man mit einem langen Steckschlüssel (1) die Schraube der Halteleiste lösen. Halteleiste abnehmen und Batterie herausheben.

Batterie sauber halten

■ Ein verschmutztes Batteriegehäuse mit Kaltreiniger, Wasser und einer kräftigen Bürste säubern.
■ Oxidkristalle an den Batterieklemmen mit warmen Sodawasser abwaschen oder mit »Neutralon« von Varta behandeln.
■ Vorsichtig, daß kein Wasser, Schmutz oder Neutralon durch die Entlüftungsbohrungen der Verschlußstopfen in die Batterieflüssigkeit gelangt. Deshalb nicht auf den eingeschraubten Stopfen herumbürsten.
■ An den abgeschraubten Stopfen kontrollieren, ob ihre Entlüftungsbohrungen frei sind, sonst säubern.
■ Batteriepolköpfe und Kabelklemmen zum Schutz vor Oxidation mit Säureschutzfett (z. B. »Bosch Ft 40 v 1«) einstreichen. Kein Fett erhalten die Polkopfseiten und die Innenseiten der Klemmen, sonst kann es Kontaktschwierigkeiten geben.

Ladezustand der Batterie prüfen

Erscheint der Akku trotz richtigem Säurestand kraftlos, muß der Ladezustand geprüft werden. Auskunft darüber gibt das spezifische Gewicht der Batteriesäure. Sie brauchen für die Kontrolle einen speziellen Hebe-Säuremesser (Aräometer), den Sie sich bei der Tankstelle ausleihen können.
■ Batterie-Verschlußstopfen herausdrehen.
■ So viel Batteriesäure ansaugen, daß die Meßspindel frei schwimmt.
■ Säuregewicht ablesen. Es bedeuten: 1,28 kg/l – Batterie voll geladen, 1,20 kg/l – halb geladen, 1,12 kg/l – entladen.

Fingerzeig: *Es ist noch kein Unheil, wenn alle sechs Zellen eine gleichmäßig niedrige Säuredichte zeigen. Bei einer nicht zu alten Batterie genügt oft schon Nachladen. Bedenklich wird es jedoch, wenn eine einzige Zelle entladen ist. Hier sollte die Autoelektrik-Werkstatt prüfen, ob die Batterie noch brauchbar ist.*

Batterie laden
Ladegerät anschließen

Auch wenn die Batterie nichts zu leisten hat, will sie von Zeit zu Zeit geladen werden. Sie hat nämlich die Untugend, sich im Laufe der Zeit selbst zu entladen.
■ Bei einem normalen Ladegerät brauchen die Batteriekabel nicht abgenommen zu werden. Anders beim Schnellladen, siehe nächsten Abschnitt.
■ Die Verschlußstopfen können eingeschraubt bleiben. Das sich beim Laden bildende Gas, siehe Fingerzeig unten, kann durch die Entlüftungsbohrungen in den Stopfen entweichen.
■ Der Ladestrom soll anfangs etwa 10 Prozent der Batteriekapazität betragen, also etwa 4,5 Ampere beim 45-Ah-Akku, und sich während der Ladung automatisch heruntersteuern.
■ Die Batterie ist voll geladen, wenn ihre Säuredichte innerhalb von zwei Stunden nicht mehr ansteigt.

Fingerzeig: *Beim Batterieladen wird das destillierte Wasser teilweise zersetzt. Es bilden sich Gasblasen aus Wasserstoff und Sauerstoff – das hochexplosive Knallgas. Wenn mit hohem Strom geladen wird, für gute Durchlüftung des Raumes sorgen. Beim Laden der Batterie in deren Nähe nicht rauchen und kein offenes Feuer verwenden. Auch Funken beim Ab- oder Anklemmen des Laders bzw. der Batteriekabel können das Knallgas entzünden.*

Schnelladen der Batterie

Wem es zu lange dauert, bis das Ladegerät die Batterie wieder aufgeladen hat, kann seinen Akku bei der Tankstelle oder Werkstatt schnelladen lassen. Aber nur ganz gesunde Batterien überstehen diese Roßkur, die etwa eine Stunde dauert und bei der mit 40 und mehr Ampere geladen wird. Ältere Batterien können dagegen durch die Schnelladung vollends ihr Leben aushauchen – das kostet dann eine neue (ohnehin bald fällige) Batterie. Beachten Sie:
□ Beide Batteriekabel müssen abgenommen werden. Durch den hohen Ladestrom können die empfindlichen Dioden des Drehstrom-Generators, das Radio und bei den neueren Modellen das Steuergerät der Transistorzündung Schaden nehmen.
□ Verschlußstopfen herausdrehen und lose in die Öffnungen stecken, da der Akku bei der Schnelladung erheblich »gast«. Bei abgenommenen Stopfen sprüht durch

die aufsteigenden und zerplatzenden Gasblasen ein feiner Säurenebel aus der Batterie, der sich rundum niederschlägt. Dann Umgebung des Akkus mit Plastikfolie oder Zeitungen abdecken.

Starten mit leerer Batterie

Starthilfekabel

Wenn der Wagen nicht zufälligerweise an einer abschüssigen Straße steht, wo Sie ihn zum Starten des Motors hinunterrollen lassen können, geht es am einfachsten mit einem Satz Starthilfekabel.
Achten Sie beim Kauf auf folgendes: Eine Kabellänge von 2,5 m genügt. Der Kabelquerschnitt muß ohne Isolierung gemessen 10 mm^2 betragen. Für gute Leitfähigkeit und Handhabung sollte das Kabel aus vielen Kupferadern bestehen. Zur Kontrolle eine Grifftülle zurückschieben. Dabei sehen Sie auch, ob das Griffende fest auf den blanken Draht gepreßt ist. Die Polzangen müssen kräftig ausgebildet sein und starke Andruckfedern besitzen. Zu dünne Kabel werden während des Startvorgangs so heiß, daß die Isolierung schmilzt und Sie sich beim Abnehmen der Klemme die Hände verbrennen können.

- Hilfsfahrzeug so dicht an den Visa heranfahren lassen, daß die Batterien beider Wagen durch die Starthilfekabel miteinander verbunden werden können.
- Kontrollieren Sie, ob in Ihrem stromlosen Fahrzeug sämtliche Stromverbraucher abgeschaltet sind.
- Ein Kabel an beide Pluspole anklemmen.
- Das andere Starthilfekabel zuerst am Minuspol der entladenen und dann an der geladenen Fremdbatterie anschließen.
- Motor des Hilfswagens mit mittleren Drehzahlen laufen lassen, damit die Lichtmaschine kräftig Spannung liefert.
- Falls der Motor nicht gleich anspringt, dem Anlasser zwischendurch eine Abkühlungspause gönnen, Hilfsmotor weiterlaufen lassen, wodurch die leere Batterie schon etwas nachgeladen wird.
- Beim Abklemmen der Starthilfekabel zuerst die Klemme vom Minuspol der geladenen Fremdbatterie abnehmen.

Wagen anschieben

Mit zwei Helfern läßt sich der Visa bei einwandfreier Zündanlage anschieben.

- Zündung einschalten.
- 1. Gang einlegen. Im 2. oder 3. Gang wird der Motor und damit die Lichtmaschine beim Anschieben zu langsam durchgedreht, so daß die Stromversorgung für die Zündanlage nicht ausreicht.
- Kupplung durchtreten, Wagen anschieben lassen, bis er in Schwung ist.
- Kupplung schnell kommen lassen, der Wagen macht einen Hopser und müßte anspringen.
- Sofort wieder Kupplung treten und den Motor durch Gasgeben am Laufen halten.

Wagen anschleppen

Suchen Sie sich zum Anschleppen einen schlepperfahrenden Helfer aus, damit nicht durch Ungeschick größerer Schaden entsteht.

- Zündung einschalten.
- 2. Gang einlegen und Kupplungspedal durchtreten.
- Der Zugwagen muß langsam anfahren, damit beim Schleppen mit Seil dieses allmählich straffgezogen wird.
- Bei etwa 15 km/h die Kupplung langsam kommen lassen, dabei die rechte Hand an den Handbremshebel legen.
- Ist der Motor angesprungen, Kupplung treten und Gas geben.
- Handbremse sanft ziehen, damit Sie dem Vordermann nicht ins Heck rollen.
- Schleppfahrer ein Hupsignal geben.
- Gang herausnehmen, Kupplung loslassen.
- Mit der Handbremse zusammen mit dem Schleppwagen langsam abbremsen.

Die Lebensdauer der Batterie

Wenn der Akku im Auto alt werden soll, muß er absolut fest eingebaut sein (Rütteln verursacht Schäden an den Bleiplatten), der Säurestand darf nicht so weit absinken, daß die Platten oben im Trockenen stehen, und die Batterie sollte immer voll geladen sein, aber nicht überladen werden.
Als Mittelwert gilt ein Batterieleben von 3 bis 4 Jahren. Wenn Sie das eben Gesagte beherzigen, kann die Leistungsbereitschaft aber noch verlängert werden.

Kleinkraftwerk

Der Begriff »Lichtmaschine« hält sich hartnäckig, obwohl die von ihr erzeugte Energie nur zu einem geringen Teil in Licht umgewandelt wird. Ebenso wichtige, wenn nicht wichtigere Verbraucher werden nämlich auch von ihr mit Strom beliefert. Denken Sie nur an die verschiedenen elektronischen Bauteile, die beim Visa eingebaut sind. Dreht sich der Motor nicht, so muß anstelle des Kleinkraftwerks die Batterie vorübergehend die Stromversorgung aufrecht erhalten.

Der Drehstrom-Generator

In unseren Visa-Modellen sind Drehstrom-Lichtmaschinen eingebaut, die mit einem Keilriemen vom Motor angetrieben werden. Diese Stromerzeuger sind sehr robust gebaut und halten 80 000 km und mehr. Allerdings erzeugt dieser Generator Wechselstrom, mit dem wir ja in unseren Visa nichts anfangen können, denn alle Verbraucher und die Batterie arbeiten mit Gleichstrom. Die Gleichrichtung des Wechselstroms besorgen Halbleiter-Dioden, die in der Lichtmaschine eingebaut sind. Sie sind sehr empfindlich gegen hohe Spannung.

Umgang mit dem Drehstrom-Generator

☐ Bei laufendem Motor darf kein Kabel zwischen Akku und Lichtmaschine gelöst bzw. angeschlossen werden. Dadurch kann die Spannung schlagartig ansteigen (Spannungsspitze) und eine Diode »verheizt« werden.
☐ Ohne richtig angeschlossene und intakte Batterie darf die Drehstrom-Lichtmaschine nicht laufen. Der Akku dient als Spannungsbegrenzer für den Generator, gewissermaßen als Puffer gegen Überspannungen.
☐ Sämtliche Kabelanschlüsse im Verbund Lichtmaschine-Batterie-Masse müssen ganz fest sitzen. Schon ein Wackelkontakt kann zu Spannungsspitzen führen.
☐ Beim Schnelladen der Batterie und beim elektrischen Schweißen an der Karosserie müssen beide Kabel vom Akku abgenommen werden.

Lichtmaschinenleistung

In den Visa-Modellen ist eine Lichtmaschine eingebaut, die eine **Leistung von 33 A** hat. Bei einer **maximalen Spannung von 14 V** sind das rund **462 Watt.** Das Übersetzungsverhältnis von Lichtmaschine zu Motor beträgt 1:2. Die Lichtmaschine dreht somit doppelt so schnell wie der Motor. Daraus ergibt sich, daß bei erhöhter Leerlaufdrehzahl schon bereits 2/3 der Leistung erbracht wird.

Eigenhilfe Drehstrom-Generator

Wartungsarbeiten am Drehstrom-Generator fallen nicht an, wenn man einmal vom wirklich selten notwendigen Schleifkohlenwechsel (siehe rechte Seite) absieht. Tiefergehende Schäden an der Lichtmaschine sind mit Heimwerkermitteln nicht zu beheben.

Der Spannungsregler

Bekanntlich liefert die Lichtmaschine mit zunehmender Drehzahl mehr Strom und, würde sie nicht geregelt, auch mehr Spannung. Würden Spannung und Strom nicht geregelt, wäre das gleiche zu beobachten wie beim Fahrrad-Dynamo: Je schneller Sie fahren, um so heller wird das Licht.
Derartige Stromschwankungen würden aber die Verbraucher im Visa zerstören, zumindest jedoch ständig die Sicherungen durchbrennen lassen. Darum muß der Spannungsregler für ausgeglichene Verhältnisse sorgen. Der Regler ist im Drehstrom-Generator integriert.

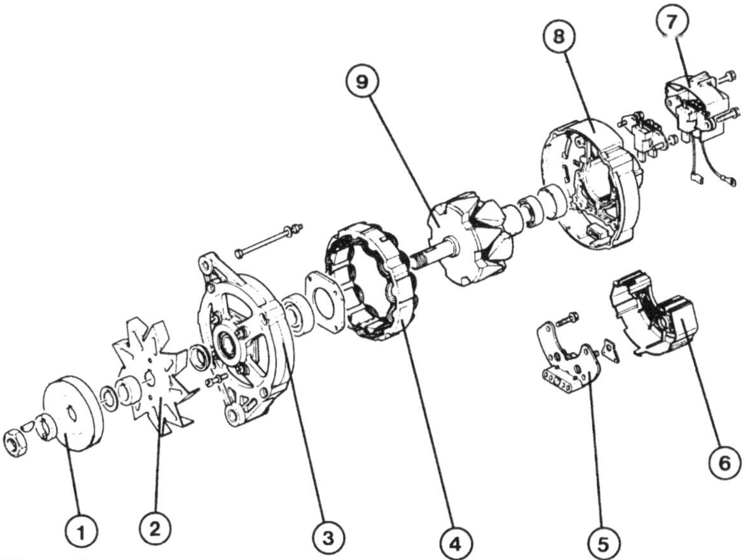

Dieses Bild zeigt den Aufbau des Drehstrom-Generators: 1 – Keilriemenscheibe; 2 – Kühlventilator; 3 – Lagerschild; 4 – Ständerwicklung; 5 – Diodenplatte; 6 – Diodengehäuse; 7 – Spannungsregler mit Bürstenhalteplatte; 8 – Gehäuse; 9 – Klauenpolläufer.

Spannungsregler prüfen

Wenn Sie Zweifel an der Spannungsregelung haben, können Sie dies mit einem Voltmeter prüfen: Ob Sie nun ein Modell mit Reihenmotor oder Boxermotor haben, ist dabei unwesentlich, da beide Modelle den gleichen Regler haben.

- Voltmeter zwischen Klemme B+ der Lichtmaschine und Masse anklemmen.
- Motor mit 3000/min drehen lassen.
- Die Regulierspannung muß 13,8 Volt betragen.
- Messen Sie eine höhere Ladespannung, ist der Regler defekt und muß ausgetauscht werden.
- Zu niedrige Spannung kann evtl. an abgenutzten Schleifkohlen liegen.

Bosch-Schleifkohlen kontrollieren

- Halteschrauben am Regler lösen.
- Regler herausklappen, damit die Kohlenbürsten nicht hängen bleiben.
- Überstand der Schleifkohlen messen.
- Sie müssen mindestens noch 5 mm lang sein, sonst müssen sie ersetzt werden.

Bosch-Schleifkohlen auswechseln

Die Schleifkohlen sind am Regler mit ihren Anschlußlitzen an einem Halter angelötet. Sie brauchen als Werkzeug daher einen Lötkolben.

- Anschlußlitzen auslöten, Schleifkohlen herausziehen.
- Druckfedern von den alten Kohlen abziehen und auf die neuen stecken.
- Anschlußlitzen anlöten.

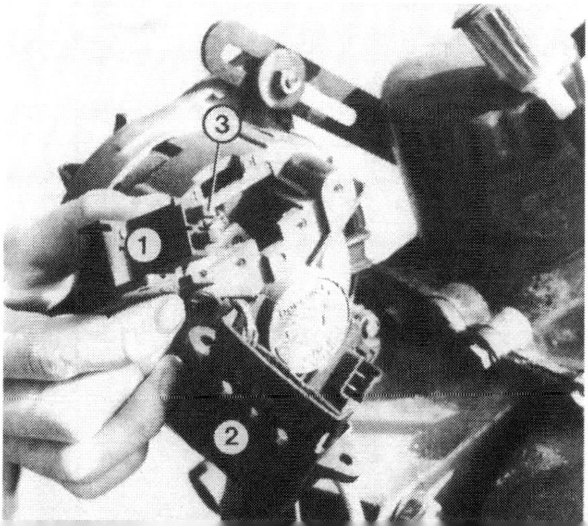

Will man die Länge der Kohlebürsten (3) kontrollieren, muß zuerst der Regler (2) abgeschraubt werden. Jetzt kann man den Bürstenhalter (1) herausnehmen und die Kohlen überprüfen.

Ducellier-Schleifkohlen kontrollieren

■ Beide Halteschrauben des Reglers auf der Rückseite der Lichtmaschine herausdrehen.
■ Regler mit Schleifkohlenhalter herausklappen.
■ Länge der herausstehenden Kohlen messen.
■ 5 mm Restlänge müssen vorhanden sein, sonst Kohlen wechseln.

Ducellier-Schleifkohlen auswechseln

Bei dieser Lichtmaschine können die Kohlen nicht aus ihrer Halterung gelöst werden. Der Halter muß vom Regler abgeschraubt und getauscht werden.
■ Halteschrauben vom Regler lösen.
■ Halter vom Regler abschrauben.
■ Kabelanschluß lösen und Halter vom Regler abnehmen.
■ Kabelanschluß am neuen Halter anschrauben.
■ Schleifkohlenhalter am Regler anschrauben und Regler montieren.

Keilriemenspannung prüfen
Wartung Nr. 17

Je nach Motortyp – Vierzylinder oder Zweizylinder – wird auch die Lichtmaschine unterschiedlich angetrieben.
Bei den Vierzylindermotoren wird mit demselben Keilriemen die Lichtmaschine und Wasserpumpe angetrieben. Beim luftgekühlten Boxer-Motor entfällt ja Wasserpumpe, somit wird hier mit dem Keilriemen lediglich die Lichtmaschine in Drehung versetzt. Aus diesem Grund sind die Keilriemen auch unterschiedlich lang und haben entsprechend auch eine andere Spannung.
Die Werkstatt hat ein Meßgerät, Tensiometer, mit dem die Spannung geprüft wird. Als Heimwerker können Sie sich ruhig noch auf die »Daumenprobe« verlassen.

Reihenmotor

■ Zwischen Wasserpumpe und Drehstrom-Lichtmaschine den Keilriemen mit kräftigem Fingerdruck eindrücken.
■ Bei richtiger Spannung darf dies **10–15 mm** tief möglich sein, andernfalls nachspannen.

Boxermotor

■ Keilriemenschutz entfernen (siehe unten).
■ Zwischen den beiden Riemenscheiben von Kurbelwelle und Lichtmaschine muß man den Keilriemen **ca. 10 mm** eindrücken können.
■ Ggf. nachspannen.

Keilriemen spannen

■ Klemmschraube am Spannbügel des Generators lockern. Beim Boxermotor muß dazu erst das Schutzblech des Keilriemens entfernt werden.
■ Unten an der Lichtmaschine einen kräftigen Schraubenzieher oder eine stabile Stange ansetzen und den Generator vom Motor weg drücken.
■ Gleichzeitig mit der anderen Hand die Klemmschraube festziehen.
■ Läßt sich die Lichtmaschine nicht bewegen, muß der Schwenkbolzen der Lichtmaschine gelockert werden.
■ Nach dem Keilriemenspannen den Motor kurz laufen lassen und Spannung kontrollieren, ggf. nochmals spannen.
■ Falls der Schwenkbolzen gelockert wurde, diesen zuletzt wieder anziehen.

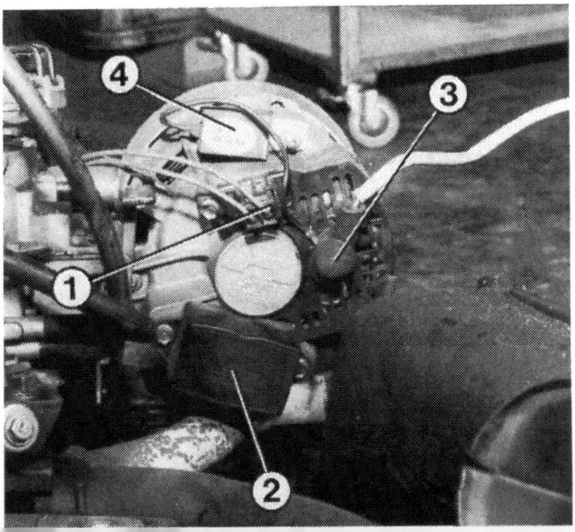

Die Rückseite der Lichtmaschine des Boxermotors zeigt: 1 – Doppelstecker; 2 – Spannungsregler; 3 – Spannungskabel + Pol; 4 – Entstörkondensator.

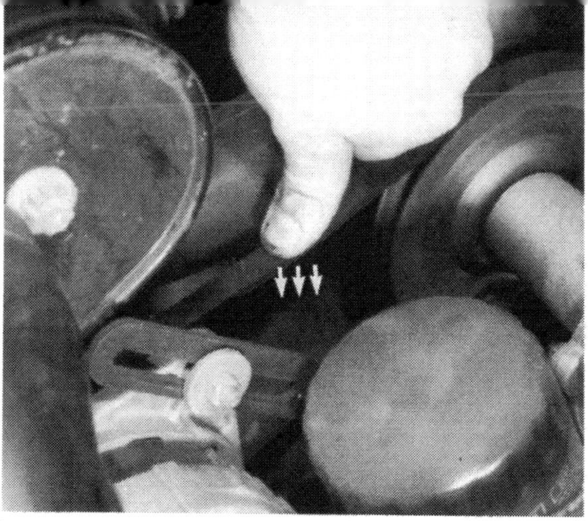

Beim Reihenmotor wird die Keilriemenspannung zwischen den Keilriemenscheiben von Lichtmaschine und Wasserpumpe geprüft.

Keilriemenzustand kontrollieren

Wartung Nr. 16

Keilriemen sind leider nicht so langlebig, wie vielfach angenommen wird, vor allem dann, wenn die Riemenspannung zu selten kontrolliert wurde.

□ Zu geringe Spannung bewirkt neben mangelhafter Leistungsübertragung auf Lichtmaschine und Wasserpumpe (beim Reihenmotor) hohen Riemenschlupf, dadurch steigende Riementemperatur und frühzeitigen Flankenverschleiß.

□ Ist die Spannung so gering, daß bei scharfem Beschleunigen die Kurbelwellen-Riemenscheibe unter dem Keilriemen durchdreht, zeigen sich ungleichmäßige Schleifspuren auf den Riemenflanken.

□ Wurde der Keilriemen häufig zu stramm gepannt, führt das zu unnötiger Flankenbelastung, und auch die Lager von Lichtmaschine und Wasserpumpe (Reihenmotor) werden über die Maßen beansprucht. Der Riemen dehnt sich vorzeitig bis zur »Erschlaffung«, dann reicht der Nachspannweg nicht mehr aus. Durch zu stramme Spannung verrichtet der Riemen mehr Walkarbeit, wird ebenfalls zu heiß und kann im Unterbau anbrechen.

■ Drehen Sie zur Kontrolle des Riemens den Motor einige Male ganz durch, damit Sie auch wirklich alle Flächen des Keilriemens sehen können. Oft hat der Riemen nämlich nur einen einzigen, aber tiefen Riß, der bei der Kontrolle möglicherweise genau auf der Riemenscheibe zu liegen kommt.

■ Einen angerissenen oder ausgefransten Riemen umgehend ersetzen.

Keilriemen abnehmen und montieren

Ein Keilriemen darf auf keinen Fall mit einem Schraubenzieher o. ä. über die Riemenscheiben »gewürgt« werden, sonst ist der nächste Riemenschaden schon vorprogrammiert.

Folgende Riemengrößen werden bei den entsprechenden Motoren verwendet.

□ **Boxermotor 9,5 x 785**

□ **Reihenmotor 9,5 x 913**

Hierbei ist zu beachten, daß je nach Fabrikat die Längen der Keilriemen geringfügig differieren.

■ Am Spannbügel der Lichtmaschine die Klemmschraube losdrehen.

■ Schwenkbolzenschrauben ebenfalls losdrehen und Lichtmaschine zum Motor hin schwenken.

■ Zweizylinder: Keilriemenschutzblech abnehmen.

■ Kühlergrill und Kühlerventilator abschrauben.

■ Keilriemen abnehmen.

Generator ausbauen

■ Minuskabel der Batterie abnehmen.

■ Stecker abziehen.

■ Massekabel am Generatorgehäuse lösen, falls vorhanden.

■ Keilriemen abnehmen.

■ Am Spannbügel Klemmschraube entfernen.

■ Mutter vom Schwenkbolzen der Lichtmaschine abschrauben.

■ Schwenkbolzen herausziehen, dabei den Generator festhalten.

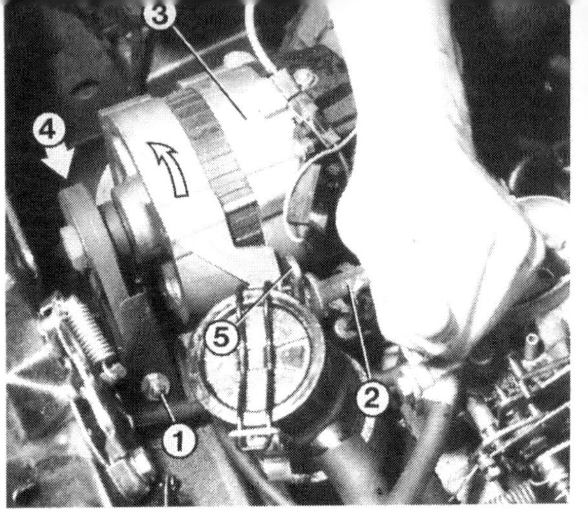

Keilriemenspannen beim Boxermotor: Die Lichtmaschine (3) wird von Hand oder mit einem großen Schraubenzieher in Pfeilrichtung gedrückt. Mit einem Gabelschlüssel (2) zieht man am Spannbügel (5) die Klemmschraube fest. Ist die Keilriemenspannung richtig (4), so muß nun anschließend das Schutzblech des Keilriemens aufgesetzt und mit der Schraube (1) befestigt werden.

Gerissener Keilriemen

Wenn während der Fahrt plötzlich die rote Ladekontrolleuchte aufleuchtet, müssen Sie gleich nachschauen, ob der Keilriemen gerissen ist. Meistens ist damit ein dumpfer Aufprall im Motorraum verbunden.
Ist er gerissen und haben Sie keinen Ersatz dabei, so hat das je nach Motor unterschiedliche Folgen:

□ **Für den Reihenmotor bedeutet dies das Ende der Reise!**
Denn hier wird ja, wie schon erwähnt, mit dem Keilriemen auch die Wasserpumpe angetrieben. Und ein Ausfall der Pumpe hätte zur Folge, daß das Kühlmittel nicht mehr im Kreislauf zirkuliert. Folge: Das stillstehende Wasser beginnt zu kochen, und durch die Überhitzung brennt die Zylinderkopfdichtung durch. Ein Schaden, der sehr teuer werden kann.
Weiterfahren im Schneckentempo ist übrigens sträflicher Leichtsinn.

□ **Mit den Zweizylinder-Modellen können Sie fröhlich weiterfahren!** Das heißt, so lange, wie die Batteriekapazität ausreicht. Die Batterie wird ja jetzt nicht mehr geladen.

Behelfs-keilriemen Boxermotor

Bei den Boxermotoren raten wir Ihnen von einem Behelfskeilriemen, wie er unten beschrieben ist, sehr ab, zumal man auch ohne ihn bis zur nächsten Werkstatt fahren kann. Denn zum einen ist er schwierig zu montieren, zum anderen streift er allzu leicht am Ölkühler und Ventilatorflügel und kann an diesen Teilen, aber auch am Motor selber Schaden anrichten.

Reihenmotor

Ein Nylon- bzw. Perlonstrumpf oder -strumpfhosenbein kann beim Reihenmotor noch vor dem Abschleppen retten, wenn sich eine mitfahrende Dame zu solchem Opfer bereit erklärt. Der Strumpf darf ruhig Löcher oder Laufmaschen haben.

- Strumpf mit aller Gewalt langziehen – keine Angst, er reißt nicht.
- Gedehnten Strumpf so stramm wie irgend möglich über die drei Keilriemenscheiben legen.
- Nochmals strammziehen und die Enden sorgfältig verknoten.
- Überstehende Enden nicht zu kurz abschneiden, damit sich der Knoten nicht wieder löst.
- Wenn vorhanden, zweiten Strumpf zur Verstärkung stramm um die Riemenscheiben schlingen.
- Motor starten und beobachten, ob sich Wasserpumpe und Lichtmaschine einwandfrei mitdrehen.
- Ggf. versuchen, den Strumpf-Keilriemen nachzuspannen.
- Klappt es nicht, den Not-Keilriemen lediglich um die Kurbelwellen- und Wasserpumpen-Riemenscheibe legen – bis zur nächsten Werkstatt kommen Sie auch ohne Lichtmaschine.
- In diesem Fall muß der Strumpf besonders stramm verknotet werden, denn Sie haben keine Nachspannmöglichkeit.

Fahren mit defekter Lichtmaschine

Wenn die Lichtmaschine oder ihr Regler streikt, ist die Weiterfahrt noch nicht gefährdet, denn die Batterie kann hilfreich einspringen.
Bei Tag reicht der Batteriestrom noch eine ganze Weile, obwohl die Zündspule zum Aufbau eines brauchbaren Zündfunkens eine Mindestspannung benötigt und der Akku meist nur zu 2/3 geladen ist. Die herkömmliche Zündanlage braucht lediglich rund 25 Watt, die leistungsstärkere Transistorzündung etwa das Doppelte. Je nach Batterie-Kapazität reicht es dann zu mindestens 5 und höchstens 10 Stunden Fahrt. Im Winter kommt erschwerend hinzu, daß die Batterie schwächer auf der Brust ist. Außerdem brauchen Sie das Licht schon wesentlich früher. Deshalb:

- □ Die Fahrt nicht unnötig unterbrechen. Der Anlasser braucht besonders viel Strom. Wenn möglich, den Wagen anrollen lassen.
- □ Heizbare Heckscheibe, Gebläse und Radio sollten Sie nicht einschalten.
- □ Nachts ohne Fernlicht und Nebelscheinwerfer fahren.
- □ Mit dem Scheibenwischer möglichst sparsam umgehen.
- □ Elektrische Anschlüsse an der Lichtmaschine abnehmen, damit sich die Batterie nicht über den defekten Generator oder Spannungsregler in kürzester Zeit entladen kann.

Die Ladekontrolle

Die Kontrolleuchte im Armaturenbrett hat zwei Plus-Anschlüsse, und zwar einerseits von der Klemme D+ des Generators und andererseits über die Mehrfachsteckverbindung der Leiterfolie hinten am Kombiinstrument vom Zündschloß. Mit Einschalten der Zündung erhält die Kontrolleuchte Strom, die Lichtmaschine steht aber noch, so daß der spannungslose D+-Kontakt als »Minus« wirkt. Die Kontrolllampe leuchtet auf, denn zwischen dem von der Batterie versorgten Bordnetz und dem noch stehenden Generator herrscht eine Spannungsdifferenz. Wird der Motor gestartet und hat die Lichtmaschine ihre Ladedrehzahl erreicht, verbindet der Spannungsregler den Stromerzeuger mit der Bordelektrik. Nun kommt der Plusstrom vom Zündschloß und zusätzlich von Klemme D+. Damit besteht keine Spannungsdifferenz mehr, die Kontrolleuchte verlöscht.
Überdies hat die Ladekontrolle im Verbund mit einer Drehstrom-Lichtmaschine noch eine spezielle Funktion: Sie muß durch Weiterleiten des Batteriestroms beim Einschalten der Zündung die Drehstrom-Lichtmaschine »vorerregen«, damit diese schon aus niedrigen Drehzahlen heraus Strom liefern kann.

Fingerzeige: *Vielleicht haben Sie beobachtet, daß manchmal die Ladekontrolle brennen bleibt, wenn Sie den warmgefahrenen Motor ohne Gas starten und er in niedriger Leerlaufdrehzahl weiterläuft. Hierbei ist die Vorerregung der Drehstrom-Lichtmaschine zu schwach, sie liefert noch keinen Strom. Sobald Sie auf das Gaspedal tippen, verlöscht das rote Licht – alles ist wieder in Ordnung. Diese Erscheinung ist normal und deutete keinen Schaden an.*
Die Ladeleitung der Lichtmaschine kann am Mehrfachstecker durch Schwingungen brechen. Dann fällt die Stromversorgung ohne Warnung durch die Ladekontrolle bis zur fast völligen Entleerung der Batterie aus.

Nicht immer wird geladen

Ob die Batterie von der Lichtmaschine geladen wird, beweist das Verlöschen der Kontrollampe nicht, es besagt nur: Zwischen Batterie und Lichtmaschine besteht keine Spannungsdifferenz.
Wenn im Motorleerlauf beispielsweise sämtliche Stromverbraucher eingeschaltet sind, leuchtet die Ladekontrolle nicht auf, obwohl der Batterie mehr Strom entnommen wird, als die Lichtmaschine liefert – aber es besteht keine Spannungsdifferenz zur Batterie.

Störungsbeistand
Batterie und Lichtmaschine

Die Störung	– ihre Ursache	– Ihre Abhilfe
A Rote Ladekontrolle brennt nicht beim Einschalten der Zündung	1 Batterie leer	Mit Starthilfekabeln starten oder Wagen anschleppen
	2 Batteriekabel gebrochen, Kabelklemmen lose oder oxidiert	Batteriekabel und -klemmen kontrollieren

Die Störung	– ihre Ursache	– ihre Abhilfe
A Rote Ladekontrolle brennt nicht beim Einschalten der Zündung (Fortsetzung)	3 Kabelweg zwischen Zündschloß, Kontrollampe und Lichtmaschine unterbrochen	Stromweg mit Prüflampe kontrollieren
	4 Massekabel zwischen Lichtmaschine und Motorblock gebrochen	Kabel kontrollieren
	5 Schleifkohlen abgenutzt	Schleifkohlen erneuern
	6 Spannungsregler defekt	Regler austauschen
	7 Lichtmaschine schadhaft	Lichtmaschine instandsetzen lassen
	8 Nach zu heftiger Motorwäsche: Eingedrungene Feuchtigkeit hat einen isolierenden Schmierfilm zwischen den Schleifringen und Kohlen gebildet	Lichtmaschine mit Druckluft ausblasen oder Schleifringe und Kohlen sauberreiben
B Ladekontrolle brennt oder glimmt bei laufendem Motor	1 Keilriemen lose	Riemen spannen
	2 Mangelnder Kontakt an Kabelanschlüssen oder unterbrochene Kabel	Kabelanschlüsse und Kabel prüfen
	3 Siehe A 5, 6 und 7	
C Batterieoberfläche feucht	1 Batterie überfüllt	Zuviel eingefülltes destilliertes Wasser durch Überladen herausgasen. Keine Säure absaugen
	2 Batterieverschlüsse verstopft	Entlüftungslöcher säubern
	3 Siehe A 6	
D Batterie gast stark	Siehe A 6	

Der Anlasser

In Schwung bringen

Selbst der größte und kräftigste Motor muß von außen her in Schwung gebracht werden. Was früher eine schweißtreibende Arbeit war – der Motor mußte ja von Hand angekurbelt werden – erledigt heute ein kleiner Elektromotor. Freilich nur in Zusammenarbeit mit einer einwandfrei arbeitenden Zündanlage und einer gut geladenen Batterie. Ist diese nicht oder nur mangelhaft geladen, kann nach alter Väter-Sitte wieder Hand angelegt werden, zwar nicht mehr mit der Kurbel, sondern in Form von Anschieben.

Die Bauart

Der Anlasser beim Visa ist ein »Schubschraubtrieb-Starter«. Bei ihm bewirkt der Zündschlüsseldreh in Stellung »Start« folgendes:

□ Das (meistens) schwarze Kabel vom Zündschloß liefert Spannung an den oben auf dem Anlasser sitzenden Magnetschalter.

□ Dadurch schiebt ein Einrückhebel das Zahnritzel des Anlassers auf einem Steilgewinde der Ankerwelle in den Zahnkranz des Motor-Schwungrades.

□ Beim Eingreifen des Ritzels schaltet der Magnetschalter den vollen Batteriestrom ein, so daß der Anlasser den Motor erst nach dem Einspuren des Ritzels kräftig durchdreht.

□ Ist der Motor angesprungen, wird das Ritzel aus dem Schwungrad wieder ausgespurt.

Anlasser ausbauen

■ Massekabel an der Batterie abnehmen.
■ Kabel am Magnetschalter abnehmen.
■ Vierzylinder: Drei Schrauben an der Kupplungsglocke lösen, sowie die zwei am hinteren Stützblech.
■ Zweizylindermotor: Zwei Schrauben an der Kupplungsglocke lösen.
■ Anlasser abnehmen.

Magnetschalter ausbauen

■ Anlasser demontieren.
■ Je nach Fabrikat drei Schlitzschrauben oder Muttern am Halteflansch des Magnetschalters lösen.
■ Magnetschalter abziehen und aus dem Einrückhebel aushängen.

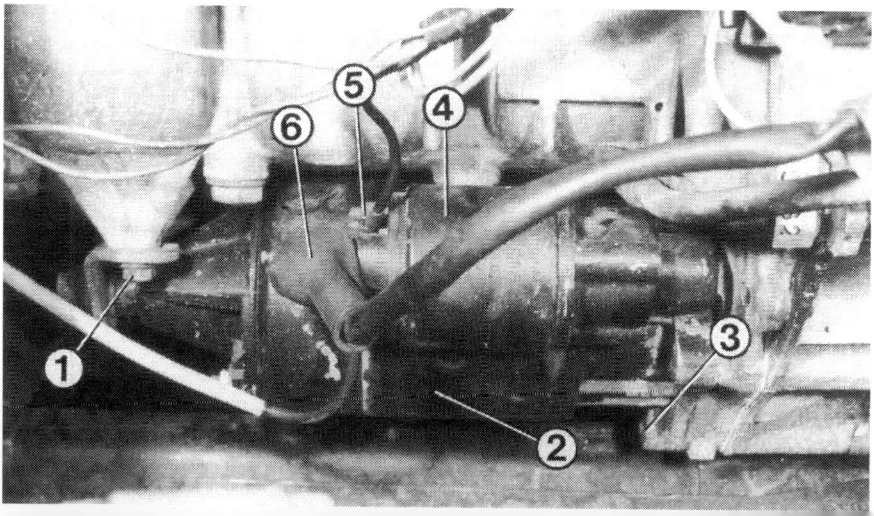

Der Anlasser des Reihenmotors: Folgende Teile sind in diesem Bild zu erkennen: 1 – Anlasserhalterung; 2 – Anlasser; 3 – Halteschraube des Anlassers an der Kupplungsglocke; 4 – Magnetschalter; 5 – Anschluß vom Zünd/Anlaßschloß; 6 – Pluspol von der Batterie.

Der zerlegte Anlasser:
1 – Gehäusedeckel; 2 – Feldspule; 3 – Anker; 4 – Gehäuse; 5 – Einrückhebel; 6 – Magnetschalter; 7 – Magnetschaltergehäuse.

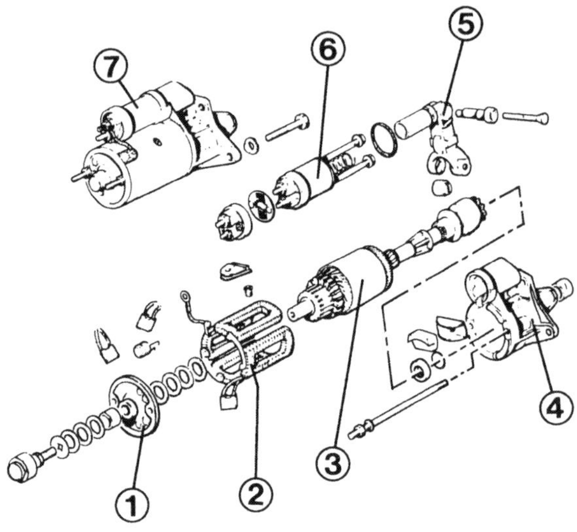

Anlasser-Schleifkohlen auswechseln

Wenn der Anlasser streikt, sind möglicherweise nur seine Schleifkohlen abgenutzt. Diese Kohlebürsten sind angelötet. Sie brauchen zum Austausch einen leistungsstarken Lötkolben, mindestens 250 Watt. Haben Sie keinen solchen, können Sie die Kohlen auch bei der Autoelektrik-Werkstatt einlöten lassen, während Sie den Anlasser selbst aus- und einbauen.

- Anlasser ausbauen.
- An der hinteren Seite des Anlassers Deckel abnehmen und den darunterliegenden Lagerdeckel ebenfalls abschrauben.
- Sicherungsscheibe und Einstellscheiben vom darunter liegenden Wellenstumpf abnehmen.
- Beide Muttern am Anlasser-Gehäusedeckel herausdrehen und Deckel abnehmen.
- Länge der Schleifkohlen an der Halteplatte messen. Mindestlänge: 13 mm.
- Verbrauchte Kohlen mit einer Zange zerdrücken.
- Freies Ende der Kupferlitze blank kratzen.
- Litze in die Bohrung der neuen Kohlebürste stecken, und mit einem Körner das Litzenende etwas spreizen.
- Kohle anlöten, dabei die Kabellitze dicht an der Kohle mit einer Flachzange halten, damit kein Lot in der Litze hochsteigt.

Störungsbeistand Anlasser

Nicht immer wird Ihnen unser Störungsbeistand so weit helfen, daß der Anlasser den Motor auch zum Laufen bringt. Aber Sie können Ihren Visa immer noch anschieben oder anschleppen lassen, wie auf Seite 189 beschrieben.

Die Störung	– ihre Ursache	– ihre Abhilfe
A Beim Drehen des Zündschlüssels in Startstellung dreht der Anlasser zu langsam oder gar nicht	1 Kontrollampen brennen schwach oder verlöschen	
	a) Batterie entladen	Mit Starthilfekabeln starten
	b) Kabelanschlüsse lose oder oxidiert	Kabelanschlüsse kontrollieren
	c) Anlasser hat Masseschluß	Anlasser überholen lassen
	2 Kontrollampen brennen hell, Klicken aus Richtung Anlasser	Kurz auf den Magnetschalter klopfen. Dreht der Anlasser weiterhin nicht:
	a) Kohlebüsten bzw. deren Anschlüsse im Anlasser gelöst	Kohlebürsten überprüfen

Die Störung	– ihre Ursache	– ihre Abhilfe
A Beim Drehen des Zündschlüssels in Startstellung dreht der Anlasser zu langsam oder gar nicht (Fortsetzung)	b) Kontakte im Magnetschalter verschmort	Magnetschalter ersetzen
	c) Anlasserwicklung schadhaft	Anlasser überholen lassen
	3 Kontrollampen brennen hell, keinerlei Geräusche	
	a) Anschluß am Magnetschalter lose	Anschluß überprüfen
	b) Leitung vom Zündschloß zum Magnetschalter unterbrochen	Leitung mit Prüflampe kontrollieren
B Anlasser läuft, ohne den Motor durchzudrehen	1 Ritzel verschmutzt	Ritzel reinigen
	2 Einrückvorrichtung klemmt	Anlasser überholen lassen
	3 Verzahnung des Ritzels oder des Motorschwungrads beschädigt	Wagen bei eingelegtem Gang ein Stück vorschieben. Erneut starten. Beschädigte Teile ersetzen lassen
C Anlasser läuft weiter, obwohl Zündschlüssel losgelassen wurde	1 Magnetschalter hängt und schaltet nicht ab	Zündung sofort abschalten, notfalls Batterie abklemmen. Magnetschalter ersetzen
	2 Zünd-/Anlaßschalter defekt	Zünd-/Anlaßschalter ersetzen
D Ritzel spurt nach Anspringen des Motors nicht aus	1 Rückstellfeder des Einrückhebels lahm oder gebrochen	Zündung sofort abschalten. Reparieren lassen
	2 Verzahnung des Ritzels bzw. des Motorschwungrads verschmutzt oder beschädigt	Reinigen bzw. schadhafte Teile ersetzen lassen

Geballte Ladung

Damit der Benzinmotor für uns arbeitet, muß das hoch komprimierte Kraftstoff/Luft-Gemisch im Verbrennungstakt entzündet werden. Dazu braucht es eine geballte Ladung an Energie, und zwar in Form von elektrischer Spannung. Diese bewirkt, daß an der in den Verbrennungsraum ragenden Zündkerze ein kräftiger Funken überspringt – und das Gemisch entzündet.

Zündung allgemein

Damit an der Zündkerze, genauer, an deren Elektroden, im Verbrennungsraum überhaupt ein Funke überspringen kann, muß dort zwischen der positiven und der negativen Elektrode eine Spannung von mindestens 20 000 Volt vorhanden sein. Die Batterie liefert aber lediglich 12 Volt. Das heißt: Die Batteriespannung muß gewaltig hochtransformiert werden. Ferner geht es beim Funkenüberschlag nicht nur um Zehntel- oder Hundertstel-, sondern um Tausendstelsekunden. Kommt die Zündung nur einen Bruchteil zu spät oder zu früh, so nimmt die Leistung des Motors ab. Nicht zu vergessen die Menge der Funken, die hier benötigt wird:
Dreht ein Motor mit rund 3000 Touren pro Minute, dann verlangt jeder Zylinder 25 Funken pro Sekunde, das sind beim Vierzylindermotor zusammen 100 in der Sekunde. Und jeder dieser Funken muß nicht nur kräftig sein, sondern auch zu einer genau definierten Zeit überspringen.

Verschiedene Zündanlagen

Bei den Visa-Modellen sorgen unterschiedlich arbeitende Zündanlagen für den notwendigen Zündfunken.

- □ Vierzylinder-Motor: Bis Modelljahr 1980 herkömmliche Spulenzündung (SZ). Ab Modelljahr 1981 kontaktlose Transistor-Spulen-Zündung (TSZ).
- □ Zweizylinder-Motor: Vollelektronische Zündung (VEZ).

Da diese Zündanlagen im Aufbau ziemlich verschieden sind, finden Sie auf den folgenden Seiten einen Zusatzvermerk an den Überschriften. »Nur SZ« bedeutet, daß hier lediglich die Transistorzündung angesprochen ist. »Nur VEZ« weißt darauf hin, daß es sich hier ausschließlich um die Zündanlage der Zweizylinder-Motoren handelt.

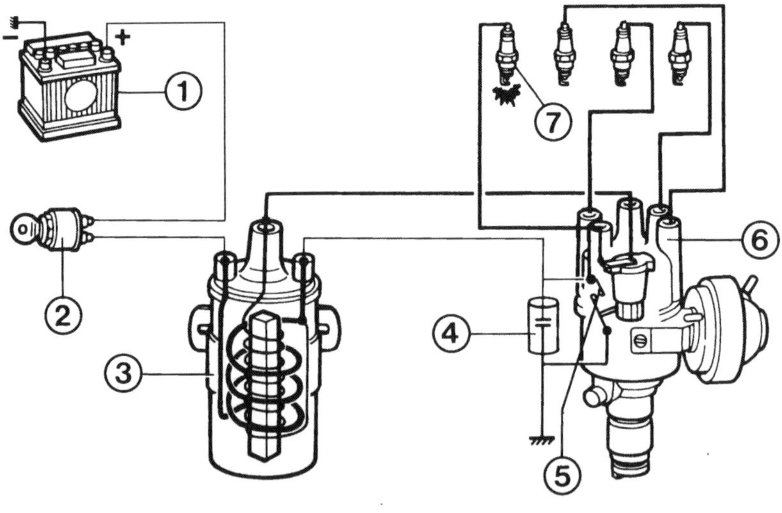

Schematischer Aufbau der herkömmlichen Spulenzündung: 1 – Batterie; 2 – Zünd/Anlaß-Schalter; 3 – Zündspule; 4 – Kondensator; 5 – Unterbrecher; 6 – Zündverteiler; 7 – Zündkerze.

Um den Unterschied zu den modernen Zündanlagen, wie sie in den neuen Visa-Modellen eingebaut sind, verständlicher zu machen, ein kurzer Abstecher zur herkömmlichen Zündanlage:
Bei dieser Batteriezündung fließt Strom aus dem Autoakku (über das Zündschloß und diverse Kabel) in die sogenannte Primärwicklung der Zündspule. Sie besteht aus wenigen Windungen eines dicken Drahts. Unter der Wirkung des Stroms baut sich um den Eisenkern der Zündspule ein kräftiges Magnetfeld auf. Nähert sich der Kolben in seinem Zylinder dem Punkt, da die angesaugte und verdichtete Ladung gezündet werden soll – dem »Zündzeitpunkt« –, so wird der Strom zur Primärwicklung der Zündspule unterbrochen. Und zwar von einem Kontakt, der Unterbrecher heißt, unten im Verteilergehäuse sitzt und vom Motor bewegt wird.
Mit dem Ausschalten des Stroms bricht das Magnetfeld um den Eisenkern der Zündspule zusammen. Dabei passiert folgendes: In der sogenannten Sekundärwicklung, die aus sehr vielen Windungen eines dünnen Drahts besteht, entsteht ein Hochspannungs-Stromstoß von einigen zigtausend Volt. Er wird über den Verteiler – der nichts weiter ist als ein rotierender Schalter – derjenigen Zündkerze zugeleitet, die in der Zündfolge des Motors gerade an der Reihe ist. Das Gemisch wird entzündet, der Motor dreht sich weiter, der Unterbrecherkontakt schließt sich, und das Spiel läuft von neuem ab.
Bei der herkömmlichen Spulenzündung ist die **Hochspannung nicht gefährlich,** weil dabei nur geringe Stromstärken auftreten.

Funktion der herkömmlichen Spulenzündung

Die Tansistorzündung verfügt ebenfalls über eine Zündspule, die für die Hochspannung sorgt, und einen Verteiler, der diese Hochspannung reihum auf die Zündkerzen verteilt. Nur der Unterbrecher ist nicht mehr vorhanden – er war es ja, der die Leistung der herkömmlichen Anlage beschränkte.
Statt des Unterbrechers besitzt die TSZ einen Impulsgeber. Dieser besteht aus einem Rotor mit 4 Armen (Anzahl der Zylinder) aus nicht magnetischem Werkstoff. Dreht ein Arm an dem Dauermagneten vorbei, so bewirkt er eine Änderung des Magnetfeldes. Der Impuls geht zum Steuergerät und unterbricht den Strom zur Zündspule, das Magnetfeld bricht dadurch zusammen. Damit passiert das gleiche, wie wenn bei der Spulenzündung der Unterbrecher abhebt und den Strom zur Zündspule abschaltet – der Zündfunke entsteht. **Die hierbei entstehenden Spannungen sind gefährlich hoch.**

Transistor-Spulenzündung (TSZ)

Vollelektronische Zündanlage (VEZ)

Bauteile der Zündanlage

Da diese Zündanlage anders aufgebaut ist als die besprochenen, wollen wir sie auch eingehender beschreiben. Die Bezeichnungen im Text beziehen sich auf die Abb. unten und auf den folgenden Seiten.

- □ Zwei Impulsgeber am Kupplungsgehäuse (2 und 3)
- □ Unterdruckschalter (9)
- □ Elektronisches Steuergerät (1)
- □ Zündspule (5)

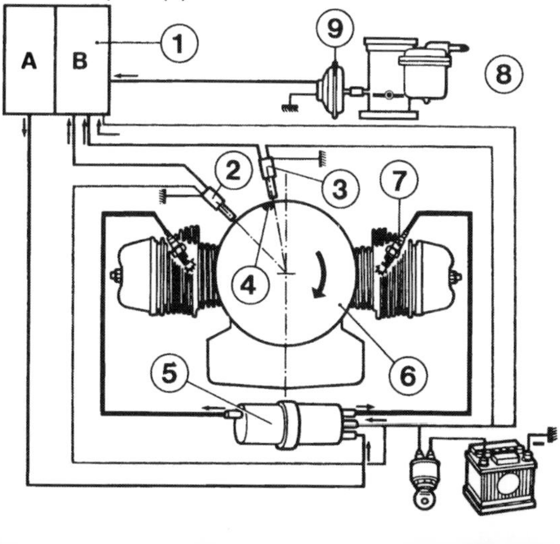

Schematische Darstellung der vollelektronischen Zündanlage des Boxermotors: 1 – Rechner, aufgeteilt in: A – Rechnerteil Zündenergie, B – Rechnerteil Zündzeitpunktverstellung; 2 – unterer Impulsgeber; 3 – oberer Impulsgeber; 4 – Kontaktstift; 5 – Zündspule; 6 – Schwungrad; 7 – Zündkerze; 8 – Vergaser; 9 – Unterdruckdose.

Angaben der einzelnen Bauteile

☐ **Die Impulsgeber** tasten den auf der Schwungscheibe angebrachten Kontakt ab und übermitteln so dem Steuergerät pro Schwungradumdrehung einen Impuls. Die Impulsfrequenz entspricht der Motordrehzahl.

☐ **Der Unterdruckschalter** mißt den Unterdruck im Ansaugrohr – was dem Lastzustand des Motors entspricht – und übermittelt diese Daten dem Steuergerät. Je nach Lastzustand korrigiert jetzt das Steuergerät den Zündzeitpunkt.

☐ **Das elektronische Steuergerät** hat nebst der schon erwähnten Steuerung des Zündzeitpunktes, bezogen auf die Last, auch die Steuerung des Zündzeitpunktes in Abhängigkeit der Drehzahl (Früh-Spätzündung) zu bewerkstelligen.
Weiter sorgt es dafür, daß die Zündspule, unabhängig von der Motordrehzahl, den erforderlichen Primärstrom – an die Zündkerze weiterleitet.
Er schaltet auch die Stromversorgung der Primärwicklung ab, sollte nach 4 bis 6 Sekunden kein Zündfunke (Sekundärabgabe) erfolgen, etwa bei stehendem Motor.

Arbeitsweise

In Bezug auf die Laufrichtung ist der eine Impulsgeber (3) im Zündzeitpunkt angeordnet – d. h. 10° vor dem oberen Totpunkt. Die Grundeinstellung des Zündzeitpunktes ist demnach lediglich durch die Anordnung des Impulsgebers gegeben. Die beiden Impulsgeber (2 und 3) bilden einen Winkel von 35°, das entspricht dem maximalen Zündverstellbereich in Abhängigkeit von Drehzahl und Belastung.
Bei einer Drehzahl unter 1000/min löst der Impulsgeber (3) den Zündfunken aus, also konstant bei 10° vor dem oberen Totpunkt. Bei Drehzahlen über 1000/min liefert, je nach Drehzahl, der Impulsgeber (2) dem Rechner ein Signal und entsprechend erfolgt die Zündung im Bereich von 35° bis 10° vor OT. Der Unterdruckgeber bewirkt seinerseits eine Zündverstellung, und zwar um 10° in Richtung »früh«, wenn die Drehzahl über 1000/min liegt und in der Saugleitung ein Unterdruck von über 150 mbar besteht.

Vorsichtsmaßnahmen im Umgang mit der TSZ und VEZ

Unsachgemäße Handhabung an der Transistorzündanlage kann das Leben des Betreffenden gefährden. Vom Impulsgeber im Zündverteiler können Spannungen bis zu 100 Volt mit hoher Stromstärke erzeugt werden. Auch die Zündpannung ist mit über 30 000 Volt doppelt so hoch wie bei der herkömmlichen Spulenzündung. Abgesehen davon können Bauteile der Zündanlage Schaden erleiden.

☐ Sämtliche elektrischen Leitungen – auch Anschlüsse von Prüfgeräten – nur bei ausgeschalteter Zündung ab- bzw. anklemmen.

☐ Soll der Motor vom Anlasser lediglich durchgedreht werden ohne anzuspringen, muß die Zündung lahmgelegt werden, siehe nächsten Abschnitt.

☐ Zur Motorwäsche darf der Motor nicht laufen, und die Zündung muß ausgeschaltet sein.

☐ Zur Starthilfe bei leerer Batterie mit einem Schnellader darf dieser höchstens eine Minute angeschlossen sein und die Spannung nicht über 16,5 V betragen.

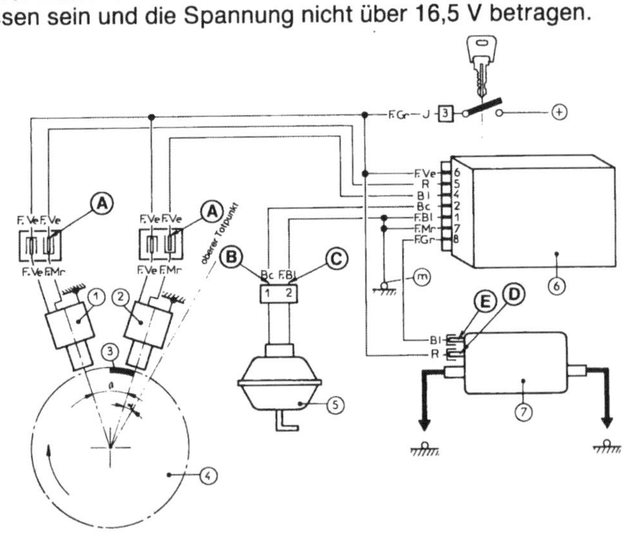

Dieses Schema zeigt die Zündanlage des Boxermotors. Die Teile sind: 1 – unterer Impulsgeber; 2 – oberer Impulsgeber; 3 – Kontaktstift; 4 – Schwungscheibe; 5 – Unterdruckdose; 6 – Rechner; 7 – Zündspule. Impulsgeber kontrollieren: Voltmeter »+« an (A), »–« an Masse. Schwungscheibe drehen. Anzeige am Voltmeter 5–7 V, wenn Kontaktstift unter dem zu messenden Impulsgeber ist, sonst 0,5–2 V. Unterdruckschalter kontrollieren: Voltmeter »+« an (B), »–« an (C); (Stecker nicht abziehen. Voltmeter schlägt aus und fällt beim Beschleunigen des Motors auf 0 V zurück. Kontrolle Stromunterbrechung der Primärwicklung. Voltmeter »+« an (D); rote Markierung, »–« an (E), Zündung einschalten. Voltmeter schlägt aus und fällt sofort auf 0 V zurück.

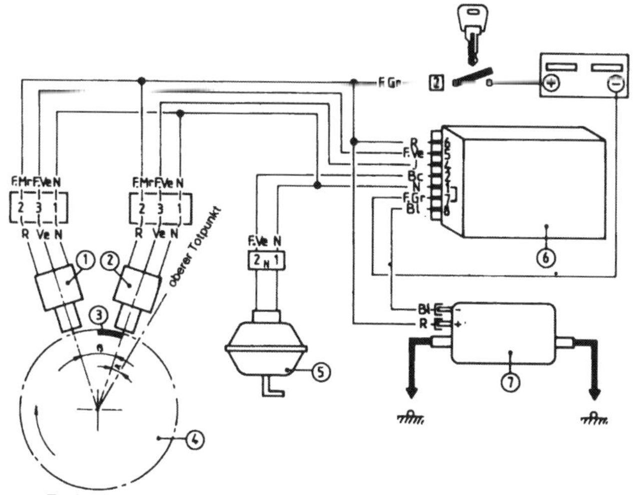

Da es immer wieder Ärger mit den Impulsgebern gab, wurde ab 7/82 die Zündanlage dahingehend geändert, daß nun drei Anschlüsse zu den Impulsgebern führen. Die Bedeutung der Zahlen siehe Abbildung unten links.

□ Bei einem bestehenden oder vermuteten Defekt an der Zündanlage zum Abschleppen des Fahrzeugs den Stecker am Zündungs-Schaltgerät abziehen.
□ An Klemme 1/–»RUP« der Zündspule keinen Kondensator anschließen.
□ Zündverteilerläufer nicht gegen einen beliebigen austauschen.
□ Zum elektrischen Schweißen am Fahrzeug müssen beide Kabel an der Batterie abgeklemmt werden.

Zündung lahmlegen

Das Schaltgerät der Zündanlage erleidet unweigerlich Schaden, wenn der Motor bei abgezogenem Hauptzündkabel vom Anlasser durchgedreht wird. Deshalb

■ Hauptzündkabel – bei ausgeschalteter Zündung – aus dem Zündverteilerdeckel ziehen.
■ An der Messingklemme des Zündkabels die Polzange eines Starthilfekabels anklemmen.
■ Andere Polzange des Starthilfekabels fest am Motorblock oder Getriebe (»Masse«) anklemmen.

Die Zündspule Vierzylinder

Wie die Zündspule prinzipiell funktioniert, haben wir zu Beginn des Kapitels beschrieben.
□ Ihren Primärstrom erhält sie an Klemme 15. Man findet dafür auch die Bezeichnung »+« oder »BAT«.
□ Über die Primärwicklung der Zündspule gelangt die Spannung von deren Klemme 1, »–« oder »RUP« zum Unterbrecher im »Untergeschoß« des Verteilers bzw. zum Schaltgerät der Transistorzündung. An Klemme 1 ist auch der Drehzahlmesser angeschlossen (siehe Seite 231).
□ Die Zündspannung von 20 000 Volt bzw. bei TSZ 35 000 Volt kommt aus der

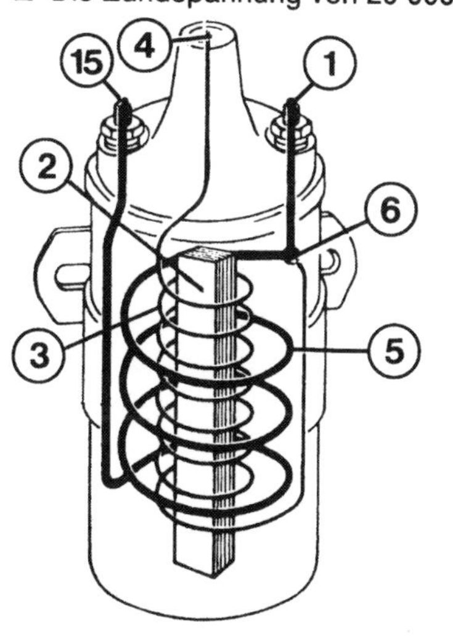

Die schematische Darstellung der Zündspule zeigt deren Verbindung zum Zündschloß über Klemme 15, den Kontakt zum Zündverteiler über Klemme 1, den Hochspannungsanschluß Klemme 4 sowie außerdem: 2 – lamellierter Eisenkern; 3 – Sekundärwicklung; 5 – Primärwicklung; 6 – gemeinsamer Wicklungsanschluß.

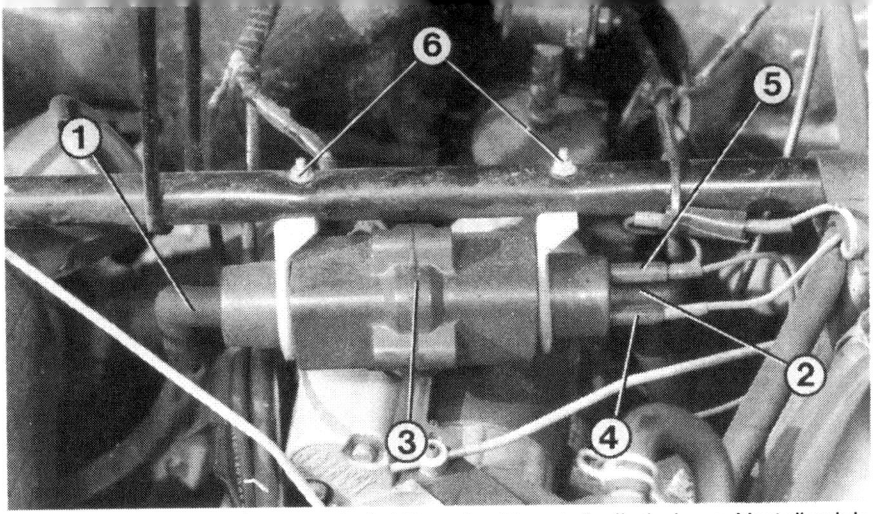

Zündspule Boxermotor. Auf dieser Abbildung ist zu erkennen: 1 – Zündkabel rechter Zylinder; 2 – Zündkabel linker Zylinder; 3 – Zündspule; 4 – Anschluß »BAT«; 5 – Anschluß »RUP«; 6 – Befestigung.

mittleren Klemme der Spule und wird über das Hauptzündkabel zum Verteilerdekkel weitergeleitet.
Die Zündspulen für normale Batteriezündung und Transistorzündung sind völlig unterschiedlich in ihren technischen Daten – nicht verwechseln.

Zweizylinder

Diese Zündspule ist eine Kuriosität im heutigen Automobilbau.
□ Sie besitzt im Gegensatz zu den üblichen Zündspulen zwei Sekundär- – also Hochspannungsanschlüsse. Man braucht beim Zweizylinder-Motor deshalb keinen Zündverteiler.
□ Den Primärstrom erhält sie über die Klemmen »BAT« (+) und »RUP« (–).

Zündanlage mit Motortestgeräten prüfen

Bevor wir auf die zahlreichen Fehlermöglichkeiten in der Zündanlage eingehen und das bei Heimwerkerei meist recht zeitraubende Fehlersuchen und die Einstellarbeiten beschreiben, ein Ratschlag für jene, die nicht eine plötzliche Störung unterwegs beheben müssen:
Jede gut ausgestattete Fachwerkstatt, ebenso die Bosch-Dienste und etliche qualifizierte Tankstellen verfügen über Motortestgeräte. Ein Fachmann erkennt in wenigen Minuten an seinen Meßgeräten und am Bildschirm des Oszilloskops, ob Zündspule, Impulsgeber und Steuergerät, Zündverteiler, Zündkabel und Zündkerzen einwandfrei sind oder wo eventuell ein Fehler steckt.
Dies gilt in besonderem Maß für unsere Transistorzündung, bei der erschwerend für die Eigenhilfe hinzukommt, daß sich manche Defekte nur bei versuchsweisem Austausch des Bauteils erkennen lassen.

Zündspule prüfen
nur SZ

Wenn Sie bei der nachfolgenden Kontrolle gar keinen Zündstrom feststellen können, brauchen Sie zur weiteren Überprüfung ein Voltmeter oder eine selbstgebastelte Behelfsprüflampe. Eine gewöhnliche Elektrik-Prüflampe zeigt nur, ob überhaupt Spannung anliegt, sagt aber nichts über den Widerstand der Spule. Genauer ist die Messung des Zündspulenwiderstands natürlich mit einem Ohmmeter.

■ Hauptzündkabel aus der Mittelbuchse des Zündverteilers ziehen und blankes Kabelende in eine Plastik- oder Holzwäscheklammer stecken.
■ Zündkabel mit 10 mm Abstand gegen Motorblockmetall halten und Motor von Helfer starten lassen.
■ Springen kräftige Funken über, ist die Zündspule wahrscheinlich in Ordnung. Hat es nicht gefunkt:
■ An Klemme 1 der Zündspule das meist grüne Kabel zum Unterbrecher abnehmen, damit der Stromweg über die Unterbrecherkontakte unterbrochen ist.
■ Zündung einschalten, die Kontrollleuchten müssen brennen.
■ Brennt nichts, ist die Primärwicklung der Zündspule unterbrochen. Brennt sie recht hell, herrscht Kurzschlußüberbrückung in der Zündspule. In beiden Fällen Spule ersetzen.

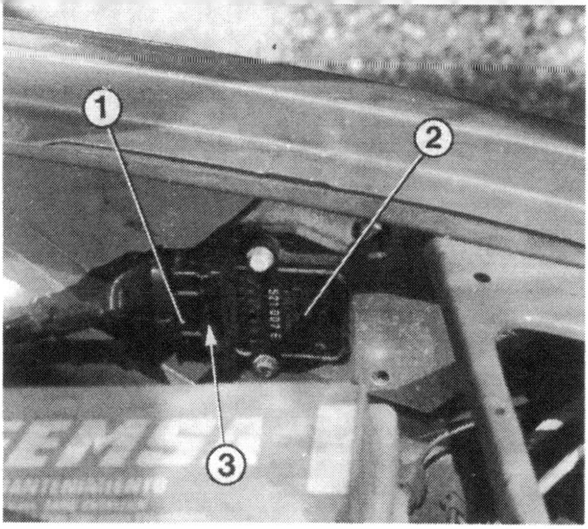

Das Steuergerät der TSZ-Anlage (2), auf Citroen-Deutsch auch Zündmodul genannt, ist an der linken Kotflügelwand befestigt. Fällt die Zündanlage aus, so kontrolliert man zuerst, ob der Stecker (1) richtig eingesteckt ist. 3 – Herstellungsdatum des Steuergerätes.

Fehlersuche an der Transistor-Zündanlage (TSZ und VEZ)

Wegen der gefährlich hohen Spannungen bei dieser Zündung ist zu allen Arbeiten besondere Vorsicht vonnöten (siehe »Vorsichtsmaßnahmen« auf Seite 202).

- Ein Zündkabel abziehen, Zündkerze herausschrauben.
- Zündkabel wieder auf die Kerze stecken und diese so auf dem Motorblock ablegen, daß sie Massekontakt hat.
- Motor von Helfer durchdrehen lassen.
- Springen kräftige Funken an der Kerzenelektrode über, ist Zündstrom vorhanden, allenfalls könnte der Zündzeitpunkt verstellt sein (Vierzylinder siehe Seite 212).
- Funkt nichts, versuchen Sie es mit einer anderen Kerze. Springen immer noch keine Funken über, muß die Zündanlage überprüft werden.
- Bei ausgeschalteter Zündung die Steckverbindungen an Steuergerät, Zündspule, Verteiler (Vierzylinder) auf festen Sitz und guten Kontakt prüfen.
- Springt der Motor jetzt beim Startversuch nicht an, muß die Zündspule überprüft werden.

Zündspule prüfen

Zum Überprüfen der Zündspulen benötigen Sie ein Ohmmeter mit den Meßbereichen: 0–1 Ω und 0–12 kΩ.

- Alle Leitungen an der Zündspule bei ausgeschalteter Zündung abziehen.
- Widerstand zwischen Klemme 1/– und 15/+ (Primärwicklung) messen. Sollwerte: Zweizylinder 0,6–0,8 Ω; Vierzylinder 1,1 Ω.
- Widerstand zwischen Klemme 1/– und 4 Hauptzündkabel (Sekundarwicklung) messen. Sollwerte: Zweizylinder ca. 10,2k Ω; Vierzylinder 4,75 kΩ.
- Ein Windungsschluß in der Zündspule läßt sich auf diese Weise allerdings nicht feststellen. Fehlt es an der Zündspannung, obwohl das Schaltgerät und der Impulsgeber in Ordnung sind (siehe nachfolgende Prüfpunkte), muß die Zündspule ersetzt werden.

Fehlersuche an der vollelektronischen Zündanlage (VEZ)

Startet der Motor nicht oder läuft er nur in bestimmten Drehzahlbereichen, so ist mit großer Wahrscheinlichkeit einer der Impulsgeber defekt (siehe Abb. Seite 206 oben).

□ Bei Defekt des Impulsgebers »1« (unterer) fällt der Motor bei allen Drehzahlen aus.

□ Bei Defekt des Impulsgebers »2« (oberer) fällt der Motor nur unter der Drehzahl von ca. 1100/min aus.

In beiden Fällen startet der Motor nicht mehr. Es kann aber vorkommen, daß er nach einer kurzen Wartezeit wieder anspringt. In jedem Fall müssen die beiden Impulsgeber geprüft werden.

Impulsgeber prüfen

- Rot markierten Stecker an der Zündspule abziehen.
- Am Impulsgeber »1« (siehe Abb. folgende Seite oben) die beiden Stecker

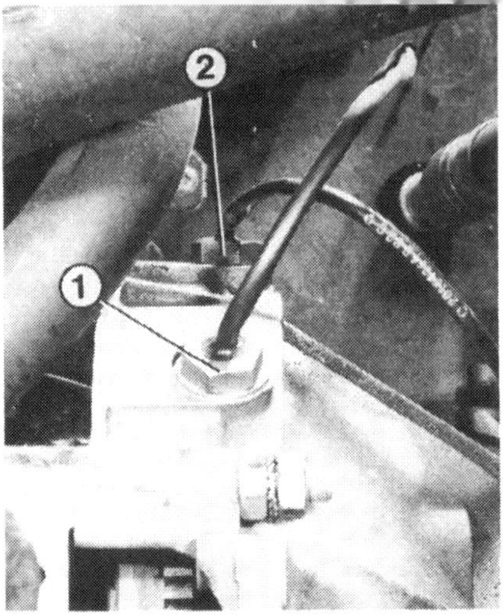

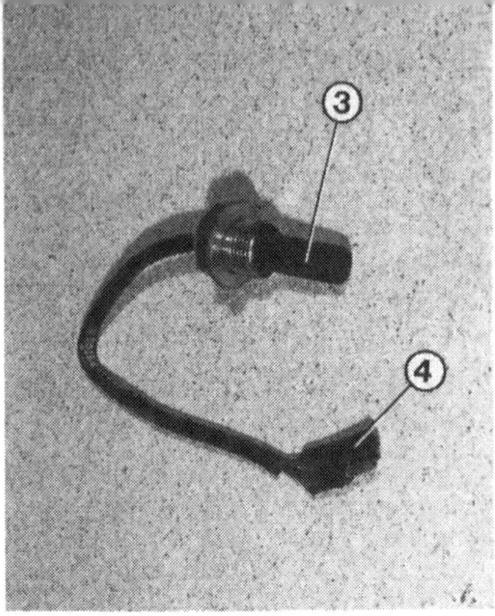

Links: Die Impulsgeber im eingebauten Zustand: 1 – oberer Impulsgeber; 2 – unterer Impulsgeber. Rechts der Impulsgeber ausgebaut: 3 – Impulsgeberspitze. Diese ist meistens sehr verschmutzt, was keinen Einfluß auf die Arbeitsweise des Gebers hat. 4 – Stecker, an welchem die Impulsgeber mit einem Voltmeter kontrolliert werden (siehe Seite 202 unten).

etwas auseinanderdrücken und ein Voltmeter anschließen: »+« an das braune Kabel am Impulsgeber, »–« an Masse.

■ Zündung einschalten.

■ Motor von einem Helfer mit Anlasser durchdrehen lassen.

■ Das Voltmeter muß 0,5–2 Volt anzeigen.

■ Wenn der Metallstift an der Schwungscheibe am Impulsgeber »1« vorbeiläuft, muß das Voltmeter auf 5–7 Volt ansteigen und danach wieder auf 0,5–2 Volt abfallen.

■ Wird keine Spannung von 5–7 Volt gemessen, so kontrolliert man zuerst, ob der Impulsgeber richtig festgezogen ist. Anzugsmoment 27–30 Nm.

■ Immer noch keine entsprechende Spannung, so muß der Impulsgeber erneuert werden.

■ Messen Sie gar keine Spannung, auch nicht 0,5–2 Volt, so ist das Steuergerät defekt.

■ Impulsgeber »2« wird in der gleichen Weise geprüft.

Kontrolle Unterdruckschalter

■ Am Stecker des Unterdruckschalters Meßgerät anschließen; Stecker aber nicht abziehen. »+« an weißes Kabel, »–« an blaues Kabel.

■ Motor starten und im Leerlauf drehen lassen. Das Meßgerät muß ausschlagen.

■ Motor beschleunigen, das Voltmeter muß nach kurzer Zeit 0 anzeigen. Haben Sie ein Manometer und Drehzahlmesser zur Hand, so können Sie den Unterdruckschalter ganz genau kontrollieren. Bei einer Drehzahl von mehr als 1050/min und einem Unterdruck von mehr als 150 mbar muß die Anzeige auf dem Voltmeter auf 0 zurückgehen.

■ Funktioniert der Unterdruckschalter nicht, was sich beim Fahren durch schlechtes Beschleunigungsverhalten bemerkbar macht, muß er ersetzt werden.

■ Zuvor kontrollieren Sie, ob sich nicht nur die Unterdruckleitung am Vergaser oder Schalter gelöst hat.

Fingerzeige: *Will der Zweizylinder-Motor nicht starten oder bleibt er plötzlich stehen, so sollten Sie als erstes die Impulsgeber kontrollieren. Denn die vollelektronische Zündanlage arbeitet nicht immer einwandfrei. Wenn die Impulsgeber feucht werden, geben sie keinen richtigen Kontakt mehr. Darum wurden ab Modelljahr 1981 standfestere eingebaut. Aber auch diese neuen Impulsgeber vertragen keine Motorwäsche mit einem Dampfstrahlgerät.*
Auf einer längeren Reise raten wir, einen Ersatz-Impulsgeber mitzunehmen.

Der Zündverteiler Vierzylinder-Motoren

Dieses Teil der Zündanlage erfüllt wesentlich mehr Funktionen, als man seinem Namen entnehmen kann:

☐ Im Oberteil liefert der sich drehende Verteilerfinger den hochgespannten Strom an die einzelnen Zündkerzen.

☐ Darunter hat der Unterbrecher bzw. Impulsgeber seinen Platz.

☐ Außen am Verteiler sitzt bei der Spulenzündung der Kondensator des Unterbre-

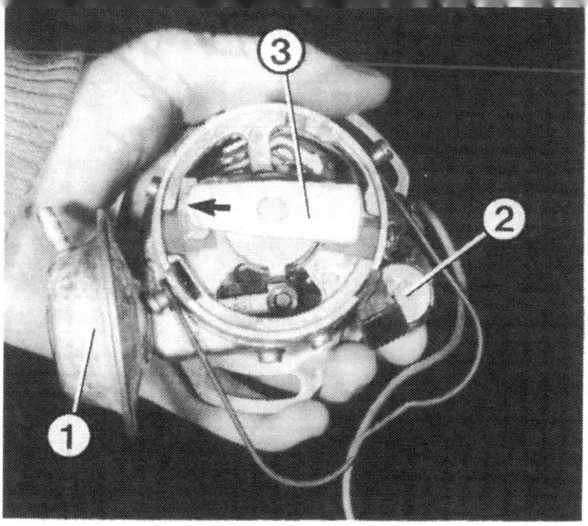

Zur besseren Übersicht haben wir den Zündverteiler der Spulenzündung ausgebaut. Die folgenden Teile sind nun zu erkennen: 1 – Unterdruckdose; 2 – Kondensator; 3 – Verteilerfinger, welcher auf die Markierung Zylinder 1 zeigt.

chers (siehe nächste Seite).
□ Die Verteilerwelle ist zweigeteilt und beinhaltet die mechanische Zündzeitpunktverstellung (siehe Seite 210).
□ Seitlich am Verteiler ist die Unterdruckdose der Unterdruck-Zündverstellung (Seite 211) angebracht.

Arbeiten und Kontrollen am Zündverteiler

Da der Zündverteiler direkt von der obenliegenden Nockenwelle angetrieben wird, liegt er, bedingt durch die Neigung des Motors, tief unten im Motorraum. Vor allem bei der Spulenzündung ist dies sehr störend, denn Einstellarbeiten müssen auf engstem Raum und oftmals ohne richtige Sicht erfolgen. Mit Hilfe eines kleinen Spiegels, den man so hält, daß man von oben in den Verteiler hineinsieht, kann man sich behelfen.

Verteilerdeckel, -finger und Staubschutzdeckel abnehmen

- Blech-Halteklammern des Deckels mit einem Schraubenzieher abdrücken.
- Verteilerdeckel abnehmen, die Zündkabel bleiben aufgesteckt.
- Verteilerfinger abziehen, darunterliegenden Staubschutzdeckel abnehmen.
- Staubdeckel beim Einbau so auflegen, daß seine Haltenase in die Aussparung im Verteilergehäuserand zu liegen kommt.
- Der Verteilerfinger besitzt eine angegossene Erhebung, die in die Aussparung in der Verteilerwelle einrastet.
- Auch der Verteilerdeckel besitzt als Verdrehsicherung eine angegossene Nase, die in den Einschnitt im Verteilergehäuse einrasten muß.

Zündverteiler kontrollieren

- Verteilerkappe abnehmen. Sie muß innen und außen sauber sein, damit keine Strombrücke über Schmutz. Abrieb oder Feuchtigkeit den Zündstrom ableitet.
- Die Kontaktkohle in der Mitte muß glatt und glänzend sein, sich leicht einfedern lassen und, ohne zu klemmen, wieder zurückfedern.
- Der Verteilerfinger darf an seiner Kontaktzunge und über der Vergußmasse des Entstörwiderstands zwischen Mittelkontakt und der Zunge nicht verschmort sein.
- Bleistiftartige Striche im Verteilerdeckel sind Brandspuren von Kriechströmen, die sich über Schmutz oder Feuchtigkeit einen Weg gebahnt und eingebrannt haben.
- Behelfsmäßige Abhilfe schafft hier Auskratzen mit einem Schraubenzieher oder Messer und Überstreichen mit Alleskleber, Nagellack oder im Notfall auch Lippenstift.

Verteiler ausbauen

- Zylinder 1 auf Zündzeitpunkt stellen (siehe Seite 52).
- Verteilerdeckel abnehmen.
- Halteschrauben des Zündverteilers losdrehen, Verteiler abnehmen.
- Beim Einbau muß die OT-Markierung auf der Schwungscheibe gegenüber der »0«-Markierung stehen (Bild Seite 212).
- Verteilerwelle so drehen, daß der

■ Verteiler einsetzen, anschließend Zündung einstellen (siehe Seite 203). Verteilerfinger zur Marke am Verteilergehäuserand zeigt.

Der Unterbrecher
nur SZ

Der Unterbrecher sitzt ziemlich zugebaut im Verteiler. Um ihn zu sehen, müssen Sie Verteilerdeckel und -finger sowie den Staubschutzdeckel abnehmen (siehe Vorseite).
Gegen Masse isoliert, sitzt er auf der Unterbrecherplatte und löst bei seinem Abheben den Zündfunken aus (siehe Seite 201).

Der Kondensator
nur SZ

Außen am Verteiler sitzt ein silberner kleiner Metallzylinder – der Kondensator. Er ist je nach Fabrikat der Zündspule mit der Klemme 1, »–«, »RUP« verbunden und hat die Aufgabe, den beim Öffnen des Unterbrechers entstehenden Funken so weit als möglich zu unterdrücken. Er ist also ein sogenannter Funkenlösch-Kondensator.

Kondensator prüfen

Schwache oder gar keine Zündfunken oder stark verschmorte Unterbrecherkontakte, die noch nicht lange im Betrieb sind, können vom Kondensator verursacht werden. Behelfsmäßige Prüfung:

■ Verteilerdeckel, -finger und Staubschutzdeckel abnehmen.

■ Motor von Helfer starten lassen.

■ Springen zwischen den Unterbrecherkontakten starke Funken über, dürfte der Kondensator defekt sein.

■ Kabel von Klemme 1 der Zündspule abziehen, Prüflampe zwischen dieses Kabel und die jetzt freie Klemme 1 schalten.

■ Motor von Helfer starten lassen.

■ Blinkt die Lampe an und aus, hat der Kondensator zumindest keinen Kurzschluß.

■ Eine weitergehende Prüfung ist nur mit einem entsprechend ausgelegten Meßgerät möglich. Aber langes Prüfen lohnt sich nicht. Ein neuer Kondensator kostet nicht viel. Wenn er verdächtig ist: Austauschen.

Unterbrecherkontakte prüfen SZ bis Modelljahr '80
Wartung Nr. 39

Das ständige Öffnen und Schließen des Stromkreises bewirkt an den Kontakten des Unterbrechers (Hammer und Amboß) unvermeidbaren Verschleiß durch Abbrand, Verschmoren oder Metallwanderung.
Wollte man stur nach Wartungsplan verfahren, müßten die Unterbrecherkontakte alle 15 000 km erneuert werden. Sie halten jedoch im allgemeinen – vor allem dann, wenn die Zündanlage in Ordnung ist – länger durch. Deshalb wird der sparsame Heimwerker die Kontaktflächen erst einmal prüfend mustern. Dazu Verteilerdekkel, -finger und Staubschutzdeckel abnehmen, wie auf Seite 207 beschrieben.
Das Aussehen der Kontaktflächen des Unterbrechers bedeutet:

□ **Silberartig, wie hell poliert:** Zündanlage in Ordnung.

□ **Starke Höcker- und Kraterbildung an den Kontaktflächen:** Kontakte abgenutzt.

□ **Grauer Überzug an den Kontaktflächen:** Oxidation durch zu geringen Kontaktabstand, zu schwache Feder oder klemmenden Unterbrecherhebel.

□ **Blau angelaufen:** Zündspule oder Kondensator defekt.

□ **Schwarze Verkrustungen:** Öl, Fett oder Schmutz auf die Kontakte geraten.

Unterbrecherkontakte säubern

■ Verkrustete oder verschmutzte Kontakte mit einem scharfkantigen Schraubenzieher oder Taschenmesser blankschaben. Keine Feile oder Schmirgelleinen verwenden.

■ Wattestäbchen in Tetrachlorkohlenstoff (als Reinigungsmittel in der Drogerie erhältlich) tauchen und Kontakte damit abwischen.

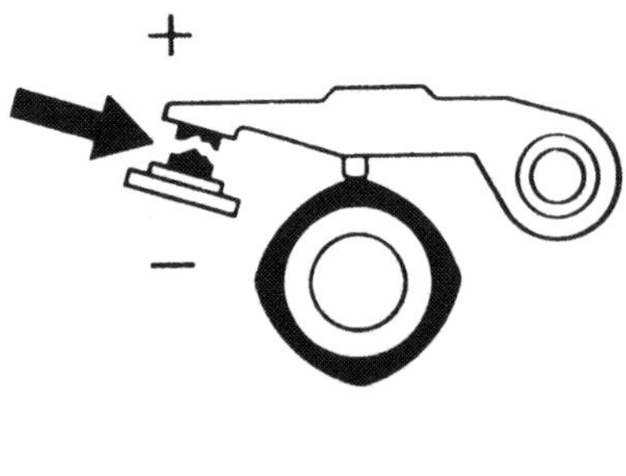

Durch Metallwanderung bildet sich mit zunehmender Laufzeit am Amboß des Unterbrecherkontakts ein Höcker und am Hammer ein entsprechender Krater.

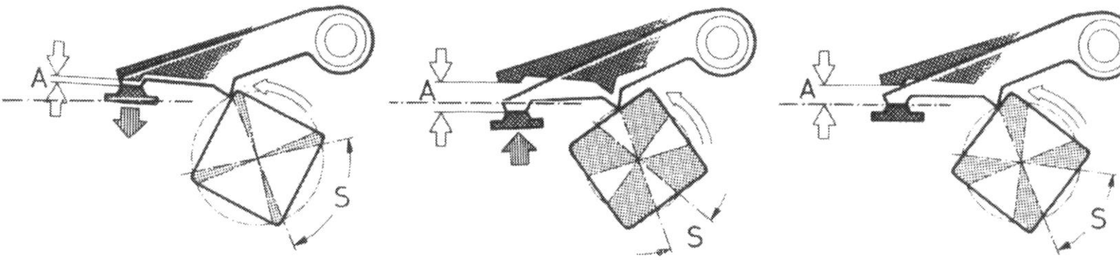

Verbrauchte Unterbrecherkontakte müssen durch neue ersetzt werden. Sind die alten Kontakte blau angelaufen oder verschmort, genügt der Austausch allein nicht, es muß auch nach dem Fehler in der Zündanlage gesucht werden (Kondensator oder Zündspule).

Unterbrecherkontakte austauschen

SZ bis Modelljahr '80

Unterbrecher-Kontaktabstand (A) und Schließwinkel (S) sind voneinander abhängig. Links zu kleiner Abstand und zu großer Schließwinkel; in der Mitte zu großer Abstand, zu geringer Winkel; rechts richtige Einstellung.

- Verteilerdeckel, -finger und Staubschutzdeckel abnehmen.
- Kabelstecker des Verbindungskabels zum Unterbrecher innen am Verteiler abziehen.
- Halteschraube des Kontaktsatzes herausdrehen, Kontakte herausnehmen.
- Lagerwelle des Unterbrecherhebels mit einen Tropfen Motoröl schmieren.
- Verteilerwelle abreiben und die vierkantige Nockenbahn mit einer dünnen Schicht Bosch-Fett Ft 1 v 4 bestreichen.
- Am Unterbrechergleitstück an der zur Lagerwelle hin zeigenden Seite eine stecknadelkopfgroße Menge desselben Fettes auftragen.
- Neue Kontakte so einbauen, daß der Zapfen an der Unterseite in die Bohrung der Verteilergrundplatte einrastet.
- Schließwinkel und Zündzeitpunkt einstellen (siehe unten und Seite 211).

Unterbrecherkontakt und Schließwinkel

(nur SZ)

Wenn Sie den Motor bei abgenommenem Verteilerdeckel, -finger und Staubschutzdeckel von einem Helfer durchdrehen lassen, können Sie beobachten, wie jede Nocke der Verteilerwelle den Unterbrecherhammer vom Amboß abhebt. Wie lange die beiden Unterbrecherkontaktflächen zwischen den einzelnen Nocken geöffnet und geschlossen sind, hängt vom Abstand der Unterbrecherkontakte ab (siehe auch die Zeichnungen oben).

□ Ist der Abstand bei voller Kontaktöffnung nur gering, bleiben die Unterbrecherkontakte bis zum nächsten Abheben verhältnismäßig lange geschlossen.

□ Bei großem Kontaktabstand werden die Kontakte dagegen schon nach relativ kurzer Zeit wieder geöffnet.

Den Winkel, um den sich die Verteilerwelle mit ihren Nocken vom Beginn bis zum Ende der »Schließzeit« dreht, nennt man Schließwinkel.

Schließwinkel einstellen

(nur SZ)

- Schließwinkeltester anschließen.
- Motor starten und Meßwert bei Leerlaufdrehzahl ablesen – er muß **57° ± 2°** bzw. **63 ± 3%** betragen.
- Motordrehzahl auf 2000/min erhöhen. Der Meßwert darf sich nicht verändern, da Kontaktabstand und Schließwinkel theoretisch über den ganzen Drehzahlbereich des Motors gleich bleiben. Unterschiedliche Meßergebnisse weisen auf einen verschlissenen Verteiler hin – austauschen.
- Zur Schließwinkelkorrektur Verteilerdeckel, -finger und Staubschutzdeckel abnehmen.
- Unterbrecherkontaktsatz lockern.
- Motor von Helfer mit dem Anlasser durchdrehen lassen.
- Grundplatte des Kontaktsatzes so lange verdrehen, bis der Schließwinkel auf etwa 57° oder 63% eingestellt ist.
- Neue Kontakte auf 54° oder 60% einstellen, denn durch unvermeidlichen Abrieb am Unterbrecherhebel-Gleitstück wird der Schließwinkel mit der Zeit größer.
- Nach dem Festziehen der Halteschraube und dem Zusammenbau Schließwinkel nochmals im Leerlauf und bei 2000/min messen.

Kontaktabstand behelfsmäßig einstellen

Ist kein Schließwinkeltester zur Hand, können Sie den Abstand der Unterbrecherkontakte nachmessen. Das geht nur bei neuen Kontakten genau, solange sie noch eben und glatt sind. Nach längerer Betriebszeit der Kontakte wird die Messung immer ungenauer. In diesem Fall mißt man nur am Rand der Unterbrecherkontakte.

Oberer (1) und unterer (2) Umkehrpunkt des Kolbens auf der Kolbenbahn (OT und UT) werden in dieser Schnittzeichnung des Reihenmotors verdeutlicht. Der Kolbenhub (s) bezeichnet die Strecke dazwischen.

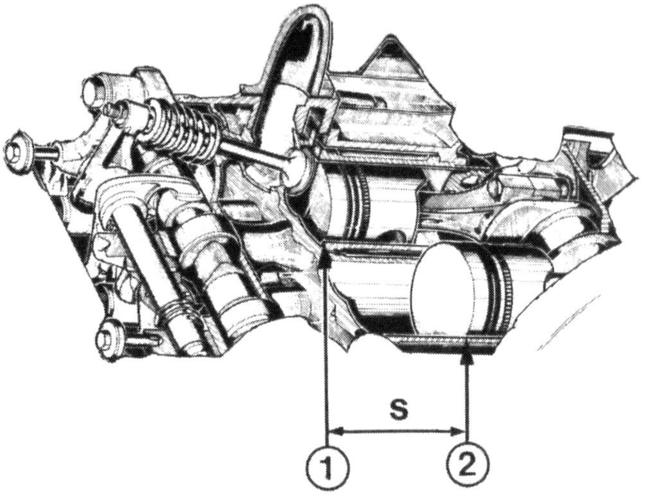

■ Verteilerdeckel, -finger und Staubschutzdeckel abnehmen.
■ Motor so drehen, daß eine Verteilerwellennocke den Unterbrecherhebel voll abgehoben hat.
■ Die Fühlerblattlehre mit 0,4 mm Stärke muß sich ohne großen Widerstand, darf sich aber auch nicht zu leicht durchschieben lassen.
■ Stimmt der Abstand nicht, Halteschraube des Unterbrecherkontaktsatzes lockern. Unterbrecherabstand von 0,4 mm einstellen.
■ Zündzeitpunkt einstellen (siehe Seite 211).

Zündzeitpunkt und oberer Totpunkt

Die Leistung des Motors ist am besten, wenn das Kraftstoff/Luft-Gemisch im Moment der höchsten Verdichtung gezündet wird. Letztere herrscht beim Viertaktmotor in jenem Augenblick, da der Kolben bei Beendigung des 2. Takts – des Kompressionshubs – von der Aufwärtsbewegung in die Abwärtsbewegung des 3. Takts – des Arbeitstakts – übergehen will. Der Kolben steht dann in seinem höchsterreichbaren Standpunkt für einen winzigen Sekundenbruchteil still, bis er sich wieder nach unten bewegt. Diesen Punkt nennt man den »Oberen Totpunkt« (Kurzzeichen: OT), dessen Gegenstück der »Untere Totpunkt« (UT) ist.

Automatische Zündzeitpunktverstellung

Zum vollen Entflammen benötigt das Kraftstoff/Luft-Gemisch stets die gleichbleibende Zeit – rund 1/3000 Sekunde. Das erfordert, daß der Zündzeitpunkt mit steigender Drehzahl immer früher gelegt wird. Nur so erfolgt die Verbrennung wieder genau zur richtigen Zeit, nämlich dann, wenn der Kolben gerade wieder beginnt, abwärts zu laufen.
Das Verbrennen des Kraftstoff/Luft-Gemisches hängt aber auch von dessen Zusammensetzung ab. Bei nur gering durchgetretenem Gaspedal (bei »Teillast«) ist das Gemisch in den Brennräumen weniger zündfähig; es verbrennt daher langsamer und muß auch aus diesem Grund früher gezündet werden.
Gibt man zu wenig Frühzündung, wird die Energie des Kraftstoffs nicht vollständig ausgenutzt, und der Motor kommt nicht auf volle Leistung. Wird der Zündzeitpunkt allerdings zu früh gelegt, schlägt das bereits entflammte Gemisch dem noch aufwärts strebendem Kolben entgegen, der Motor klingelt oder klopft.
Die Zündverstellung in Richtung »früh« übernimmt einerseits die Fliehkraftverstellung unten im Verteiler und andererseits die seitlich sitzende Unterdruckdose, wobei diese beiden Einrichtungen teilweise gemeinsam wirken.

Frühzündungs-Fliehkraftverstellung

Die Fliehkraftverstellung wirkt »innerlich« auf die zweigeteilte Verteilerwelle. Die Trägerplatte des Fliehkraftverstellers sitzt im Verteilergehäuse unter der Unterbrecherplatte bzw. dem Blendenrotor fest auf der Verteiler-Antriebswelle.
Je schneller sich diese dreht, um so intensiver drücken die Fliehgewichte auf ihrer Trägerplatte gegen einen Mitnehmer, der seinerseits die eigentliche Verteilerwelle mit den Nocken zusätzlich in ihrer Drehrichtung bewegt. Dadurch werden mit zu-

nehmender Drehzahl die Unterbrecherkontakte früher geöffnet bzw. das Magnetfeld früher unterbrochen und zunehmende Frühzündung erreicht. Bei abnehmender Drehzahl machen dies kleine Spiralfedern wieder rückgängig.
Die Fliehkraftverstellung bewirkt bis zu 15° Frühzündung.

Frühzündungs-Unterdruck-verstellung

Die Unterdruckdose am Verteiler ist mit einer Kammer durch eine dünne Saugleitung mit dem Drosselklappenstutzen verbunden. Vor der Drosselklappe herrscht ein Unterdruck, der hauptsächlich von der Drosselklappenstellung abhängig ist. Bei geschlossener Klappe ist der Unterdruck gleich Null, er steigt mit zunehmender Öffnung und steigender Drehzahl unter Teillast auf einen Höchstwert, um bei voll geöffneter Drosselklappe wieder auf etwa 1/5 des Höchstwertes abzufallen.
Wenn nun bei nur teilweise durchgetretenem Gaspedal ein kräftiger Unterdruck entsteht, zieht dieser über die Saugleitung in der Unterdruckdose eine Membrane an, von der eine kleine Zugstange in den Verteiler hineinreicht und dort die drehbare Unterbrecherplatte bzw. die Grundplatte des Impulsgebers anzieht. Hierbei wird die Unterbrecherplatte bzw. die Impulsgeberplatte entgegen der Drehrichtung der Verteilerwelle gezogen, und die Zündung erfolgt so entsprechend früher. Die Unterdruckverstellung wirkt zusätzlich zur Fliehkraftverstellung.

Unterdruck-verstellung prüfen

Ob die Unterdruckverstellung funktioniert, läßt sich – zwar nicht genau, doch ausreichend – selbst prüfen.

- ■ Unterdruckschlauch am Verteiler abziehen und mit der Fingerspitze verschließen.
- ■ Von Helfer Motor starten und Drehzahl auf etwa 3000/min halten lassen.
- ■ Bei gleichmäßiger Drehzahl Schlauch auf das Röhrchen an der Unterdruckdose aufschieben.
- ■ Da nun vom Saugrohr her Luft durch den Schlauch angesaugt wird, muß die Unterdruckverstellung in diesem Teillastbereich in Aktion treten, wodurch die Motordrehzahl ohne Gaspedalveränderung sofort merklich erhöht wird.
- ■ Falls der Motor nicht etwas schneller dreht, ist wahrscheinlich der Schlauch oder die Unterdruckdose undicht.

Zündzeitpunkt prüfen
(nur SZ)
Wartung Nr. 35

Die volle Motorleistung und ein günstiger Benzinverbrauch hängen vom richtig eingestellten Zündzeitpunkt ab. Deshalb ist bei der herkömmlichen Batteriezündung die Kontrolle der Zündeinstellung eine besonders wichtige Wartungsmaßnahme. Veränderungen des Unterbrecher-Schließwinkels verändern auch den Zündzeitpunkt, daher wird vor der Zündeinstellung erst der Schließwinkel gemessen und berichtigt. Umgekehrt muß nach jedem Verstellen des Unterbrecher-Schließwinkels oder nach dem Einbau neuer Kontakte die Zündung neu eingestellt werden.
Zur fachgerechten Einstellung bei laufendem Motor werden eine Blitz- oder Stroboskoplampe und ein exakter Drehzahlmesser gebraucht. Als Zündzeitpunkt gilt bei Leerlaufdrehzahl (900–1000/min):

- □ Vierzylinder-Motor bis 12/81: 5° vor OT.
- □ Vierzylinder-Motor ab 1/82: 6° vor OT.

Einstellen mit Stroboskoplampe

- ■ Motor warmfahren.
- ■ Verschlußstopfen aus dem Schauloch der Kupplungsglocke (siehe Bild folgende Seite) herausziehen. Für die Zündeinstellung sitzt darunter ein Einstellblech mit den Markierungen »0« und »5° bzw. 6°«. Daneben läuft die Schwungscheibe des Motors vorbei.
- ■ Unterdruckschlauch abziehen.
- ■ Stroboskoplampe anschließen und ihr Auslösekabel in das Zündkabel des 1. Zylinders (der in Fahrtrichtung ganz rechts stehende) schalten.
- ■ Motor starten und im Leerlauf drehen lassen.
- ■ Stroboskoplampe auf das Schauloch halten – bei jedem Aufblitzen der Lampe muß die Kerbe in der Schwungscheibe der Markierung »5° bzw. 6°« am Einstellblech gegenüber »stehen« (siehe Abb. folgende Seite).
- ■ Klemmschrauben am Zündverteilerfuß etwas lockern.
- ■ Verteiler behutsam drehen, bis die Zündeinstellmarken bei jedem Lampenblitz in einer Linie »stehen«.
- ■ Leerlaufdrehzahl kontrollieren, evtl. korrigieren (Seite 103).

Entfernt man den Verschlußstopfen in der Kupplungsglocke, so kann man die Markierungen der Zündeinstellung sehen. Der Motor muß so weit durchgedreht werden, bis die Markierungen von Schwungrad (2) und Einstellblech (5) übereinstimmen. Auf dem Einstellblech (4) ist je nach Modelljahr an dieser Stelle eine »5« oder »6« eingeprägt. Die weiteren Teile: 1 – Schwungrad; 3 – OT-Markierung Zylinder 1 auf dem Einstellblech.

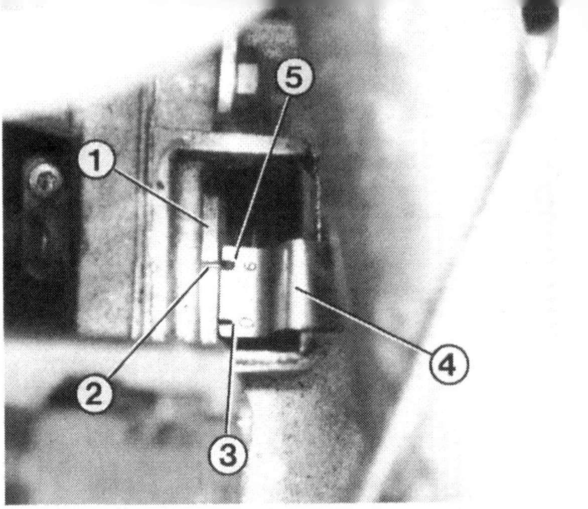

Behelfsmäßige Zündeinstellung bei stehendem Motor
(nur SZ)

Eine Zündeinstellung bei stehendem Motor ist vom Werk nicht vorgesehen. Aber im Notfall hilft die »statische« Einstellung doch weiter. Als Einstellmarkierung wird die gleiche Kerbe in der Schwungscheibe verwendet wie für die Einstellung mit der Stroboskoplampe.

- Verschlußstopfen aus dem Schauloch in der Kupplungsglocke herausziehen, damit die Markierung für die Zündeinstellung sichtbar wird.
- Motor so weit drehen (siehe Seite 52), bis die Kerbe auf der Schwungscheibe kurz vor der Markierung »5° bzw. 6°« steht.
- Motor wieder etwas zurückdrehen.
- Zündung einschalten, Prüflampe an Klemme 1 der Zündspule anschließen, anderen Lampenpol gegen Masse drücken.
- Motor drehen, bis die Kerbe auf der Schwungscheibe genau unter dem Einstellpfeil steht. In diesem Augenblick muß die Prüflampe aufleuchten, wenn die Zündung richtig eingestellt ist.
- Leuchtet die Lampe früher oder später auf, drehen Sie den Motor ein ganzes Stück zurück.
- Motor wieder vorwärts drehen, bis die Kerbe auf der Schwungscheibe genau der Markierung »5° bzw. 6°« gegenüber steht.
- Verteilerklemmschrauben lockern.
- Verteiler im Uhrzeigersinn verdrehen, bis die Prüflampe verlöscht (falls dies nicht schon der Fall war). Dann sind die Unterbrecherkontakte geschlossen, und der Strom nimmt den widerstandsärmeren Weg über die Kontakte.
- Verteiler wieder langsam zurückdrehen, bis die Prüflampe gerade aufzuleuchten beginnt. Das ist der Zündzeitpunkt.

Einstellung der Transistor-Zündanlage prüfen
Wartung Nr. 34

Bei der TSZ bestimmt der Impulsgeber den Schließwinkel, d. h., daß er sich überhaupt nicht verändern kann. Dadurch bleibt auch der einmal eingestellte Zündzeitpunkt praktisch für die gesamte Motorlebensdauer konstant. Als einzige Quelle von Verschleißerscheinungen kommt nur der Verteilerantrieb in Frage, weshalb alle 45 000 km doch einmal die Zündeinstellung kontrolliert werden sollte.
Das können Sie mit Stroboskoplampe und geeichtem Drehzahlmesser auch selbst machen, wenn Sie die auf Seite 202 aufgeführten Sicherheitsmaßnahmen beachten.
Vorbereitungen und Einstellung sind gleich wie bei der Spulenzündung.

Die Zündkabel

Entsprechend der Zündfolge 1–3–4–2 sind die Zündkabel (bei rechtsdrehendem Verteilerfinger) in den Verteilerdeckel eingesteckt. Wenn der Verteilerfinger bei abgenommenem Verteiler- und Staubschutzdeckel auf die Markierung im Gehäuserand zeigt (siehe Bild Seite 207 oben), steht Zylinder 1 auf Zündzeitpunkt.
Das ist ein Anhaltspunkt beim Aufstecken der Zündkabel. Die Verbindungskabel vom Verteiler zu den Zündkerzen bereiten normalerweise keine Probleme, wenn sie fest in den Buchsen des Verteilerdeckels eingesteckt sind und guten Kontakt zu

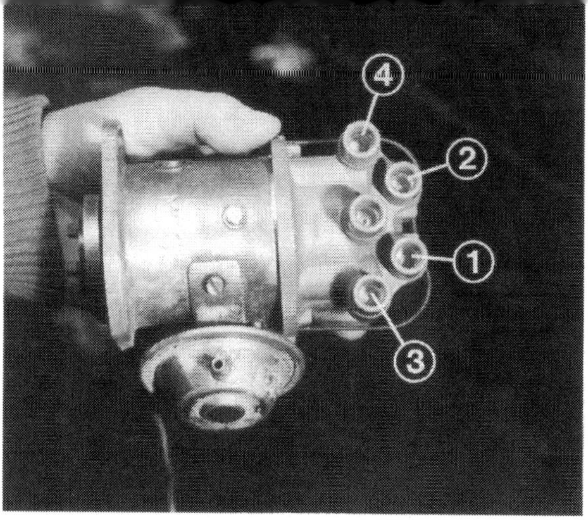

Der Zündfolge 1 – 4 – 3 – 2 nach werden die Zündkabel des Verteilers mit den Zündkerzen verbunden. Zylinder 1 befindet sich in Fahrtrichtung links im Motorblock. Die Zahlen 1–4 bezeichnen die entsprechenden Kabel zu den Zündkerzen.

den Kerzensteckern haben. Wenn Zündkabel alt und brüchig geworden sind, sollten Sie nicht lange nach dem Fehler suchen, sondern neue Kabel einbauen. Dazu kaufen Sie Kupferlitzen-Zündkabel als Meterware im Autozubehörladen. Auf die Kabelenden zum Verteiler hin müssen Messingklemmen in die Kupferlitze eingedreht werden. Die Kerzenstecker müssen ebenfalls guten Kontakt mit dem Kupferdraht haben.

Zündkerzen kontrollieren

Wartung Nr. 2

Eine Lebensdauer von 15 000–20 000 km ist für Zündkerzen heute durchaus realistisch. Wenn der Elektrodenabstand regelmäßig kontrolliert und nachgestellt wird, können sie auch länger halten.

Zündkerzen ausbauen

- Zündkerzenstecker fassen und von den Stiften der Kerzen ziehen. Nicht an den Zündkabeln zerren.
- Zündkerzen mit dem Kerzenschlüssel vom Bordwerkzeug herausdrehen und in der Reihenfolge der Zylinder ablegen.
- Sitzen die Kerzen sehr fest, keine Gewalt anwenden, sonst kann das Kerzengewinde im Leichtmetallkopf ausreißen.
- Motor heißfahren und jetzt die Kerzen herausdrehen. Vorsicht, daß Sie sich die Hände nirgends verbrennen.
- Beim Einbau keine kalten Kerzen in den warmen Motor fest eindrehen, sie sitzen später wie eingenietet fest.
- Die Zündkerzen haben einen Kegeldichtsitz und sollen mit 13–20 Nm festgezogen werden. Wenn kein Drehmomentschlüssel zur Hand ist:
- Kerze eindrehen, bis sie am Dichtsitz anliegt – sie läßt sich dann mit dem Kerzenschlüssel ohne Kraftanstrengung nicht mehr weiterdrehen.
- Kerze jetzt mit dem Kerzenschlüssel 11–15° (Winkelmesser verwenden) weiter anziehen, das genügt.

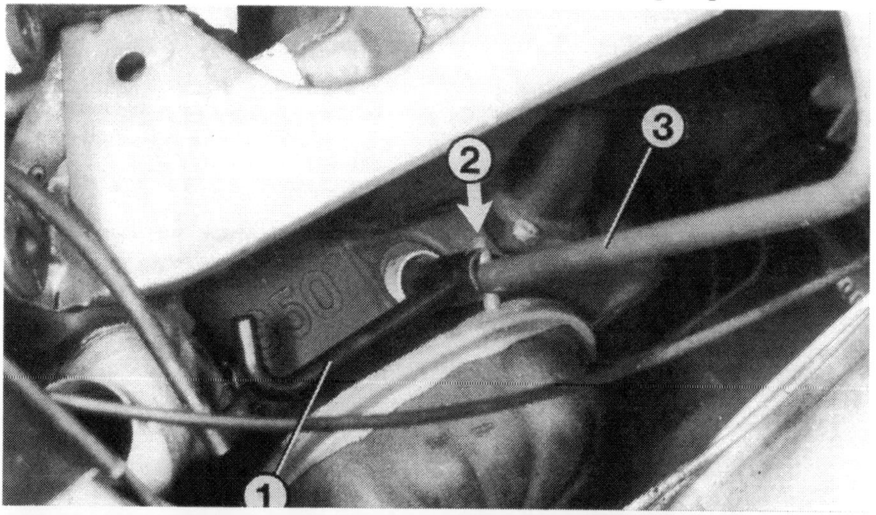

Da durch die Boxeranordnung die beiden Zylinder unten im Motorraum liegen, ist ein Kerzenwechsel nur mit dem Kerzenschlüssel (1) recht umständlich und oft mit Hautabschürfungen verbunden. Hier kann man sich helfen, indem man die Kurbel des Wagenhebers (3) oben am Zündkerzenschlüssel (2) einsteckt und nun mit der Kurbel die Zündkerze wechselt.

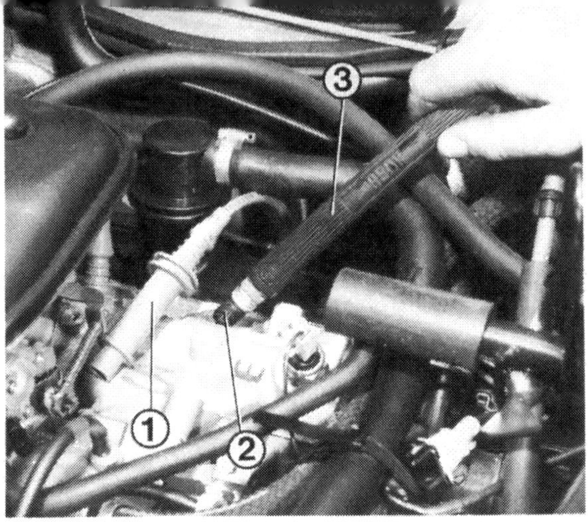

Mit der flexiblen Montagehilfe von Beru kann man sich das Wechseln der Zündkerzen wesentlich erleichtern. Zum Kerzenein- oder -ausbau steckt man das Gummirohr (3) fest auf die Zündkerze (2), nachdem diese zuvor gelöst wurde. Beim Einbau wird somit ein schräges Ansetzen der Zündkerze vermieden. Außerdem kann die Kerze nicht mehr in den Motorraum fallen und den Elektrodenabstand verändern. Die Montagehilfe ist im Fachhandel zu kaufen und kostet ca. 8 DM. 1 – Zündkerzenstecker.

Das »Zündkerzengesicht«

Die Zündkerzen sind gewissermaßen Augenzeugen der Verbrennung im Motorraum. Das Aussehen der Kerzenspitze läßt erkennen, ob der Motor optimal arbeitet. Sehen Sie sich die Isolatorspitze mit der Mittelelektrode und der sie überdekkenden Seitenelektrode an:

□ **Isolatorspitze hellgrau bis bräunlich gefärbt:** Gute Einstellung von Vergaser, der Motor läuft wirtschaftlich.

□ **Starke Ablagerungen:** Ursache können Zusätze im Motoröl oder Kraftstoff sein oder erhöhter Ölverbrauch durch schadhafte Ventilschaftabdichtungen. Evtl. Öl- bzw. Kraftstoffmarke wechseln.

□ **Schwarze rußartige Ablagerungen:** Zündkerze erreicht durch häufigen Kurzstreckenverkehr ihre Selbstreinigungs-Temperatur nicht, falscher Wärmewert, CO-Gehalt zu hoch.

□ **Isolatorspitze weißlich gefärbt:** Zündzeitpunkt zu stark in Richtung »früh« eingestellt, automatische Zündzeitpunktverstellung defekt, CO-Gehalt zu niedrig.

□ **Schmelzerscheinungen an Mittel- und Seitenelektrode:** Glühzündungen durch Ablagerungen im Verbrennungsraum, überhitzte Ventile, falschen Zündzeitpunkt, defekte Zündzeitpunktverstellung oder Hitzestau durch mangelhafte Kühlung.

□ **Bruch der Isolatorspitze,** im Anfangsstadium als Haarrisse erkennbar: Klopfende Verbrennung durch minderwertigen Kraftstoff, falsche Zündeinstellung, schadhafte Zündzeitpunktverstellung, ungenügende Motorkühlung oder Gemischabmagerung durch Nebenluft.

□ **Gelblich glänzende Schicht auf der Isolatorspitze:** Benzin- und Motorölzusätze haben Ablagerungen gebildet, die bei abrupter voller Belastung des Motors sich verflüssigt haben und elektrisch leitfähig wurden – als Folge Zündaussetzer. Motor nach langem Kurzstreckenbetrieb nicht sofort voll belasten.

□ **Ölschicht über Elektroden und Innenraum der Kerze:** Kolbenringe, Ventilführungen oder Ventilschaftabdichtungen schadhaft.

Der Elektrodenabstand

Das Kraftstoff/Luft-Gemisch bzw. das verbrannte Altgas wirkt korrosiv auf die metallischen Zündkerzenelektroden. Und die hohe elektrische Spannung beim Funkenüberschlag sprengt kleine Metallpartikel ab, wodurch der Funkenspalt mit zunehmender Laufzeit der Zündkerzen vergrößert wird.

Der vorgeschriebene Zündkerzen-Elektrodenabstand lautet für alle Motoren 0,6–0,7 mm.

Bei größerem Abstand wird eine höhere Zündspannung benötigt. Es kann zu Zündaussetzern kommen, oder der Motor springt überhaupt nicht mehr an. Deshalb die Stirnelektrode rechtzeitig nachbiegen.

Sind die Elektroden jedoch schon stark abgebrannt, sollten Sie die Kerzen ersetzen. Eine zu dünne Stirnelektrode kann durchaus abbrechen und auf den Kolben fallen. Dort kann sie erheblichen Schaden anrichten, nicht selten muß dann der Motor zerlegt werden.

Neue Zündkerzen kaufen

Wärmewert

Je nach Verdichtung und Leistungsausbeute entwickeln Benzinmotoren recht unterschiedliche Temperaturen in ihren Verbrennungsräumen. Darauf müssen die Zündkerzen abgestimmt sein. Diese Eigenschaft wird durch den sogenannten Wärmewert gekennzeichnet. Dessen Kennzahl besagt, wieviel Hitze die Zündkerze ertragen, d. h. ableiten kann, ohne selbst zu heiß zu werden. Leitet die Kerze zu viel Wärme ab, erreicht sie nicht ihre »Selbstreinigungstemperatur«. Die liegt bei etwa 500° C und besagt, daß sich die heißen Zündkerzenelektroden selbst vom Rußansatz freibrennen können.

Das Zündkerzengewinde

Das Einschraubgewinde muß 16 mm lang und einen Gewindedurchmesser von 14 mm aufweisen.

Elektrodenform

Citroen hat sich bei seinen Zündkerzenerprobungen für Kerzen mit »vorgezogener Stirnelektrode« entschieden. Die Mittelelektrode ragt aus dem Zündkerzenkörper heraus und wird außerdem noch von der Außenelektrode nach vorne überdeckt. Solche Zündkerzen gibt es unter folgenden Verkaufsbezeichnungen für die Visa-Motoren:

Zweizylinder-Motor

- ☐ AC 42 LTS
- ☐ Champion BN 6Y
- ☐ Marchal SC GT 34,5 H
- ☐ Bosch H 6 DC/H 7 DC
- ☐ Beru 14 K-6 D

Vierzylinder-Motor

- ☐ AC 42 LTS
- ☐ Champion BN 9Y
- ☐ Marchal SC GT 34,5 H
- ☐ Bosch H 6 DC/H 7 DC
- ☐ Beru 14 K–6 D

Beleuchtung

Weitblick

Glühlampen brennen nicht ewig, das weiß man von zu Hause. Und so einfach wie der Lampenwechsel zu Hause vor sich geht, so einfach ist er auch beim Visa. Doch man muß eine Ersatzlampe dabei haben. Denn »einäugig« oder gar ohne Brems- oder Blinkleuchten zu fahren, ist ein Sicherheitsrisiko, das man auf keinen Fall auf sich nehmen darf. Darum sollte man der Beleuchtung die entsprechende Aufmerksamkeit schenken, damit man stets den nötigen Weitblick hat.

Beleuchtungsanlage kontrollieren

Ständige Kontrolle

- Zündung einschalten und sämtliche Beleuchtungseinrichtungen nacheinander kontrollieren:
- Standlicht, Abblendlicht, evtl. eingebaute Nebelscheinwerfer, Fernlicht und Zusatzfernscheinwerfer.
- Blinker vorn rechts und links, Warnblinker.
- Rücklichter und Kennzeichenleuchten und, wenn eingebaut, Nebelschlußleuchten.
- Blinker hinten rechts und links, Warnblinker, Rückfahrleuchten.
- Bremslicht, wozu allerdings ein Helfer notwendig ist.

Fingerzeig: *Aufmerksame Fahrer kontrollieren die Beluchtungsanlage praktisch bei jeder Nachtfahrt. Eine ausgefallene Scheinwerferglühlampe bemerkt man an dem schmalen »Lichtfinger« vor dem Wagen. In einer Kolonne reflektiert die Stoßstange oder Lackierung des Vorderwagens oft das Licht der Scheinwerfer und Blinker. Vor einer hellen Wand oder in der Garage können Sie ebenfalls im Sitzen prüfen, ob jeweils die zwei Lichtpunkte für Fern- und Abblendlicht zu sehen sind und ob es beim Blinken orangefarben aufleuchtet. Zur Kontrolle der hinteren Leuchten beobachten Sie deren Reflexionen in einem anderen Wagen oder wieder an der hellen Wand.*

Glühlampentabelle

Verwendung	Anzahl	Sockel	Leistung	DIN-Form
Fern-/Abblendlicht	2	P 43 t	60/55 W	H 4
Fern-/Abblendlicht	2	P 45 t–41	45/40 W	A
Blinker Bremsleuchten Rückfahrleuchten Nebelschlußleuchten	4 2 2 2	BA 15 s	21 W	R
Standlicht	2	BA 9 s	4 W	HL
Schlußlicht	2	BA 15 s	5 W	G
Innenleuchte	1	Soffitte S 8,5	5 W	
Armaturenbrettleuchten Instrumentenleuchte	4 1	Glassockel W 2 × 4,6 d	1,2 W	W
Ladekontrolle ab 9/84	1	Glassockel W 2,1 × 9,5 d	3 W	VB

Scheinwerferlampen auswechseln

Alle Glühlampen der vorderen Leuchteinheit werden vom Motorraum her ausgebaut. Nach dem Auswechseln der Scheinwerferlampen – nicht aber der Standlichtbirnen – sollten Sie die Einstellung des betreffenden Scheinwerfers kontrollieren (siehe Seite 218).

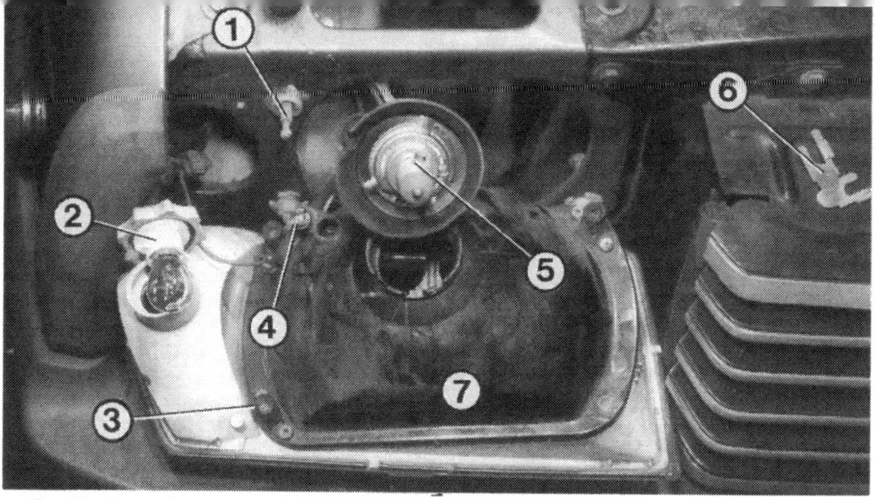

Das Scheinwerfergehäuse ist ausgebaut und nach vorne gelegt. Man erkennt: 1 – Halteschraube Scheinwerfergehäuse; 2 – Lampenfassung Blinklampe; 3 – Führung der Halteschraube; 4 – Standlichtlampe; 5 – Scheinwerferlampe; 6 – Halteblech Scheinwerfergehäuse.

Scheinwerferlampen

■ Dreifachstecker an der Scheinwerferrückseite mit hebelnder Bewegung abziehen.
■ Gummiabdeckung abnehmen.
■ Die beiden Haltefedern zusammendrücken und zurückklappen.
■ Scheinwerferbirne herausziehen.
■ Die neue Glühlampe muß man so einsetzen, daß die drei Steckkontakte ein nach unten offenes »U« bilden.

Standlichtlampen

■ Fassung neben dem Dreifachstekker des Scheinwerfers aus dem Scheinwerferreflektor herausziehen.
■ Glühlampe ersetzen.
■ Fassung wieder einbauen, dabei darauf achten, daß sie richtig einrastet.

Blinker-Glühlampe

■ Rändelknopf der Blinkerfassung gegen den Uhrzeigersinn drehen und dabei herausziehen, bei den neueren Modellen Haltelaschen zusammendrücken und Fassung herausnehmen.
■ Glühlampe wechseln.
■ Fassung wieder einstecken und den Rändelknopf nach rechts drehen. Achten Sie darauf, daß die Fassung richtig arretiert ist.

Fingerzeige: *Bevor Sie eine unwillige Glühbirne in den Mülleimer werfen, schauen Sie sie zuerst nochmals genau an. Vielleicht ist sie noch in Ordnung, kann aber mangels Stromversorgung (Steckkontakt, Kabel, Sicherung oder Lampenfassung lose oder oxidiert) nicht brennen.*
Neue oder intakte Glühlampen nicht mit den Fingern am Glaskolben anfassen, der Abdruck von Handschweiß bleibt unvermeidbar. Dieser verdampft auf der brennenden Birne und trübt den Reflektor.

Scheinwerfer ausbauen

Wurde eine Scheinwerfer-Streuscheibe (ihr Name sagt, daß sie das gebündelte Licht des Reflektors fahrgerecht »streut«) durch Steinschlag oder einen Rammstoß beschädigt, kann man sie nicht allein ersetzen. Man muß leider einen kompletten Scheinwerfereinsatz kaufen, da Streuscheibe und Reflektor miteinander verklebt sind. Ein Scheinwerfertausch wird auch notwendig, wenn der Reflektor beschädigt ist, entweder durch Rost oder durch Eintrübung der Reflektorschicht, die aus Kunststoff besteht.
Nach dem Austausch eines Scheinwerfereinsatzes muß grundsätzlich die Einstellung des Scheinwerfers korrigiert werden, siehe Seite 218.
■ Scheinwerfer-Standlicht und Blinklichtlampen ausbauen (siehe oben).
■ Mit einer Flachzange Haltebleche entfernen (siehe Abb. nächste Seite oben). Vorsicht! Nicht zu kräftig ziehen, damit die Scheinwerferhalterungen nicht verbogen werden.

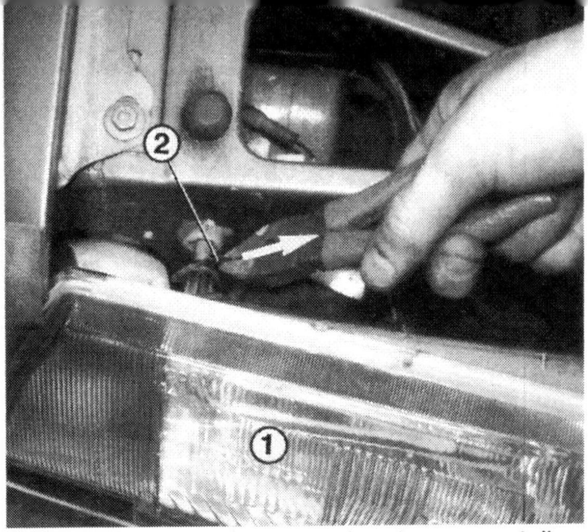

Will man das Scheinwerfergehäuse (1) ausbauen, so müssen die Haltebleche (2) der drei Einstell- und Halteschrauben (siehe Abbildung übernächste Seite oben) mit einer Kombizange entfernt werden.

Scheinwerfereinstellung kontrollieren
Wartung Nr. 38

Von selbst wird sich die Grundeinstellung des Scheinwerfers kaum verstellen, doch wenn ein Scheinwerfereinsatz ausgewechselt wurde, muß die Einstellung des Scheinwerferstrahls kontrolliert werden. Bekanntlich kann man ja die Höhe der Scheinwerfer mit einem Drehpunkt an der Lenksäule verstellen. Am genauesten ist die Scheinwerferstrahl-Korrektur mit dem Meßgerät in der Werkstatt oder an der Tankstelle. Behelfsmäßig gibt es verschiedene, unterschiedlich genaue Möglichkeiten:

□ Wagen möglichst gerade etwa fünf Meter vor eine helle Wand stellen. Erneuerten Scheinwerfer in der Höhe dem unveränderten gleichstellen. Eine Seitenkorrektur ist so allerdings nicht möglich.

□ Nach einer genauen Einstellung in der Werkstatt die Abknickpunkte (in diesen Punkten steigt der asymmetrische Abblendlichtstrahl um 15° nach oben an) an der Garagenwand anzeichnen. Dazu den Visa am Garagentor abstellen. So läßt sich später bei gleicher Fahrzeugstellung auch die Scheinwerfer-Seiteneinstellung überprüfen.

□ Anzeichung genauer Hilfslinien an einer Wand mit mindestens 9 m ebener Fläche davor. Diese Linien sehen Sie in der Zeichnung rechts oben. Diese Methode erfordert einige Vorarbeit, und nicht überall sind solche Malereien möglich.

Hilfslinien zur Scheinwerfereinstellung

■ Fahrzeug mit der Front parallel zur Einstellwand in exakt 5 m Abstand abstellen.

■ Höhe der Scheinwerfermittelpunkte beidseitig ausmessen und an der Wand markieren (Maß »d«).

■ Fünf Zentimeter darunter (das ist die Abblendlichtneigung auf 5 m Entfernung) eine Linie (»A«) an der Wand anzeichnen.

■ Durch das Heckfenster nach vorn peilen und von Helfer genau in Fahr-

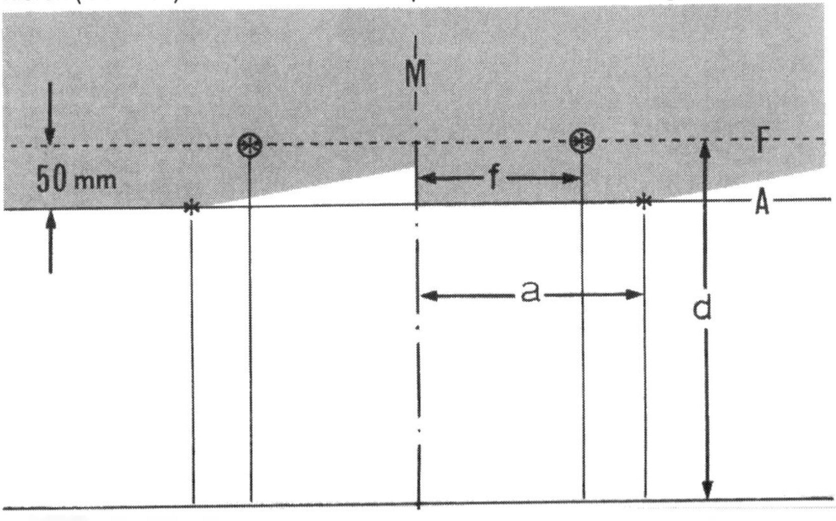

Maße für die Scheinwerfer-Einstellung: d – Höhe der Scheinwerfer-Mittelpunkte; F – Einstellhöhe für Zusatz-Fernscheinwerfer; A – Einstellhöhe für die Hauptscheinwerfer; M – Fahrzeugmitte; a – Abstand der Scheinwerfer von der Fahrzeugmitte; f – Abstand von Zusatz-Fernscheinwerfern von der Fahrzeugmitte.

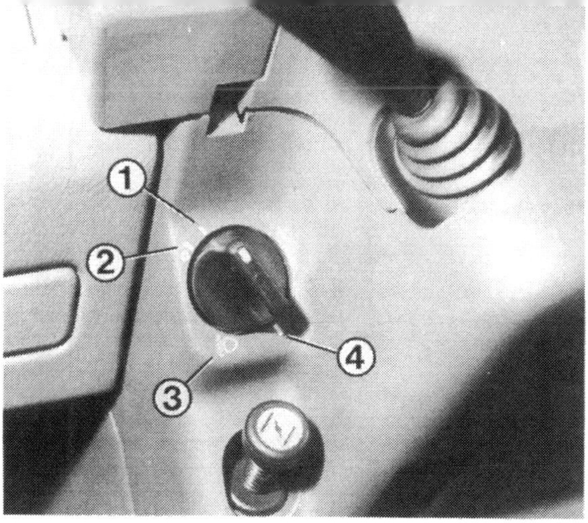

Scheinwerfereinstellvorrichtung. Mit diesem Drehknopf kann die Höhe der Scheinwerfer eingestellt werden. Es ist darauf zu achten, daß vor jeder Scheinwerfereinstellung der Drehknopf auf »O« stehen muß (Position 2). Die weiteren Zahlen bedeuten: 1 – Scheinwerferstellung unbeladen; 3 – Symbol Scheinwerferverstellung; 4 – Scheinwerferstellung beladen.

zeugmitte die Linie »M« einzeichnen.

■ Abstand Fahrzeugmitte bis Scheinwerfermittelpunkt (»a«) abmessen, rechts und links von der Mitte markieren und dort je ein Einstellkreuz anzeichnen.

■ Drehknopf Scheinwerferverstellung bei unbeladenem Visa auf »0« stellen.

■ Auf der Linie F den Abstand »a« auftragen und diesen Punkt mit einem Kreuz anzeichnen.

■ Auf diese Kreuze müssen die Abknickpunkte des Abblendlichts justiert werden.

Scheinwerferverstellung kontrollieren

Wartung Nr. 40

Bei allen Visa-Modellen kann mit einem Drehknopf (links an der Lenksäule) vom Fahrzeuginnern aus – je nach Beladungszustand – die Scheinwerfereinstellung variiert werden. Zur Kontrolle der Grundeinstellung muß der Drehknopf ganz eingeschraubt sein und die Markierung auf »0« stehen. Dies allein ist jedoch keine Gewähr, daß auch die Scheinwerfer die entsprechende Stellung haben. Wir haben die Erfahrung gemacht, daß viele Visa-Fahrer diesen Einstellknopf gar nie oder nur äußerst selten betätigen. Folge: Die Scheinwerfereinstellzüge sind fest und bewegen die Scheinwerfer nicht mehr. Darum Drehknopf drehen und beobachten, ob sich der Lichtkegel entsprechend der Drehung bewegt.

□ Rechtsdrehung (unbeladener Zustand): der Lichtkegel wandert nach oben.

□ Linksdrehung (beladener Zustand): der Lichtkegel wandert nach unten.

Scheinwerferzüge einstellen

Die Scheinwerfereinstellzüge dürfen dabei nicht gespannt sein.

■ Drehknopf der Scheinwerfereinstellung ganz einschrauben (Stellung 0).

■ Seilzugspanner (siehe Abb. unten) festhalten und die Arretiermutter so verdrehen, bis das Spiel am Einstellzug 0,2 bis 0,7 mm erreicht hat.

■ Seilzugspanner nun auf die gleiche Weise auf der anderen Seite einstellen.

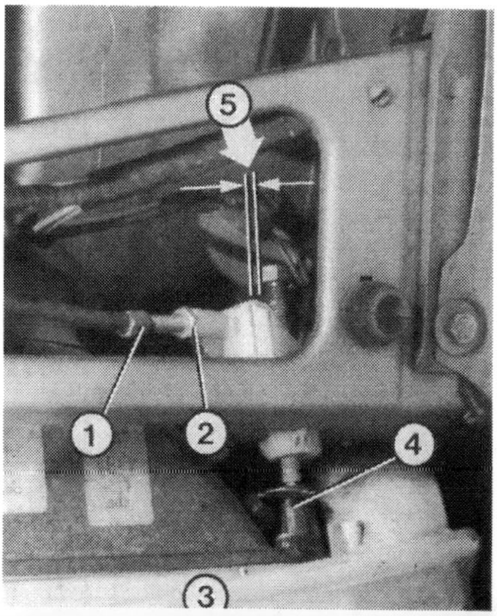

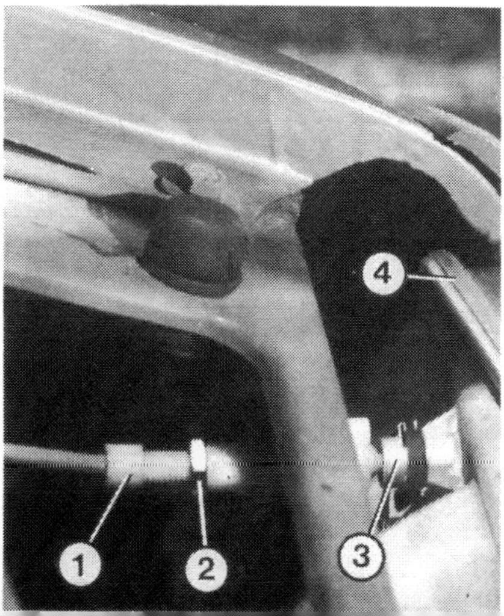

Scheinwerferzüge einstellen. Links bei den älteren Modellen: Seilzugspanner (1) festhalten und die Mutter (2) so verstellen, daß zwischen Halterung und Verstellungsvorrichtung ein Spalt von rund 0,2 mm vorhanden ist (5). Die weiteren Teile sind: 3 – Scheinwerfergehäuse; 4 – Halteschraube. Rechts bei den neueren Modellen: Seilzugspanner (1) festhalten und die Mutter (2) so verdrehen, bis die richtige Scheinwerfereinstellung gefunden ist (siehe Zeichnung ganz links).

Mit den drei Halte- und Einstellschrauben (1, 2 und 3) kann man Höhe und Richtung der Scheinwerfer einstellen. Schrauben (1 und 3) seitliche Einstellung. Schraube (2) Höheneinstellung. 4, 5 und 6 sind die Führungen der Halte- und Einstellschraube.

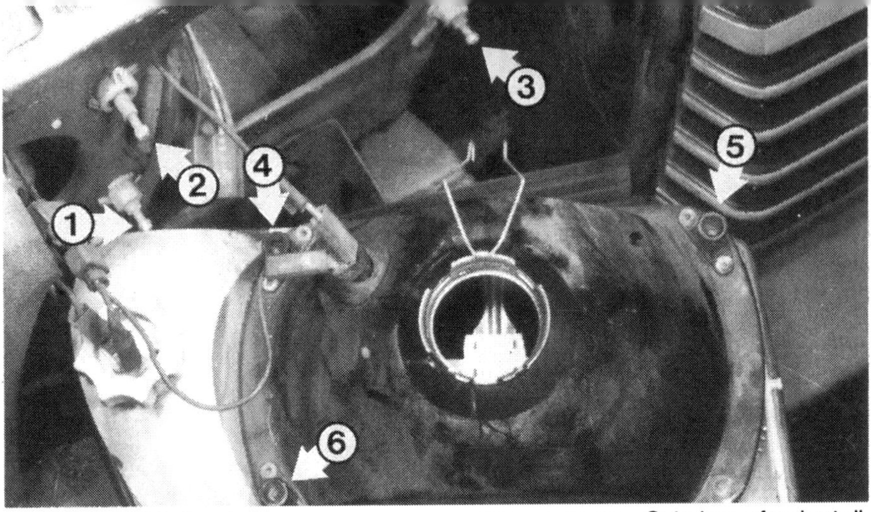

Scheinwerfer einstellen

- Abblendlicht einschalten.
- Drehknopf der Scheinwerfereinstellung auf »0« drehen.
- Die obere Höheneinstellschraube so verdrehen, bis der Scheinwerferstrahl mit seiner waagrechten Trennlinie in Höhe der Einstellinie strahlt.
- Die unteren Scheinwerfereinstellschrauben gleichzeitig gegeneinander drehen, bis der Abknickpunkt im Abblendlicht genau auf das Einstellkreuz ausgerichtet ist.
- Damit ist auch das Fernlicht richtig eingestellt.

Lampenwechsel Seitliche Blinkleuchte

- Abdeckglas losdrehen.
- Blinklampe in die Fassung drücken, nach links drehen, herausheben und wechseln.
- Beim Einbau darauf achten, daß die Gummidichtung richtig sitzt, sonst dringt Feuchtigkeit ein und beschleunigt die Korrosion an den Kontakten.

Fingerzeig: *Wenn eine der seitlichen Blinkleuchten ausgefallen ist, sollten Sie sie nicht gleich durch eine neue ersetzen. Zuerst prüfen Sie, ob nicht durch das Eindringen von Feuchtigkeit Korrosion und somit mangelnder Kontakt die Ursache für das Versagen der Lampe ist: Lampe in der Fassung bewegen, herausnehmen und Kontaktflächen reinigen. Brennt sie nun wieder, Dichtung kontrollieren und wenn nötig ersetzen. Achten Sie vermehrt auf die seitlichen Blinkleuchten, ob sie auch brennen. Die Fassungen sind teilweise schlecht gegen Spritzwasser geschützt und korrodieren darum sehr schnell. Als Schutz können Sie Silikon zur zusätzlichen Abdichtung verwenden.*

Heckleuchte

Die Glühlampen der Heckleuchteneinheit werden vom Kofferraum aus gewechselt.

- Rändelmutter des Trägergehäuses (siehe Abb. unten) losdrehen.

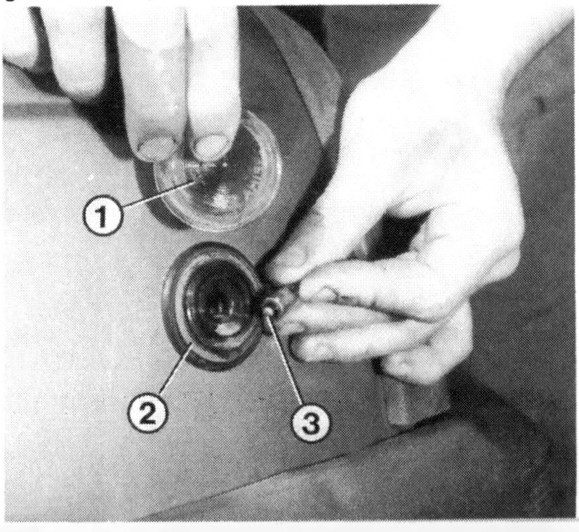

Die seitlichen Blinkleuchten fallen oft aus, und zwar liegt die Ursache meist an korrodierten Kontaktflächen. Kontaktfläche (3) der Lampe und am Lampenträger sauber reinigen und darauf achten, daß die Dichtung (2) richtig anliegt, bevor beim Montieren das Abdeckglas (1) festgedreht wird.

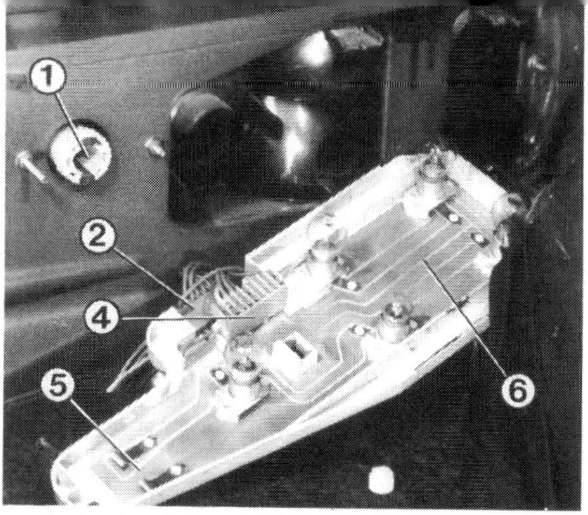

Hat man den Lampenträger der Heckleuchte gelöst und zur Seite gelegt, erkennt man die folgenden Teile: 1 – Kennzeichenleuchte; 2 – Kabelstecker; 4 – Kabelstecker; 5 – Kontakte für die Kennzeichenleuchte; 6 – Leiterfolie.

■ Die horizontale zur Seite, und die beiden vertikalen Haltelaschen zueinander zusammendrücken, bis der Lampenträger sich löst.
■ Lampenträger abnehmen und Lampen wechseln.
■ Beim Einbau darauf achten, daß die Stecker ganz eingesteckt sind und der Lampenträger richtig eingerastet ist.

Kennzeichenleuchte

Die Kennzeichenleuchten erhalten zwar ihren Strom von der Heckleuchteneinheit, sind jedoch nicht in diesem Träger integriert. Sie werden von einer eigenen Kunststoffassung in der Heckwand gehalten.
■ Kunststoffassung hineindrücken und Fassung ca. 15° nach links drehen (die Verspannung durch die Gummidichtung ist oft so stark, daß man kräftig drücken und drehen muß).
■ Fassung herausheben und Lampe wechseln. Birne hineindrücken und nach links drehen.

Fingerzeig: *Gleich zwei typische Visa-Krankheiten, die man wissen sollte: In der Trägerplatte der Heckleuchteneinheit wird die Spannung zu den einzelnen Lampen durch eine Leiterfolie übertragen. Der Kontakt zwischen Leiterfolie und Lampenfassungen ist nicht nur mangelhaft, sondern oft unterbrochen: Die Lampe brennt dann nicht mehr. Abhilfe: Man drückt ein kleines Stückchen Silberpapier so zusammen, daß man es zwischen Fassung und Leiterfolie klemmen kann (Abb. unten). Beim Beladen des Kofferraums im Bereich der Heckleuchten drückt man, ohne daß man es merkt, einen oder gar beide Mehrfachstecker der Heckleuchteneinheit nach unten. Doch nicht so weit, daß sie nun lose herunterhängen, der Stecker ist noch am Gehäuse, doch die Kontakte sind getrennt. Bevor man die Heckleuchte abschraubt und auf Fehlersuche geht, Stecker auf Festsitz kontrollieren.*

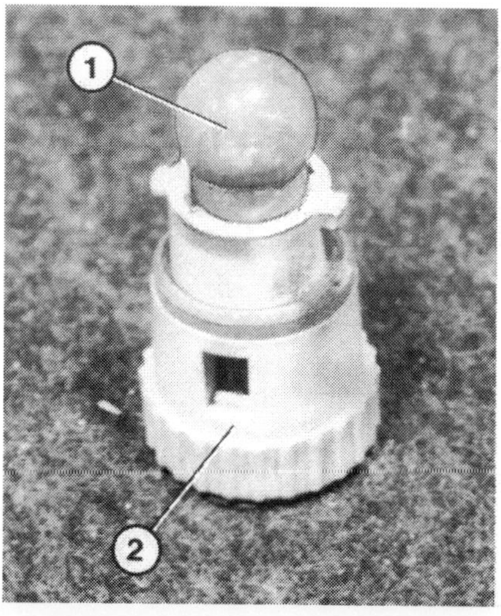

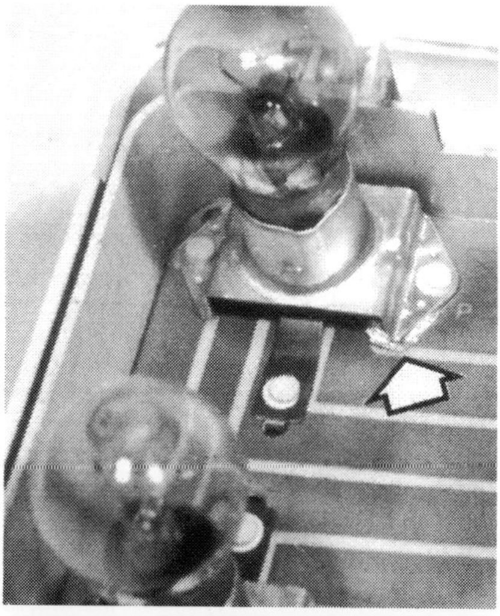

Links: Die Kennzeichenleuchte sollte man öfter herausnehmen und kontrollieren, wie stark sie verschmutzt ist (1). Diese hier ist mit einem richtigen Schmutzfilm überzogen. 2 – Lampenträger.
Rechts: Bei Wakkelkontakten oder schlechten Verbindungen zwischen Leiterfolie und Lampenträger kann man sich helfen, indem man unten zwischen den Träger Silberpapier klemmt (Pfeil).

Der Türkontaktschalter (3) ist hier ausgebaut, um die Steckverbindung (2) und die Anschlußleitung zu kontrollieren. 1 – Kreuzschlitzschraube.

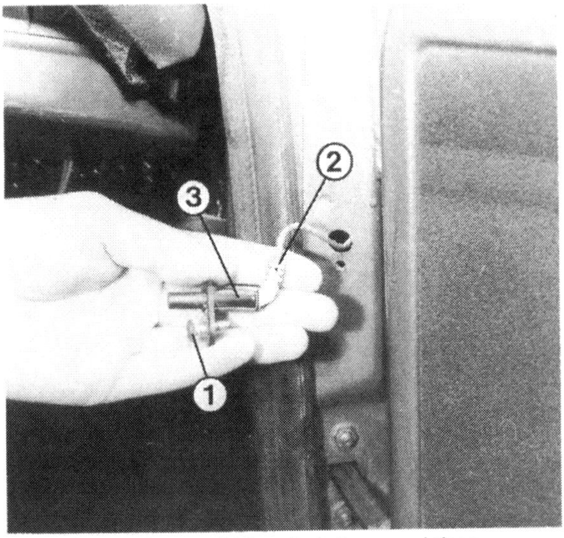

Leuchten am Armaturenbrett ab 9/84

■ In der Mittelkonsole über dem Aschenbecher Kunststoffeinschub herausziehen. Ist ein Drehzahlmesser eingebaut, so befindet sich an dieser Stelle die Digitaluhr. Mit einem Schraubenzieher vorsichtig hinter den Rahmen greifen und Einschub herausziehen.

■ Defekte Lampe aus der Kunststoffhalterung herausnehmen und Lampe wechseln Glassockel 1,2 W (siehe dazu auch Abb. Seite 229).

Türkontaktschalter

Die Innenleuchte wird bei entsprechender Schalterstellung durch die in den vorderen Türpfosten eingeschraubten Türkontaktschalter ein- und ausgeschaltet. Wenn ein Kontaktschalter nicht mehr richtig arbeiten will:

■ Kreuzschlitzschraube herausdrehen, Schalter herausnehmen.

■ Achten Sie darauf, daß das angeschlossene Kabel nicht in den Türpfosten hineinfällt.

■ Ist das Kabel im Türpfosten verschwunden, müssen Sie im Fußraum die seitliche Kunststoffabdeckung abnehmen, um das Kabel zu »angeln«.

■ Falls das Kabel gar nicht angeschlossen war, lag hieran die Störung.

■ Ziehen Sie am ausgebauten Schalter mit angeschlossenem Kabel den Kontaktstift kräftig heraus. Brennt jetzt die Leuchte? Dann liegt der Fehler an Korrosion.

■ Sämtliche Kontaktflächen blank kratzen.

■ Ist der Kontaktstift verbogen oder klemmt er in seiner Führung, sollten Sie den Türkontaktschalter auswechseln.

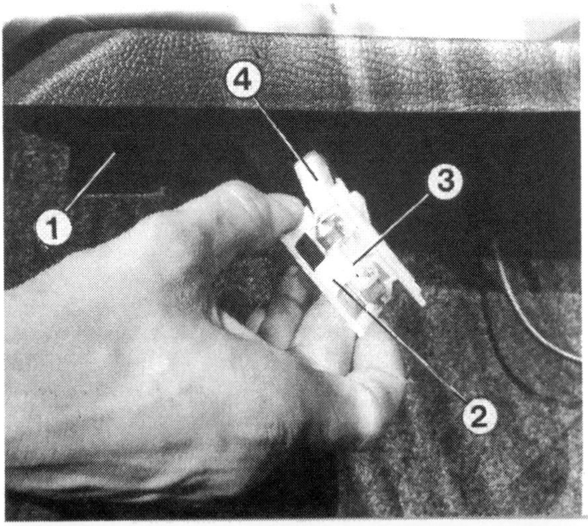

Die neueren Fahrzeuge haben eine Kofferraumleuchte, die in der seitlichen Kofferraumwand (1) eingelassen ist. Die weiteren Teile sind: 2 – Lampenträger; 2 – Soffittenlampe; 4 – Steckverbindung.

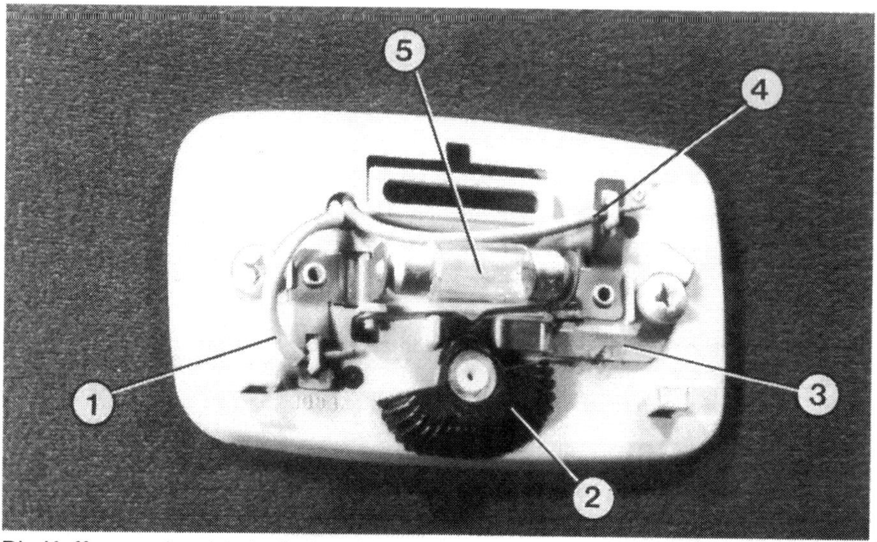

Will man an der Innenleuchte die Soffittenlampe wechseln, ist die Kunststoffabdeckung zu entfernen. Darunter erkennt man: 1 und 4 – Stromzuführung; 2 – Schalter; 3 – Masseanschluß; 5 – Soffittenlampe.

Kofferraumleuchte

Die Kofferraumleuchte befindet sich unter der linken Ablage im Kofferraum.

- Kunststoffhalterung von hinten heraus der Führung pressen.
- Soffittenlampe wechseln
- Kunststoffhalterung zurück in die Führung drücken.

Innenleuchte

Die 5-Watt-Soffittenlampe mit einer Länge von 41 mm muß bei geöffneten Vordertüren und entsprechender Schalterstellung brennen. Sie erhält dauernd Strom. Eingeschaltet wird die Innenleuchte von den Türkontaktschaltern oder dem Schalter in der Leuchte.

- Kunststoffabdeckung leicht zusammendrücken und nach unten abziehen.
- Soffittenlampe wechseln.

Tonangebend

Es wäre sicherlich nicht nur verwirrend, sondern geradezu lebensgefährlich, wenn ein Autofahrer seine Absichten nicht unmißverständlich den anderen Verkehrsteilnehmern mitteilen könnte. Ich biege ab oder wechsle die Spur: Der Blinker zeigt das an. Vorsicht! Ich bremse: Die roten Bremsleuchten warnen die Nachfolgenden: Man will jemand auf sich aufmerksam machen – ihn warnen. Die Hupe ertönt, die Lichthupe blinkt auf.

Blink- und Warnblinkanlage prüfen

Ständige Kontrolle

Die Warnblinkanlage muß ständig funktionieren! Darum wird ihr Schalter direkt von der Batterie über eine Sicherung versorgt. Die Richtungsblinker bis 9/84 erhalten ihre Stromversorgung auf dieselbe Weise. Dagegen werden die Richtungsblinker seit 9/84 lediglich bei eingeschalteter Zündung mit Strom versorgt.

- Drücken Sie bei ausgeschalteter Zündung auf den roten Warnblinktaster.
- Alle 6 Blinkerlampen leuchten im gleichen Rhythmus auf, außerdem das rote Fenster im Taster und die grüne Blinkerkontrolle.
- Warnblinker ausschalten.
- Bei einem Visa ab 9/84 Zündung einschalten.
- Bei gedrücktem Blinkerhebel müssen eine Blinkerseite und die grüne Kontrolleuchte regelmäßig aufleuchten.

Blinkerstörungen

- Geht die grüne Kontrollampe bei eingeschaltetem Richtungsblinker aus und ist das Blinkrelais noch leise in einem schnelleren Takt zu hören, so ist eine Glühlampe ausgefallen. Und zwar eine der vorderen oder hinteren. Denn der Ausfall einer der seitlichen Blinklampen macht sich nicht bemerkbar, ebenso der Ausfall einer Lampe beim Warnblinken. Lampenwechsel siehe Seite 217.
- Brennen bei eingeschalteten Richtungs- oder Warnblinkern die Leuchten dauernd, ist das Blinkrelais defekt.
- Leuchten weder die Blinklampen noch die Kontrolleuchten von Richtungs- und Warnblinkanlage, kann das Blinkrelais defekt sein oder bei einem Fahrzeug bis 9/84 ist die für beide Blinkanlagen zuständige Sicherung durchgebrannt.

Nimmt man die Lenkradabdekkung ab, so sieht man auf der linken Seite das Blinkrelais. Ist das Blinkrelais defekt, kann man sich wie folgt helfen: die beiden Stecker der Klemmen + und R (siehe Abb. links) verbinden. Jetzt brennen zwar die Blinklichter einer Seite dauernd, doch durch Ein- und Ausschalten des Blinkschalters erhält man den fehlenden Blinkrhythmus.

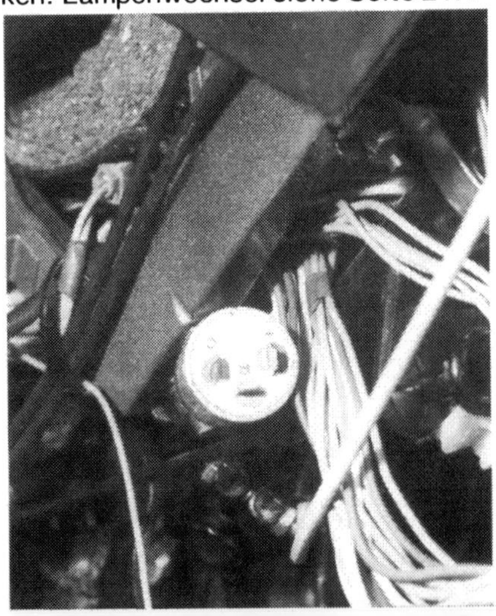

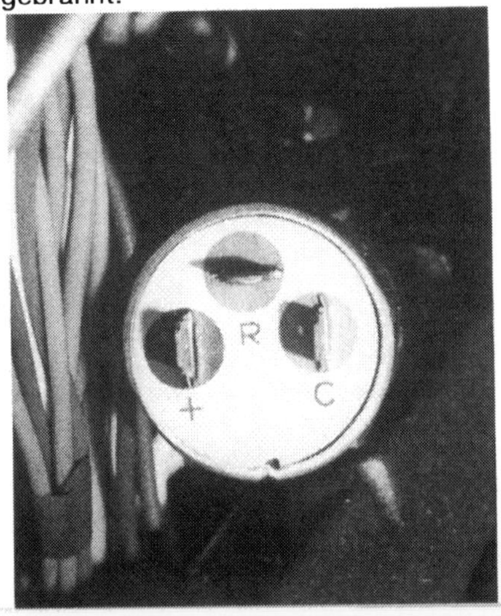

■ Funktioniert nur Warnblinken ohne Richtungsblinken oder umgekehrt, fehlt es an der Spannungsversorgung durch den betreffenden Schalter bzw. Taster (Ausbau ab Seite 235) oder bei einem Fahrzeug ab 9/84 ist die für die entsprechende Blinkanlage zuständige Sicherung defekt.

Fingerzeige: *Zwei häufig eintretende Blinkerstörungen haben folgende Ursachen: Durch Beladen des Kofferraumes wird leicht der Stecker der hinteren Leuchteinheiten abgezogen – die Blinkleuchten haben dann keinen Kontakt mehr. Stekker kontrollieren.*
In die seitlichen vorderen Blinkleuchter dringt Feuchtigkeit ein und bewirkt, daß die Kontaktstellen korrodieren –, auch diese Blinkleuchten haben dann keinen Kontakt mehr. Lampe und Kontakt reinigen.

Defektes Blinkrelais kurzschließen

Mit einem ausgefallenen Blinkrelais sollte man nicht weiterfahren. Denn im dichten Verkehr und vor allem bei Dunkelheit wird Ihre Abbiegeabsicht den anderen Autofahrern nicht ersichtlich, ganz zu schweigen bei Überholvorgängen auf der Autobahn.

■ Zwischenablage beim Fahrersitz entfernen. Das Blinkrelais ist unten an der Lenksäulenhaltung angeschraubt.
■ Kurzschlußbrücke zwischen den Klemmen »T« und »R« (die Bezeichnungen sind am Blinkrelais angeschrieben) herstellen.
■ Bei gedrücktem Blinkschalter leuchtet jetzt die entsprechende Blinkerseite dauernd.
■ Durch Ein- und Ausschalten mit dem Blinkerschalter stellen Sie den Blinkerrhythmus her.

Bremsleuchten prüfen

Ständige Kontrolle

Zu Ihrer eigenen Sicherheit sollten Sie so oft wie möglich die Kontrolle der Bremslichter durchführen.

■ Die Garagenwand hinter dem Wagen muß hell rot aufleuchten, wenn Sie auf das Bremspedal treten.
■ Oder in einer Kolonne prüfen Sie mit dem Rückspiegel, ob sich in den Scheinwerfer-Reflektoren oder in der Lackierung des Hintermannes beide Bremslichter spiegeln.

Der Bremslichtschalter

Oberhalb des Bremspedals an dessen Halterung befindet sich der Bremslichtschalter. Treten Sie das Pedal durch, so schließt eine im Schalter befindliche Feder den Kontakt.

Bremslichtschalter überprüfen

■ Ablage auf der Fahrerseite abnehmen.
■ Von der rechten Seite der Lenksäule her Kabelstecker abziehen.
■ Kabelanschlüsse im Stecker mit Büroklammern oder Drahtstücken überbrücken.
■ Brennt jetzt das Bremslicht, ist der Bremslichtschalter defekt.

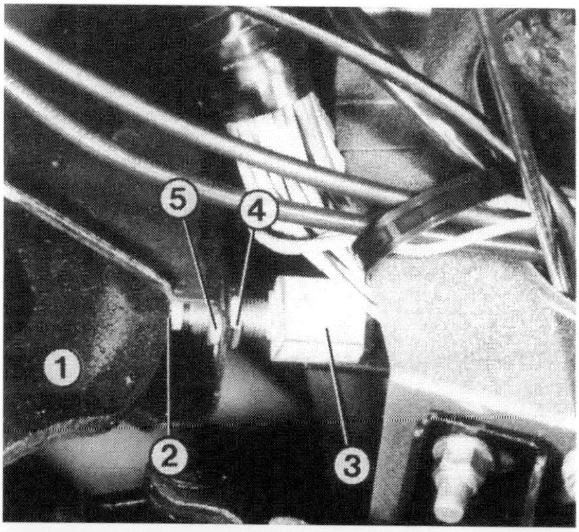

Die Teile des Bremslichtschalters: 1 – Bremspedal; 2 – Spiel zwischen Pedal und Bremslichtschalter; 3 – Bremslichtschalter; 4 – Einstellmutter; 5 – Kontermutter.

Die Hupe (3) liegt versteckt hinter dem Kühlergrill. Entfernt man diesen, so sieht man: 1 – Stecker, Kühlerventilator; 2 – Hupenhalterung und gleichzeitig Masseanschluß; 4 – stromführendes Kabel.

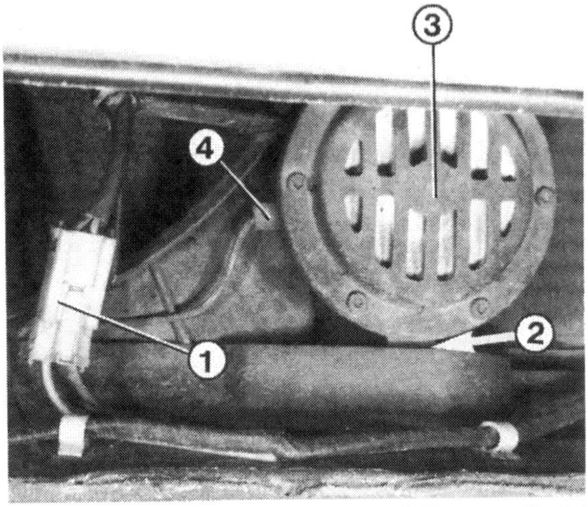

Bremslichtschalter wechseln

■ Kabelstecker abziehen.
■ Bremslichtschalter herausschrauben.
■ Neuen Bremslichtschalter so einstellen, daß nach etwa 2,5 mm am Pedal der Widerstand der Druckstange im Hauptbremszylinder zu spüren ist.

Störungsbeistand Bremslicht

Die Störung	– ihre Ursache	– ihre Abhilfe
A Eine Bremsleuchte brennt nicht	1 Glühbirne durchgebrannt	Austauschen
	2 Spannungszuleitung unterbrochen. Brennen alle übrigen Glühbirnen in derselben Heckleuchte? Falls nicht:	Kabel austauschen
	3 Unterbrechung in der Masseverbindung	Masseanschluß überprüfen
B Beide Bremslichter brennen nicht	1 Sicherung defekt	Ersetzen
	2 Bremslichtschalter defekt	Überprüfen, ggf. ersetzen
	3 Siehe A 1 und 3	
C Bremslicht brennt dauernd	1 Siehe B 2	
	2 Kabel zum Bremslichtschalter haben direkten Kontakt	Kabel kontrollieren

Hupe prüfen
Ständige Kontrolle

Bei eingeschalteter Zündung und beim Ziehen des Kontaktes an der Schaltereinheit bzw. beim Hineindrücken des linken Hebelschalters muß die Hupe ertönen.

Störungsbeistand Hupe

Die Störung	– ihre Ursache	– ihre Abhilfe
A Hupe tönt nicht	1 Sicherung defekt	Ersetzen
	2 Stromzuleitung zur Hupe unterbrochen	Kabelverlauf kontrollieren, Steckkontakte an der Hupe blank kratzen
	3 Hupe defekt	Prüfen, ggf. austauschen
	4 Leitung zwischen Hupenkontakt und Hupe unterbrochen	Kabelverlauf kontrollieren
B Hupe tönt dauernd bei eingeschalteter Zündung	Hupentaster bzw. Hebelschalter defekt, hat dauernd Kontakt	Steckkontakt an der Hupe abziehen

Die Lichthupe

Gleich, ob die Zündung oder die Scheinwerfer eingeschaltet sind, das Fernlicht und dessen Kontrolle leuchten immer auf, wenn Sie den Lichthupentaster bzw. den linken Hebelschalter anziehen. Falls nicht, Lichthupenkontakt kontrollieren.

Eigene Wege

In allen Citroen-Modellen – so auch im Visa – ist die Anbringung der Schalter ungewöhnlich. Typisches Beispiel: Der »Satellit« der Visa-Modelle bis 1984. Die Citroen-Ingenieure waren bemüht, die während der Fahrt am meisten benötigten Bedienungselemente in unmittelbarer Lenkradnähe zu gruppieren. So entstand die links am Lenkrad befindliche Schaltereinheit. Oft hört man dafür auch die Bezeichnung RSD. Die ist gleichzeitig eine Eselsbrücke für die Reihenfolge der von oben nach unten angeordneten Schalter. »R« steht für Regen: Scheibenwischer. »S« für Straße: Blinker und Hupe. »D« für Dunkelheit: Standlicht und Scheinwerfer.
Seit 9/84 ist diese Schaltereinheit konventionellen Hebelschaltern gewichen. Nicht nur die Schaltereinheit wurde dabei geändert, sondern auch das gesamte Armaturenbrett.

Kontrollinstrumente und -leuchten prüfen

Wartung Nr. 7

Setzen Sie sich hinter das Steuerrad und kontrollieren Sie nacheinander:

■ Läuft der Zeiger der analogen Quarzuhr?

■ Zündung einschalten! Es müssen aufleuchten: Ladekontrolle, Öldruckwarnleuchte, Digitaluhr. Bei den Modellen ab 9/84 zusätzlich: Leuchten am Armaturenbrett, Instrumentenbeleuchtung sowie die Temperatur-Warnleuchte.

■ Mit etwas Verzögerung wandert – je nach Tankinhalt – die Anzeigenadel nach oben.

■ An der Schaltereinheit die entsprechenden Schalter bzw. Hebelschalter betätigen – leuchtet die grüne Blinkerkontrolle, die ebenfalls grünen Stand- und Abblendlichtkontrollen sowie die blaue Fernlichtkontrolleuchte?

■ Brennen bei gedrücktem Schalter die Kontrolleuchten von: Nebelschlußleuchten (Abblendlicht einschalten!), Warnblinker, Bremsflüssigkeitsstandanzeige, Luftgebläse nur bei den Modellen bis 9/84, Heckscheibenheizung?

■ Starterhebel ziehen, die im Knopf ab 9/84 im Armaturenbrett befindliche Kontrolleuchte muß brennen und im gedrückten Zustand erlöschen.

■ Motor starten! Arbeitet der Drehzahlmesser?

■ Während einer kurzen Fahrt kann der Tachometer geprüft werden.

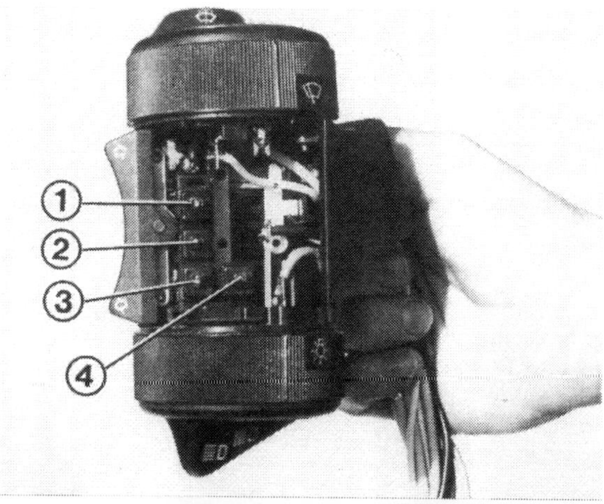

Die Schaltereinheit läßt sich nicht mehr weiter demontieren. Bei entfernter Abdekkung erkennt man die folgenden Kontrolleuchten: 1 – Blinkerkontrolle; 2 – Abblendlichtkontrolle; 3 – Fernlichtkontrolle; 4 – Standlichtkontrolle.

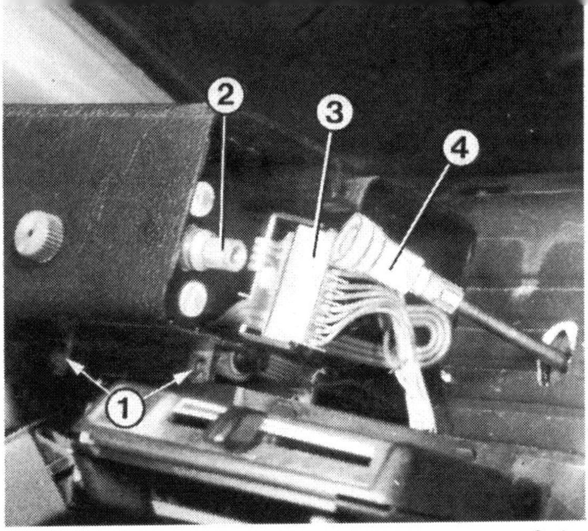

Löst man bei den älteren Modellen auf jeder Seite die beiden Halteschrauben (1) des Instrumentengehäuses, so kann man dieses zur Seite drehen. Die Teile sind: 2 – Tachowellenanschluß; 3 – Kabelstecker; 4 – Tachowellen-Steckverbindung.

Instrumenten-Gehäuse abbauen
bis 9/84

Zum Auswechseln der Warnleuchten, aber auch für andere Reparaturen muß der Instrumententeil abgenommen werden.

■ Vier Kreuzschlitzschrauben lösen (siehe Abb. oben).
■ Instrumentengehäuse nach vorne ziehen.
■ Tachowelle und Steckverbindungen lösen.
■ Instrumentengehäuse abnehmen.
■ Beim Einbau darauf achten, daß die Tachowelle und die Steckverbindungen richtig angeschlossen sind. Funktion prüfen, bevor man das Gehäuse anschraubt.

Fingerzeig: *Wollen Sie das Instrumente-Gehäuse wieder festschrauben, so artet dies oft in eine »Tüftelei« aus. Denn die Kreuzschlitzschrauben müssen vorne auf der Spitze des Kreuzschlitzschraubenziehers über eine Strecke von etwa 10 cm geführt werden, bevor man sie eindrehen kann. Die Schraube fällt ständig von der Kreuzschlitzspitze herunter. Mit Fett, Plastilin oder Dichtmasse kann man die Schraube an die Spitze »festkleben« und somit ohne Mühe in das Gewinde einführen.*

Instrumenten-Gehäuse ausbauen
ab 9/84

■ Unterhalb der Taster je eine Kreuzschlitzschraube lösen.
■ Mit einem schmalen Schraubenzieher die beiden seitlichen Verkleidungen nach vorne abziehen (Abb. unten).
■ Ebenfalls mit einem Schraubenzieher in der Mitte der Instrumententafel oben und unten Halterungen entriegeln.
■ Instrumentengehäuse etwas nach vorne ziehen.
■ Tachowelle und Steckverbindungen von der Seite her lösen.
■ Instrumentengehäuse nach vorne heranziehen.
■ Bevor man das Gehäuse wieder ganz einsetzt und verriegelt, kontrol-

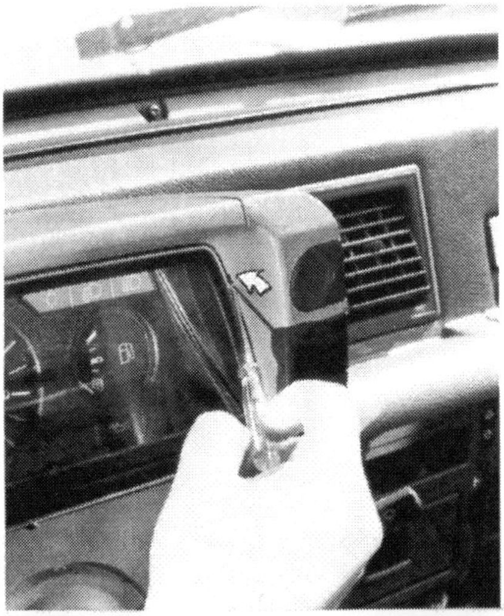

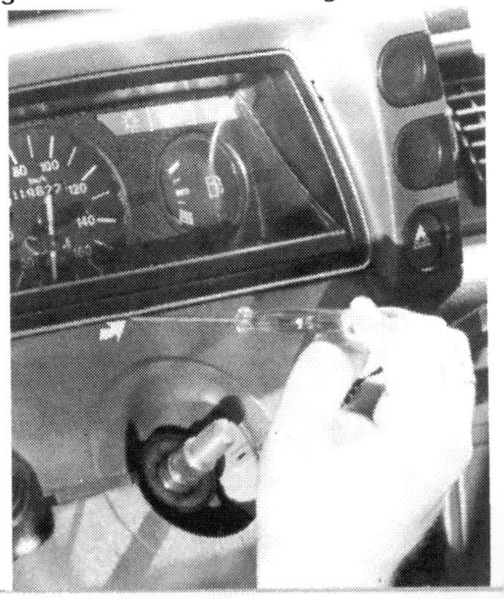

Bei den Modellen ab 9/84 muß man mit einem schmalen Schraubenzieher zuerst die seitlichen Teile (linkes Bild), dann in der Mitte ebenfalls mit einem Schraubenzieher das Instrumentengehäuse lösen (rechtes Bild). Dabei ist darauf zu achten, daß man diese Öffnungen mit dem Schraubenzieher nicht verkratzt.

liert man zuvor die Funktionen.

■ Seitliche Verkleidungen einsetzen. Sofern vorhanden darauf achten, daß die Dichtmasse an den hinteren Kanten festgeklebt ist und ein wenig über die Kante vorsteht.

Glühlampen auswechseln

Kombiinstrument

Die Lampen für die Kontrolleuchten und Instrumentenbeleuchtung sind mit Kunststoffhülsen an der Rückseite des Kombiinstrumentes eingesteckt (siehe Abb. unten und nächste Seite oben). Dabei handelt es sich um Glassockellampen mit 1,2 Watt; ab 9/84 Ladekontrolle 10 Watt.

■ Instrumentengehäuse abbauen. Ab 9/84 Instrumententafel ausbauen.

■ Lampenfassung eine Vierteldrehung drehen und abziehen.

■ Ladekontrolle ab 9/84 muß lediglich aus der Halterung gezogen werden.

■ Glühlampe aus der Fassung ziehen.

Schaltzylinder

bis 9/84

■ Zylindervorderteil abnehmen siehe Abb. Seite 227.

■ Defektes Lämpchen ohne zu drehen herausziehen, wechseln: Glassockellampe 12 V/1,2 Watt.

■ Funktion der Kontrolleuchte überprüfen, Zylinderdeckel aufsetzen.

Taster

Zwischen dem Instrumentengehäuse und Lenksäule, ab 9/84 auf beiden Seiten des Kombiinstrumentes, befinden sich die einzelnen Taster, die alle mit einer Kontrollleuchte versehen sind. Die Lämpchen können nicht gewechselt, sondern der entsprechende Taster muß ersetzt werden (siehe Abb. Seite 235 unten).

Starterzug

Bis 9/84 ist die Kontrolleuchte im Starterzugknopf eingebaut.

■ Mit einem feinen Schraubenzieher Abdeckplättchen mit Startersymbol herausheben.

■ Mit einer Pinzette das Lämpchen aus der Fassung ziehen und mit dem gleichen Instrument das neue wieder einsetzen.

■ Bei den neueren Modellen muß das Kombiinstrument ausgebaut werden, um die Kontrolleuchte zu wechseln.

Fingerzeig: *Bemerken Sie, daß bei der neuen Instrumententafel eine der wichtigen Kontrolleuchten ausfällt und Sie keinen Ersatz dabei haben, so kann man sich folgendermaßen helfen. Da die meisten Instrumententafeln einheitlich bestückt sind, sind sämtliche Kontrolleuchten eingebaut, auch solche, die gar nicht angeschlossen sind.*

Beispiel: Vorglühkontrolleuchte, die nur bei den Dieselmodellen angeschlossen ist. Diese können Sie ohne Benachteiligung einer Funktion anstelle der defekten eindrehen.

Leiterfolie

Sämtliche Instrumente und Kontrolleuchten erhalten ihre Stromzufuhr nicht über ein Kabel, sondern durch eine sogenannte Leiterfolie, auf der die Leitungen aufgedruckt sind. Für die verschiedenen Modelle und Baujahre gibt es verschiedene Lei-

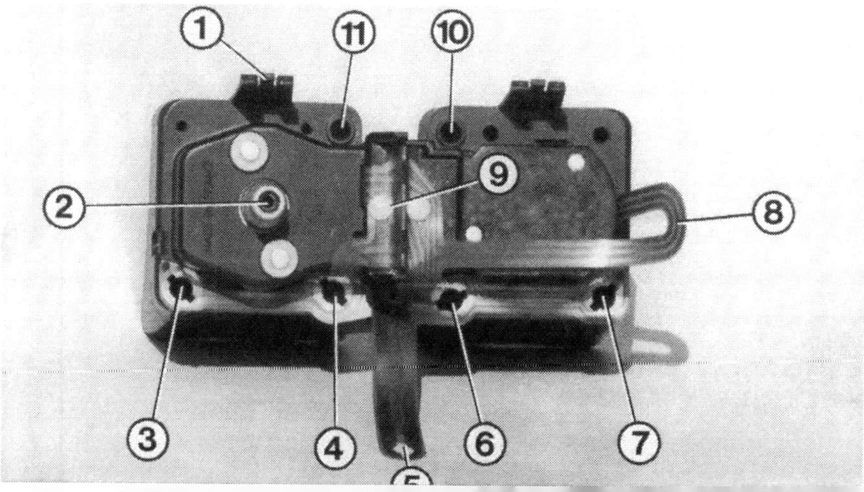

Das alte Instrumentengehäuse von hinten gesehen. 1 – Halteklammer; 2 – Tachoantrieb; 3 – Bremsabnutzungskontrolleuchte; 4 – Motoröldruckkontrollleuchte; 5 – Leiterfolie Instrumentenbeleuchtung; 6 – Ladekontrollleuchte; 7 – Kühlwasserkontrollleuchte; 8 – Leiterfolie Drehzahlmesser; 9 – Halterung der Leiterfolie; 10 – Fernlichtkontrolleuchte; 11 – freie Öffnung.

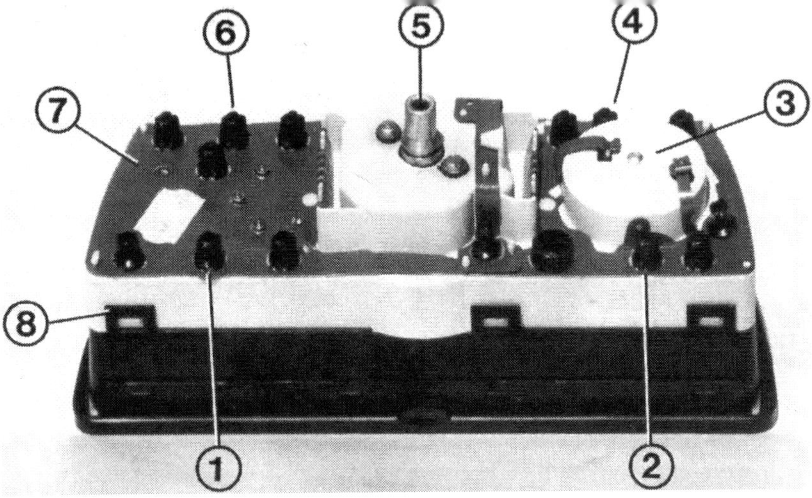

Das neue Instrumentenbrett von hinten gesehen. 1 – Kontrolleuchten von links nach rechts: Starterzug, Vorglühen (Diesel), Blinker; 2 – Kontrolleuchten von links nach rechts: Standlicht, Abblendlicht, Fernlicht; 3 – Drehzahlmesser; 4 – Kontrolleuchten von links nach rechts: Tankreserve, Motoröldruck, Kühlwassertemperatur; 5 – Tachowellenantrieb; 6 – Kontrollleuchten von links nach rechts: Motoröl- und Kühlwasserstand, Handbremse/Bremsflüssigkeit, Ladekontrolle; 8 – Gehäusehalterung.

terfolien. Beim Ersatzteilkauf am besten die alte mitnehmen oder sich die Nummer der Folie notieren.

Instrumente und Leiterfolie ausbauen

Zum Ausbau der Instrumente muß das Kombiinstrument aus dem Gehäuse herausgenommen werden:

- Bis 9/84: Fassung der Instrumentenbeleuchtung auf der Unterseite herausnehmen, damit die Leiterfolie frei ist.
- Tageskilometerzähler-Rückstellknopf an der seitlichen Gehäusewand vorsichtig abziehen.
- Die beiden Halteklemmen nach unten biegen und Kombiinstrument aus dem Gehäuse herausheben.
- Je nach Ausbau die Schrauben an Tachometer, Drehzahlmesser oder Analoguhr lösen und Instrumente abnehmen. Der Drehzahlmesser ist noch an der Leiterfolie angeschlossen. Verbindung lösen.
- Vom Tachowellengehäuse her drei Schrauben lösen, Leiterfolie abnehmen und das Instrument zur anderen Gehäuseseite hin abnehmen.
- Zum Abnehmen der kompletten Leiterfolie die beiden Kunststoff-Druckknöpfe beim Mehrfachsteckeranschluß vorsichtig herausziehen. Die Folie darf weder verkratzt noch geknickt werden.
- Ab 9/84: Tageskilometerzähler-Rückstellknopf und (je nach Ausführung) Verstellknopf der Analoguhr abziehen, dabei darauf achten, daß die Feder nicht wegspringt.
- Die Haltenocken rund um das Instru-

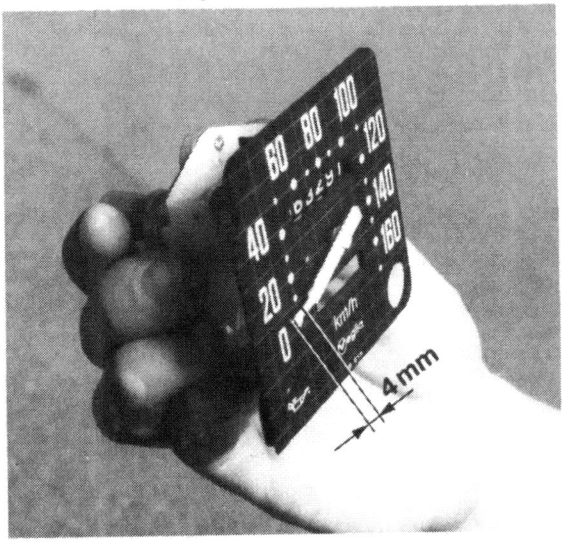

Bis Modelljahr 82 waren die Zeiger der Instrumententafel aus Kunststoff. Dies hatte zur Folge, daß schon bei geringer Wärmeeinwirkung die Tachonadel an der Klarsichtblende bei etwa 80 km/h hängenblieb. Abhilfe: Man kürzt die Nadel um 4 mm, und sie bleibt nicht mehr hängen.

mentengehäuse lösen und Instrumententeil herausnehmen.

■ Halteschrauben des betreffenden Instrumentes lösen und dieses nach vorn wegnehmen.

■ Zum Ausbau der Leiterfolie alle Kontrolleuchten herausdrehen.

■ Je nach Bestückung die entsprechenden Schrauben lösen und Haltefolien vorsichtig abheben.

■ Einige Leiterfolien sind beim Ansatz der Steckeranschlüsse mit einem Kunststoffstopfen am Gehäuse festgemacht. Dieser Stopfen muß ganz vorsichtig herausgezogen werden, damit die Leiterfolie nicht verletzt wird.

Fingerzeig: *Bis Modelljahr '82 waren die Zeiger der Instrumententafel aus Kunststoff gefertigt. Dies hatte zur Folge, daß vor allem die Tachonadel schon bei geringer Wärmeeinwirkung bei der Geschwindigkeitsanzeige 80 km/h hängen blieb, weil sie die Klarsichtblende der Instrumenteneinheit berührte. Nach dem Abkühlen funktioniert die Geschwindigkeitsanzeige wieder einwandfrei. Gewöhnlich ist dieses Hängenbleiben der Tachonadel nur ganz selten zu beobachten, tritt es jedoch häufiger auf, so müssen Sie den Tachometer ausbauen und die Nadelspitze mit einer Schere um ca. 4 mm kürzen.*

Blinkerkontrolle

Die Blinkerkontrolle ist einerseits an der Klemme »C« des Blinkrelais (siehe Abb. Seite 224) angeschlossen und erhält von dort den Blinkimpuls. Andererseits erhält sie bei eingeschalteter Zündung Spannung.

Bremskontrolle

Diese Kontrolleuchte warnt bei absinkendem Flüssigkeitsstand im Bremsflüssigkeitsbehälter. Ein Schwimmer, der mit dem Verschlußdeckel eine Einheit bildet, schließt bei sinkendem Flüssigkeitsniveau den Kontakt. Drückt man bei eingeschalteter Zündung auf die Kontrolltaste, so muß sie rot aufleuchten. Diese Kontrolle sollte man möglichst vor jedem Start machen.
Bei den neueren Modellen befindet sich diese Kontrolleuchte in der Instrumententafel, und zwar in Kombination mit der Handbremskontrolle und der Verschleißanzeige der vorderen Scheibenbremsbeläge. Am Handbremshebel sitzt ein Kontakt, der bei angezogener Handbremse das rote Licht aufleuchten läßt.

Störungen an der Bremskontrolle

□ Wenn die Warnleuchte beim Kontrolldruck nicht brennt, muß der Taster gewechselt werden (siehe Seite 235).

□ Brennt die Kontrolleuchte, muß sofort der Flüssigkeitsstand im Behälter geprüft werden. Ist hier alles in Ordnung, so ist der Schwimmerkontakt defekt.

□ Ab 9/84 Handbremse anziehen, Zündung einschalten, das Kontrollämpchen muß brennen. Brennt es nicht, Sicherung defekt, siehe Seite 164 oder Handbremsschalter gibt keinen Kontakt. Schalter prüfen siehe Seite 236.

□ Brennt die Kontrolle bei gelöster Handbremse, Bremsflüssigkeitsstand und Schwimmerkontakt überprüfen.

Drehzahlmesser

Wie oft sich die Kurbelwelle im Motor in der Minute dreht, zeigt der Drehzahlmesser (je nach Modell und Kundenwunsch) an. Er erhält von der Zündanlage die Zündimpulse übermittelt. Summiert und aufbereitet wird das auf das Zeigerwerk im Instrument übertragen.
Bei Störungen gilt es, die entsprechenden Leitungen zu überprüfen. Evtl. ist auch die Leiterfolie beschädigt.

Fernlichtkontrolle

Nur bei eingeschaltetem Fernlicht oder beim Lichthupen erhält die Fernlichtkontrolle Spannung. Ob die Fernlichtfäden auch brennen, kann sie aber nicht anzeigen. Das müssen Sie selbst kontrollieren.

Kraftstoffanzeige

Der Tankgeber im Kraftstofftank besteht aus einem Schwimmer und einem elektrischen Widerstand. Mit Einschalten der Zündung erhält das Anzeigegerät im Kombiinstrument Spannung. Den Stromkreis schließt der veränderliche Widerstand im Tankgeber, der die Verbindung zur Masse herstellt. Je nach Stromdurchfluß schlägt die Zeigernadel aus.

Wenn Sie mit einer 4,5-Volt-Batterie die beiden Anschlüsse (2 und 3) berühren, muß der Zeiger der ausgebauten Kraftstoffanzeige (1) in etwa in die gezeigte Stellung gehen. Bewegt er sich nicht, so ist die Anzeige defekt.

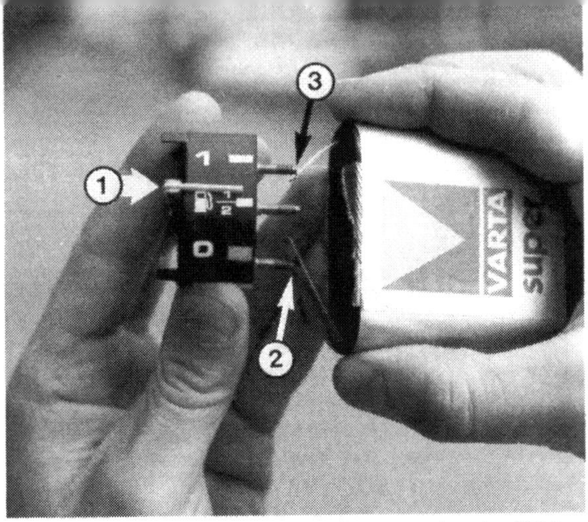

Steht der Schwimmer bei vollem Tank in seiner höchsten Stellung, ist der Widerstand am Tankgeber überbrückt, der Zeiger ist am oberen Anschlag. Mit abnehmendem Tankinhalt sinkt der Schwimmer, der dadurch höhere Widerstand hemmt den Stromdurchfluß, die Nadel fällt.

Störungsmöglichkeiten

Als Ursache für fehlerhafte Anzeige kommen in Frage:
□ Zu hoher oder zu niedriger Stand: Schwimmerarm verbogen oder Widerstand defekt.
□ Keine Anzeige: Sicherung defekt (Seite 164). Tankgeber oder Anzeigeinstrument defekt.

Störungssuche

■ Liegt die Falschanzeige an einem verbogenen Schwimmerarm, können Sie das selbst korrigieren: Biegen Sie am ausgebauten Tankgeber (siehe Bild Seite 90 ,oben) den Schwimmerarm nach oben, verringert sich die Anzeige. Biegen nach unten ergibt einen höheren Anzeigewert am Instrument.
■ Tankgeber prüfen: Freilegen, wie auf Seite 89 beschrieben, Kabelstecker abziehen.
■ Kabel direkt an Masse halten, Zündung ganz kurz einschalten – schlägt der Zeiger auf »Voll« aus, ist der Tankgeber defekt.
■ Anzeigeinstrument ausbauen (Seite 230).
■ Die beiden Anschlüsse (Abb. oben) mit einer 4,5-Volt-Batterie verbinden – rührt sich die Anzeigenadel nun nicht, ist das Anzeigegerät defekt.
■ Schlägt die Anzeige dagegen aus, liegt der Fehler in der Kabelzuleitung.

Kühlmittel-Temperaturanzeige
Vierzylinder
Störungsmöglichkeiten

Die Anzeige für die Kühlmitteltemperatur arbeitet ähnlich wie die Tankanzeige. Den Plusstrom erhält der Temperaturfühler bei eingeschalteter Zündung. Der Fühler stellt dann bei zu hoher Kühlmitteltemperatur den Kontakt zur Masse her.
□ Kein Aufleuchten kann die Ursache im Temperaturfühler oder an einer defekten Kontrolleuchte haben.
□ Brennt die Kontrolle bei eingeschalteter Zündung ständig – Motor ist kalt – hat der Fühler oder die Zuleitung zur Kontrolle Masseschluß.

Störungssuche

■ Kabel am Temperaturfühler abziehen und fest mit Masse verbinden.
■ Zündung kurz einschalten, die Kontrolleuchte muß aufleuchten – wenn nicht, Kontrollämpchen defekt.

Ladekontrolle

Bei laufendem Motor darf die Ladekontrolle weder schwach glimmen noch hell leuchten. Bleibt sie beim Einschalten der Zündung dunkel, ist das ebenfalls ein Fehler. Näheres zur Störungssuche finden Sie im »Störungsbeistand Batterie und Lichtmaschine« auf Seite 195.

Bei eingeschalteter Zündung erhält die Öldruckkontrolle Spannung. Solange kein Oldruck im Motor aufgebaut wird, ist ihr Stromkreis durch den Öldruckschalter am Motor zur Masse geschlossen – das rote Licht leuchtet. Nach dem Start mit zunehmenden Drehzahlen steigt der Öldruck, der Öldruckschalter öffnet seine Kontakte, und das Warnlicht verlöscht.

Öldruckkontrolle

Störungen

- **Leuchtet die Warnlampe dauernd, sofort anhalten!**
- Ölstand kontrollieren. Falls in Ordnung: Kabel am Öldruckschalter abziehen.
- Brennt die Kontrolle weiterhin, hat die Leitung Masseschluß – das ist ungefährlich für den Motor.
- Verlöscht die Leuchte bei abgezogenem Kabel, dürfte die Ölversorgung unterbrochen sein. Wagen abschleppen lassen.
- Bleibt die Öldruckkontrolle beim Einschalten der Zündung dunkel:
- Zündung einschalten.
- Kabel vom Öldruckschalter abziehen und gegen Masse halten.
- Brennt jetzt die Öldruckkontrolle, ist der Öldruckschalter defekt oder verschmutzt (siehe Fingerzeig).
- Neuen Öldruckschalter mit Dichtring montieren.
- Bleibt es dunkel, liegt es an den Kontrollämpchen oder an einem Fehler in der Leiterfolie.

Fingerzeig: *Hin und wieder gibt der Öldruckschalter Anlaß zu Klagen. Zum einen tritt an dessen Steckerkontakt Öl aus, zum anderen verlöscht die Öldruckkontrolle nicht, obwohl ausreichend Öldruck vorhanden ist.*
Abhilfe: Kontaktschalter ausbauen, Steckerkontaktschraube festziehen und die Stelle zwischen dem beweglichen Druckkolben und Gewinde gut reinigen. Befindet sich dazwischen nämlich Schmutz, so kann sich der Druckkolben nicht zum Schalter hin bewegen und unterbricht den Kontakt nicht.

Starterzugkontrolle

Sie sitzt bei den älteren Modellen im Starterzugknopf und brennt, wenn er herausgezogen wird. Bei den neueren Modellen befindet sich die Kontrolle im Instrumentenbrett. Am Zug selbst sitzt ein entsprechender Kontaktschalter.

Tachometer

Dieser Geschwindigkeitsmesser zeigt das Fahrtempo gewissermaßen auf elektrischem Weg an, nämlich durch Erzeugung von Wirbelströmen, die eine Aluminiumtrommel rund um die Zeigerachse gegen den Widerstand einer Spiralfeder verdrehen.
Der Tachometer kann nicht die genaue Entfernung oder Geschwindigkeit messen, sondern er »zählt« die Umdrehungen des Tachowellenantriebs am Getriebegehäuse und setzt sie in Kilometerangaben um. Nach wieviel Tachowellenumdrehungen ein Kilometer auf der Straße zurückgelegt wurde, hängt von der Reifengröße und der Achsübersetzung ab.
Eine zitternde Tachonadel weist gewöhnlich darauf hin, daß die Tachowelle einen

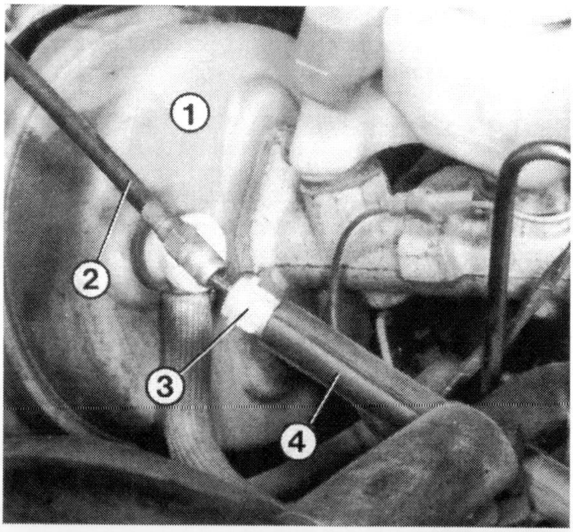

Die Tachowelle besteht aus zwei Teilen und ist in Höhe des Bremskraftverstärkers (1) verschraubt. 2 – oberer Teil; 3 – unterer Teil mit Schraubverschluß; 4 – Gummischutz des unteren Teils der Tachowelle.

Knick hat und bald brechen wird. Bei einem Fahrzeug mit hoher Laufleistung kann auch der Tachoantrieb im Getriebe oder an der Verbindung im Motorraum verschlissen sein.

Tachowelle ausbauen

Die Tachowelle ist zweiteilig und muß deshalb nicht ganz ausgebaut, sondern nur das Teil, das defekt ist.

Oberes Teil

■ Instrumentengehäuse abnehmen (Seite 230).
■ Tachowelle an der Tachorückseite ausrasten.
■ Tachowelle im Motorraum trennen, und Welle vom Innenraum her herausziehen.
■ Zum Einbau muß die Verkleidung in der Spritzwand abgenommen werden (siehe Seite 240), damit die Tachowelle durch die Bohrung der Spritzwand geführt werden kann.

Unteres Teil

■ Tachowelle im Motorraum trennen.
■ Tachowelle am Motor lösen: Vierzylinder: Am Ausgleichsgetriebe Kontermutter lösen und Schraube herausdrehen.
■ Tachowelle herausziehen. Vorsicht, es kann dabei Öl auslaufen.
■ Zweizylinder: Tachowelle am Getriebe lösen. Halteklammer abnehmen und Antrieb herausziehen.

Verbrauchsanzeige

Auf dieses Instrument sind wir bereits im Kapitel »Kraftstoff – Klopfen bis Sparen« eingegangen. Lesen Sie bitte nach auf Seite 87.

Zeituhr

Die quarzgesteuerte Uhr geht ausgesprochen exakt. Allerdings verträgt die Zeigeruhr Drehen gegen den Uhrzeigersinn nicht so gut. Wenn nach dem Wiederanklemmen der Batterie nachgestellt werden muß, dann nur im Uhrzeigersinn drehen. Läuft die Digital – oder Zeigeuhr überhaupt nicht, beschränkt sich die Fehlersuche auf die zuständige Sicherung oder das stromzuführende Kabel. Eine Reparatur ist bei der Digitaluhr überhaupt nicht und bei der Zeigeruhr nur in der Spezialwerkstatt möglich.

Die Schalter

Schaltereinheit bis 9/84

Diese besteht aus den eingangs erwähnten drei Teilen:
Dem drehbaren Oberteil zur Bedienung des Scheibenwischers mit dem Taster für die Scheibenwaschanlage; dem Mittelteil mit den zwei seitlichen Tasten für Blinker und Hupe; und dem ebenfalls drehbaren Unterteil mit Standlicht, Abblendlicht, Fernlicht und Lichthupe. In der Schaltereinheit können die einzelnen Taster und Drehschalter nicht ersetzt werden. Man muß die ganze Schaltereinheit tauschen.

Schaltereinheit wechseln

■ Instrumentengehäuse abnehmen (Seite 230).
■ Sechs Kreuzschlitzschrauben der oberen Abdeckung entfernen.
■ Mittelablage auf der Fahrerseite und Lenkradverkleidung ausbauen.
■ Beim Kabelstrang unter der Lenksäule die zur Schaltereinheit gehörenden beiden Stecker trennen.
■ Kabelstränge vorsichtig nach oben herausziehen und Schaltereinheit abnehmen.

Hebelschalter wechseln

■ Die vier Kreuzschlitzschrauben der Lenkradverkleidung lösen: Je eine unterhalb der Taster und je eine auf der Höhe des Motorhaubenzuges an den Ecken der Verkleidung.
■ Abdeckung zur Seite legen, Vorsicht, daß dabei das Starterzugkabel nicht geknickt wird.
■ Halteschrauben der Schalter lösen und Schalter aus der oberen Verkleidung herausnehmen (siehe Abbildung rechts oben).
■ Stecker von den Hebelschaltern trennen. Licht/Blinkschalter zwei, Scheibenwisch/-wascher einen.
■ Beim Einbau darauf achten, daß die Kunststoffabdeckung unter die Verkleidung kommt.

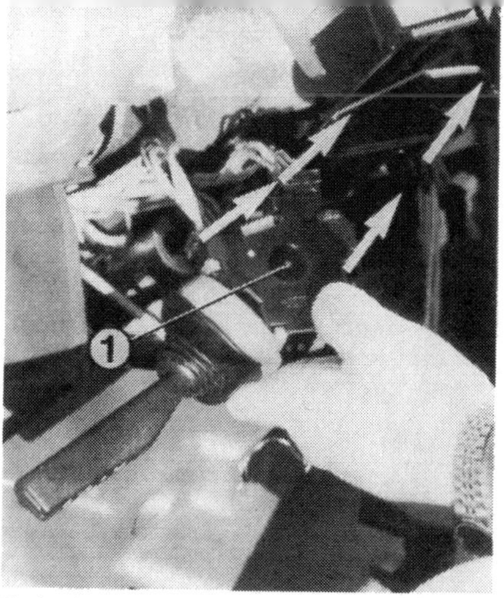

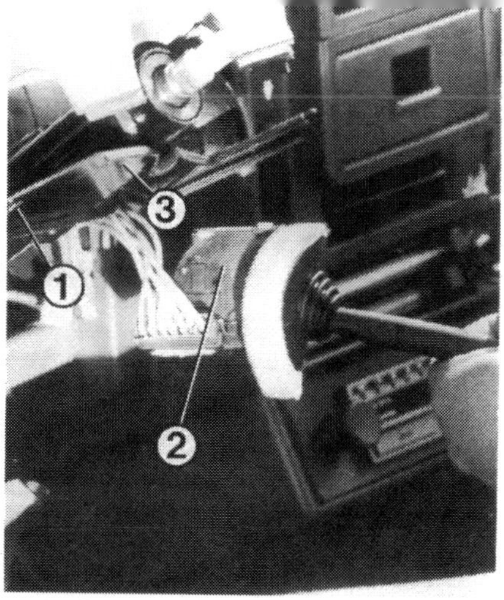

Die neueren Modelle haben zwei Hebelschalter (links 1, rechts 2). Diese sind an der Lenkradhalterung angeschraubt (links: Pfeile, rechts 1 und 3). Die Hebelschalter können nicht repariert, sondern nur getauscht werden.

Druckschalter

Zwischen Lenksäule und Anzeigeinstrument befinden sich bei den Modellen bis 9/84 folgenden Druckschalter: Nebelschlußleuchte, Warnblinkanlage, Bremsflüssigkeitsstandanzeige, zweistufiger Gebläseschalter und Heckscheibenheizung. Der Schalter für den Heckscheibenwischer, sofern einer eingebaut ist, befindet sich rechts neben der Lenkradsäule gegenüber dem Starterklappenzug. Bei den neueren Modellen sind diese Schalter rechts und links der Instrumententafel angebracht. Links: Nebelschlußleuchte und Heckscheibenheizung. Rechts: Heckscheibenwischer/-wascher und Warnblinkanlage. Die Bremsflüssigkeitsstandanzeige befindet sich nun in der Instrumententafel, und der Gebläseschalter in der Mittelkonsole neben den Heiz- und Frischlufthebeln.

Druckschalter ausbauen

■ Mit einem feinen Schraubenzieher hinter den Schalterrahmen fahren und den Schalter herausziehen.

Druckschalter nachträglich einbauen

■ **Bis 9/84:** Schalterattrappe wie beim Schalterausbau herausheben und neuen Druckschalter in den freien Ausschnitt hineindrücken.
■ Schalter mit Verbraucher und Stromanschluß verbinden.
■ Ab 9/84: Schalterverkleidung abnehmen und Schalterattrappe von innen her hinausdrücken.
■ Neuen Schalter einsetzen.

Zünd/-Anlaß-Schalter

Dieses gewöhnlich als Zündschloß bezeichnete Teil dient nicht nur dazu, dem Besitzer des Zündschlüssels das Starten des Motors zu ermöglichen, sondern sperrt nach Abziehen des Schlüssels und nach einer kurzen Lenkraddrehung auch die Lenkung. Demgemäß nennt man es auch Lenk/Zündschloß.
Während das Schloßteil nur in seltenen Fällen seinen Geist aufgibt, kann der

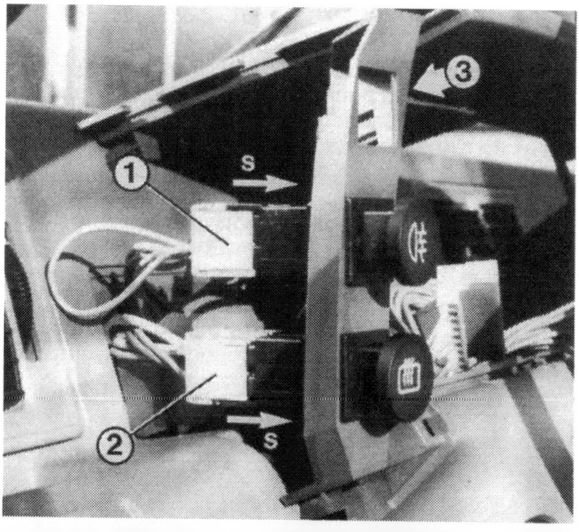

Die Druckschalter des neuen Instrumentenbrettes können, nachdem die seitliche Verkleidung entfernt wurde, nach vorne (s) herausgedrückt werden. Will man die Schalter zum Tauschen ganz herausnehmen, müssen zuvor die beiden Steckerteile (1 und 2) abgezogen werden. 3 – Öffnung für dritten Drucktaster.

Entfernt man die Lenkradverkleidung, so liegt das Zünd/Anlaßschloß (1) frei. Wollen Sie die einzelnen Anschlüsse kurzschließen oder an ihnen die Spannung messen, so muß dies am Mehrfachstecker (2) erfolgen.

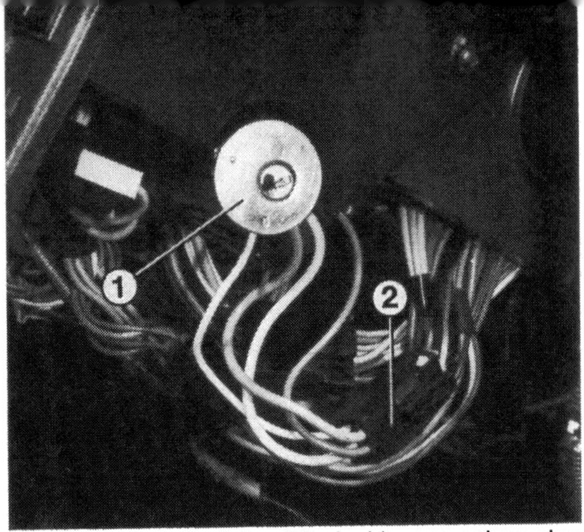

Schaltkontaktsatz (also der eigentliche Schalter) des Zündschlosses schon eher die Ursache einer Störung sein. Ob er defekt ist, können Sie nach Abschrauben der Lenksäulenverkleidung und Ablage prüfen.

Zünd/-Anlaß-Schalter prüfen

- Lenksäulenverkleidung unten abschrauben.
- Mehrfachstecker des Zünd/Anlaßschlosses abziehen.
- Mit einem Kabelstück oder einer Büroklammer die Steckbuchsen des blauen und des roten, oder rot-markierten Kabels miteinander verbinden – damit ist die Zündung eingeschaltet. Lade- und Öldruckkontrolle müssen aufleuchten.
- Visa anschieben lassen oder
- mit einem mindestens 4 mm^2 starken, isolierten Kabelstück eine Kurzschlußbrücke zwischen dem blauen und der Steckerbuchse des gelben Kabels herstellen. Damit wird der Anlasser gestartet.
- Sobald der Motor angesprungen ist, diese Kabelbrücke wieder abziehen.
- Der Mehrfachstecker bleibt abgezogen. Damit während der Fahrt kein Kurzschluß entstehen kann, muß er isoliert werden.
- Zum Abstellen des Motors das Kabelstück zwischen blauem und rotem oder rot-markiertem Kabel abziehen.

Zünd/Anlaß-schalter ausbauen

Das Schloßteil des Zündschlosses auszubauen, ist Werkstattarbeit, denn dazu muß an einer genau definierten Stelle an der Schalteraufnahme ein Loch gebohrt werden. Durch dieses Loch kann dann die Haltefeder des Schließzylinders zurückgedrückt werden. Eine ziemlich komplizierte Sache also.
Das eigentliche Schaltteil unten am Schloß ist hin und wieder die Ursache von Störungen, wenn die Kontakte abgenutzt sind. Doch diese Schaltereinheit kann ebenfalls nicht ausgebaut werden.

Fahren mit defektem Zünd/Anlaßschalter

Sind die Kontakte im Zünd/Anlaß-Schloß so verschlissen, daß sich beim Zündschlüsseldreh nichts mehr regt, können Sie sich auch unterwegs weiterhelfen. Voraussetzung ist, daß am blauen Kabel des Zündschloß-Mehrfachsteckers Spannung anliegt. Leider sind die einzelnen Kabel nicht einheitlich mit den gleichen Farben versehen, weiterhelfen können die Stromlaufpläne ab Seite 168.

Schalter-prüfung

- Mit einer Prüflampe mit Nadelkontakt können Sie die Kabelisolierung durchstechen und feststellen, welche Kabel Spannung führen.
- Suchen Sie den für Ihren Visa passenden Stromlaufplan ab Seite 168 heraus.
- Zuerst wird geprüft, ob der Schalter überhaupt Spannung geliefert bekommt; hierzu muß vielfach die Zündung oder die Beleuchtung eingeschaltet werden.
- Dann wird kontrolliert, ob der Schalter in entsprechender Stellung die Spannung weiterleitet.

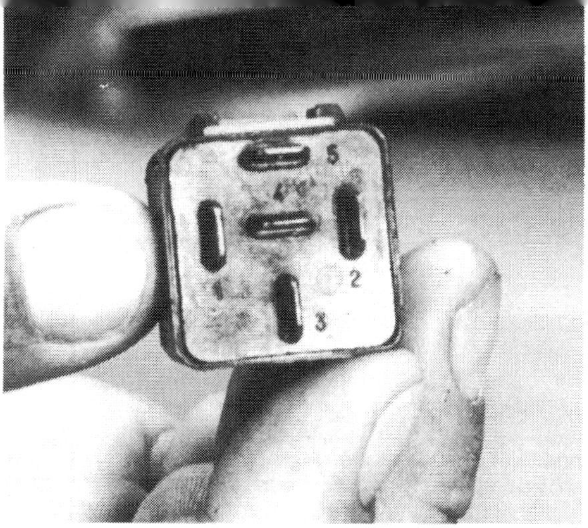

Die Zahlen auf der Stirnseite der Relais haben folgende Bedeutung: Die Klemme (3) muß immer Strom führen und führt diesen bei geschaltetem Relais weiter zur darüberliegenden Klemme (5). Geschaltet wird das Relais über die Klemmen (1 und 2), wobei es unwichtig ist, welche Klemme Plus und welche Klemme Minus ist. Beim Anschließen dieser Klemmen mit einem stromführenden Kabel muß der Relaiskontakt deutlich hörbar anziehen. Wenn nicht, obwohl das Kabel Strom führt, ist das Relais defekt. Die Klemme (4) hat bei diesem Relais keine Bedeutung.

Die Schaltrelais

Zur Bordelektrik gehören je nach Modell eine Reihe Schaltrelais, die sich im Bereich der Lenkrad- und Ablageverkleidung befindet. Ein Schaltrelais wird für leistungsstarke Stromverbraucher verwendet.
Leitet man den Strom auf langen Kabelwegen über den dazugehörigen Schalter, gibt es Spannungsverlust, und die Schalterkontakte werden durch den hohen Stromfluß stark beansprucht. Deshalb benutzt man den Schalter nur für den geringen »Schaltstrom«, womit nicht der Verbraucher direkt, sondern dessen Relais eingeschaltet wird. Außerdem gibt es Relais für spezielle Aufgaben, wie etwa das Blinkrelais.

Funktionsweise

Beim Einschalten des betreffenden Verbrauchers wird im Relais durch den an Klemme 1 ankommenden »Schaltstrom« der Schaltstromkreis zu Klemme 2 geschlossen. Dadurch zieht eine Magnetspule einen kräftigen Kontakt gegen Federdruck an und schließt so den Stromkreis für den »Arbeitsstrom«. Dieser Arbeitsstrom wird zur Vermeidung von Spannungsabfall auf kurzem Weg direkt von der Batterie an Klemme 3 des Relais herangeführt und von dort weiter – bei geschlossenen Schalterkontakten – über Klemme 5 an den Stromverbraucher weitergeleitet.

Relais-Störungssuche

■ Klemme 3 muß immer Strom führen. Zur Kontrolle Relais ein Stück aus dem Stecker herausziehen und mit einer Prüflampe Klemme 3 antippen.
■ Stecker vom Relais abziehen, Klemme 1 mit Batterie-Plus und Klemme 2 mit Masse verbinden, hierbei muß die Magnetspule den Relaiskontakt deutlich hörbar anziehen, sonst ist das Relais defekt.

Behelf bei defektem Relais

■ Stecker vom Relais abziehen.
■ Klemme 3 und 5 im Relaisstecker mit einer Büroklammer oder einem kurzen Drahtstück überbrücken. Dadurch erhält der betreffende Verbraucher Dauerstrom.
■ Zum Abschalten die Kurzschlußbrücke abziehen, da mit dem betreffenden Schalter nicht ausgeschaltet werden kann.

Der Anzünder

Der elektrische Anzünder erhält Dauerstrom über die zuständige Sicherung, siehe Tabellen ab Seite 164. Falls der Anzünder trotz intakter Sicherung nicht funktioniert, ist der Heizwendeleinsatz locker oder durchgebrannt. Dieser Einsatz läßt sich abschrauben und austauschen.

Heizbare Heckscheibe

Die Überprüfung der heizbaren Heckscheibe findet praktisch jedesmal bei feuchter Witterung und im Winter statt. Das Feld mit den aufgedampften Leiterbahnen muß über die gesamte Fläche freie Sicht schaffen.
Für die Heckscheibenbeheizung erfolgt die Stromversorgung direkt vom Taster.

Störungssuche

■ Zuständige Sicherung kontrollieren, siehe Tabellen ab Seite 164.

■ Festen Sitz der beiden Kabelstecker an der heizbaren Heckscheibe kontrollieren.

■ Schalter ausbauen und prüfen, siehe Seite 235.

■ War bisher kein Fehler zu finden, Leitungsverlauf kontrollieren.

■ Sind Heizfäden beschädigt und dadurch unterbrochen, hilft Leitsilberlack. Dieser wird z. B. von Doduco, Postfach 480, 7530 Pforzheim, hergestellt und ist im Autozubehörhandel erhältlich.

Scheibenwischer und -wascher prüfen
Ständige Kontrolle

Bei den Modellen bis 9/84 mit dem Scheibenwischerdrehschalter, bei den neueren Fahrzeugen mit dem rechten Hebelschalter, läßt sich das Wischerblatt in zwei verschiedenen Geschwindigkeiten in Gang setzen. Je nach Modell durch einen Druck auf den Taster oben auf der Stirnseite der Schaltereinheit, oder durch Ziehen des rechten Hebelschalters veranlaßt die Wascherpumpe, Wasser zu fördern.
Bei Wisch-Wasch-Intervallschaltung läuft der Wischer einige Male über die Scheibe, und bei Nieselregen oder Nebel setzt er sich nur alle paar Sekunden in Bewegung. Durch Druck auf den Wischertaster rechts neben dem Lenkrad bzw. rechts neben der Instrumententafel, können Sie den hinteren Scheibenwischer und die Wasserpumpe hinten rechts im Kofferraum in Betrieb setzen.

Scheibenwaschwasser auffüllen
Ständige Kontrolle

Abgasrückstände, Öldunst und Silikon aus Lackpflegemitteln setzen sich hartnäkkig auf das Glas. In der warmen Jahreszeit empfiehlt sich ein Reinigungszusatz zum Waschwasser und im Winter Gefrierschutz und Reinigungsmittel.

■ Zuerst Zusatzmittel und anschließend Wasser einfüllen, damit sich die Flüssigkeiten im Wascherbehälter gut vermischen.

■ Bei tiefem Frost können die Wascherdüsen doch einfrieren. Zur Vorbeugung empfiehlt sich hier die Zumischung von 1/3 Brennspiritus, der allerdings etwas aufdringlich riecht.

Störungsbeistand Scheibenwaschanlage

Die Störung	– ihre Ursache	– ihre Abhilfe
A Wasser spritzt nicht beim Druck auf den Taster bzw. beim Ziehen des rechten Hebelschalters	1 Wascherbehälter leer	Auffüllen
	2 Im Winter: Waschwasser eingefroren	Höhere Frostschutzkonzentration verwenden
	3 Spritzdüsen verstopft	Schlauch abziehen, Düse aus der Motorhaube herausdrücken. Mit Preßluft durchblasen oder dünnem Draht durchstoßen. Evtl. Schlauch ebenfalls durchblasen. Stromversorgung bei eingeschalteter Zündung und gedrücktem Taster bzw. gezogenem Hebel kontrollieren, ggf. austauschen
B Einseitiger Spritzstrahl	Siehe A 3	
C Spritzstrahl zu hoch oder zu tief	Spritzdüse falsch eingestellt	Spritzdüse mit einer dünnen Nadel einstellen

Fingerzeige: *Um Verstopfungen der Scheibenwaschwasserdüsen vorzubeugen, empfiehlt sich der Einbau eines handelsüblichen Benzinfilters in die Waschwasserleitung, z. B. das Filter WK 31/2 von Mann.*
Wenn das Sichtfeld auf der Windschutzscheibe trotz Reinigungszusatz im Waschwasser schlierig bleibt, hilft das altbekannte Messingputzmittel Sidol (nicht Sidol Spezial!) weiter. Es wird mit einem Lappen aufgetragen und muß antrocknen, ehe der weiße Staub mit einem sauberen Lappen abgerieben wird. Damit werden Öl-, Lackkonservierer- und sonstige Rückstände zuverlässig entfernt.

Scheibenwischerarm ausbauen

Der Scheibenwischerarm sitzt auf der kerbverzahnten Scheibenwischerwelle, damit sich der Wischerarm auch bei lockerer Haltemutter nicht auf der Welle verdrehen kann.

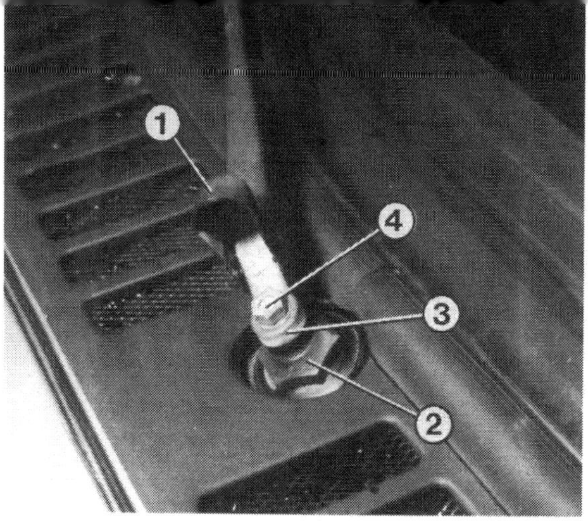

Der Scheibenwischer (3) sitzt auf einer kerbverzahnten Welle. Zum Ausbau des Wischerarms muß die Kappe (1) nach oben geklappt werden, damit die Schraube (4) entfernt werden kann. 2 – Halteschraube. Oft läßt sich der Wischerarm nicht ohne weiteres abziehen, da die Kerbverzahnung korrodiert und festgebacken ist. Bevor man nun mit etwas mehr Kraft an die Arbeit geht, schützt man mit einem dicken Lappen die in der Nähe liegenden Blechteile. Denn allzu oft gleitet man mit einem Werkzeug ab und hinterläßt tiefe Spuren im Lack.

- Schutzkappe am Wischerarm hochheben, nachdem der Wischerarm abgehoben wurde.
- Haltemutter lösen und mit der Unterlegscheibe abnehmen.
- Wischerarm von der Welle abziehen. Falls dies nicht ohne weiteres möglich ist:
- Beidseitig von der Scheibenwischerwelle zum Schutz der Lackierung je einen Lappenballen legen.
- Mit zwei beidseitig angesetzten flachen Schraubenziehern den Wischerarm abhebeln.
- Wischerarm so montieren, daß das Scheibenwischerblatt den im Bild unten gezeigten Abstand von der Windschutzscheibendichtung hat.

Wischerblatt abnehmen

- Wischerarm hochklappen.
- Je nach Fabrikat Arretierungsfeder des Wischerblattes zusammendrükken, bis ihre Nocke aus der Aussparung des Wischerarms austritt, oder einen feinen Schraubenzieher von unten zwischen Arm und Wischerblatthalterung hineinschieben und Arretierung lösen.
- Scheibenwischerblatt nach unten drücken und aus dem Arm herausschwenken bzw. nach vorne abziehen.
- Beim Einsetzen des Wischerblatts darauf achten, daß die Kerbe in der Arretierungsfeder der Aussparung im Wischerarm gegenübersteht und dort einrasten kann.

Scheibenwischergummi wechseln

Das Gummi des Scheibenwischers liefert höchstens ein halbes Jahr lang ein streifenfreies Wischbild. Wesentlich billiger als ein komplettes Wischerblatt ist der Austausch der Gummilippe.

- Wischerblatt abnehmen.
- An einem Ende des Wischerblatts die Halteklammern aufbiegen.
- Metallstreifen an einer und dann an der anderen Seite herausziehen.
- Alte Wischerlippe aushängen, neue

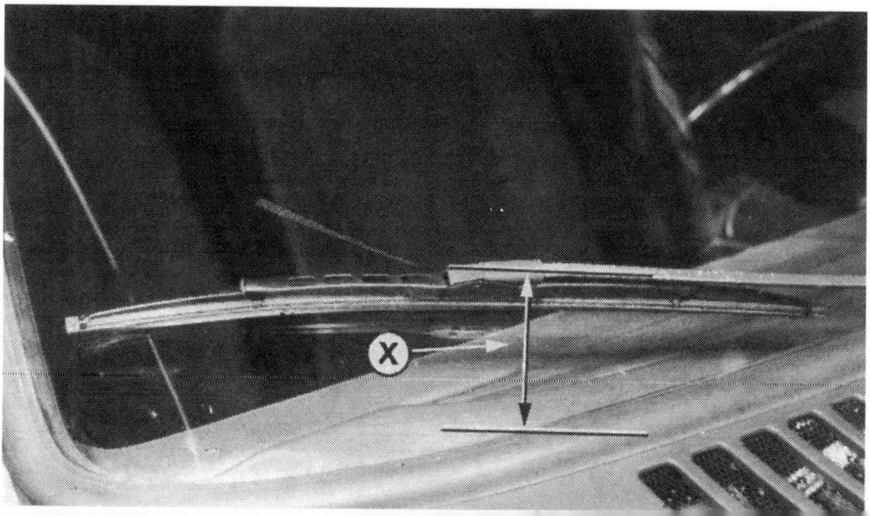

In Endstellung des Scheibenwischers muß der Wischerarm so ausgerichtet sein, daß der eingezeichnete Abstand (X) 90 ± 5 mm beträgt. Man mißt den Abstand vom Wischerarmgelenk zur unteren Frontscheibenabdichtung. Muß der Wischer eingestellt werden, so darf die Wischerarmmutter nur mit 8–12 Nm festgedreht werden.

ggf. nach Muster abschneiden. Beachten Sie, daß die neue Lippe nur an einer Seite die rechteckigen Aussparungen für die Halteklammer besitzt, daher nicht die falsche Seite abschneiden.

■ Neuen Wischergummi im Arm einhängen. Metallstreifen beidseits einschieben.
■ Halteklammer wieder zusammendrücken.

Störungsbeistand Scheibenwischerblatt

Die Störung	– ihre Ursache	– ihre Abhilfe
A Wasser und Schmutz werden gleichmäßig über das Wischfeld verteilt	1 Scheibe durch Lackpflegemittel, ölartige Rückstände oder Insektenleichen verschmutzt	Scheibe reinigen, siehe Fingerzeig Seite 238
	2 Wischergummi verschlissen	Austauschen
	3 Wischerarm am Anlenkpunkt des Wischerblattes nicht parallel zur Windschutzscheibe	Wischerarmende nachbiegen
B Im Wischfeld bleiben Wasserstreifen stehen	Siehe A 2	
C Im Wischfeld bleiben feine Wassertropfen zurück	Neigungswinkel des Wischergummis zu flach	Wischergummi austauschen
D Im Wischfeld bleibt ein breiter Wasserfilm zurück	Ungleiche Druckverteilung durch verbogene oder defekte Anpreßfeder im Wischblatt	Wischerblatt austauschen
E Im Wischerfeld bleiben einige Wasserfelder zurück	1 Anpreßdruck des Wischerarms zu gering	Anpreßdruck überprüfen, Gelenk und Feder leicht einölen, ggf. Wischerarm ersetzen
	2 Scheibenwischerantrieb verschlissen	Kontrollieren, defekte Teile ersetzen
	3 Wischerarm lose auf seiner Achse	Festschrauben
	4 Wischerarm verbogen	Nachbiegen
	5 Wischerblatt verbogen	Austauschen
E Im Wischfeld bleiben oben am Hand Wasserfelder zurück	1 Siehe E 1	
	2 Siehe D	
G Wischerblatt rattert	Zu viel Spiel in der Verbindung von Wischerarm und Wischerblatt bzw. dem Kunststoff-Verbindungsteil	Wischerblatt, -arm oder Verbindungsteil austauschen

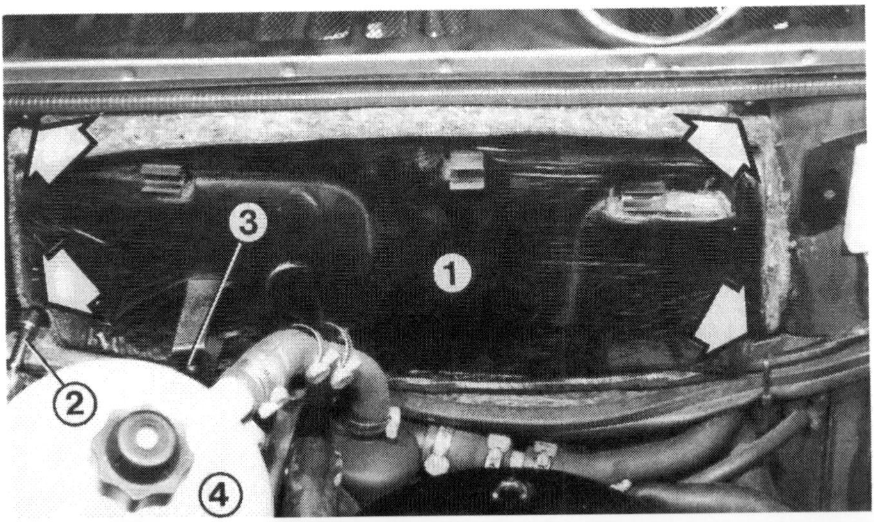

Will man am Scheibenwischermotor arbeiten, muß man zuvor das Verschlußblech (1) in der Spritzwand abnehmen. Es ist mit vier Schrauben gehalten, die man am einfachsten mit einer Stecknuß (2) löst. Bei den Vierzylinder-Modellen muß zuerst der Kühlmittelbehälter (4) von seiner Halterung (3) abgeschraubt werden.

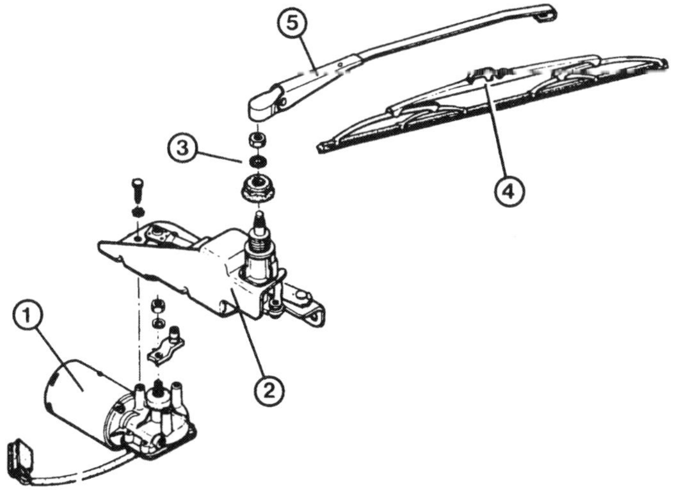

Diese Zeichnung zeigt die Scheibenwischanlage von Bosch: 1 – Scheibenwischermotor; 2 – Motorhalterung; 3 – Halteschrauben; 4 – Scheibenwischer; 5 – Scheibenwischerarm.

Scheibenwischermotor

Dieser stammt entweder von der Firma Bosch aus Deutschland oder von SEV-Marchal aus Frankreich. Bei dem deutschen Produkt ist es einfach, die einzelnen Klemmen und ihre Anschlüsse zu erkennen (DIN-Norm).
Bei dem französischen Produkt müssen Sie eher auf Zahlen am Stecker und Kabelfarben achten. Doch Vorsicht! Im Laufe der Produktionsjahre wurden die Farben geändert.

□ KLemme 53/5 (schwarzes Kabel) erhält Spannung für die erste Wischergeschwindigkeit.
□ Klemme 53a/3 (graues Kabel) liefert Plusstrom für die Wischer-Endabstellung.
□ Klemme 53b/3 (graues Kabel) liefert die Spannung für die zweite Wischergeschwindigkeit.
□ Über Klemme 53b/1 wird der Wischermotor beim Zurücklaufen des Scheibenwischers nach dem Abschalten abgebremst, damit der Wischer nicht über die Parkstellung hinausläuft.

Sofern Sie den Scheibenwischer nicht gerade dann abschalten, wenn er sich in seiner Parkstellung befindet, erhält der Scheibenwischermotor über Klemme 53a so lange Spannung, bis der Wischer in seine Ruhestellung gelaufen ist.

Wischermotor ausbauen

■ Massekabel der Batterie abklemmen.
■ Verschlußblech in der Spritzwand ausbauen; beim Vierzylinder Kühlmittelbehälter abnehmen.
■ Verbindungsstange Wischermotor-Scheibenwischer vom Kugelgelenk des Mitnehmers an Elektromotor lösen.
■ Mitnehmer ausbauen.
■ Steckverbindung im Motorraum lösen und Wischermotor abschrauben und herausnehmen.
■ Beim Einbau Mitnehmer und Gestänge in die Endabstellung bringen

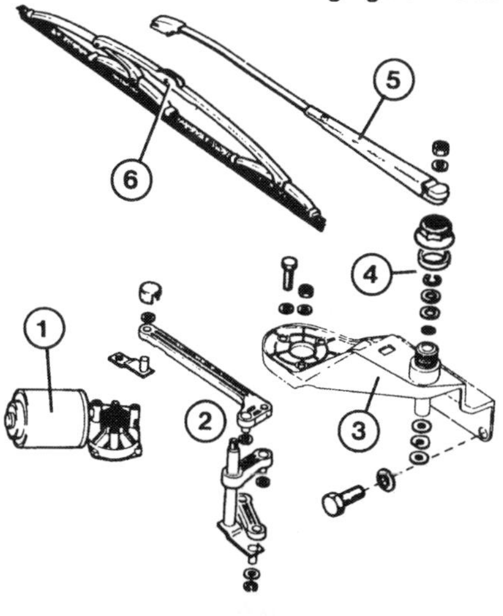

Bei einigen Modellen ist eine Scheibenwischeranlage von SEV-Marchal eingebaut. Diese Anlage besteht aus den folgenden Teilen: 1 – Scheibenwischermotor; 2 – Antriebsgestänge; 3 – Motorhalterung; 4 – Halteschrauben und Unterlegscheiben; 5 – Wischerarm; 6 – Wischerblatt.

und befestigen.
■ Steckerverbindungen anschließen und Massekabel anklemmen.
■ Wischermotor laufen lassen und Funktion kontrollieren.
■ Verschlußblech in der Spritzwand montieren.

Störungsbeistand Scheibenwischer

Die Störung	– ihre Ursache	– ihre Abhilfe
A Scheibenwischer läuft nicht	1 Sicherung defekt	Austauschen
	2 Wischerantriebskurbel lose	Festschrauben
	3 Leitung zum Wischerschalter unterbrochen	Leitungen überprüfen
	4 Leitung zum Wischermotor unterbrochen	Leitungen überprüfen
	5 Wischermotor durchgebrannt	Austauschen
B Scheibenwischer läuft nicht in Stufe II	1 Klemme 53 b am Wischermotor defekt	Motor austauschen
	2 Klemmen 53 a/53 b im Wischerschalter unterbrochen	Schalter austauschen
	3 Unterbrechung der Leitung Klemme 53 b von der stromführenden Leitung zum Wischermotor	Leitung instand setzen
C Scheibenwischer läuft nicht im Intervallbetrieb	1 Relais defekt	Austauschen
	2 Kontakt im Wischerschalter defekt	Austauschen
D Intervallbetrieb läßt sich nicht ausschalten	Siehe C 1	
E Wischermotor hat keine Endstellung und Intervallbetrieb läuft dauernd	Unterbrechung der Leitung Klemme 53 a	Leitung instand setzen

Heckscheibenwischer

Der Scheibenwischer für die Heckscheibe wird über Kontakte in der Heckklappe mit Spannung versorgt. Gleichzeitig beim Tastendruck schaltet ein Relais, welches sich unter dem Wasserbehälter befindet, die Wasserpumpe ein.

■ Scheibenwischerarm abnehmen und Mutter lösen.
■ Abdeckung losschrauben.
■ Drei Halteschrauben des Heckwischermotors losdrehen.

Fingerzeig: *Bewegt sich der Heckscheibenwischer nicht, so kontrollieren Sie als erstes die Kontakte in der Heckklappe und der Karosserie. Kontaktstifte und Kontaktflächen mit feiner Schmirgelleinen reinigen.*

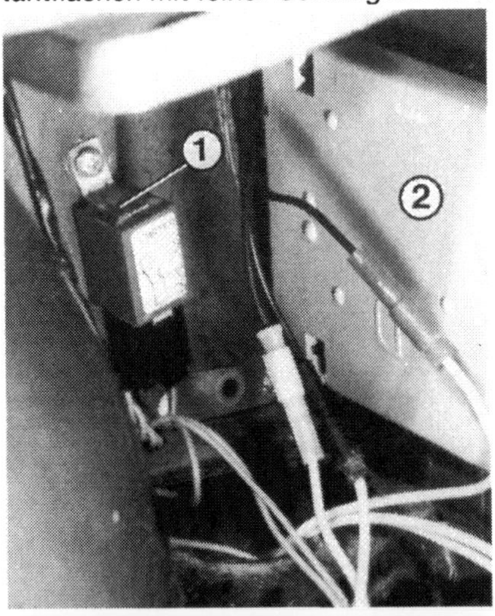

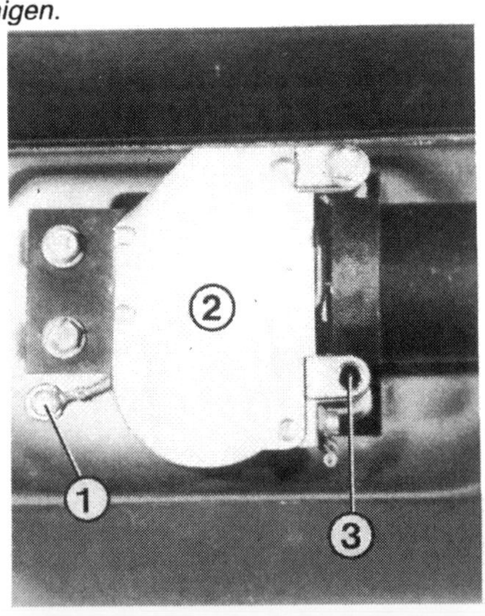

Links: Unterhalb des Wasserbehälters der Heckscheibenwaschanlage befindet sich das Relais (1), welches die Wasserpumpe ansteuert. Beim Ausfall der Pumpe zuerst das Relais kontrollieren. 2 – Heckleuchteneinheit. Rechts: Heckscheibenwischerantrieb: 1 – Masseanschluß zum Motor. Sollte der Motor mal nicht drehen, Masseanschluß kontrollieren, da er leicht korrodiert; 2 – Getriebe; 3 – Gewinde für die Motorverkleidung.

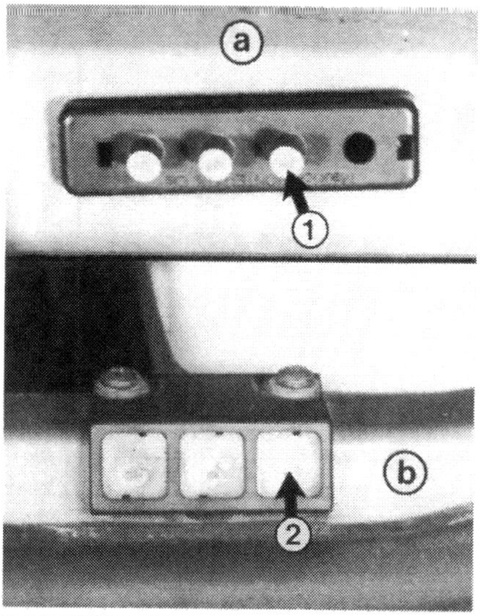

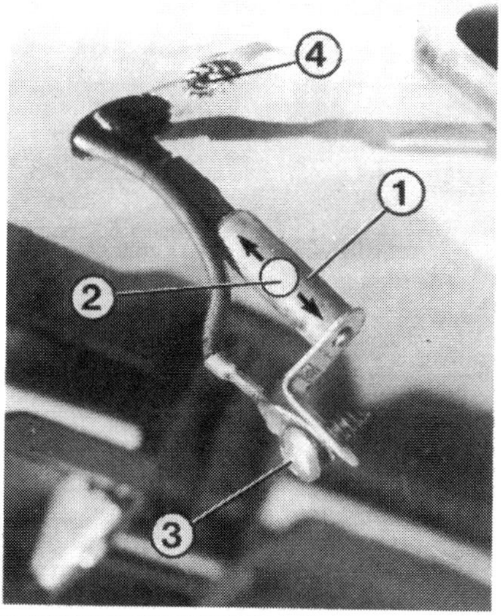

Links: Die korrodierenden Kontakte (1 und 2) der Hecktüre (a) und Karosserie (b) sorgen immer wieder dafür, daß der Heckscheibenwischer ausfällt, da er keinen Strom mehr bekommt. Beide Kontaktflächen säubern. Rechts: Vielleicht haben Sie sich auch schon gefragt: Warum brennt die Kofferraumleuchte, wenn die Hecktüre eine bestimmte Öffnung erreicht hat? Die Antwort ist dieser Kippschalter (1), dessen Kugel (2) beim Öffnen der Türe den Kontakt schließt; 3 – Kreuzschlitzschraube, welche in die Bohrung (4) der Hecktüre geschraubt wird.

Störungsbeistand
Heckscheibenwischer

Die Störung	– ihre Ursache	– ihre Abhilfe
Heckscheibenwischer läuft nicht	1 Sicherung defekt	Ersetzen
	2 Schalter defekt	Schalter prüfen, siehe Seite 236
	3 Leitungen zum Schalter bzw. von den Tastern zum Wischermotor unterbrochen	Leitungen überprüfen, ggf. instand setzen
	4 Kontakte Heckklappe/Karosserie sind oxidiert und geben keinen Kontakt	Kontakte reinigen
	5 Wischermotor defekt	Austauschen

Heizung und Lüftung

Klimatisierung

Ob Ihr Visa-Motor luft- oder wassergekühlt ist, hat bei der Temperatur-Regelung für den Innenraum seine Bedeutung. Denn je nach Motorkonstruktion wird der Innenraum schneller oder langsamer aufgeheizt. Bei der Versorgung mit frischer, kühler Luft fällt das nicht ins Gewicht, denn für beide Motorvarianten ist ein Zweistufen-Gebläse für ausreichende Luftzirkulation vorgesehen.

So wird geheizt

Frische Luft tritt an der hinteren Kante der Motorhaube ein und wird vom Fahrtwind oder zusätzlich noch vom Gebläse in den Fahrzeug-Innenraum gedrückt. Bei eingeschalteter Heizung wird die Luft je nach Motortyp unterschiedlich erwärmt:

□ **Vierzylinder:** Durch das Öffnen des Heizventils fließt warmes Wasser in den Heizkörper (kleiner Kühler) der Heizung, und die vorbeiströmende Frischluft erwärmt sich an den Heizkörperlamellen.

□ **Zweizylinder:** Beim luftgekühlten Boxermotor wird die einströmende Frischluft am heißen Zylinderkopf und im Wärmetauscher – die Luft umströmt darin den heißen Auspuff – erwärmt.

Heizung und Belüftung prüfen

■ Heizhebel bei warmgefahrenem Motor ganz nach links schieben, strömt Warmluft aus? Beim Boxermotor etwas Geduld haben.

■ Funktioniert die Luftverteilung nach oben, in die Mitte und nach unten?

■ Heizhebel zurückschieben, nach kurzer Zeit darf nur noch kalte Luft aus den Öffnungen strömen, sonst schließt das Heizventil beim Vierzylinder nicht richtig oder die Luftklappen beim Zweizylinder schließen nicht einwandfrei.

■ Auch in der warmen Jahreszeit sollte man regelmäßig das Heizventil betätigen, damit es nicht festgeht.

Heizventil ausbauen Vierzylinder

Das Heizventil sitzt sehr versteckt in Höhe des Gaspedals links neben dem Heizungskasten von der Fahrerseite her zugänglich, siehe Abb. rechts unten. Muß das Heizventil ausgebaut werden, so empfiehlt es sich, daß der ganze Heizungskasten demontiert wird. Anders ist der Ventilwechsel fast nicht zu bewerkstelligen.

■ Heizungskasten ausbauen, siehe folgenden Abschnitt.

■ Vier Schrauben am Heizventil lösen und Heizventil abnehmen.

Heizungskasten ausbauen

■ Vierzylinder: Kühlflüssigkeit ablaufen lassen, siehe Seite 75.

■ Die beiden Ablagen sowie eine Mittelkonsolenverkleidung und die Armaturenbrettverkleidung abnehmen.

■ Vierzylinder: Heizungszug links am Heizventil lösen und Halteklammer entfernen.

■ Die drei Halteschrauben lösen: Zwei links und rechts vom Heizungskasten zum Armaturenbrett hin, eine vom Motorraum her.

■ Zweizylinder: Heizungsschläuche im Motorraum abziehen.

■ Heizungskasten vorsichtig nach unten ziehen und aus dem Gebläseführungsschacht entnehmen.

■ Ist dies nicht möglich, Gebläse lokkern oder abnehmen.

■ Heizungskasten soweit wie möglich zum Sitz hinziehen.

■ Frischluftzug rechts hinter dem Gebläseschacht lösen und Halteklammer entfernen.

■ Zweizylinder: Heizkasten abnehmen.

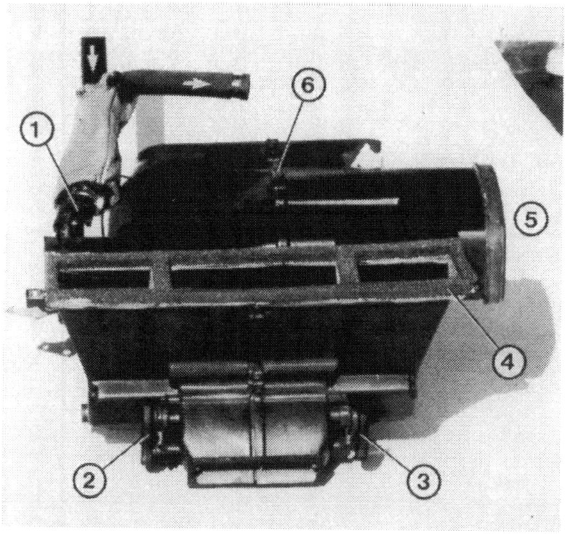

Der ausgebaute Heizungskasten und dessen Teile: 1 – Heizungsventil; 2 und 3 – Warmluftumlenkklappen; 4 – Kunststoffdichtung, die den Heizungskasten zur Karosserie hin abdichtet; 5 – Lufteintritt vom Heizgebläse. Die weißen Pfeile zeigen die Strömungsrichtung des warmen Wassers.

■ Vierzylinder: Kunststoffverkleidung der Heizschläuche am Ventil lösen und Schlauchklemmen abnehmen.
■ Vor dem Abziehen der Schläuche, Lappen oder Gefäß unterstellen, da Kühlmittel austreten kann.
■ Heizkasten abnehmen.
■ Beim Einbau darauf achten, daß Heiz- und Frischluftzug richtig eingehängt und festgeklammert sind.

Heizkörper ausbauen Vierzylinder

Der Heizkörper sitzt im Heizungskasten.
■ Halteklammer entfernen.
■ Schaumstoffabdichtung oben vorsichtig lösen, damit man sie beim Einbau wieder ankleben kann.
■ Beide Kastenhälften trennen.
■ Heizungsventil lösen und Heizkörper ausbauen.
■ Beim Zusammenbau darauf achten, daß die Wellenenden der verschiedenen Klappen richtig in den Führungen sitzen.
■ Vor dem Einbau des Heizungskasten die verschiedenen Klappen auf Gängigkeit prüfen.

Das Luftgebläse

Je nach Anschluß des Elektromotors, läuft das Gebläse mit zwei verschieden schnellen Drehzahlen.

Störungen am Gebläse

■ Wenn das Gebläse in keiner Schalterstellung rauscht, kontrollieren Sie zuerst die zuständige Sicherung (Tabellen ab Seite 164).
■ Läuft es trotz intakter Sicherung nicht, Steckverbindung kontrollieren.

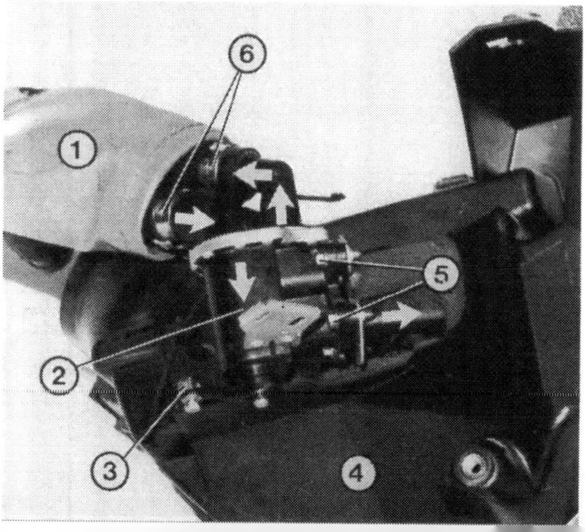

Damit wir die Teile des Heizungsventils besser zeigen können, haben wir dazu den Heizungskasten ausgebaut. Die Pfeile zeigen die Fließrichtung des warmen Wassers. Die Teile: 1 – Kunststoffschutz Heizungsventil; 2 – Heizungsventil; 3 – Ventilhebel; 5 – Halteschrauben; 6 – Schlauchbinder.

So funktioniert die Heizung beim Boxermotor: Durch den Kühlerventilator wird die Luft am Zylinder vorbei in den Wärmetauscher (1) gefördert (weiße Pfeile). Die Abgasleitung führt ebenfalls durch den Wärmetauscher, in welchem die heißen Abgase (schwarze Pfeile) die vom Ventilator kommende Luft erwärmen. Je nach Klappenstellung (4) wird die Warmluft in das Wageninnere (3) oder nach außen geführt.

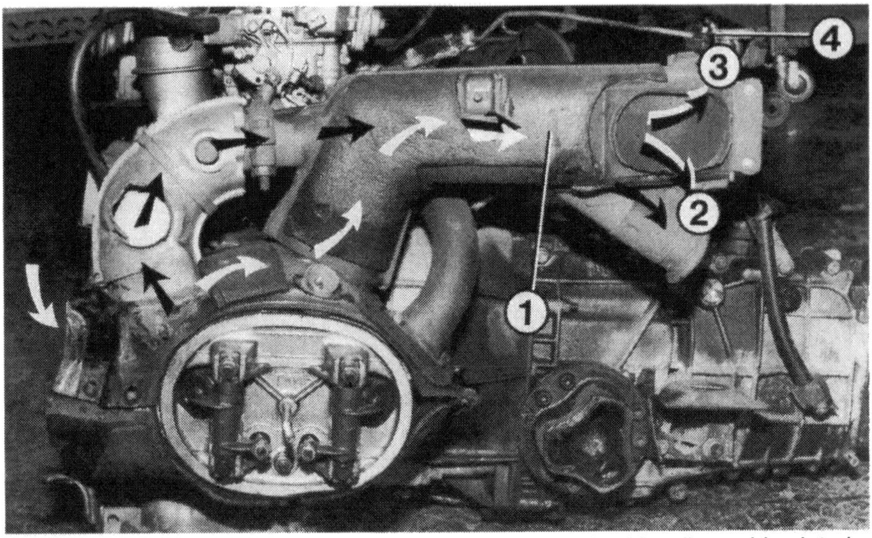

■ Liegt es weder an der Steckverbindung noch am Taster bzw. Schalter, legen Sie ein Hilfskabel von Batterie-Plus an den Anschluß der blauen Leitung (1. Stufe) oder an der roten Leitung (2. Stufe) des Gebläsemotors.

■ Bleibt weiterhin alles ruhig, ist der Motor durchgebrannt – austauschen.

■ Wenn das Gebläse nur in der Stufe 1 und/oder nur in Stufe 2 läuft, Taster bzw. Schalter überprüfen. Ggf. austauschen.

Gebläse ausbauen

■ An der Beifahrerseite Mittelablage und Armaturenbrettverkleidung abnehmen.

■ Beide Halteschrauben vom Gebläsegehäuse lösen.

■ Steckverbindungen zum Gebläsemotor trennen.

■ Gebläsegehäuse nach unten ziehen und dabei darauf achten, daß die Schaumstoffdichtung nicht zerstört wird.

■ Gehäuse aus dem Frischluftschacht des Heizungskastens herausziehen.

Gebläsetaster/-schalter ausbauen

Ist der Zweistufen-Taster ab 9/84 Schalter defekt, kann er nicht repariert, sondern muß ersetzt werden.

■ Taster bzw. Schalter mit Hilfe eines Schraubenziehers herausziehen, siehe Seite 235.

■ Stecker hinten am Taster abziehen und neuen Taster bzw. Schalter montieren.

Sollte die Heizleistung bei den Boxermotoren mal nachlassen, so kontrolliert man, ob die Heizschläuche (1) auch richtig auf den Stutzen (2) sitzen.

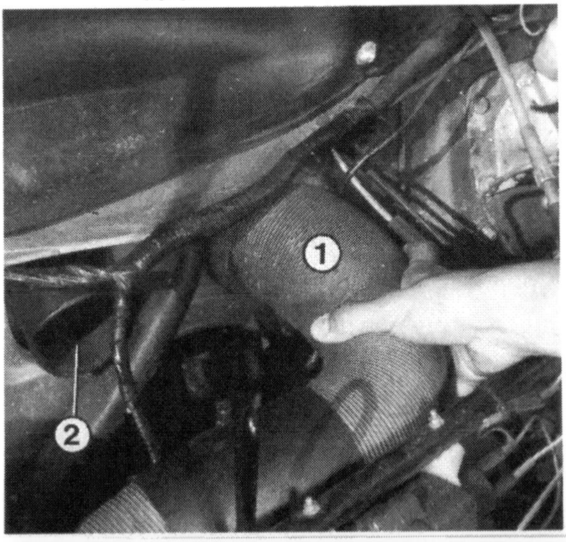

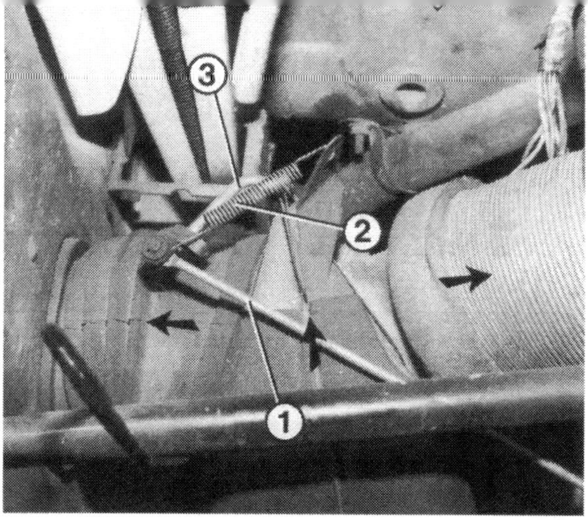

Mit der Stange (1) wird am Ende des Wärmetauschers die Heizklappe betätigt. Mit ihr kann man entweder die Warmluft nach links ins Freie oder nach rechts ins Innere des Visa leiten. Die Feder (2) sorgt dafür, daß die Klappe in ihrer Endstellung dicht schließt. Die beiden Klappen sollten überprüft werden, ob sie gleichzeitig schließen und öffnen. Ist dies nicht der Fall, so muß man am zentralen Heizhebel die Längen der beiden Stangen einstellen.

Frischluftdüsen ausbauen

■ Mit einem Schraubenzieher die Haltenocken am Rahmen oben und unten hineindrücken, siehe Abb. unten.
■ Düsenrahmen abnehmen.

Störungsbeistand Heizung Vierzylinder

Die Störung	– ihre Ursache	– ihre Abhilfe
A Schwache Heizleistung	1 Frischluftklappe ist geschlossen	Klappe öffnen
	2 Thermostat schließt nicht völlig, aufgeheiztes Kühlwasser strömt zu früh durch den Kühler	Thermostat säubern, ggf. ersetzen
B Heizung wird nicht warm	1 Heizventil öffnet nicht	Heizventil gängig machen oder ersetzen
	2 Heizzug gerissen	Ersetzen. Behelf unterwegs: Heizventilhebel von Hand öffnen
	3 Luft im Heizkörper	Kühlsystem auffüllen

Heizung Zweizylinder

Die Störung	– ihre Ursache	– ihre Abhilfe
A Schwache Heizleistung	1 Heizklappen schließen nicht richtig oder sind undicht	Gestänge kontrollieren, gängig machen
	2 Heizschlauch im Motorraum undicht oder abgefallen	Kontrollieren, ggf. austauschen
	3 Wärmetauscher hat ein Loch	Kontrollieren, ggf. tauschen
	4 Im Winter: Kühlabdeckung ist nicht angebracht	Abdeckung anbringen
B Heizung wird nicht warm	1 Heizschläuche sind abgefallen	Kontrollieren, aufstecken
	2 Heizklappen sind fest oder Gestänge ist nicht festgeschraubt	Kontrollieren, gängig machen bzw. festschrauben

Haus-Betrachtung

Es war ein langer Weg von den hochbeinigen, kantigen und unförmigen Kutschen bis zu den heutigen strömungsgünstigen Karosserieformen. An allen Kanten wurde kräftig gerundet, die Beine gekürzt, und immer zielstrebiger wurden die Formen den Erkenntnissen der Aerodynamik angepaßt. Dies hat zur Folge, daß sich kleinere Fahrzeuge sehr ähnlich sehen. Dennoch haben es die Citroen-Formgestalter erreicht, dem Visa ein sehr individuelles Aussehen zu geben.

Demontierbare Teile

Auch beim Visa braucht man oft Helfer, die beim An- und Abbau von Teilen zur Hand gehen. Dabei geht es nicht um eine gemeinsame Kraftanstrengung, sondern vielmehr darum, daß mit der nötigen Sorgfalt gearbeitet wird, damit nicht Lack oder Scheiben zerkratzt werden.

Fingerzeig: *Den Wiedereinbau der bisherigen Motorhaube, Heckklappe oder Tür kann man sich erleichtern, wenn die Lage der Scharniere vor der Demontage angezeichnet wird. Das geschieht am besten mit einem wasserfesten Filzschreiber.*

Die Motorhaube

Motorhaube ausbauen

- Schlauch der Scheibenwaschdüse abziehen.
- Motorhaubenaufsteller an der Motorhaube lösen.
- Rechts und links je zwei Halteschrauben an den Scharnieren losdrehen und Haube abnehmen.
- Beim Einbau die Massebänder wieder mit anschrauben.

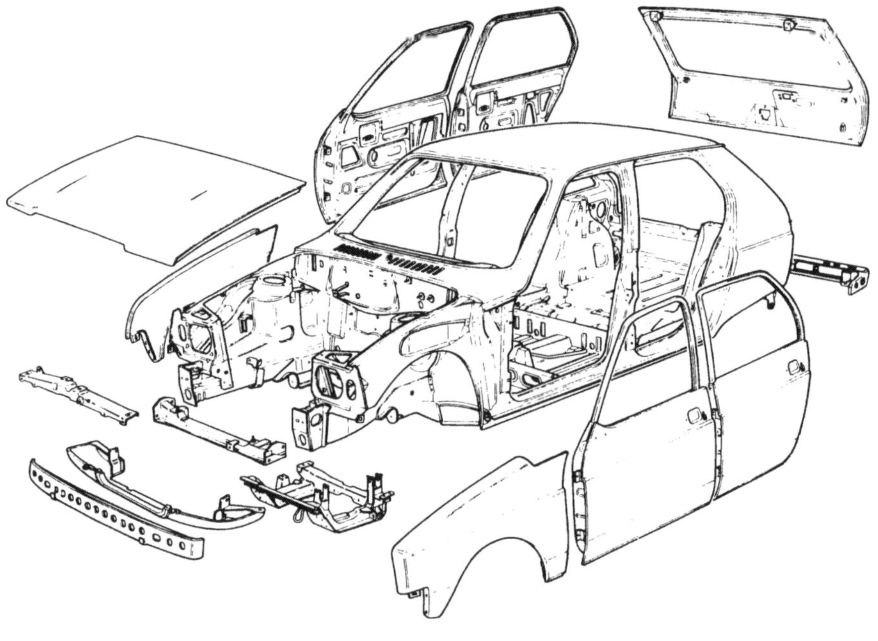

Aus diesen Einzelteilen ist die Karosserie der Visa-Modelle zusammengebaut. Diese Zeichnung zeigt auch gleichzeitig, welche Karosserie-Ersatzteile zu kaufen sind.

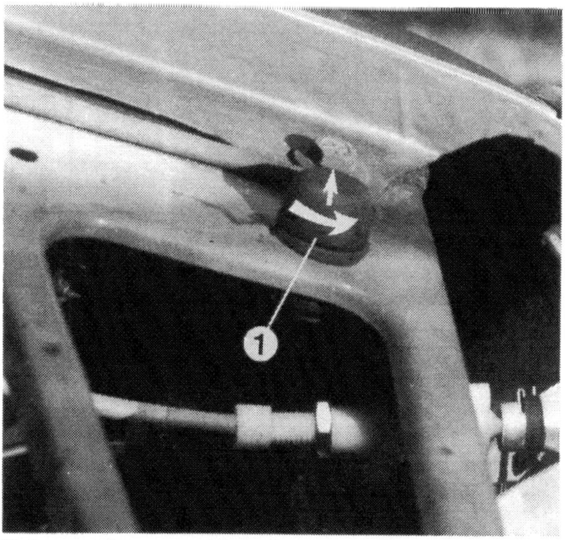

Eine klappernde Motorhaube kann den friedlichsten Autofahrer aggressiv stimmen, und es braucht so wenig, um die Nervensäge abzustellen. Die Gummipuffer vorne am Frontblech müssen so verdreht werden, bis die Haube im geschlossenen Zustand in gleicher Höhe mit dem Kotflügel steht.

Motorhaube einstellen

Bei geschlossener Motorhaube muß der Abstand zu beiden Kotflügeln und zum Windlauf unterhalb der Windschutzscheibe rundum annähernd gleich sein: Etwa 6–7 mm. In der Höhe soll die Motorhaube den Kotflügeln entsprechen.

■ Schrauben an den Motorhaubenscharnieren lockern.

■ Haubendeckel verschieben. Damit hierbei kein Lack zerkratzt wird, evtl. an den Ecken zum Windlauf Lappen unterlegen.

■ Gummipuffer vorn am Frontblech so weit hinein- bzw. herausdrehen, bis die Haube im geschlossenen Zustand in gleicher Höhe mit dem Kotflügel steht.

Haubenverschluß einstellen

Funktioniert die Haubenverriegelung nicht einwandfrei, kann der Verriegelungszapfen der Haubenvorderkante falsch eingestellt sein, oder der Fehler liegt am Haubenzug selber.

■ Beide Schrauben am Halteblech des Verriegelungszapfens lösen.

■ Zapfen so ausrichten, daß er einwandfrei im Schloß arretiert.

Gerissener Haubenzug

Ist der Haubenzug gerissen, so biegt man entsprechend der Zeichnung einen Draht.

■ Den Draht zwischen Schutzwinkel und Motorhaube stecken.

■ Dabei muß man das abgekröpfte Ende des Drahtes in den Verriegelungszapfen des Schlosses einhängen.

■ Das andere Ende des Drahtes nach oben biegen, bis das Schloß entriegelt.

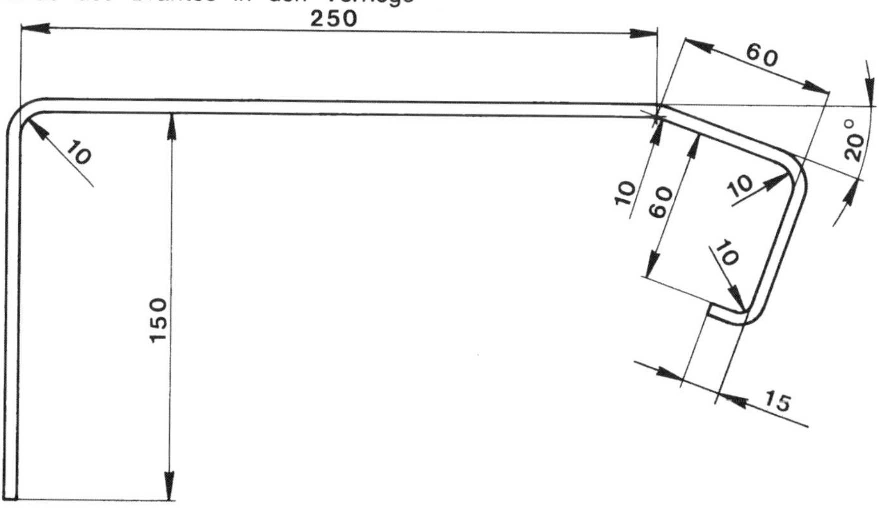

Ist der Haubenzug gerissen, so kann man sich mit einem in diese Form gebogenen Stahldraht helfen. Dazu den abgekröpften Teil mit 15 mm Länge durch das Kühlergitter in den Verriegelungszapfen des Schlosses einhängen und mit dem anderen Ende drehen. Wollen Sie einen solchen »Notöffner« selber biegen, so kaufen Sie sich einen Stahldraht mit einem Durchmesser von 5 mm und einer Länge von ca. 540 mm.

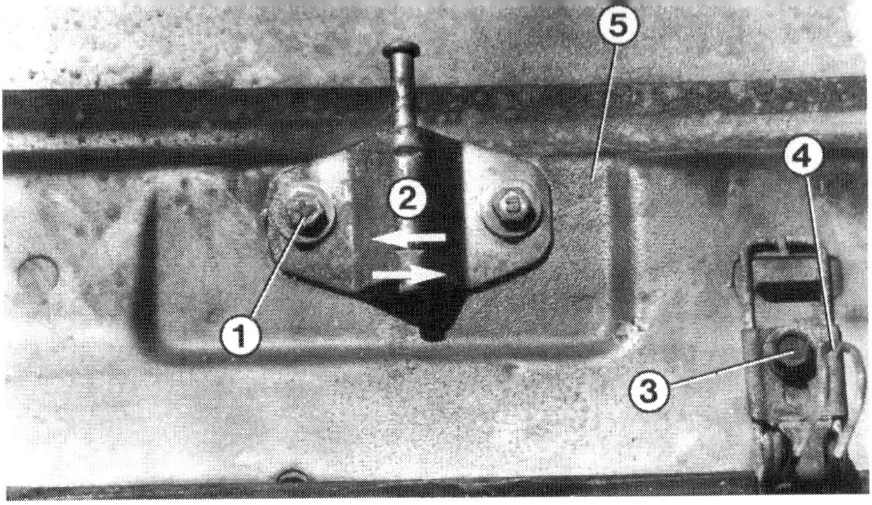

Haubenverschluß einstellen: Nachdem man die Halteschraube (1) gelöst hat, läßt sich der Verriegelungszapfen (2) so verschieben, bis das Schloß einwandfrei arretiert. Die weiteren Teile: 3 – Halteschraube; 4 – Motorhaubensicherung; 5 – Motorhaube.

Haubenzug auswechseln

■ Motorhaube öffnen.
■ Halteklemme lösen und Haubenzug vom Haubenschloß entfernen.
■ Unterhalb des Lenkrads Entriegelungsgriff mit Haubenzug herausziehen. Zughülle aus Haltung lösen.
■ Neuen Zug vom Innenraum her durch die Trennwand zum Motorraum durchschieben.
■ Drahtseil im Haubenschloß einhängen und mit der Halteklemme anbringen.
■ Das Haubenschloß darf dabei nicht unter Spannung stehen.
■ Überstehendes Zugende hinter der Halteklemme abschneiden.

Kühlergrill ausbauen

■ Motorhaube öffnen.
■ 2 Schrauben oben an der Traverse entfernen.
■ Mit einer Stecknuß mit Verlängerung zwischen Traverse und Kühlergrill hinunterfahren und die unteren beiden Schrauben lösen.
■ Kühlergrill nach vorne abziehen.

Die Heckklappe

Heckklappe ausbauen

■ Elektrische Kabelverbindung der Heckscheibenheizung trennen.
■ Klammer am Haltebolzen des Gasdruckhebers abziehen und Gasdruckheber aushängen.
■ Je zwei Halteschrauben der Heckklappenscharniere herausdrehen. Klappe mit den Scharnieren abnehmen.

Heckklappe einstellen

■ Bei klappernder oder schlecht schließender Heckklappe die Grundplatte des Halteschlosses an der Heckklappe lockern (siehe Bild unten).
■ Grundplatte entsprechend verschieben und festschrauben.
■ Sitz der Heckklappe kontrollieren, ggf. die Grundplatte sowie die Gummianschläge an den Seiten nachjustieren.

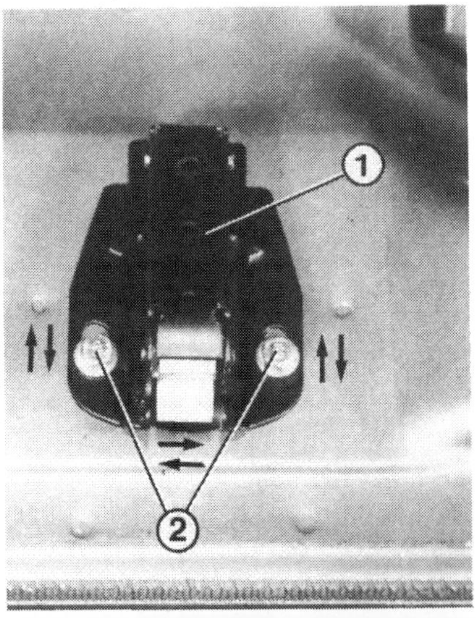

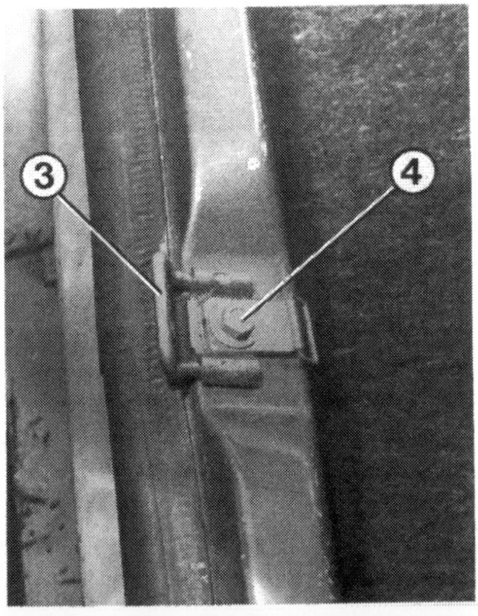

Bei schlecht schließender Heckklappe Schrauben (2) des Schloßteils (1) lösen. Schloß so verschieben, bis sich die Heckklappe einwandfrei schließen läßt. Reicht das nicht aus, kann auch der Rasthaken (3) nach Lockern der Halteschraube (4) verstellt werden.

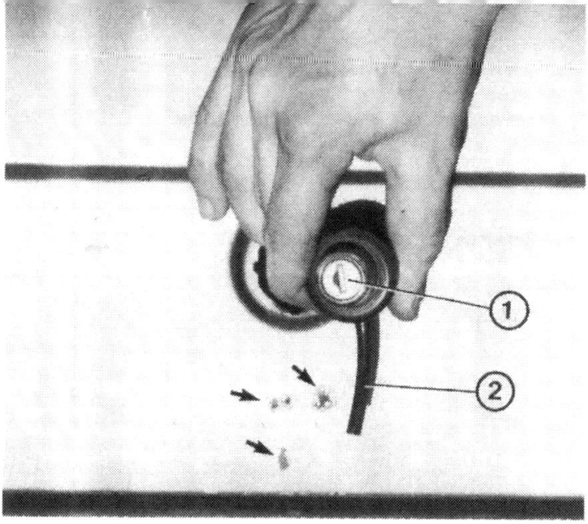

Unterhalb des Heckklappenschlosses (1) zeigen sich bei manchen Modellen schon nach einiger Zeit häßliche Rostflecken (Pfeile). Ursache: Der Wasserablauf des Druckschalters (2) endet oberhalb des Blechfalzes, und das Wasser kann sich dort sammeln. Bei den ersten Anzeichen Schloß ausbauen, Roststellen blankschleifen und mit Rostprimer bestreichen.

Die Heckklappendichtung

Wenn Staub oder Feuchtigkeit eindringt, obgleich die hintere Klappe einwandfrei in ihrem Ausschnitt sitzt, kann es an der Gummidichtung liegen. Ist die spröde oder eingerissen

- Gummiumrandung abziehen.
- Neue Dichtung mit einem Kunststoffhammer aufschlagen. Dabei darauf achten, daß die Gummiumrandung rundum gleichmäßig hoch sitzt.
- Zur Pflege der Dichtung eignet sich Glyzerin oder ein Spezialpflegemittel.

Heckklappenschloß ausbauen

- Beide Schrauben SW 10 der Grundplatte herausdrehen und das Schloßteil abnehmen.
- Haltespange am Druckknopf entfernen und Druckknopf mit Schließzylinder abnehmen.
- Beim Einbau Dichtung und Wasserablaufröhrchen nicht vergessen, siehe Abb. oben).

Fingerzeig: *Wenn Sie das Heckklappenschloß schon ausgebaut haben, kontrollieren Sie, ob sich darunter im Blechfalz in der Unterkante der Heckklappe Rost angesammelt hat. Der Wasserablauf des Druckschalters mit Schließzylinder endet dort und fördert dadurch die Rostbildung. Roststellen reinigen und mit Rostprimer bestreichen.*

Die Stoßfänger Ausbau

- **Vorn:** Kunststoffabdeckung abnehmen: Je zwei Schrauben von den Radkästen her lösen.
- Kühlergrill ausbauen.
- Kunststoffabdeckung auf der Seite an der Karosserie aushängen und entfernen.
- Der Stoßfänger ist mit zwei Schrau-

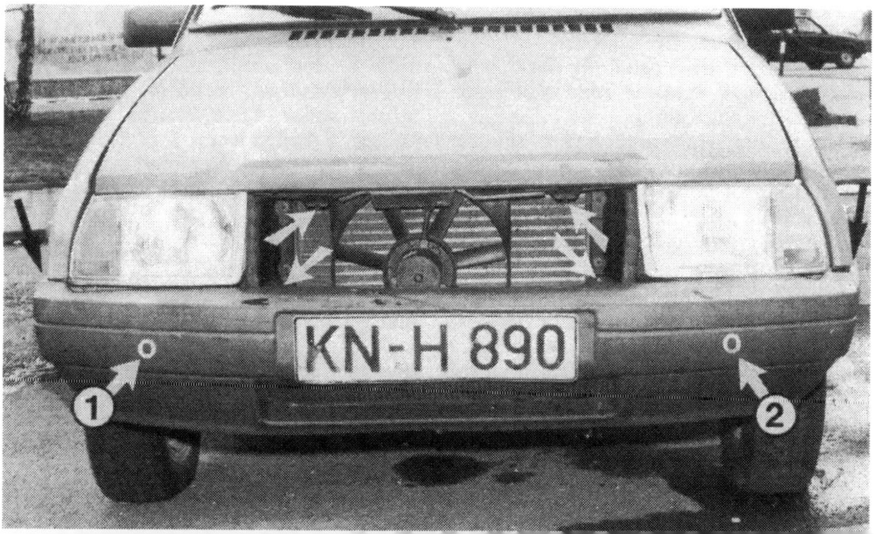

Zum Ausbau des Kühlergrills löst man bei geöffneter Motorhaube die vier Halteschrauben (weiße Pfeile). Wenn der Stoßfänger, bestehend aus Abdeckung und dem eigentlichen Stoßfänger, ausgebaut werden soll, muß man vom Radkasten her die im Bild mit schwarzen Pfeilen markierten Schrauben losdrehen. Die Positionen »1« und »2« zeigen auf die Stellen, wo die Abdeckung an den Stoßfänger geschraubt ist.

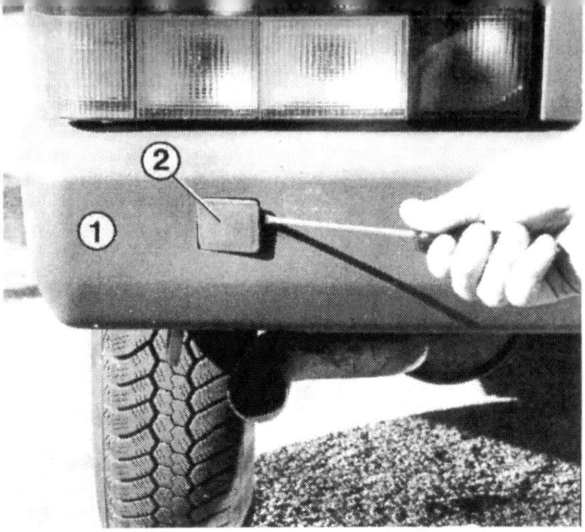

Zum Ausbau der hinteren Stoßfänger (1) muß man die Kunststoffabdeckungen (2) herausziehen, damit man die dahinterliegenden Halteschrauben lösen kann.

ben SW 13 an der Karosserie befestigt. Schrauben lösen, Stoßfänger abnehmen.

■ **Hinten:** Abdeckstopfen aus der Kunststoffabdeckung herausziehen; siehe Abb. oben.

■ Die dahinter liegenden Schrauben SW 13 lösen.

■ Zwei Schrauben SW 13 an den Stoßstangenenden links und rechts von unten her entfernen. Vorsicht! Diese Schrauben rosten sehr gerne fest, da sie vom Schmutz, der sich im Radkasten sammelt, zugedeckt sind. Darum, bevor Sie die Schrauben abdrehen, den Bereich von Schraube und Mutter reinigen und mit Rostlöser einsprühen. Haben Sie die Schraube abgedreht, siehe Seite 19.

■ Stoßfänger mit Kunststoffabdekkung abnehmen.

■ Kreuzschlitzschrauben lösen und Kunststoffabdeckung vom Stoßfänger abnehmen.

Fingerzeig: *Bevor die Stoßfänger wieder eingebaut werden, sollte die Schrauben und Muttern der Stoßfängerhalterung sauber gereinigt und mit Kupferfett bestrichen werden. Denn ein Großteil der Befestigungen liegen im vorderen oder hinteren Radkasten und sind darum Schmutz und Feuchtigkeit besonders ausgesetzt.*

Die Kotflügel

Nur die beiden vorderen Kotflügel lassen sich abschrauben, die hinteren Seitenteile bilden dagegen eine verschweißte Einheit mit der restlichen Karosserie.

Kotflügel ausbauen

■ Betreffendes Vorderrad abnehmen.

■ Vorderen Stoßfänger abbauen.

■ Unterbodenschutz an den Trennfugen erwärmen, damit er sich mit einem scharfen Messer anschließend durchtrennen läßt. Sie brauchen dazu eine Gas-Lötlampe oder einen leistungsstarken Heißluftfön.

■ Köpfe der Halteschrauben an der Scharniersäule aus der Unterbodenschutzschicht freilegen.

■ Bei geöffneter Motorhaube und Vordertüre sind rund um den Kotflügel folgende Schrauben und Muttern herauszudrehen:
1 Kreuzschlitz- und je nach Modell 2 oder 3 Sechskantschrauben bei den Scharnieren der Vordertüre. Vier in der Motorhauben-Ablagekante. 1 Schraube und 2 Muttern am Stoßfänger. Je 1 Schraube auf der Innenseite des Kotflügels vorne und hinten.

Korrosionsschutz vor dem Kotflügelanbau

■ Verschraubungs- und Stoßkanten sauber entrosten.

■ Die gesäuberten Flächen mit Korrosionsschutz grundieren und trocknen lassen.

■ Decklack auftragen.

■ Die Stoßkanten mit Karosseriedichtband oder Silikon abdichten.

Die Türen

Tür ausbauen

■ Bei geöffneter Tür den Bolzen des Türfeststellers heraustreiben (Dorn 5 mm).

■ Anschließend die Bolzen der beiden Scharniere mit einem Durchschlag herausklopfen.

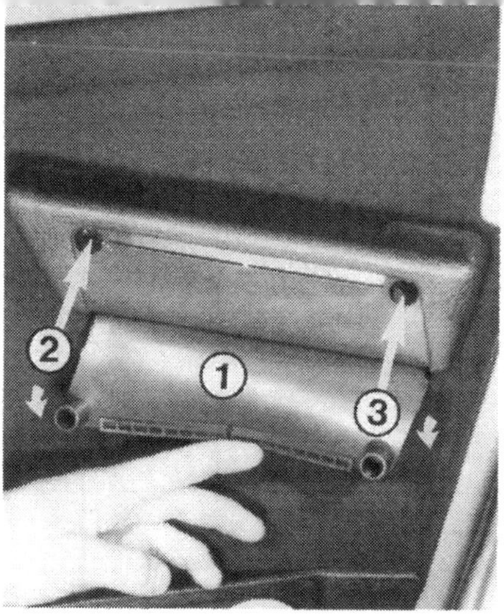

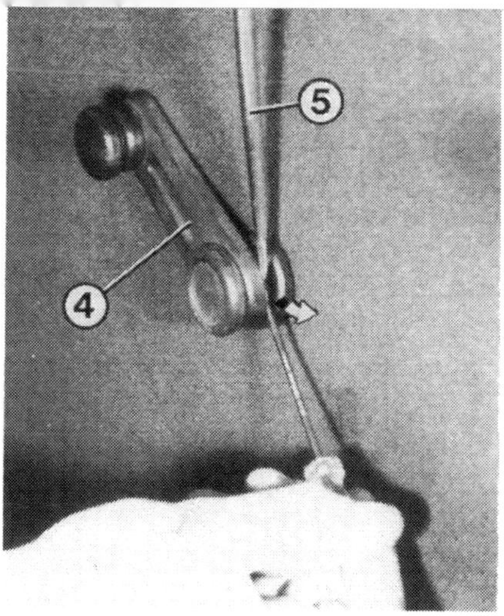

Die Halteschrauben (2 und 3) der Armlehne befinden sich in dieser. Zum Lösen der beiden Innensechskantschrauben muß man die Kunststoffabdekkung (1) nach vorne herunterklappen. Rechts: So löst man die Fensterkurbel (4). Mit einem Schraubenzieher (5) drückt man die Führung der Kurbel zur Türverkleidung hin, damit man mit einem zweiten die Haltespange herausziehen kann.

- Beim Visa mit Türlautsprecher Zentralverriegelung und elektrischen Fensterhebern Kabelverbindungen lösen.
- Tür abnehmen.

Türverkleidung ausbauen

- **Armlehne abbauen:** Kunststoffabdeckungen nach vorne herunterklappen und die beiden Innensechskantschrauben lösen, siehe Abb. oben.
- **Fensterkurbel abnehmen:** Mit einem feinen Schraubenzieher zwischen Türverkleidung und Kurbel fahren und Befestigungsklammer herausziehen. Kurbel abnehmen.
- **Ablagefach abnehmen:** Vier Kreuzschlitzschrauben lösen.
- Türverkleidung abziehen, indem man mit der Hand hinter die Verkleidung faßt und rundherum vorsichtig abzieht.
- Spannfeder der Fensterkurbel abnehmen.

Türschloß ausbauen

Das Türschloß am hinteren Türkastenrand sehen Sie im Bild unten. Dort sind auch die hier im Text genannten Teile bezeichnet.

- Beide Innensechskantschrauben lösen und Schloß abnehmen.
- Beim Wiedereinbau bestreicht man den Öffnungsstift ein wenig mit Fett.

Schloßmechanismus und Schließylinder ausbauen

Die hier im Text erwähnten Teile sehen Sie zum Teil im Bild unten.

- Gestänge vom inneren Türgriff zum Schloß am Schloß aushängen.
- Halteklaue des Gestänge durch 90°-Drehung lösen.
- Beide Schrauben am inneren Türgriff lösen und Griff und Gestänge abnehmen.
- Schloß abnehmen, siehe oben.
- Schließzylinder nach innen drücken.
- Schloßmechanismus und Schließzylinder nach unten führen und durch die Öffnung herausnehmen.

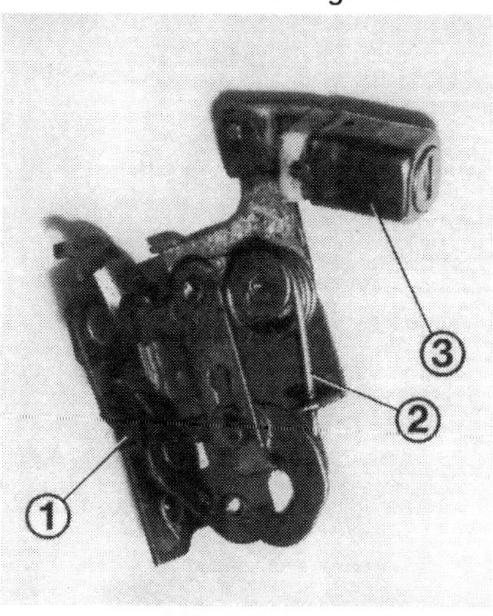

Der ausgebaute Schloßmechanismus an einem älteren Visa, welcher den Schließzylinder noch im Türgriff hat. Die Teile: 1 – Verriegelungshebel; 2 – Spannfeder; 3 – Schließzylinder.

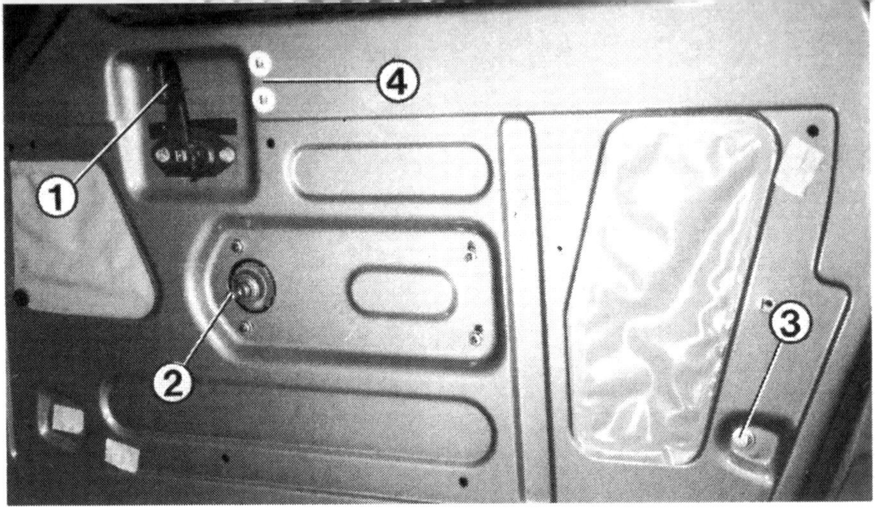

Die Beifahrertür mit abgenommener Türverkleidung: 1 – Türöffner; 2 – Welle der Fensterkurbel; 3 – Halteschraube der Fensterführung; 4 – Gewinde des Türhaltegriffs. Beim Wiedereinbau ist darauf zu achten, daß die beiden Plastikfolien sauber festgeklebt sind.

■ Vor dem Einbau den Mechanismus des Türschlosses reinigen und die Gleitflächen mit einem wasserbeständigen Mehrzweckfett einstreichen.

Türgriff ausbauen

■ Schloß mit Schließzylinder ausbauen, siehe oben.

■ Durch die Öffnung beide Haltemuttern SW 13 lösen und Griff abnehmen.

Türfenster mit Fensterheber ausbauen

■ Türverkleidung abnehmen.
■ Scheibe herunterkurbeln.
■ Innere und äußere Fensterabdichtung mit einem lappenumwickelten Schraubenzieher (zum Schutz der Lakkierung) aus dem Türblech heben.
■ Die vier Haltemuttern lösen.
■ Fensterheber nach innen drücken und nach hinten schieben, um ihn aus der Fensterfassung herausnehmen.
■ Fensterheber durch die große Öffnung herausnehmen.
■ Einstellschraube der hinteren Fensterführung ausbauen.
■ Fenster nach vorn neigen und nach oben herausziehen.

Außenspiegel abnehmen

■ Kunststoffabdeckung mit einem Schraubenzieher vorsichtig abheben, siehe Abb. rechts oben.

■ Die drei darunterliegenden Kreuzschlitzschrauben entfernen und Spiegel abnehmen.

Die Zierleisten

Die Seitenleisten sitzen in Halteclips und sind gleichzeitig noch an den Rändern geklebt.

■ Festgeklebte Umrandungen mit einem Heißluftfön erwärmen.
■ Leiste vorsichtig abziehen und aus den Halteclips lösen.
■ Lackflächen mit Reinigungsbenzin säubern und trockenreiben.

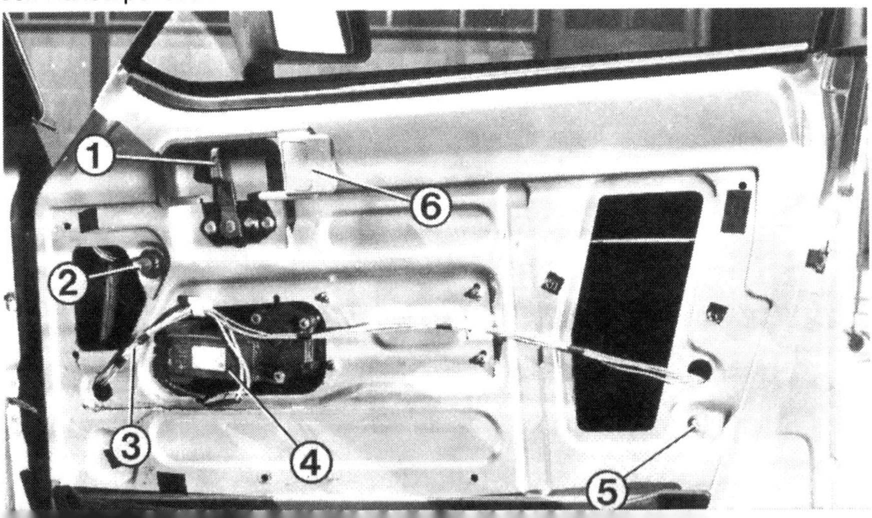

Nochmals die Beifahrertür mit abgenommener Türverkleidung, doch diesmal bei einem Fahrzeug mit elektrischem Fensterheber. Es sind: 1 – Türöffner; 2 – Verstellhebel Außenspiegel; 3 – Elektrokabel; 4 – Elektromotor; 5 – Halteschraube der Fensterführung; 6 – Türgriff.

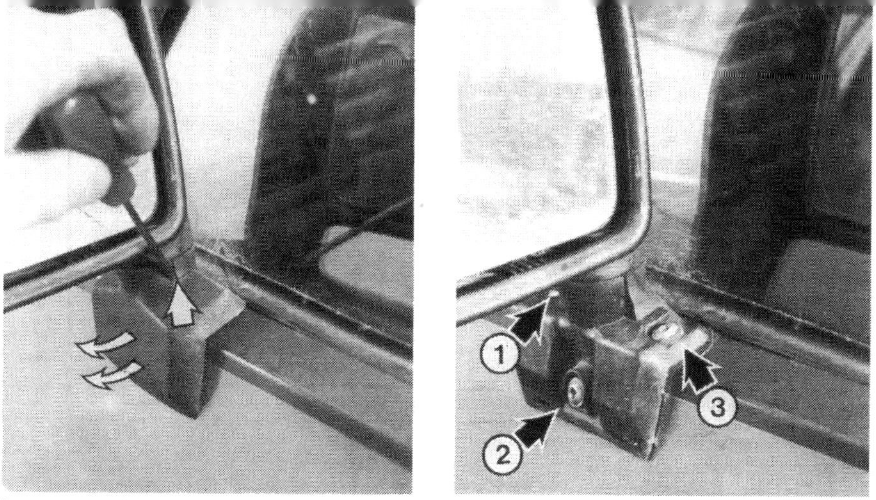

So wird der Außenspiegel abgenommen: Mit einem Schraubenzieher die Kunststoffabdeckung abnehmen (links), dann die 3 Kreuzschlitzschrauben (1, 2 und 3) lösen und Spiegel abnehmen.

Die Scheiben

In unseren Modellen sind grundsätzlich Windschutzscheiben eingebaut, die nicht aus Verbundglas sind und somit in viele kleine Teile zerfallen. Für die Visa-Modelle gibt es jedoch Verbundglasscheiben, die man nachträglich auf Wunsch einbauen lassen kann.

Scheiben ausbauen

Zum Scheibenaus- und einbau brauchen Sie unbedingt einen Helfer, damit es keinen Bruch gibt.

- Scheibenwischerarm abheben.
- Innenspiegel ausbauen. Der Sockel, mit dem der Spiegel auf der Windschutzscheibe aufgeklebt ist, kann nicht wiederverwendet werden.
- Im Wageninnern mit den Füßen gegen die Scheibe drücken. Dabei nicht ruckartig gegen das Glas treten, sondern kraftvoll drücken. Beginnen Sie in einer Ecke damit.
- Sobald sich die Scheibe aus ihrem Rahmen ein klein wenig löst, an der Stelle daneben drücken. Außen muß der Helfer die gelöste Scheibe gegenhalten und abnehmen.

Scheiben einbauen

Für den Scheibeneinbau brauchen Sie eine kräftige Schnur oder ein nicht zu dünnes Autoelektrikkabel. Die nach innen zeigende Dichtlippe mit Silikonspray einsprühen. Die Schnur oder das Kabel gleitet dann leichter, und das Silikon bewirkt eine zusätzliche Abdichtung.
Die bisherige Dichtung kann wiederverwendet werden, wenn sie nicht eingerissen ist.

- Scheibenausschnitt in der Karosserie sauberreiben.
- Dichtung auf die Scheibe aufziehen.
- Kabel oder Schnur in die innere Dichtlippe einlegen, wobei sich die Enden oben in Scheibenmitte überlappen

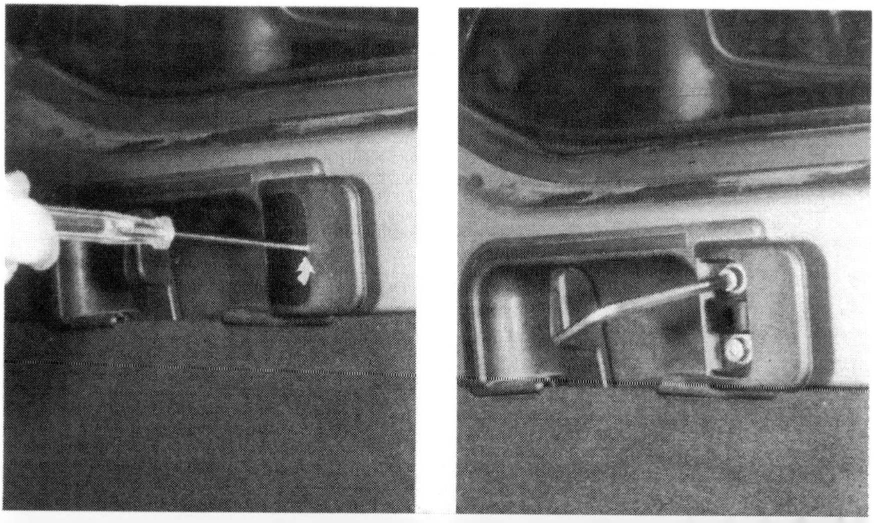

Zum Ausbau des Türgriffs löst man mit einem Schraubenzieher die Kunststoffverkleidung (links) und schraubt die darunterliegenden Innensechskantschrauben los. Jetzt kann der Türgriff mit Türöffnerschutz entfernt werden.

Die Vordersitze sind mit je 4 Innensechskantschrauben festgeschraubt. Sitz ganz nach vorne schieben und mit einem Innensechskantschlüssel (1) die Schraube (2) lösen. Danach bei zurückgeschobenem Sitz die Schraube abnehmen.

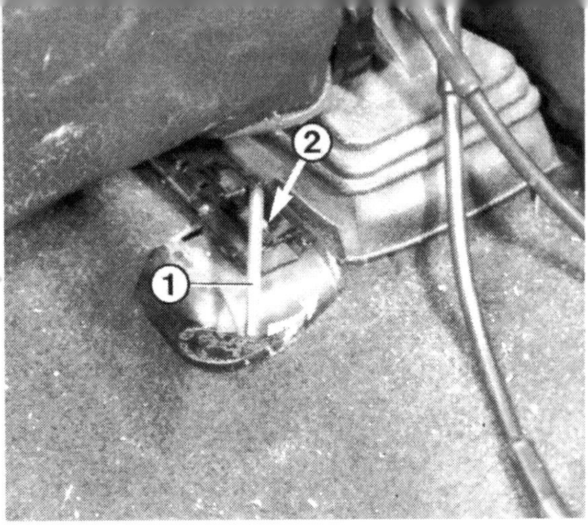

müssen.

■ Scheibe mit Dichtung am Fensterausschnitt ansetzen und ausrichten.

■ Ein Schnur- oder Kabelende fassen und zum Innenraum hin ziehen. Dadurch wird die Gummilippe über die Kante im Fensterausschnitt gezogen.

■ Wenn Sie in Scheibenmitte angelangt sind, wird von der anderen Seite her das Kabel oder die Schnur herausgezogen.

■ An der Stelle, wo die Dichtung über den Fensterausschnitt gezogen wird, sollte der Helfer mit der flachen Hand von außen gegen die Scheibe klopfen, damit sie sich sauber »setzt«.

■ Beim Einbau einer Verbundglas-Windschutzscheibe darf nicht stark geklopft werden, sonst kann es Verspannungen und einen Riß im Glas geben.

Arbeiten im Innenraum

Sitze ausbauen

■ **Vordersitze:** Sitz nach hinten schieben und die beiden vorderen Innensechskantschrauben herausdrehen.

■ Sitz nun ganz nach vorne schieben und die hinteren Schrauben lösen.

■ Sitz herausnehmen.

■ **Rücksitzbank:** Bank nach vorne klappen.

■ An den Scharnieren je zwei Halteschrauben losdrehen und Bank herausnehmen.

Armaturenbrett-Verkleidung ausbauen

■ Instrumentengehäuse ausbauen, siehe Seite 228.

■ Die Belüftungsgitter mit Hilfe eines Schraubenziehers abnehmen.

■ Sechs Kreuzschlitzschrauben an der Unterkante der Armaturenbrett-Verkleidung lösen.

■ Armaturenbrett-Verkleidung unten etwas anheben, damit die oberen Befestigungsklammern gelöst werden können.

■ Armaturenbrett-Verkleidung ausbauen.

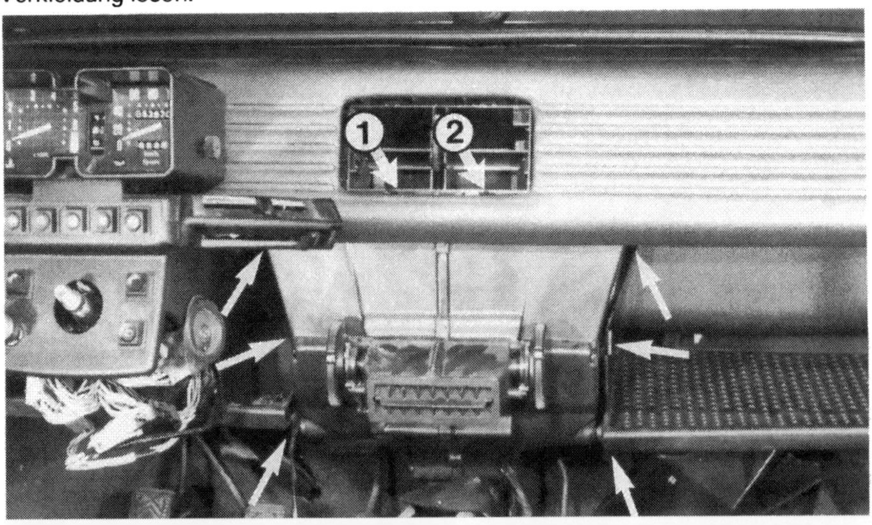

Bei Arbeiten am Heizungskasten muß die Mittelkonsole abgenommen werden. Dazu löst man auf jeder Seite die Halteschrauben (Pfeile). Will man weiterhin noch die Belüftungsgitter herausnehmen, so löst man durch das abgekippte Gitter bei (1) und (2) die Arretierung und zieht das Gitter nach vorne heraus.

Zeigen die Gurte einen der nachfolgend genannten Mängel, sollten sie ausgewechselt werden, damit sie im Notfall wirklich schützen können:
- ☐ bei welligem Gurtband;
- ☐ bei ausgefransten Kanten;
- ☐ bei aufgeriebenem Gewebe;
- ☐ bei angerissenen Nähten oder
- ☐ wenn ein »lahmer« Automatikgurt öfter zwischen Tür und Karosserie eingeklemmt wurde, wodurch er mit der Zeit an Festigkeit verliert.

Fingerzeige: *Schmutzige Gurte werden ausschließlich mit Seife und Wasser gesäubert. Benzin oder chemische Reinigungsmittel greifen die Gewebestruktur an. Achten Sie bei den Rücksitzgurten darauf, daß sie sich in den Halteschlaufen befinden. Da es keine Automatikgurte sind, hängen sie gerne nach unten und werden in der Türe eingeklemmt. Mit der Zeit wird dadurch das Gewebe zerstört.*

Rost putzen

Irgendwann einmal – selbst bei bester Pflege – macht er sich bemerkbar: Der Rost! Und Rost ist ja nicht nur ein Schönheitsfehler, sondern er nagt auch an der Fahrtüchtigkeit des Fahrzeuges. Doch soweit darf man es gar nicht kommen lassen, man muß ihm schon beizeiten mit den geeigneten Mitteln zu Leibe rücken.

Rostschutzmaßnahmen ab Werk

Die Karosserie wurde am Fließband in verschiedene Bäder getaucht, wobei sie entfettet, vorbehandelt sowie grundiert wurde und anschließend ihre hochglänzende Decklackschicht erhielt.
Da sich in den geschlossenen Blechprofilen einer selbstragenden Karosserie Schwitzwasser bildet, welches das Blech von innen nach außen durchrosten läßt, wurden diese Hohlräume innen mit Konservierungswachs behandelt. Der Wagenboden und die Radkästen waren seit Serienbeginn mit einem Unterbodenschutz beschichtet.

Lack- und Durchrostungs-Garantie

Seit Januar 1981 leistet Citroen sechs Jahre lang Gewähr, daß keine Durchrostungen auftreten. Falls dies doch passiert, wird der Schaden kostenlos repariert. Ausdrücklich wird hier von »Durchrostungen« gesprochen und nicht von anderen Rostschäden. Auch gilt die Garantie nur dann, wenn in den von Citroen vorgegebenen Zeitabständen Nachbehandlungen erfolgen:

- □ 1. Nachbehandlung bis zum 18. Monat, jedoch nicht vor Ablauf des 6. Monats nach Erstzulassung.
- □ 2. Nachbehandlung bis zum 36. Monat, jedoch nicht vor Ablauf des 24. Monats nach Erstzulassung.

Diese Nachbehandlungen gehen auf Kosten des Autobesitzers und müssen fristgerecht durchgeführt werden, sonst erlischt der Garantieanspruch.

Unterbodenschutz kontrollieren
Wartung Nr. 6

Die Schutzschicht der Wagenunterseite muß sorgsam überprüft und gegebenenfalls nachgearbeitet werden. Diese Arbeit können Sie selbst machen, wenn Sie eine sichere Aufbockmöglichkeit für den Visa haben (Hebebühne, Auffahrrampe).

- ■ Unterboden gründlich waschen, siehe nächsten Abschnitt.
- ■ Gesamte Unterseite mit einer hellen Lampe ableuchten und auf schadhafte Stellen untersuchen.
- ■ Beschädigte Stellen im Unterbodenschutz mit Spachtel, Schaber und Drahtbürste bis aufs blanke Blech freilegen.
- ■ Rostansätze so weit als möglich blankschleifen.
- ■ Gesäuberte Fläche mit Rostprimer oder Bleimennige bestreichen.
- ■ Ebene oder größere Flächen werden mit streichbarem Material behandelt.
- ■ Für schwer zugängliche Fugen und Ecken ist eine Sprühdose mit Unterbodenschutz günstiger.

Fingerzeige: *Zur Nachbehandlung des Unterbodenschutzes dürfen nur bestimmte Materialien verwendet werden. Ungeeignete Mittel greifen den serienmäßigen Unterbodenschutz an. Neben den eigenen Produkten eignen sich die Spraydosen und Streichpasten von Teroson.*
Beim Sprühen von Unterbodenschutz müssen die Bremsen mit Papierbogen oder Kunststoffolie gegen den schmierigen Nebel abgedeckt werden.

Wagenunterseite waschen

Ein wirkungsvoller und zugleich preiswerter Rostschutz für die Wagenunterseite ist – besonders im Winter – das regelmäßige Abspritzen mit einem scharfen Wasserstrahl. Auftausatz und Straßenschmutz sollen sich nicht lange in den Kanten und Ecken der Wagenunterseite festsetzen können, denn sie binden Feuchtigkeit. Die ohnehin schlecht zugänglichen Ecken trocknen nie ganz aus, was den Rostfraß erheblich fördert. An folgenden Stellen setzt sich bevorzugt eine Schmutzkruste an:

- □ in den vorderen Kotflügeln oberhalb der Scheinwerfer
- □ im Blechfalz am Rand aller vier Radausschnitte
- □ in den Radkästen selbst
- □ an den Tankeinfülleitungen im hinteren rechten Radkasten
- □ im Spritzbereich der Hinterräder.

Für die Unterwagenwäsche brauchen Sie zumindest einen Wasserschlauch mit Spritzdüse. Es gibt auch abgewinkelte Spritzdüsen, mit denen man den am Boden stehenden Wagen abspritzen kann, ohne selbst allzu naß zu werden. Am günstigsten ist allerdings ein Dampfstrahlgerät, wie es manche Tankstellen besitzen.

Wasserablauflöcher reinigen

Wartung Nr. 30

Keine Schweißnaht ist so dicht, daß nicht Wasser eindringen kann. Aus diesem Grund sind in allen Hohlprofilen im Wagen Wasserablauflöcher angebracht. Sind diese durch Schmutz oder Unterbodenschutz verstopft, kann eindringendes Wasser nicht mehr ablaufen, sondern fördert den Rostfraß von innen heraus.

- ■ Löcher regelmäßig mit einem Pfeifenreiniger durchstoßen.
- ■ Bei einem Fahrzeug mit Schiebedach zusätzlich die Wasserabläufe der Dachöffnung kontrollieren.
- ■ Die Abläufe enden vorn über den oberen Scharnieren der Vordertüren; hinten sind die Schläuche hinter dem hinteren Radausschnitt rechts und links herausgeführt.
- ■ Zum Reinigen – vorn von oben, hinten von unter her – eignet sich eine alte Tachometerwelle.

Durchrostungen

Es gibt am Visa ganz charakterische Stellen, an welcher der Rost Löcher ins Blech frißt. Besonders betroffen sind:

- □ Seitenschweller
- □ Kotflügelbefestigungskante
- □ Blechfalze an der Motorhaube und Heckklappe
- □ Unterer Teil des Heckklappenschlosses (Abb. Seite 251 oben)

Reparaturbleche

Durchgerostete Bleche an einem sonst noch guterhaltenen Wagen sind kein Grund, ihn zum Schrottplatz zu geben. Im Zubehörhandel oder auch von Citroen erhalten Sie Reparaturbleche, fertig zugeschnitten und in die richtige Form gepreßt. Die Reste des alten Bleches brauchen nicht einmal herausgetrennt zu werden. Es genügt, das Reparaturblech darüber festzuschweißen. Manche Werkstätten haben sich auf das Einschweißen von Reparaturblechen spezialisiert, in den regionalen Automarkt-Anzeigen der Tageszeitungen oder Anzeigenblätter werben sie meist als »TÜV-Schweißer«. Reden Sie einmal mit dem Meister einer solchen Werkstatt bezüglich der Reparaturkosten. Fragen Sie dabei gleich, ob und wenn ja welche Vorbereitungen Sie schon zu Hause treffen können, damit die Arbeit nachher schneller geht und für Sie preisgünstiger ausfällt.

Polyesterharz-Reparatur

Glasfasermatten und Polyesterharze sind eine beliebte Reparaturmethode bei Schäden an der Autokarosserie. An den Schwellern oder den Stehblechen vorn seitlich im Motorraum nützt dieses Material allerdings nichts. Hier müssen handfeste Bleche eingeschweißt werden, sonst gibt es kein Durchkommen beim TÜV. Wie Sie diese Materialien verarbeiten müssen, finden Sie ausführlich in unserem Band 45 dieser Buchreihe beschrieben.

Störungsdienst

Wir gehen bei unserer Fehlersuche natürlich davon aus, daß der Visa-Motor mechanisch in Ordnung ist. Weiter nehmen wir an, daß das Triebwerk ohne Anzeichen stehen blieb oder nicht mehr anspringen will.

Dreht der Anlasser den Motor durch?

Tut er's nur unwillig oder gar nicht, dann lesen Sie bitte weiter auf der rechten Seite »Fehlerquelle Elektrik«. Dreht er ihn flott durch, müssen zur weiteren Eingrenzung die beiden folgenden Punkte der Reihe nach kontrolliert werden.

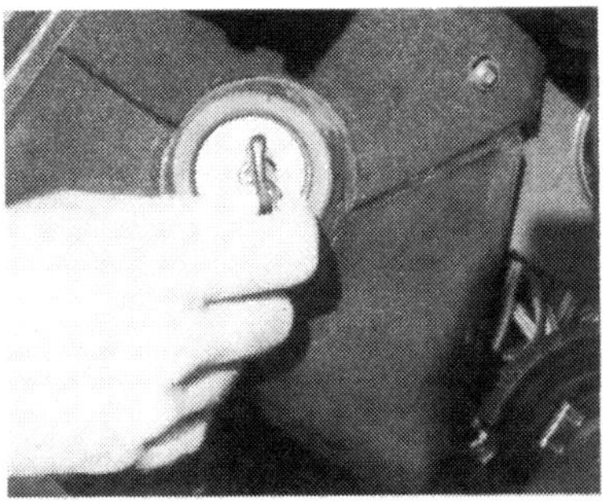

Funken an der Zündkerze?

Einen Kerzenstecker abziehen, Zündkerze herausschrauben, in den Kerzenstecker hineinstecken und auf blankem Motorblockmetall ablegen. Von einem Helfer den Anlasser durchdrehen lassen. Wichtig bei einem Fahrzeug mit TSZ: Zündkabel und Kerze während der Prüfung nicht berühren, siehe Seite 202. Springen Funken über?
Wenn ja, nächste Frage abklären. Falls nicht, weiterlesen unter »Fehlerquelle Zündung«.

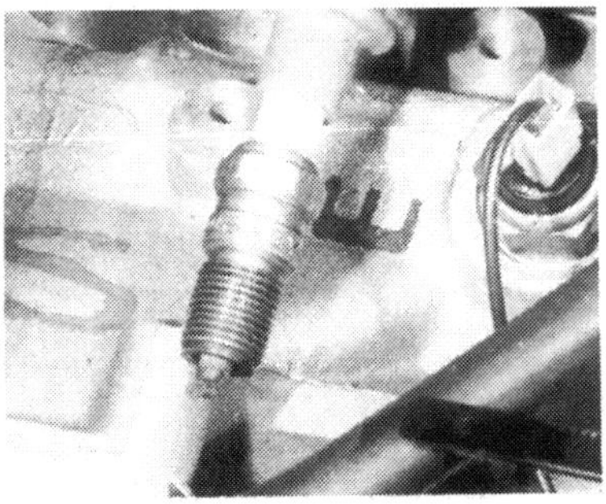

Wird der Vergaser mit Kraftstoff versorgt?

Benzinschlauch am Vergaser abnehmen, in einen Behälter (z. B. Kappe der Warndreieck-Hülle) halten und von Helfer den Anlasser betätigen lassen.
Spritzt Benzin in den Behälter, ist die Kraftstoffversorgung intakt. Der Vergaser könnte gestört sein (Seite 107). Kommt kein Benzin, lesen Sie bitte auf der rechten Seite weiter unter »Fehlerquelle Kraftstoffversorgung«.

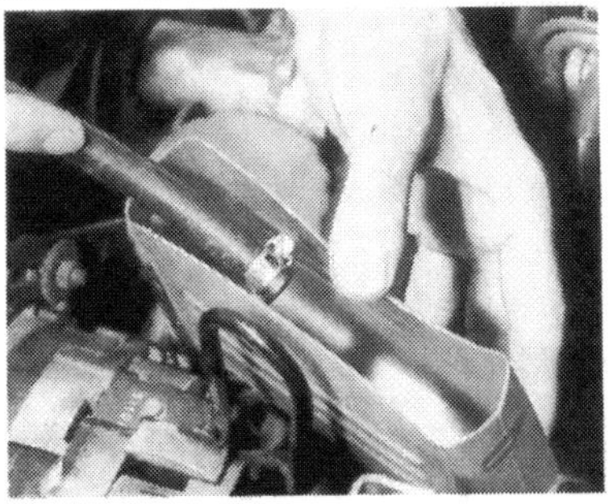

Zuerst die Sichtprüfung

□ Ist ein Kabelstecker an Teilen der Zündanlage bzw. am Vergaser abgefallen?
□ Kontrollieren Sie den festen Sitz der Zündkabel am Verteiler und an den Kerzensteckern (die Zündung darf nicht eingeschaltet sein!).
□ Sämtliche Unterdruckschläuche im Motorraum auf ihren Stutzen aufgesteckt?
□ Kondenswasser am und im Verteilerdeckel? Alle Teile der Zündanlage vor allem auch die Zündimpulsgeber (Zweizylinder) müssen trocken sein.
□ Benzingeruch im Motorraum? Ist ein Kraftstoffschlauch undicht oder hat er sich gar gelockert?

Fehlerquelle Elektrik

□ Kontrollampen brennen überhaupt nicht: Batterie ist völlig entladen (Seite 183) oder Batterieklemmen lose.
□ Kontrollampen verlöschen beim Schlüsseldreh: Batterie stark entladen oder altersschwach oder Anlasser hat Kurzschluß (Seite 198).

Fehlerquelle Zündung
Spulenzündung

□ Verteilerdeckel abnehmen und kontrollieren, ob der Unterbrecher regelmäßig öffnet und schließt (Seite 208), wenn der Motor von Hand durchgedreht wird. Falls nicht, Kontaktabstand bzw. Schließwinkel (Seite 208) einstellen.
□ Sind die Kontaktflächen des Unterbrechers in Ordnung (Seite 208)? Bei verschmorten Kontakten kann der Kondensator defekt sein (Seite 208).

Transistor-Zündung

□ Alle Steckanschlüsse im Bereich Zündspule, Zündgerät, Zündverteiler aufgesteckt?

Vollelektronische Zündung

□ Alle Stecker im Bereich von Zündspule, Zündgerät und Impulsgeber richtig aufgesteckt?
□ Impulsgeber prüfen (Seite 205).

Zündung allgemein

□ Verteilerdeckel abnehmen. Sind Kriechstromspuren an seiner Innenseite sichtbar (Seite 207)? Federt die Kontaktkohle in der Deckelmitte einwandfrei?
□ Als letztes hilft bei der Spulenzündung nur die Überprüfung der Zündspule (Seite 204) bzw. bei der Transistorzündung die Durchprüfung der Zündanlage (Seite 205).

Fehlerquelle Kraftstoffversorgung

□ Kein Benzin im Tank – kommt in der besten Familie vor. Wagen aufschaukeln und horchen, ob es im Tank plätschert.
□ Benzinpumpe (Seite 91) arbeitet nicht.
□ Benzinfilter verstopft, siehe Seite 92.
□ Ist die Benzinzufuhr in Ordnung, besteht der Verdacht, daß der Fehler beim Vergaser liegt.

Fingerzeig: *Eine komplette Aufstellung der Anleitung zur Störungsbeseitigung finden Sie auf der Innenseite der hinteren Buchklappe. Vor allem bei den 81er- und 82er-Modellen war der Störenfried Nr. 1 die elektronische Zündanlage: Und hier die Impulsgeber. Weitere, häufige Pannen lagen beim Vierzylinder im Bereich der Auspuffanlage und im Bereich der Zündung, und zwar dort bei den Zündkabeln und -steckern.*

Buchhaltung

Motor

Modell		Visa Club Special	Visa 11E/11RE	Visa Super E
Motorbauart		Zweizylinder/luftgekühlt	Vierzylinder/wassergekühlt	
Motorbezeichnung		V06/644	109/5F	109/5E (XW7)
Bohrung	mm	77	72	72
Hub	mm	70	69	69
Hubraum effektiv	cm^3	652	1124	1124
Verdichtung		9,5 : 1/8,4 : 1 [1])	9,7 : 1/8,2 : 1 [1])	10,2 : 1
Höchstleistung nach DIN	kW (PS)	25 (34) / 24 (33)	37 (50) / 35 (48)	37 (50)
bei Drehzahl	1/min	5500/5250	5500/5750	5500
Maximales Drehmoment	Nm	48,8/48,0	83/87	84
bei Drehzahl	1/min	3500/3750	2500/2500	2500
Ventilsteuerung		Untenliegende Nockenwelle mit Stößelstangen und Kipphebeln	Obenliegende Nockenwelle über Kipphebel	
Ventilspiel (Motor kalt)				
Einlaß	mm	0,2	0,10–0,15	0,10–0,15
Auslaß	mm	0,2	0,25	0,25
Steuerzeiten				
Einlaß öffnet		7° n. OT	4° n. OT	4° n. OT
Einlaß schließt		42° n. UT	29° n. UT	29° n. UT
Auslaß öffnet		35° v. UT	30° v. UT	30° v. UT
Auslaß schließt		6° v. OT	5° v. OT	5° v. OT
Kompressionsdruck	bar	9–13	9–13	10–14
Mindestwert	bar	7	7	8
Schmiersystem		Druckumlaufschmierung mit Ölkühler und Wechselfilter im Hauptstrom	Druckumlaufschmierung mit Wechselfilter im Hauptstrom	
Öldruck bei 80° C und 4000/min	bar	3	3	3

[1]) ab Modelljahr 85

Modell		Super X	Visa 14 TRS	Visa GT
Motorbauart				
Motorbezeichnung		129/5 (XZ5X)	150 D	150 B (XY8)
Bohrung	mm	75	75	75
Hub	mm	69	77	77
Hubraum effektiv	cm^3	1219	1360	1360
Verdichtung		9,3 : 1	9,3 : 1	9,3 : 1
Höchstleistung nach DIN	kW (PS)	46 (64)	44 (60)	58 (80)
bei Drehzahl	1/min	6000	5000	5800
Maximales Drehmoment	Nm	93	105	109
bei Drehzahl	1/min	3000	2500	2500
Ventilsteuerung				
Ventilspiel (Motor kalt)				
Einlaß	mm	0,10–0,15	0,10	0,10
Auslaß	mm	0,25	0,25	0,25
Steuerzeiten				
Einlaß öffnet		5° 20′ v. OT	4° v. OT	9° 30′ v. OT
Einlaß schließt		36° 50′ n. UT	23° n. UT	44° 10′ n. UT
Auslaß öffnet		36° 50′ v. UT	36° v. UT	40° 50′ v. UT
Auslaß schließt		5° 20′ n. OT	11° v. OT	11° n. OT
Kompressionsdruck	bar	9–13	9–13	9–13
Mindestwert	bar	7	7	7
Schmiersystem				
Öldruck bei 80° C und 4000/min	bar	3	3	3

Kühlsystem

		Zweizylinder	Alle Vierzylinder
Motor		Zweizylinder	Alle Vierzylinder
Art		luftgekühlt	Wasserumlaufkühlung mit Thermostat, Leichtmetallkühler Ausgleichsbehälter und temperaturgesteuerter Elektroventilator.
Antrieb der Wasserpumpe		–	Keilriemen
Thermostat			
öffnet bei	ca. °C	–	82
voll geöffnet bei	ca. °C	–	94
Kühlsystem-Verschlußdeckel			
Überdruckventil öffnet bei	bar	–	0,8
Thermoschalter des Kühlerventilators		–	
schaltet ein bei	°C	–	81 – 86 (84 – 89) [1]
schaltet aus bei	°C		81 – 76 (84 – 79) [1]

[1]) bis ca. Modelljahr 79

Kraftstoffanlage

Motor-Kennbuchstaben	V06/644	109/5F	109/5E	129/5	150 D	150 B
Gemischaufbereitung	Register-Vergaser	Einfach-Vergaser	Einfach-Vergaser	Einfach-Vergaser	Einfach-Vergaser	2 Einfach-Vergaser
Hersteller	Solex (F)	Solex (F)	Solex (F)	Solex (F)	Solex (F)	Solex (F)
Typ	26/35 CSIC	32 PBISA	32 PBISA 12	32 PBISA 11	35 BISA 8	35 BISA 8
Lufttrichter	I 21/II 26	24	24	25	28	28
Hauptdüse	I 125/II 130	120	120	127,5	145	145
Luftkorrekturdüse	I 120/II 160	170	160	160	175	175
Mischrohr	I 260/II 240	22	22	0,9	EC	EC
Leerlaufdüse	41 ± 5	41 ± 5	41 ± 5	42	47	47
Leerlaufluftdüse	190 ± 10	140	140	140	130	130
Einspritzrohr der Beschleunigungspumpe	40	35	35	40	40	40
Schwimmernadelventil	1,7	1,6	1,6	1,5	1,2	1,2
Schwimmerstand	18 ± 1	nicht einstellbar				
Leerlaufdrehzahl 1/min	850	750–800	750–800	900–950	950	950–1000
CO/CO_2-Gehalt Vol. %	1–2/min. 9	1–2/min. 9	1–2/min. 9	1–2/min. 9		

Kraftübertragung

Motor-Kennbuchstaben	V06/644	109/5F 4-Gang	5-Gang	109/5E 4-Gang	129/5 4-Gang	5-Gang	150 D 4-Gang	5-Gang	150 B
Übersetzungen									
1. Gang	4,54	3,08	3,08	3,09	3,08	3,08	3,08	3,08	3,08
2. Gang	2,50	1,64	1,82	1,64	1,64	1,82	1,64	1,82	1,82
3. Gang	1,64	1,09	1,19	1,09	1,09	1,19	1,09	1,19	1,19
4. Gang	1,14	0,75	0,89	0,75	0,75	0,89	0,75	0,89	0,89
5. Gang	–	–	0,72	–	–	0,72	–	0,72	0,72
Rückwärtsgang	4,18	2,83	2,83	2,83	2,83	2,83	2,83	2,83	2,83
Zwischengetriebe	–	1,26	1,26	1,26	1,26	1,26	1,26	1,26	1,26
Achsantrieb	3,88	3,56	3,86	3,56	4,06	3,86	3,17	3,17	3,86
Kupplung	Einscheiben-Trockenkupplung mit Membranfeder								
Mitnehmerscheiben-Durchmesser mm	160	180	180	180	180	180	180	180	180

Fahrwerk

Vorderradaufhängung	Einzelradaufhängung mit Querlenkern unten, Federbeinen und Stabilisator
Vorderachseinstellung	Siehe Tabelle Seite 127
Hinterachse	Einzelradaufhängung mit Schwingarmen, Federbeinen und Stabilisator
Hinterachseinstellung	Siehe Tabelle Seite 127
Felgen	Siehe Seite 152
Reifen	Siehe Tabelle Seite 151

Lenkung	Zahnstangenlenkung mit Sicherheitslenksäule bestehend aus zwei mit Kreuzgelenken verbundenen Wellen	
Lenkradübersetzung	Visa Zweizylinder	1 : 19,3
	Visa 11	1 : 21
	Visa 14 TRS/GT	1 : 21,21
Lenkradumdrehungen von Anschlag zu Anschlag	Visa Zweizylinder	3,33
	Visa 11	3,43
	Visa 14 TRS/GT	3,92

Drehzahlen und Geschwindigkeiten

Drehzahlen und Geschwindigkeiten für bestimmte Gänge und Reifengrößen können Sie anhand der folgenden Formel errechnen:

$$n_m = \frac{V \times i_{ges.}}{U \times 0{,}06} \qquad V = \frac{n_m \times U \times 0{,}06}{i_{ges.}}$$

Hierbei bedeuten: n_m Motordrehzahl in 1/min
V Geschwindigkeit in km/h
U Reifenabrollumfang in m
(Visa 11 = 1,72 m, alle anderen Modelle 1,67 m)
$i_{ges.}$ Gesamtübersetzung (Gangübersetzung multipliziert mit der Übersetzung von Zwischengetriebe und Achsantrieb).

Rechenbeispiele:

1. Sie suchen die Motorendrehzahl eines Visa 11 (Viergang) bei 120 km/h im 4. Gang:

$$n_m = \frac{120 \times 0{,}75 \times 1{,}26 \times 3{,}56}{1{,}72 \times 0{,}06} = 3912/\text{min}$$

2. Sie suchen die Geschwindigkeit eines Visa 14 TRS (Fünfgang) bei einer Motordrehzahl von 4000/min in der 5. Gangstufe:

$$V = \frac{4000 \times 1{,}67 \times 0{,}06}{0{,}72 \times 1{,}26 \times 3{,}17} = 139 \text{ km/h}$$

Bremsanlage

Fußbremse vorne:	Schwimmsattel- oder Festsattel-Scheibenbremsen	Fußbremse hinten	Trommelbremsen mit automatischer Nachstellung
Bremsscheiben-Durchmesser	244,5 mm Visa GT 241 mm	Bremstrommel-Durchmesser neu/höchstens	180 mm/181 mm
Bremsscheibenstärke neu/mindestens	Citroen-Bremsen 9 mm/7 mm Bendix-Bremsen 10 mm/8 mm	Bremsbelagstärke neu/mindestens	5 mm/2,5 mm
Bremsbelagstärke mit Trägerplatte neu mindestens	14/5,5 mm		

Elektrische Anlage

Bordspannung	12 V
Batterie	29, 36, 45 Ah
Generator	462 W 33 A
Keilriemen	Siehe Seite 193
Zündanlage	
Zweizylinder	Vollelektronische Zündanlage mit Impulsgeber
Vierzylinder bis 80	Spulenzündung
Vierzylinder ab 81	Kontaktlose Transistor-Spulenzündung
Unterbrecher-Schließwinkel Spulenzündung	57° ± 2°/63 % ± 3 %
Zündzeitpunkt	Siehe Seite 211
Zündkerzen	Siehe Seite 215
Zündkerzen-Elektrodenabstand	Siehe Seite 214
Glühlampen	Siehe Tabelle Seite 216

Füllmengen (in l)

	Visa Zweizylinder	Visa 11		Visa 14		Visa GT
Kraftstofftank	40	40		40		40
Motoröl		4-Gang	5-Gang	4-Gang	5-Gang	
Erstbefüllung	3,3	5,0	5,5	5,0	5,5	5,5
Ölwechsel	3,0	4,5	5,0	4,5	5,0	5,0
Getriebeöl						
4-Gang	1,4	Gemeinsame Schmierung von				
5-Gang		Motor und Getriebe				
Kühlsystem		7,5		6,5		6,5
Bremssystem	0,22	0,29		0,29		0,29

Gewichte (kg)

	Visa Zweizylinder	Visa 11	Visa 14	Visa GT
Leergewicht	755	810	830	830
vorn	445	495	510	510
hinten	310	315	320	320
Zulässiges Gesamtgewicht	1090	1235	1250	1170
vorn	555	630	635	635
hinten	555	625	635	635
Zuladung (mit Fahrer)	335	425	400	340
Zulässige Anhängerlast, ungebremst	375	405	415	415
Zulässige Anhängelast, gebremst	500	750	750	750
Zulässige Stützlast	45	45	45	45
Zulässige Dachlast	60	60	60	60

Fahrwerte (Werksangaben)

(Zeit in Sekunden)		Visa Zweizylinder	Visa 11	Plein Air	Visa 14	Visa GT
0–400 m	4-Gang	22,4	19,8	19,8	19,0	
	5-Gang		19,8	19,8	18,9	17,5
0–1000 m	4-Gang	42,8	37,9	38,2	36,1	
	5-Gang		37,9	38,2	35,9	33,1
0–100 km/h	4-Gang	26,2	16,6	17,0	14,0	
	5-Gang		16,6	17,0	13,8	10,9
Höchstgeschwindigkeit	4-Gang	125	140	137	156	
(km/h)	5-Gang		143	140	153	168

Verbrauch

in Liter pro 100 km		Visa Zweizylinder	Visa 11	Plein Air	Visa 14	Visa GT
bei 90 km/h	4-Gang	5,2	4,8	5,8	5,0	
	5-Gang		4,8	5,8	5,0	5,6
bei 120 km/h	4-Gang		6,3	7,5	6,9	
	5-Gang		6,3	7,5	6,9	7,4
im Stadtverkehr	4-Gang	6,5	6,3	6,3	7,0	
	5-Gang		6,8	6,8	7,2	9,6
Durchschnittswert	4-Gang	5,85	5,8	6,53	6,3	
	5-Gang		5,96	6,7	6,36	7,53

Abmessungen (m)

	Visa Zweizylinder	Visa 11	Visa 14	Visa GT
Länge	3,725	3,725	3,725	3,725
Breite	1,526	1,510	1,526	1,526
Höhe	1,410	1,410	1,410	1,410
Breite in Ellenbogenhöhe vorn	1,159	1,159	1,159	1,159
Breite in Ellenbogenhöhe hinten	1,145	1,145	1,145	1,145
Überhang vorn	0,710	0,710	0,710	0,710
Überhang hinten	0,595	0,595	0,595	0,595
Spurweite vorn	1,292	1,292	1,302	1,302
Spurweite hinten	1,241	1,241	1,245	1,251
Radstand	2,430	2,420	2,420	2,426
Heckklappe				
Breite unten	1,157	1,157	1,157	1,157
Breite oben	0,904	0,904	0,904	0,904
Lichte Höhe	0,585	0,585	0,585	0,585

Flächen (dm^2)

	Visa Zweizylinder	Visa 11	Visa 14	Visa GT
Glasfläche	226	226	226	226
Frontscheibe	88	88	88	88
Wasserkühler	–	12	16	16

Jahresringe

1978

Die Modellreihe Visa wird im Oktober auf dem Pariser Salon vorgestellt. Es gibt drei Versionen: Visa Special als Basismodell und Visa Club mit luxuriöser Ausstattung. Beide Modelle haben einen luftgekühlten Zweizylinder-Motor, 652 cm³, 26 kW (36 PS), vollelektronische Zündung. Der Visa Super wird von einem wassergekühlten Vierzylinder-Motor angetrieben. Motorleistung:
42 kW (57 PS) bei 1124 cm³.

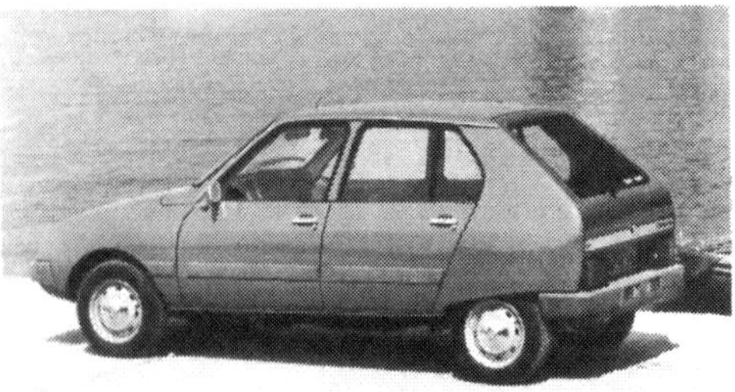

1979

März: Die Visa-Modelle sind auf dem deutschen Markt erhältlich.
Juli: Alle Vierzylindermotoren werden mit einer neuen Nokkenwelle bestückt. Entsprechend muß die Kipphebelform geändert werden.
November: Citroen bietet eine limitierte Sonderserie (1300 Stück) des Visa Super mit dem Namen »Carte Noire« an. Merkmale: Schwarze lackierte Karosserie mit goldenen Seitenstreifen.

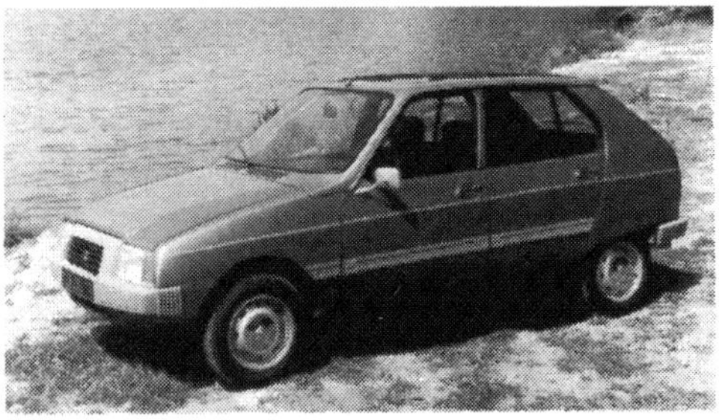

1980

September: Die Zweizylinder-Motoren der Modelle Visa Special und Visa Club erhalten einen neuen Vergaser mit Vorwärmung der Ansaugluft und einen neuen Ölkühler sowie neue Kolben mit höherem Feuersteg und anderen Kolbenringen. Die Leistung wird auf 25 kW (34 PS) reduziert (Abgasbestimmungen). Der Visa Super heißt jetzt Visa Super E (Economique). Diese Modelle sind jetzt mit einem Diagnosestecker ausgerüstet. Alle Visa-Modelle erhalten einen aerodynamischen Außenspiegel und zwei Haltegriffe am Dachhimmel. Neu im Programm: Visa-Modelle mit Panoramadach.

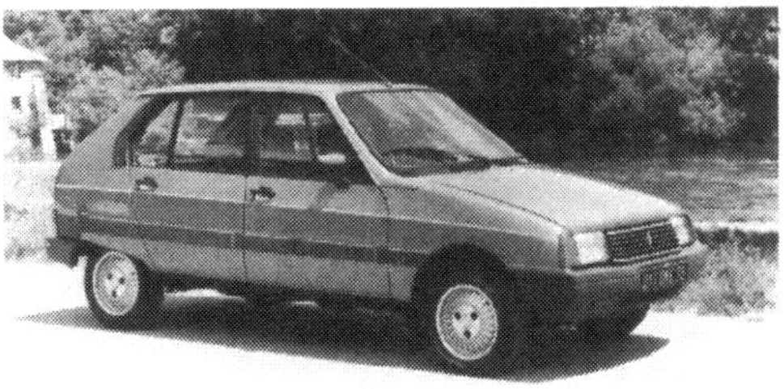

1981

Im **April** erscheint die neue Visa II-Generation. Durch »Face-Lifting« erhalten die Visa II-Modelle ein sympathischeres Aussehen. Die Bezeichnungen der neuen Modelle lauten nun: Visa II Special, Visa II Club, Visa II Super X. Beim Visa II Super E konnte der Kraftstoffverbrauch gegenüber seinem Vorgänger um 17–21 % bei gleichem maximalem Drehmoment verringert werden.
Die Leistung beträgt jetzt 37 kW (50 PS). Der neue Visa II Super X ist ausgerüstet mit einem Vierzylinder-Reihenmotor. Hubraum 1210 cm³, 47 kW (64 PS) bei 6000/min, Höchstgeschwindigkeit 155 km/h. Beide Visa-II-Super-Varianten haben eine Servobremsanlage Typ Master Vac mit Bremskraftregler hinten. Die Vierzylinder-Motoren (außer Super X) erhalten eine kontaktlose Transistorzündung.

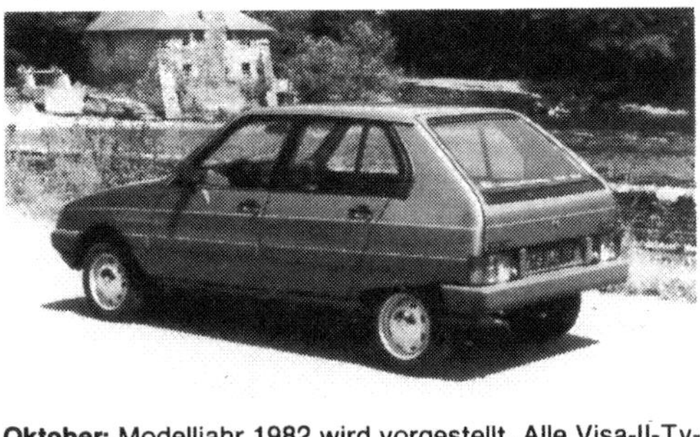

Oktober: Modelljahr 1982 wird vorgestellt. Alle Visa-II-Typen erhalten einen Intervallschalter für die vorderen Scheibenwischer sowie neue verbesserte Bremssättel mit besonderem Staubschutz. Der Visa II Super X kann gegen Aufpreis mit 5-Gang-Getriebe geliefert werden: Dadurch Verminderung des Benzinverbrauches und Verbesserung der Beschleunigungswerte.

1982

Januar: Die Zweizylindermotoren erhalten einen neuen Ansaugkrümmer. Bei den Motoren von Visa II L und Super E wird das Verdichtungsverhältnis auf 9,7:1 reduziert (10:1). Kennzeichnung der Motoren durch den Buchstaben F (bisher E). Zündzeitpunkt wird ebenfalls geändert. 6° v. OT statt 5° v. OT.

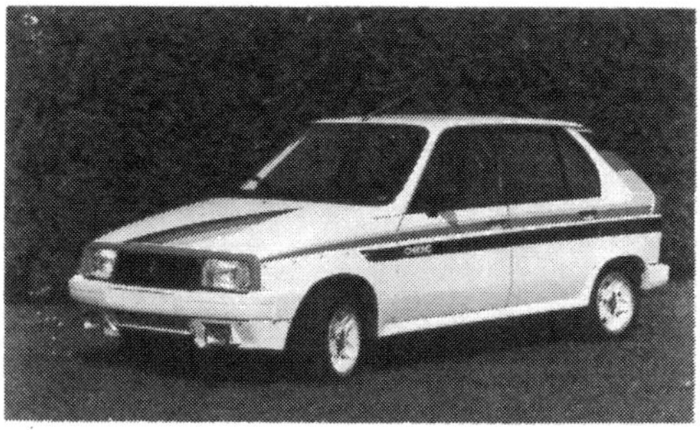

März: Visa Chrono wird auf dem französischen Markt vorgestellt. Es ist eine zivilere Ausgabe der Rallye-Version. Der Motor leistet aber trotzdem noch beachtliche 68 kW (93 PS) und beschleunigt das Fahrzeug in 10,2 s von 0 auf 100 km/h. Merkmale: Front- und Heckspoiler, verbreiterte Kotflügel, weißlackierte Karosserie mit breiten blauen und roten Streifen, Leichtmetallfelgen, sportliches Armaturenbrett.
Neue Zylinderkopfdichtung beim Zweizylinder. Die Dichtung ist nun in der Laufbüchse und nicht mehr im Zylinderkopf.
April: Die begrenzte Sonderserie »West-End« wird vorgestellt. Dabei handelt es sich um einen Visa Super E, dessen Karosserie in demselben »Delage-Rot« lackiert ist wie die 2-CV-Ente »Charleston«.

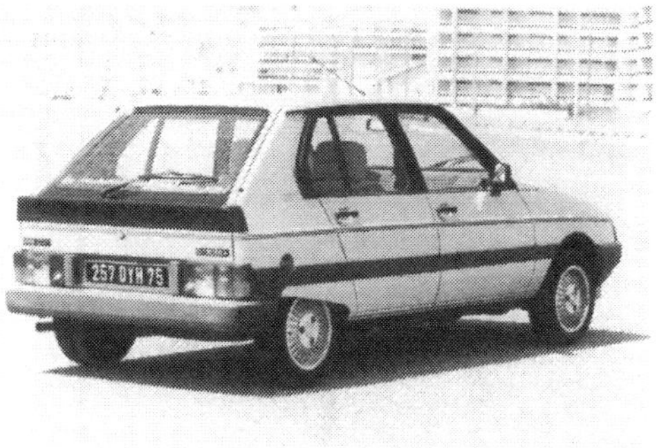

Juli: Ein neues Modell in der Visa-Reihe: Der Visa GT. Angetrieben wird das neue Modell von einem 1351-cm³-Vierzylindermotor mit 59 kW (80 PS). Höchstgeschwindigkeit: Über 170 km/h. Beschleunigung von 0 auf 100 km in 10,9 s. Der Visa GT ersetzt den Visa Super X. Auf Wunsch kann bei allen Visa-Modellen eine geteilte umklappbare Rücksitzbank geliefert werden.
Die Zweizylinder-Motoren erhalten eine standfestere Zündung: Neue Zündimpulse mit drei Anschlußklemmen. Gleichzeitig werden die Boxermotoren höher verdichtet auf 9,5:1 (9,1:1). Folge: Verbrauchsreduzierung. Ebenfalls Verbrauchsreduzierung beim Visa L und Visa Super E (1116 cm³, 37 kW) durch geänderten Vergaser. Alle Vierzylinder erhalten ein neues Kühlsystem wie Visa GT, dabei wurden vor allem die einzelnen Anschlüsse versetzt. Auch wurde das Schmiersystem geändert: Es dürfen nur noch Filterpatronen mit integriertem Bypassventil eingebaut werden.

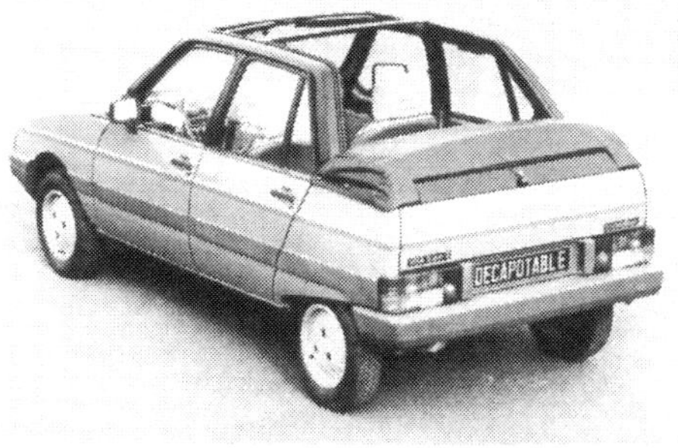

1983

September: Auf der IAA in Frankfurt wird die Cabrio-Limousine »Plein-Air« vorgestellt. Die Bezeichnungen der Vierzylinder-Modelle Visa L und Super L und Super E haben sich geändert. Sie heißen jetzt Visa 11 E und Visa 11 RE. Alle Vi-

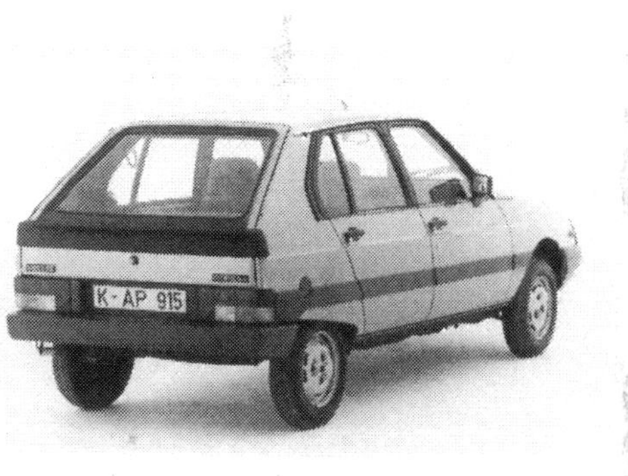

sa-Modelle erhalten neue Türschlösser, der Visa 11 RE den hinteren Spoiler des Visa GT. Die Vergaser beim GT erhalten eine geänderte Starterklappe und Betätigungsmechanik.

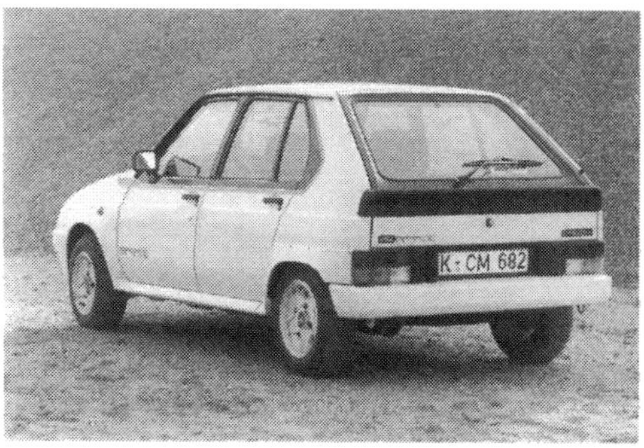

Oktober: Der Visa GT Tonic (2000 Stück), ein sportlich elegantes Sondermodell kommt in limitierter Auflage auf den Markt. Er entspricht weitgehend dem Visa GT, unterscheidet sich jedoch durch eine weiße Sonderlackierung, breitere Kotflügel, Instrumentenbrett mit Rundinstrumenten und Lederlenkrad.
November: Visa 11 E/11 RE erhalten eine geänderte Mechanik zur Betätigung der Drosselklappe: Der Umlenkhebel entfällt. Gaspedal, Gasring und Gaszugbefestigung wird ebenfall geändert.

1984

März: Bei allen Visa-Fahrzeugen (außer GT) wurde die hintere Fahrzeughöhe um ca. 15 mm verringert. Änderungen: Neue Schraubenfedern hinten Höhe unbelastet 370 mm anstatt 390 mm. Distanzscheibe zur Versetzung des Federungsanschlages.

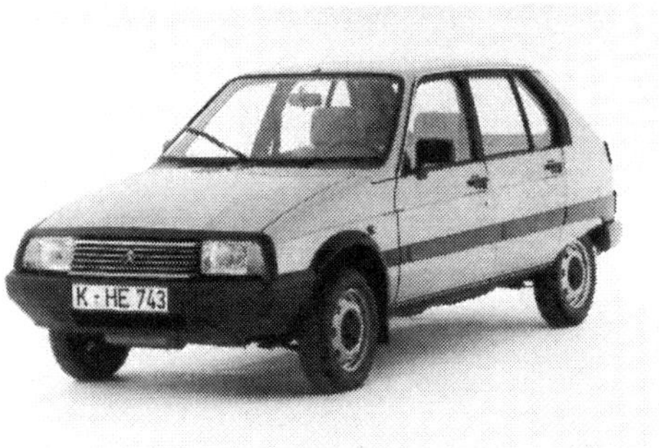

September: Die Visa-Modellreihe wird erweitert durch eine Diesel-Version: Visa 17 D und Visa RD, 1757 cm^3 44 kW (60 PS) sowie auch eine verstärkte Benzinversion: 14 TRS, 1351 cm^3, 44 kW (60 PS). Alle Visa erhalten ein neues Armaturenbrett mit Rundinstrumenten und ein Einschlüsselsystem.

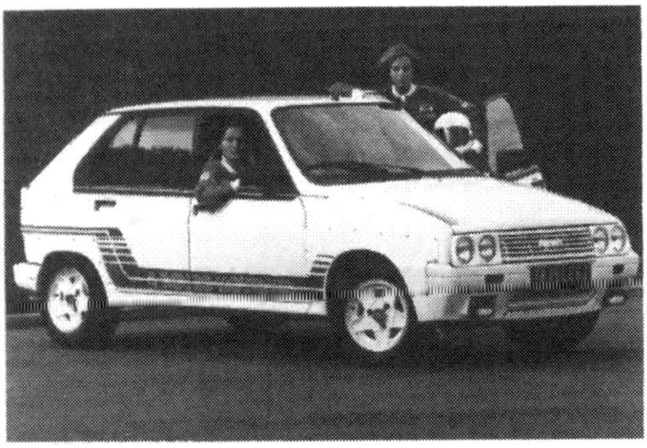

Oktober: C 15 der Kleinlieferwagen der Visa-Modelle mit einer Nutzlast von 510 kg kommt auf den Markt. Motorisierung: Dieselmotor mit 44 kW (60 PS) oder Benzinmotor 1124 cm^3 mit 34 kW (48 PS).

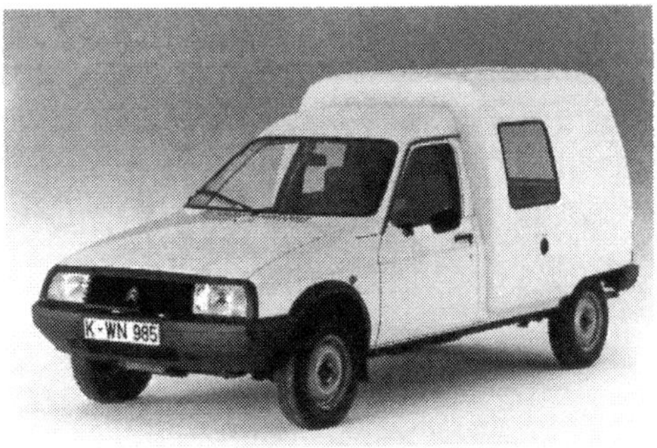

1985

Januar: Beim Modelljahr 85, der mit einem entsprechenden Wartungsheft ausgeliefert wird, ändern sich die Wartungsintervalle auf 10 000 km bzw. 20 000 km.
September: Die Modelle Visa Club und 11 RE können nun mit Normalbenzin – auch bleifrei gefahren werden.
Die Verdichtung wurde auf 8,4:1 (Zweizylinder) 8,2:1 (Vierzylinder) reduziert, was eine geringe Leistungseinbuße von rund 1 kW mit sich brachte. Die Modelle ensprechen nun der EG-Norm und sind damit schadstoffarm. Die Modelle Visa GT und Plein Air entfallen.

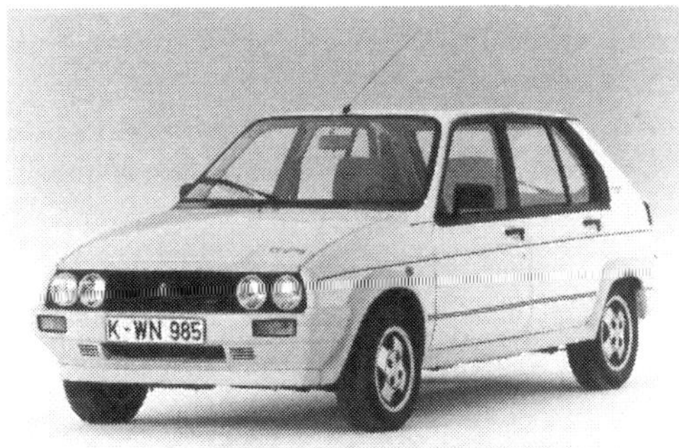

Stichwortverzeichnis

Register

Schnelle Hilfe

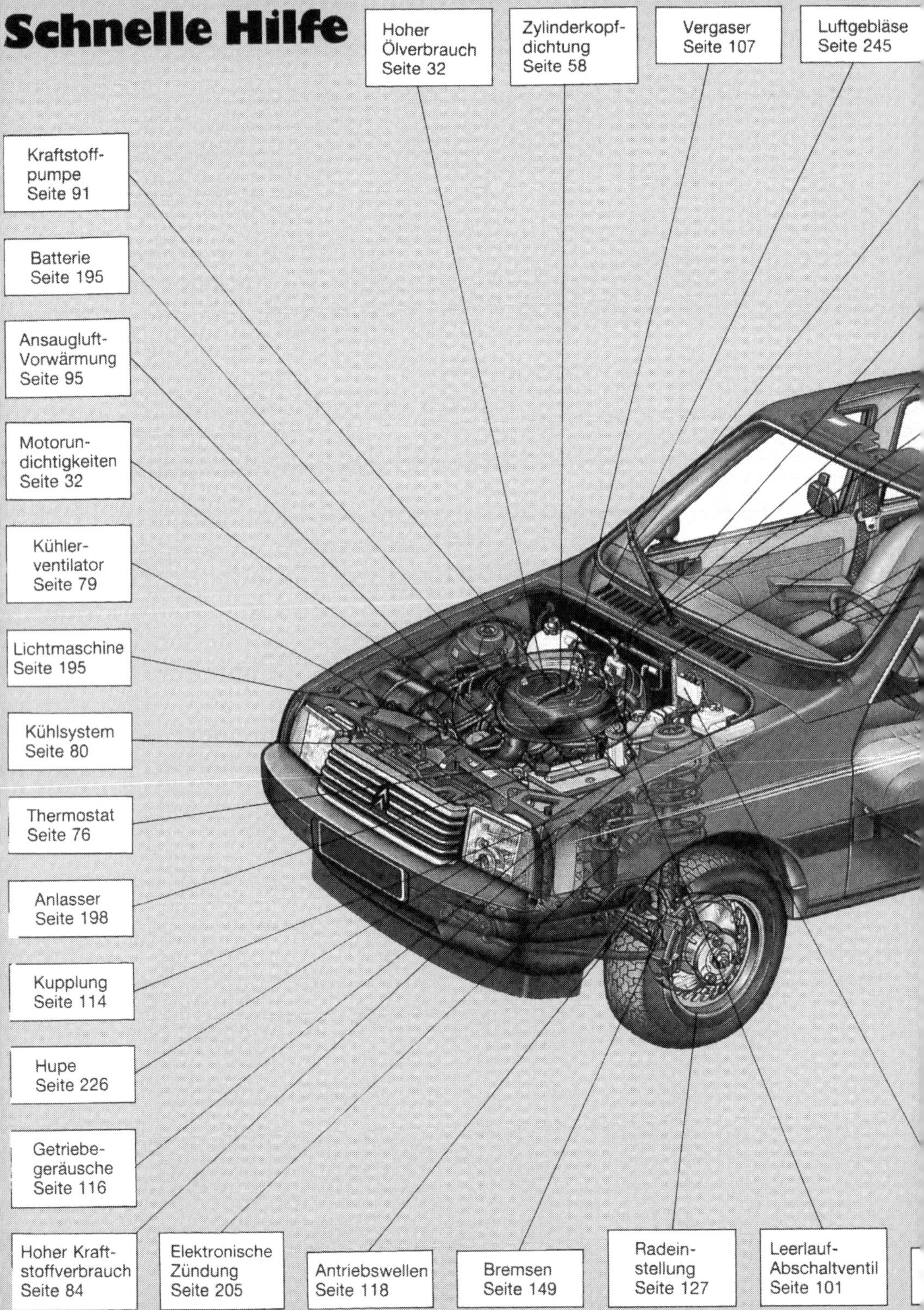

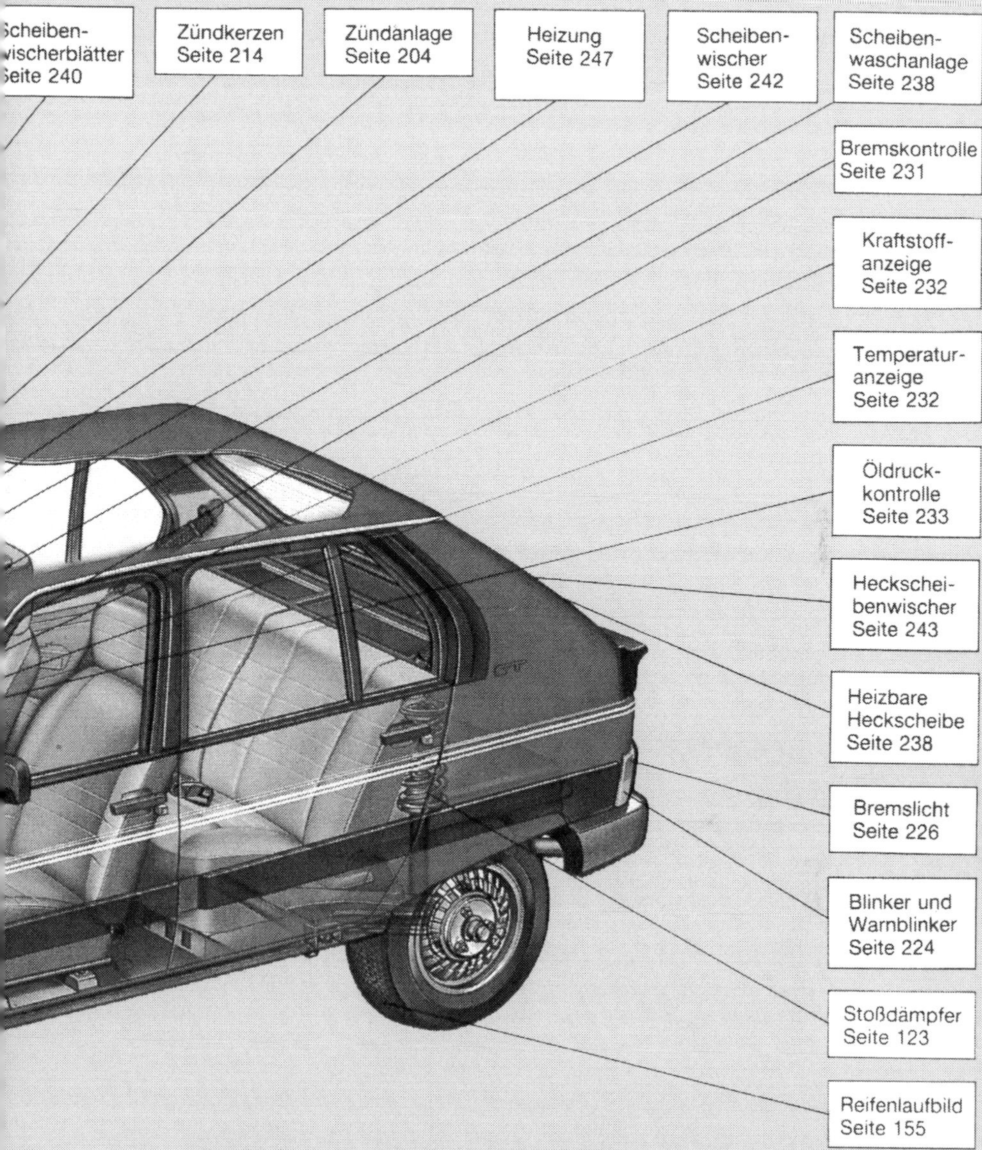

Pannen sind unvermeidlich, sie können am Auto oder am Fahrer liegen. Oft sind die Ursachen geringfügig (Benzinmangel, gelockertes Kabel). Fast immer kommen zwei Störungsherde in Frage:
Zünd- oder Kraftstoffanlage. Wenn das noch nicht geklärt ist: Basis-Störungsplan auf Seite 260 aufschlagen. Dann suchen Sie sich mit den Angaben hier den speziellen Störungsplan in diesem Buch.
Aber auch für die sonstigen Bauteile des Citroen Visa finden Sie hier die Störungshilfen aufgeführt.
Bisweilen kommt man allerdings mit der Pannenbehebung in Selbsthilfe nicht mehr weiter, weil z.B. die Benzinpumpe defekt ist. Falls das unterwegs an einem Wochenende passiert, hilft der Citroen-Bereitschaftsdienst weiter. Unter der Telefon-Nummer 0 22 03/4 44 44 erfahren Sie samstags und sonntags in der Zeit von 9.00 bis 18.00 Uhr, welche nächstgelegene Citroen-Werkstatt Ihnen weiterhelfen kann.

s
237